FOR PROFESSIONAL ANESTHESIOLOGISTS

周産期麻酔

OBSTETRIC AND PERINATAL ANESTHESIA

編集 北里大学診療教授
奥富 俊之

埼玉医科大学准教授
照井 克生

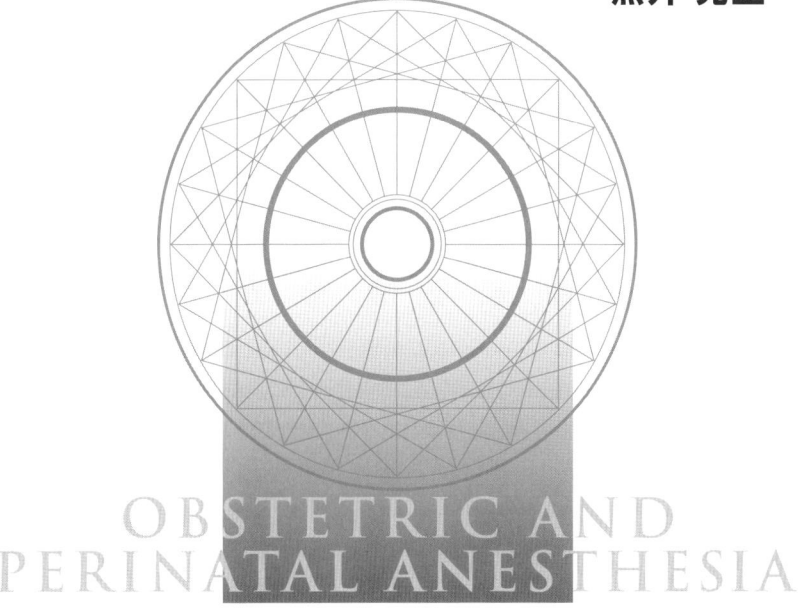

克誠堂出版

執筆者一覧 (執筆順)

髙田　真二
帝京大学医学部麻酔科学・
集中治療医学講座

金井　雄二
北里大学病院総合周産期
母子医療センター産婦人科

植木　隆介
兵庫医科大学麻酔科学講座

太城　力良
兵庫医科大学麻酔科学講座

滝口　鉄郎
獨協医科大学麻酔科学

角倉　弘行
国立成育医療センター
産科麻酔部門

天野　完
北里大学病院総合周産期
母子医療センター産婦人科

照井　克生
埼玉医科大学総合医療センター
産科麻酔科

辻原　寛子
東京大学医学部附属病院
麻酔科・痛みセンター

加藤　里絵
北里大学病院総合周産期
母子医療センター産科麻酔部門

大島　正行
医療法人社団圭春会
小張総合病院麻酔科

狩谷　伸享
兵庫医科大学麻酔科学講座

上山　博史
関西労災病院麻酔科

福光　一夫
社会福祉法人石井記念愛染園
愛染橋病院麻酔科

高木　俊一
東京女子医科大学
麻酔科学教室

大瀧　千代
クリーブランドクリニック
麻酔科

佐藤　由美
千葉大学医学部附属病院
麻酔・疼痛・緩和医療科

磯野　史朗
千葉大学医学部附属病院
麻酔・疼痛・緩和医療科

入駒　慎吾
聖隷浜松病院麻酔科

奥富　俊之
北里大学病院総合周産期
母子医療センター産科麻酔部門

小野　健二
おおしおウイメンズ
クリニック麻酔科

田中　基
埼玉医科大学総合医療センター
産科麻酔科

池田みさ子
公立昭和病院麻酔科

岡田　尚子
神奈川県警友会けいゆう病院
麻酔科

細川　幸希 総合母子保健センター 愛育病院麻酔科	**松田　祐典** 東京慈恵会医科大学 麻酔科学教室	**片桐美和子** 板橋中央総合病院麻酔科
川名　信 手稲渓仁会病院 麻酔科	**秋永智永子** 浜松医科大学麻酔蘇生学講座	**杉村　基** 順天堂大学医学部 産婦人科学講座
池田　智明 三重大学医学部 産科婦人科学教室	**谷口美づき** 浜松医科大学麻酔蘇生学講座	**五十嵐　寛** 浜松医科大学 臨床医学教育学講座

はじめに

　克誠堂から For Professional Anesthesiologists シリーズの一冊として「周産期麻酔」を皆様のもとにお届けできることになりました。

　最初に克誠堂の土田様よりこの企画を伺った際に，まさに時宜を得た企画だと感激したのを思い出します．最近の日本麻酔科学会学術集会においては，リフレッシャーコースやシンポジウムなどで産科麻酔についての企画も充実してきました．会場の参加者も多く，産科麻酔の知識を吸収したいという若い先生方の強い意欲を実感しています．認定制度の見直しも進行中であり，一定数の帝王切開術の麻酔経験も認定要件に盛り込まれることが確実な情勢です．しかし産科麻酔は帝王切開術の麻酔のみにとどまるものではなく，帝王切開術の麻酔法選択や麻酔管理には，産科病態によりさまざまな工夫が必要です．いまこそ産科麻酔の幅広い領域について，深く掘り下げた，まさに professional のための産科麻酔の標準的なテキストが必要だと感じ，本書を企画いたしました．

　本書の内容は，産科麻酔の専門的なトピックばかりを集めたものではなく，妊娠中の生理学的変化や薬理学的変化，帝王切開術に対する麻酔や区域麻酔による無痛分娩の標準的な方法，妊娠中の手術の麻酔など，産科麻酔の基礎となる大切な内容も網羅されています．そのうえで胎児治療の麻酔や産科合併症での周術期管理，無痛分娩の最新の方法や分娩経過への影響，そして妊婦や新生児の蘇生法までカバーしています．そのような意味では産科麻酔というよりも幅広く周産期麻酔の領域をカバーするよう努めました．したがってこの一冊で，専門医試験を目指す先生方にとっては産科麻酔の必須知識を身につけることができますし，専門医取得後の先生方にとっては，周産期麻酔で今何が問題になっているのかが分かり，より深い理解のもと自信をもって産科患者の診療に当たることができるようになるでしょう．

　最後に，本シリーズが目指す professional とは，expert とどう違うのかを考えてみます．エキスパートとは，ある1つの仕事やそれを取り巻く職場のルールに精通した専門家を指すように思います．それに対してプロフェッショナルとは，環境が変わっても最善の結果を出せる，自己学習能力と原理原則を身につけた存在ではないでしょうか．ちなみに米国内科学会は，professionalism in medicine の要素として，altruism（利他主義，患者中心主義），accountability（個人，患者，社会，職業に対する説明責任），excellence（通常の期待を上回ろうとする努力や生涯学習），duty（奉仕する責務を自由意志で選び取る），honor and integrity（最高水準の行動規範を遵守），respect for others（患者とその家族，上下を問わず関連領域の医師，看護師や医学生，などへの敬意，その基礎となるべく人間性）を挙げています．本書の執筆をお願いした先生方は，まさにプロフェッショナルとして周産期麻酔の診療と研究で活躍中の皆様です．各章の行間からは，周産期麻酔への深い興味とそれに基づく熱い思いとを感じ取ることができるでしょう．

　ご多用のところご執筆くださいました先生方と，多大なご苦労をおかけしました克誠堂の土田明様，関貴子様，手塚雅子様に心よりお礼申し上げます．

2012年4月吉日

奥富　俊之

照井　克生

目　次

I．母体と胎児についての理解を深める　　1

1．妊娠の生理学・薬理学・解剖学的変化　　髙田　真二／3

はじめに　　3
呼吸器系　　3
　❶気道／3　　❷換気量・血液ガス／4　　❸肺気量／5
循環系　　5
　❶心拍出量／5　　❷血圧／6
　❸大動脈下大静脈圧迫症候群（仰臥位低血圧症候群）／6
血液凝固系と血液成分　　7
　❶血液量／7　　❷凝固系／9　　❸血漿蛋白／9
消化器系　　9
腎臓系　　10
神経系　　10
　❶中枢神経／10　　❷末梢神経／11
筋骨格系　　11
おわりに　　11

2．胎児胎盤の超音波評価　　金井　雄二／13

はじめに　　13
妊娠中の超音波検査　　13
超音波の安全性　　13
各論：週数別超音波検査確認項目　　14
　❶初診，4～12週／14　　❷13～19週／18　　❸20週前後～それ以降／18
　❹24週前後／20　　❺30週前後／21　　❻37週以後／25
おわりに　　27

3．周産期薬理学：麻酔薬の胎盤通過性を中心に
　　植木　隆介，太城　力良／29

はじめに　　29
胎盤の解剖と生理　　29
薬物の胎盤移行の基礎　　30
　❶薬物性因子／30　　❷母体側因子／30　　❸胎盤因子／31
　❹胎児側因子／31　　❺胎盤でのガス・物質交換のメカニズム／31
主な麻酔薬の胎盤通過性　　32
　❶局所麻酔薬／32　　❷静脈麻酔薬／35　　❸吸入麻酔薬／36

　　　　4 麻薬／37　　5 筋弛緩薬／37　　6 そのほかの麻酔関連薬など／37
　　脊髄くも膜下投与された麻薬の胎盤移行について 38
　　催奇形性のある薬物 38
　　妊婦の非産科手術における麻酔薬選択の注意点 38
　　　　1 妊娠初期（14週まで）／38　　2 妊娠後期（14週以降）／40
　　おわりに 40

4．妊娠中の硬膜外，脊髄くも膜下腔の解剖学的変化　　滝口　鉄郎／43

　　はじめに 43
　　脊椎近傍の脈管 43
　　　　1 動脈系／43　　2 静脈系／44
　　妊娠末期における脊椎管内の解剖学的変化 44
　　妊娠時，脊髄くも膜下腔はどの程度狭められるか 47
　　脊柱管内の解剖学的変化と周産期麻酔 48
　　仰臥位低血圧症候群および側臥位での脊柱管内の変化と周産期麻酔 49
　　おわりに 51

5．子宮収縮コントロールの基礎と臨床　　角倉　弘行／53

　　はじめに 53
　　子宮収縮の基礎 53
　　　　1 子宮筋収縮のメカニズム／53　　2 妊娠維持および分娩の過程／54
　　　　3 妊娠経過と陣痛の分類／55　　4 子宮収縮の測定法／56
　　　　5 妊娠経過と子宮活動性の推移／56
　　　　6 吸入麻酔薬の子宮収縮に与える影響／56
　　臨床 57
　　　　1 切迫早産に対する子宮収縮抑制薬／57
　　　　2 帝王切開術での児娩出後の子宮収縮／59　　3 帝王切開術中の子宮弛緩／60
　　　　4 誘発分娩／60　　5 子宮内反症／61
　　おわりに 61

6．胎児心拍数モニタリングによるwell-beingの評価　　天野　完／63

　　はじめに 63
　　分娩前の胎児評価 63
　　　　1 Non stress test（NST）／63　　2 Contraction stress test（CST）／66
　　　　3 Biophysical profile score（BPS）／67
　　分娩時の胎児管理 68
　　　　1 分娩時の胎児心拍数モニタリング／69　　2 バックアップテスト／71
　　　　3 子宮内胎児蘇生／73　　4 急速遂娩／74
　　おわりに 75

7．発達過程の脳に対する麻酔薬の影響　　照井　克生／77

　　はじめに 77
　　発端 77

波紋 78
　　生後早期の曝露の影響 78
　　　　1 臨床研究／78　　**2** 動物実験／79
　　胎児期の曝露 80
　　進行中の研究 83
　　おわりに 84

II. 帝王切開術の麻酔を安全に行う　　　　　　　　　　　　　　　　　　　　87

1. 帝王切開術の麻酔管理　　　　　　　　　　　　　　　　　　辻原　寛子／89

　　はじめに 89
　　麻酔法の選択 89
　　麻酔の準備 90
　　区域麻酔 91
　　　　1 脊髄くも膜下麻酔／91　　**2** 硬膜外麻酔／93
　　　　3 脊髄くも膜下硬膜外併用麻酔／94
　　全身麻酔 95
　　おわりに 96

2. 昇圧薬選択の最近の知見　　　　　　　　　　　　　　　　　加藤　里絵／98

　　はじめに 98
　　歴史的背景 98
　　子宮血流への影響 99
　　臍帯動脈血pHへの影響 100
　　　　1 UApH低下のメカニズム／100　　**2** UApH低下の意味／101
　　母体の心拍数と心拍出量への影響 101
　　効果発現時間 103
　　嘔気と嘔吐 103
　　麻酔域への影響 103
　　低血圧を予防するための昇圧薬の用量 104
　　　　1 エフェドリンとフェニレフリンの用量／104
　　　　2 昇圧薬の必要量を変える因子／105
　　エフェドリンとフェニレフリンの混合薬の投与 105
　　実際の現場ではどのような選択がされているのか 107
　　今後の課題 107
　　おわりに 108

3. 誤嚥性肺炎のリスクと対策　　　　　　　　　　　　　　　　大島　正行／111

　　はじめに 111
　　消化器系の解剖および生理的変化 112
　　　　1 胃内容空虚化／112　　**2** 胃液分泌／112　　**3** 下部食道括約筋機能／112
　　　　4 研究の限界／113
　　誤嚥性肺炎のリスク 113

- **1** 予定帝王切開術／113　**2** 緊急帝王切開術／113
- **3** 気道管理と誤嚥／114　**4** 抜管／114　**5** 肥満／114
- **6** 絶食と経口摂取／114

絶食が母体および胎児に与える影響 ... 115
分娩中の嘔吐 ... 115
誤嚥性肺炎の臨床経過 ... 115
誤嚥性肺炎の治療 ... 116
- **1** 初期治療／116　**2** 低酸素血症の治療／117

誤嚥性肺炎の予防 ... 117
- **1** 区域麻酔の活用／117　**2** 絶飲・絶食／117　**3** 薬理学的方法／118
- **4** 迅速導入法（輪状軟骨圧迫法）／118　**5** 気道評価／119

まとめ ... 119

4．常位胎盤早期剥離の麻酔と全身管理　狩谷　伸享，太城　力良／123

はじめに ... 123
疫学 ... 123
発生機序 ... 123
病態 ... 125
症状 ... 126
診断 ... 126
緊急性 ... 127
治療 ... 129
麻酔前の注意点 ... 130
麻酔法の選択 ... 131
気道困難症への対応 ... 132
止血凝固異常 ... 132
大量出血 ... 133
社会的背景 ... 133
おわりに ... 133

5．前置・癒着胎盤の麻酔と出血対策　加藤　里絵／136

はじめに ... 136
前置胎盤 ... 136
- **1** 定義と診断／136　**2** 前置胎盤の産科的管理／137

癒着胎盤 ... 137
- **1** 定義と頻度／137　**2** 癒着胎盤の診断／137

前置胎盤，癒着胎盤はなぜ出血するのか ... 139
前置・癒着胎盤における帝王切開術中・術後の出血対策 ... 139
- **1** 子宮収縮薬／140　**2** 子宮内バルーンによる圧迫／140
- **3** 子宮圧迫縫合／140　**4** 子宮全摘出術／140　**5** 動脈結紮／141
- **6** 選択的動脈バルーン閉塞，塞栓／142

麻酔管理 ... 143
- **1** 癒着胎盤が否定的な前置胎盤の帝王切開術の麻酔／143

2 癒着胎盤が疑われる症例の帝王切開術の麻酔／144
　おわりに 146

6．術後鎮痛の新しい考え方と方法　　　　　　　　　　　上山　博史／150
　わが国の現状と術後鎮痛の目的 150
　麻酔法別の術後鎮痛法 151
　　　1 区域麻酔後の鎮痛法／151　　**2** 全身麻酔後の鎮痛法／152
　　　3 区域麻酔・全身麻酔後に共通する鎮痛法／153
　　　4 オピオイドによる鎮痛の限界／153
　鎮痛薬と母乳 154

7．抗リン脂質抗体症候群　　　　　　　　　　　　　　　福光　一夫／157
　はじめに 157
　病態 157
　診断 158
　　　1 抗カルジオリピン抗体／159　　**2** ループスアンチコアグラント／160
　産科管理 160
　麻酔管理 160
　おわりに 161

8．心疾患合併妊婦の帝王切開術の麻酔管理　　　　　　高木　俊一／163
　はじめに 163
　総論 163
　　　1 妊婦の心疾患罹患率／163　　**2** 妊娠出産の重症の基準／163
　　　3 帝王切開術の施行時期／163　　**4** 出産時，帝王切開術時の循環動態／164
　　　5 心疾患合併妊婦の麻酔管理の特徴／165
　各論 166
　　　1 先天性心疾患／166　　**2** 非チアノーゼ性（左右シャント）／166
　　　3 チアノーゼ性（右左シャント）／166　　**4** 虚血性心疾患／169
　　　5 弁疾患／169　　**6** 肥大型心筋症（HOCM）／169　　**7** 肺高血圧症／170
　　　8 不整脈／171　　**9** Marfan症候群／171
　おわりに 171

9．腎疾患合併妊婦の帝王切開術の麻酔管理　　　　　　高木　俊一／173
　はじめに 173
　総論 173
　　　1 慢性腎臓病の定義／173　　**2** 妊婦の腎疾患罹患率／173
　　　3 妊娠基準／173　　**4** 妊娠による正常腎機能の変化／174
　　　5 妊娠による腎機能への影響／174　　**6** 胎児の発育と帝王切開術の時期／174
　　　7 腎疾患合併妊婦の麻酔管理の特徴／175
　各論 177
　　　1 血液透析／177　　**2** 腹膜透析／177　　**3** 腎移植後／178
　おわりに 178

10. 病的肥満　　　　　　　　　　　　　　　大瀧　千代／180

　　肥満が妊娠に与える影響 180
　　肥満の定義と成人女性における体重の傾向 180
　　妊娠肥満が起こす生理的変化 181
　　気道に与える影響 181
　　呼吸機能に与える影響 183
　　心肺機能に与える影響 183
　　麻酔薬の薬物動態に対する影響 184
　　陣痛に対する麻酔管理 185
　　帝王切開術における麻酔管理 186
　　まとめ 188

11. 挿管困難の対応　　　　　　　　　　　佐藤　由美，磯野　史朗／192

　　はじめに 192
　　妊婦の気道 192
　　気道評価 193
　　　　❶妊婦における Mallampati 分類／193　　❷マスク換気困難の予測／194
　　　　❸気管挿管困難（喉頭展開困難）の予測／196
　　困難気道カートの整備 197
　　気管挿管の実際 197
　　　　❶正しいポジション／197　　❷前酸素化／197
　　　　❸細めの気管チューブ，短い喉頭鏡ハンドル／198　　❹外部喉頭圧迫／198
　　　　❺輪状軟骨圧迫／199
　　妊婦の気道管理アルゴリズム 199
　　　　❶困難気道（CVCI になる可能性が高い）が予測される場合／199
　　　　❷予期せぬ困難気道／200
　　妊婦の声門上器具（SGA）使用について 200
　　術後管理 200
　　おわりに 201

12. 胎児機能不全の麻酔と緊急子宮弛緩　　　　入駒　慎吾／203

　　はじめに 203
　　胎児機能不全 203
　　診断特異度の問題 204
　　胎児機能不全の原因 204
　　麻酔法の選択 204
　　緊急子宮弛緩（rapid tocolysis） 206
　　おわりに 207

III. 無痛分娩を効果的に行う　　　　　　　　　　　　　　　　　　209

1. 硬膜外無痛分娩の基礎　　　　　　　　　　　　奥富　俊之／211

　　はじめに 211

陣痛のメカニズム 211
　妊娠と硬膜外腔 212
　硬膜外穿刺の体位 212
　硬膜外鎮痛法に用いる器材・技術 213
　テストドース 213
　薬剤の選択 214
　硬膜外鎮痛法による無痛分娩の副作用 214
　硬膜外鎮痛法による無痛分娩の合併症 215
　　1不適切な鎮痛／215　　**2**意図しない硬膜穿刺／215　　**3**呼吸抑制／215
　　4局所麻酔薬の血管内注入／215　　**5**高位ブロックまたは全脊麻／216
　　6広範囲の運動神経遮断／216　　**7**神経遮断の遷延／216　　**8**腰痛／216
　　9骨盤底障害／216
　硬膜外鎮痛法による無痛分娩が分娩進行に及ぼす影響 217
　　1帝王切開率／217　　**2**器械分娩率／217　　**3**分娩時間／217
　硬膜外鎮痛法による無痛分娩が新生児に及ぼす影響 217
　　1直接的な影響／217　　**2**間接的な影響／218
　おわりに 218

2．無痛分娩の麻酔方法：最近の知見　　　　　　　　　　　　　　　小野　健二／221

　はじめに 221
　無痛分娩の麻酔をいつ開始し，いつ止めるか 221
　　1麻酔をいつ開始するか／221　　**2**麻酔をいつ止めるか／222
　硬膜外麻酔中の体位 223
　　1硬膜外麻酔穿刺時の体位／223　　**2**硬膜外麻酔維持中の体位／223
　無痛分娩中の絶飲食は必要か 224
　　1分娩中は絶飲食にするか／224　　**2**無痛分娩中は絶飲食にするか／225
　硬膜外無痛分娩に最も適した局所麻酔は 226
　　1ブピバカイン／226　　**2**ロピバカイン／226　　**3**レボブピバカイン／226
　レミフェンタニルIV-PCAによる無痛分娩 227
　おわりに 229

3．超音波ガイド下の硬膜外・脊髄くも膜下穿刺　　　　　　　　　　田中　基／233

　はじめに 233
　"Spinal ultrasound"で何ができるのか 233
　　1穿刺する脊椎の高さを正確に知ることができる／233
　　2穿刺に失敗しない棘間および刺入点を見つけることができる／234
　　3皮膚から硬膜外腔までの距離を測定できる／234
　"Spinal ultrasound"の準備 235
　　1機材／235　　**2**Pre-scan technique／235　　**3**体位／235
　"Spinal ultrasound"の実際 235
　　1矢状断画像の観察／235　　**2**水平断画像の観察／236
　　3実際の穿刺／238　　**4**特殊な患者に対するコツ／238
　"Spinal ultrasound"の習得と教育上の利用 239

おわりに 240

4. CSEAとPCEA　　　　　　　　　　　　　　　　　　　　　角倉　弘行／241

はじめに 241
CSEA 241
　❶歴史／241　　❷長所／241　　❸欠点／242　　❹方法／243
PCEA 244
　❶歴史／244　　❷長所／244　　❸欠点／245　　❹Operant conditioning／245
　❺PCEAのレジメン／245　　❻PCEA装置／246
CSEAとPCEAによる無痛分娩の実際 246
おわりに 247

5. PDPH　　　　　　　　　　　　　　　　　　　　　　　　奥富　俊之／250

はじめに 250
疫学 250
症状 251
病態生理 251
リスク因子 252
予防 253
治療 254
　❶精神的なサポート／254　　❷薬物治療／254
　❸脊髄くも膜下腔・硬膜外腔への生理食塩水注入／255
　❹硬膜外自家血パッチ／255
　❺硬膜外自家血パッチ以外の代替療法／256　　❻手術／256
おわりに 256

IV. 妊娠・産褥の手術を安全に行う　　　　　　　　　　　　　　　　　　261

1. 妊娠中の非産科手術の麻酔　　　　　　　　辻原　寛子，池田みさ子／263

はじめに 263
母体の変化 263
胎児について 264
　❶奇形発生における基本原則／264　　❷妊娠週数と器官形成／265
　❸麻酔薬の胎児への影響／265
流早産の危険 268
妊娠中に手術を要する疾患について 269
　❶区域麻酔の管理方針／270　　❷全身麻酔の管理方針／270
おわりに 271

2. 妊娠中の放射線・MRI検査　　　　　　　　　　　　　　　岡田　尚子／273

はじめに 273
概論 273
　❶線量単位／273　　❷被ばく線量／273
　❸被ばく時期・インフォームドコンセント／274

❹子宮内被ばくの結果／275　　　❺放射線診断／277　　　❻核医学／277
　　　❼放射線治療／278
　各論 278
　　　❶妊娠中に放射線検査を必要とする頻度の高い病態における放射線診断・
　　　治療／278
　その他 280
　　　❶併用療法（造影剤使用）の是非／280
　　　❷MRIの適応，危険性，潜在する問題点／280　　　❸母乳移行／281
　おわりに 281

3．妊娠中の腹腔鏡下手術　　　　　　　　　　　　　　　　　　　　　細川　幸希／284

　はじめに 284
　妊娠中の腹腔鏡下手術の適応と有用性 284
　手術時期 285
　腹腔鏡下手術特有の問題点 286
　　　❶循環系への影響／286　　　❷呼吸系への影響／286　　　❸適正な気腹圧／287
　　　❹深部静脈血栓症の予防／287
　麻酔薬に関連した一般的な問題点 288
　　　❶妊娠中の全身麻酔／288　　　❷麻酔薬と催奇形性／288
　　　❸麻酔薬の子宮血流の影響／288
　麻酔管理の関連した問題点 289
　　　❶術中体位／289　　　❷術後鎮痛／289　　　❸胎児心拍モニタリング／290
　　　❹周術期の陣痛抑制／290
　麻酔の実際 290
　おわりに 292

4．授乳中の麻酔薬は何を使用してよいか　　　　　　　　　　　　　　松田　祐典／293

　はじめに 293
　薬物の母乳移行の機序 293
　母乳移行を決定する因子 295
　　　❶半減期／295　　　❷小児半減期／295　　　❸M/P比／295
　　　❹最高血中濃度到達時間／295　　　❺蛋白結合率／295
　　　❻経口生物学的利用能／296　　　❼分布容積／296　　　❽pKa／296
　　　❾分子量／296　　　❿新生児期／296
　母乳移行の薬理学的指標 297
　周術期に使用する薬物の母乳移行 297
　　　❶非オピオイド性鎮痛薬（シクロオキシゲナーゼ阻害薬）／297
　　　❷オピオイド／298　　　❸吸入麻酔薬／302　　　❹静脈麻酔薬／302
　　　❺筋弛緩薬／302　　　❻局所麻酔薬／304　　　❼抗凝固薬／304
　　　❽その他／304
　おわりに 304

5. EXIT　　　　　　　　　　　　　　　　　　　　　　　　　　　　　片桐　美和子／310

　はじめに 310
　EXITの対象疾患 310
　　　❶横隔膜ヘルニア／311　　❷胎児頸部腫瘤，CHAOS／311
　　　❸EXIT-to-ECMO／311　　❹CCAM／311
　術前評価 312
　モニタリング 313
　EXITの具体的な手順と麻酔管理のポイント 313
　　　❶帝王切開術との相違点／314　　❷準備／314　　❸麻酔導入／315
　　　❹麻酔維持／315　　❺胎児の麻酔と処置／315　　❻昇圧薬，輸液／316
　　　❼子宮収縮薬／316　　❽区域麻酔科でのEXIT／316
　EXITの合併症 316
　　　❶低血圧／316　　❷母体出血／317　　❸胎児合併症／317
　実際のEXITの麻酔 317
　おわりに 318

V．周産期の救急における麻酔科医の役割　　　　　　　　　　　　321

1．新生児の蘇生　　　　　　　　　　　　　　　　　　　　　　　川名　信／323

　はじめに 323
　新生児蘇生の準備 323
　　　❶ハイリスク分娩／323　　❷人員／323　　❸物品／324
　蘇生のフローチャート 326
　　　❶正常な場合／326　　❷蘇生が必要な場合／326　　❸新生児の評価／328
　　　❹中心性（口唇，体幹中心部）チアノーゼを認める場合／328
　　　❺陽圧換気／329　　❻陽圧呼吸の評価／329　　❼胸骨圧迫／329
　　　❽圧迫と換気回数／330　　❾状態が改善しない場合／330
　気管挿管 330
　　　❶気管挿管の手技／330　　❷気管挿管の確認／331
　　　❸チューブの固定／331　　❹ラリンジアルマスク／331
　アドレナリン投与 332
　重炭酸ナトリウム投与 332
　血糖管理 332
　輸液 333
　　　❶静脈路の確保／333　　❷循環血液量増量／333
　蘇生後のケア 333
　NCPRと麻酔科医 334
　おわりに 334

2．産褥出血の管理　　　　　　　　　　　　　　　　　　　　　秋永　智永子／336

　はじめに 336
　血液凝固異常 336
　産褥出血の麻酔管理における留意点 339
　産褥出血各論 340

　　　　1 弛緩出血／340　　　2 産道裂傷と血腫／341　　　3 胎盤遺残／342
　　　　4 子宮内反症／342
　　子宮弛緩について 343
　　侵襲的治療 343
　　子宮摘出術の麻酔管理 344
　　おわりに 345

3. Cell salvage と遺伝子組換え活性型第Ⅶ因子　　　　　　　秋永　智永子／347

　　はじめに 347
　　術中自己血回収（IOCS）... 347
　　Cell salvage の仕組み 347
　　羊水の混入と cell salvage 348
　　Cell salvage と白血球除去フィルターの組み合わせ 349
　　Cell salvage と同種免疫の確立 349
　　Cell salvage の臨床経験 350
　　血液凝固の cell-based モデル 350
　　rFⅦa の作用機序 351
　　rFⅦa の使用経験 352
　　rFⅦa が止血効果を現すために必要な要素 352
　　rFⅦa 投与のタイミング 352
　　rFⅦa の安全性 353
　　おわりに 354

4. 周術期における羊水塞栓症　　　　　　　　　　　　　　　　　　杉村　基／357

　　はじめに 357
　　病因病態 357
　　臨床症状 358
　　診断 358
　　治療 359
　　　　1 抗 DIC 療法／360
　　おわりに 363

5. 妊婦の心肺蘇生　　　　　　　　　　　　照井　克生，加藤　里絵，池田　智明／365

　　はじめに 365
　　一般成人における心停止に対する心肺蘇生法 366
　　妊婦の心停止における心肺蘇生法 366
　　　　1 一次救命処置／366　　　2 二次救命処置／369
　　　　3 各施設における妊婦の心停止に対する準備／371
　　おわりに 371

6. 産科麻酔シミュレータ　　　　　　　　　　　　　　　谷口　美づき，五十嵐　寛／373

　　はじめに 373

シミュレーションの種類 373
　❶High-fidelity Human Patient Simulator（HPS）とは／375
シミュレーションプログラム 376
　❶患者作成／376　　❷シナリオ作成／376
　❸シミュレーショントレーニング／376
シミュレーショントレーニングの利点・欠点 376
産科麻酔領域でのシミュレーションは有用か 378
妊婦シミュレータ 378
産科麻酔シミュレーションシナリオ 379
　❶シナリオ作成の手順／379
デブリーフィング 383
おわりに 383

索　引 385

I

母体と胎児についての理解を深める

I. 母体と胎児についての理解を深める

1 妊婦の生理学・薬理学・解剖学的変化

はじめに

　妊娠・分娩・産褥の進行に伴い，母体には生理学的・解剖学的に著明な変化が生じ，これらは母体の麻酔管理を行ううえで重要な問題を提起する．妊婦に安全な周術期ケアを提供するために，麻酔科医はこれらの変化とその臨床的意義を十分に理解しておかなければならない．

呼吸器系（表1）[1)2)]

1 気　道

　妊娠第1三半期の早期より，鼻腔・口腔・咽喉頭を含む上気道の粘膜は毛細血管が拡張して浮腫状になる．仮声帯部分の浮腫により声門開口部が狭くなるので，気管挿管に際しては非妊娠時より細いカフ付き気管チューブ（内径6.0〜7.0mm）を使用しなければならない．

　妊娠の進行に伴い喉頭展開・気管挿管の困難度が増し，実際妊娠早期（12週）と比べて正期（38週）ではMallampati分類のクラスⅣの頻度が34％増加する[3)]．浮腫により脆弱性の増した気道粘膜は，喉頭展開時の機械的操作で出血しやすい．出血はさらに気管挿管を困難にするという悪循環に陥る．挿管困難に対し気管支鏡下挿管を行う場合も，経鼻挿管は出血しやすいので避けるべきである．

　妊娠中のみならず分娩進行中にも妊婦の上気道はさらに変化することが最近の研究で示されている．すなわち分娩第1期と比べて第3期終了直後では，口腔・咽頭腔容積が有意に減少し，約40％の妊婦ではMallampati分類がさらに上昇した[4)]．妊婦の気道は，麻酔導入直前に再度評価することが重要である．

　妊婦が全身麻酔を必要とする状況は緊急事態として発症することが多いので，常日頃より気道確保困難への対策（必要物品の整備，difficult airway managementのためのアルゴリズムの確認など）を十分に整えておくことが必要である．

表1　正期妊婦の呼吸機能の変化

変数	非妊娠時からの変化率
1回換気量	＋40％
分時換気量	＋50％
呼吸数	＋15％
気道抵抗	－36％
肺コンプライアンス	0％
胸郭・肺全コンプライアンス	－30％
全肺気量	－5％
肺活量	0％
1秒量・1秒率	0％
最大呼気流速	0％
拡散能	0％
残気量	－20％
機能的残気量	－20％
closing capacity	0％
生理学的死腔	0〜－5％
Pa_{CO_2}	－10 mmHg
Pa_{O_2}	＋10 mmHg
血清 HCO_3	－4 mEq/l
動脈血 pH	＋0.04
酸素消費量	＋60％

(Cheek TG, Gutsche BB. Maternal physiologic alterations during pregnancy. In : Hughes SC, Levinson G, Rosen MA, editors. Shnider and Levinson's anesthesia for Obstetrics. 4 th ed. Philadelphia : Lippincott Williams & Wilkins ; 2001. p.3-18より改変引用)

2 換気量・血液ガス

　プロゲステロンにより二酸化炭素に対する呼吸中枢の感受性が亢進する。二酸化炭素の産生増加に対する代償反応とあわせて，妊娠早期から主に1回換気量が増加し，分時換気量が増加する（妊娠正期には非妊娠時と比べ約50％増加）。この結果 $Pa_{CO_2} ≒ 30\,mmHg$ の呼吸性アルカローシスとなる。代償性に HCO_3^- は $20\,mEq/l$ まで低下し，pHは正常範囲内に維持される。

　分娩中に適切な鎮痛が行われないと，分時換気量は非妊娠時の3倍にまで増加し，著明な低二酸化炭素血症（$Pa_{CO_2} < 20\,mmHg$）とアルカリ血症（pH ＞ 7.55）を生じうる。この著明な呼吸性アルカローシスは，陣痛発作の間の母体の意識消失や低換気・低酸素血症，子宮血管の収縮による子宮胎盤血流の低下，および母体ヘモグロビンの酸素解離曲線の左方移動による胎児への酸素供給量の低下をもたらす。その結果胎児は低酸素症の危険にさらされる。

I. 母体と胎児についての理解を深める

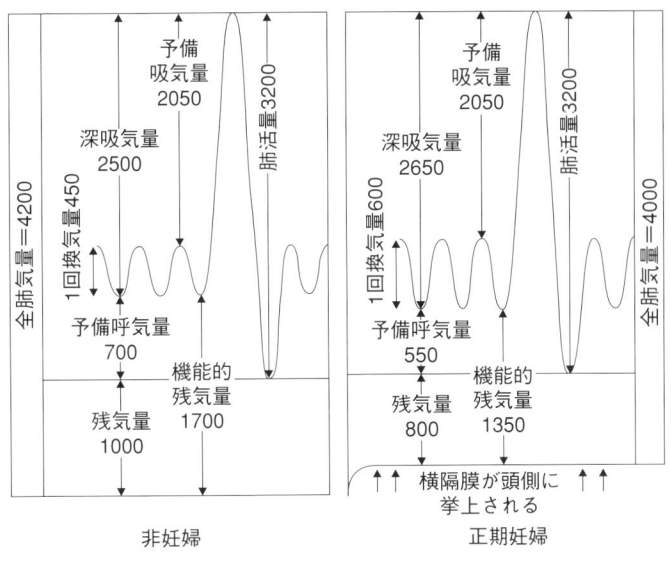

図1 妊婦の肺気量の変化
(Cheek TG, Gutsche BB. Maternal physiologic alterations during pregnancy. In：Hughes SC, Levinson G, Rosen MA, editors. Shnider and Levinson's anesthesia for obstetrics. 4 th ed. Philadelphia：Lippincott Williams & Wilkins；2001. p.3-18 より改変引用)

3 肺気量 (図1)[2]

肥大した子宮が横隔膜を頭側に挙上するため，妊娠正期には機能的残気量（functional residual capacity：FRC）が立位で約20％，仰臥位では約30％減少する。FRCが減少してclosing capacity以下になると，安静呼気時でも末梢気道が閉塞して換気血流比が低下し，低酸素血症の誘因となる。

妊娠正期には非妊娠時に比べ酸素消費量が約60％増加する一方，体内の酸素貯蔵庫の機能を果たすFRCが減少するため，妊婦は無呼吸になると，非妊娠時に比べ急速に低酸素血症が進行する。気道確保困難のリスクが高いことと併せ，妊婦の全身麻酔時の気道操作には，格別の注意と技量が必要になることが理解できよう。

循環系 (表2)[1)2)]

1 心拍出量

妊娠5週頃より心拍出量は増加し始める。妊娠第1三半期の終わりには35〜40％増加し，妊娠24〜32週で最大（非妊娠時の50％増）に達し，側臥位では妊娠正期までその値を維持する。1回拍出量と心拍数の両者が増加するが，妊娠8週までの心拍出量増加は主

表2　正期妊婦の心血管系変化

変数	非妊娠時からの変化率
1回拍出量	＋30％
心拍数	＋15％
心拍出量	＋40〜50％
収縮期血圧	0〜−5 mmHg
拡張期血圧	−10〜−20 mmHg
平均血圧	−15 mmHg
末梢血管抵抗	−15％
中心静脈圧	0％
肺動脈楔入圧	0％
大腿静脈圧	＋15 mmHg
駆出率	0％

（Cheek TG, Gutsche BB. Maternal physiologic alterations during pregnancy. In：Hughes SC, Levinson G, Rosen MA, editors. Shnider and Levinson's Anesthesia for Obstetrics. 4 th ed. Philadelphia：Lippincott Williams ＆ Wilkins；2001. p.3-18より改変引用）

に心拍数の増加（妊娠第1三半期終わりまでに15％増加）による。以後の心拍出量増加は，1回拍出量の増加（妊娠第2三半期の終わりには30％増加）の効果が大きい。

　心拍出量は分娩中にさらに増加し，分娩第2期および出産直後には陣痛開始前の各々40％増および75％増に達する。これらの変化は産褥24時間後には分娩前の値に戻るが，非妊娠時の値にまで低下するにはさらに分娩後12〜24週を要する。

　心拍出量の増加に伴い，子宮，腎臓，四肢の血流も著明に増加する。子宮血流量は非妊娠時の50 ml/minから，妊娠正期には700〜900 ml/minにまで増加する。

　多くの妊婦は上記の著明な心負荷に十分耐えられるが，弁疾患や冠動脈疾患を有する妊婦では心不全を生じる危険がある。

2 血　圧

　プロゲステロンやプロスタサイクリンの体血管拡張作用と，低圧系血管床（胎盤絨毛間腔）の発達により，妊娠正期では体血管抵抗が約20％減少する。このため心拍出量が増加しているにもかかわらず，平均血圧は約15 mmHg低下する。収縮期血圧に比べ拡張期血圧の低下が大きいため，脈圧は増加する。

3 大動脈下大静脈圧迫症候群（仰臥位低血圧症候群）

　妊娠第2三半期以降の妊婦が仰臥位をとると，肥大した子宮が下大静脈を圧迫するために心臓への静脈還流が減少し，心拍出量が低下する。その結果，子宮胎盤血流も約20％低下する。母体の交感神経の緊張により母体血圧（子宮動脈圧）は多少代償されるが，

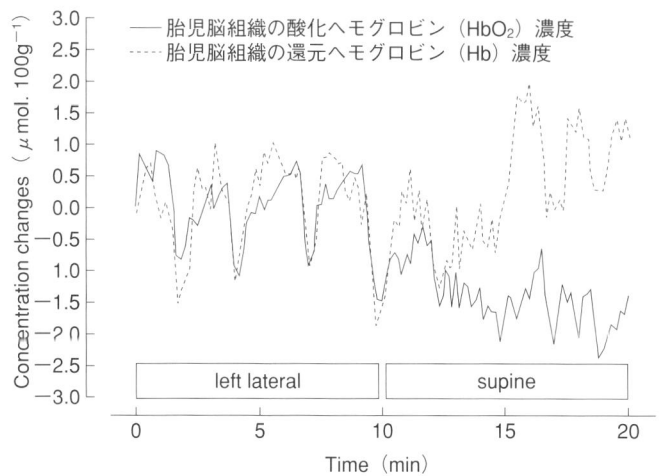

図2 母体の体位による胎児脳組織の酸素飽和度の変化
分娩中の妊婦が左側臥位（left lateral）から仰臥位（supine）に体位を変えると，胎児脳組織のヘモグロビンの酸素飽和度が低下する。
（Cheek TG, Gutsche BB. Maternal physiologic alterations during pregnancy. In：Hughes SC, Levinson G, Rosen MA, editors. Shnider and Levinson's anesthesia for obstetrics. 4 th ed. Philadelphia：Lippincott Williams & Wilkins；2001. p.3-18より改変引用）

下大静脈の圧迫により子宮静脈圧が上昇するので，子宮灌流圧（＝子宮動脈圧－子宮静脈圧）は低下し，やはり子宮胎盤血流は低下することが多い。全身麻酔，区域麻酔はいずれもこの交感神経系の代償反応を抑制し，母体低血圧および子宮胎盤血流低下を悪化させる。

頻度は低いが腹部大動脈が圧迫されることもあり，この場合も母体の上肢血圧は正常でも子宮胎盤血流は低下する。

妊娠20週以降の妊婦が手術を受ける場合，妊婦の右腰下に枕を入れるか，あるいは手術台を左に傾けることで，子宮を左方に転位し，下大静脈の圧迫を軽減することが重要である。上述のように，母体の血圧が正常でも子宮胎盤血流が低下している可能性があるので，無痛分娩実施中や，帝王切開術で手術が始まるまでの間は，継続的に胎児心拍数を監視しておくことが望ましい。胎児心拍数が低下した時，母体の左側臥位への体位変換は，最も簡単に実施できる子宮内胎児蘇生法の一つである（図2）[2]。

血液凝固系と血液成分 (表3)[1)2)]

1 血液量

妊娠中は赤血球量，血漿量がともに増加し，循環血液量が増加する。エストロゲンやプロゲステロンがレニン・アンギオテンシン・アルドステロン系を活性化することで，

表3 正期妊婦の血液学的変化

A 血液量など

変数	非妊娠時からの変化率
血液量	＋35〜45％
血漿量	＋45〜50％
赤血球量	＋20％
総蛋白濃度	－10％
アルブミン濃度	－25％
グロブリン濃度	＋10％
血漿膠質浸透圧	－5mmHg

B 凝固・線溶系

因子	非妊娠時	妊娠正期
第Ⅰ因子（フィブリノゲン）	200〜450mg/dl	400〜650mg/dl
第Ⅱ因子（プロトロンビン）	75〜125％	100〜125％
第Ⅴ因子	75〜125％	100〜150％
第Ⅶ因子	75〜125％	150〜250％
第Ⅷ因子	75〜150％	200〜500％
第Ⅸ因子	75〜125％	100〜150％
第Ⅹ因子	75〜125％	150〜250％
第ⅩⅠ因子	75〜125％	50〜100％
第ⅩⅡ因子	75〜125％	100〜200％
第ⅩⅢ因子	75〜125％	35〜75％
アンチトロンビン	85〜110％	100％
抗第Xa因子	85〜110％	75〜100％
フィブリン分解産物		軽度増加
プロトロンビン時間		20％短縮
活性部分トロンボプラスチン時間		20％短縮
血小板数		軽度減少

（Cheek TG, Gutsche BB. Maternal physiologic alterations during pregnancy. In：Hughes SC, Levinson G, Rosen MA, editors. Shnider and Levinson's anesthesia for obstetrics. 4 th ed. Philadelphia：Lippincott Williams & Wilkins；2001. p.3-18より改変引用）

ナトリウムおよび水分の貯留が生じ，母体血漿量が増加する。血漿量は妊娠6週頃から増加し始め，34週には最大（非妊時の50％増）になる。赤血球量は妊娠8週までは低下するが，16週には非妊娠時の量に戻り，正期には20〜30％増加する。循環血液量は非妊娠時に比べ35〜45％増加する。多胎ではさらに増加し，双胎，品胎では各々60％，90％も増加する。循環血液量の増加により，妊娠中の子宮胎盤循環が維持されるとともに，母体は出産時の出血から防護される。

血漿量の増加率が赤血球量の増加率を上回るため，妊婦は希釈性の貧血状態にある（妊娠正期のヘモグロビン，ヘマトクリットの平均値は各々11.6g/dl，35％）。しかし心拍出量の増加や母体ヘモグロビンの酸素解離曲線の右方移動などの代償が働くため，母体の酸素運搬能が低下することはない。

血液希釈の結果，血液粘性が約20％低下する。これは子宮胎盤循環の血管床の開通性

を維持するうえで，重要な意味を持つ。

2 凝固系

妊娠中は第XI因子と第XIII因子以外のすべての凝固因子活性が増加する。逆にアンチトロンビン，抗Xa因子などの生理的抗凝固因子の活性は低下する。すなわち妊婦は凝固亢進状態である。血小板は寿命が短縮して軽度減少することが多い。

凝固亢進状態は出産時の出血に備えるという意味では合目的的であるが，一方で深部静脈血栓症や肺血栓塞栓症などの血栓性合併症のリスクを高めることになる。妊婦の周術期管理においては，静脈血栓塞栓症の予防策を講じることが不可欠である。

3 血漿蛋白

血漿アルブミン濃度が低下する（非妊娠時4.5g/dlに対し妊娠正期3.3g/dl）ため，薬物の蛋白結合率が低下し，遊離薬物の血中濃度が高まる。多くの静脈麻酔薬の作用が非妊娠時よりも増強することに注意しなければならない。

低アルブミン血症に伴い血漿膠質浸透圧が低下する。通常はこれが臨床的に大きな問題になることは少ない。しかし妊娠高血圧症候群などの肺血管透過性亢進状態では，帝王切開時に急速輸液を行うと肺水腫の危険が高まる。

消化器系[1]

肥大した子宮が胃を圧迫すると，胃内圧が上昇する。下部食道が胸腔内に移動して胃食道接合部の角度が小さくなり，食道下部括約筋の圧が低下する。プロゲステロンは食道下部括約筋を弛緩させる。これらはいずれも胃内容物の逆流の危険性を高める。食道下部括約筋圧は妊娠第2三半期以降低下し，36週頃に最低（非妊娠時の50％減）になり，分娩後1〜4週で非妊娠時の値に戻る。

以前は"妊婦では胃内容物の排泄時間が延長している"と広く信じられていたが，近年の研究では，胃内容物の排泄時間は液体，固体にかかわらず，分娩開始前では非妊娠時と変わらない，とするものが多い。しかしいったん陣痛が始まると，胃内容物の排泄が遅延し，胃内容物の量が増加する。陣痛開始後の妊婦は，緊急帝王切開術の可能性を考えると，禁飲食とすべきである。

妊娠第2三半期以降の妊婦に麻酔を行う際は，常にフルストマックと考えて対処する。特に分娩開始後に胎児機能不全から緊急帝王切開術にいたった場合は，誤嚥のリスクを最大限に考慮して，麻酔計画を立てるべきである。

腎臓系[1]

妊娠早期から腎血流量，糸球体濾過率とも増加し，妊娠第1三半期の終わりには非妊娠時の50％増となり，末期までこの値を維持する。糸球体濾過率の増加に伴い，妊婦の血中尿素窒素（BUN），クレアチニン（Cr）の正常値は各々6〜9mg/dl，0.4〜0.6mg/dlまで低下する。したがって妊婦のBUNまたはCrが非妊娠時の"正常値"を示している場合は，有意な腎機能障害が存在する可能性が高い。

妊娠中は尿管が肥大した子宮と骨盤の間で圧迫されて，尿の通過障害が起こりやすい（特に右側に多い）。尿路感染症に注意が必要である。

尿細管におけるナトリウムの再吸収は増加する一方，糖やアミノ酸の再吸収は低下する。したがって妊婦では耐糖能が正常でも尿糖を認めることは多い。このように検査結果の解釈には注意が必要である。

神経系[1]

1 中枢神経

妊娠中に吸入麻酔薬の最小肺胞濃度（minimum alveolar concentration：MAC）は25〜40％低下し，分娩3〜5日後には非妊娠時の値に回復する。このMACの低下は，妊婦の血漿中および脳脊髄液中で増加するプロゲステロンの鎮静作用によるものと考えられている。

帝王切開術を全身麻酔下で行う場合，子宮筋弛緩作用を有する揮発性吸入麻酔薬は0.5MAC以下の濃度で投与することが推奨されてきた。このような低濃度での維持は術中覚醒の危険因子であるが，妊娠中にMACが低下することは，妊婦において低濃度吸入麻酔薬の投与が容認されることの根拠となってきた。

しかし近年は上記の考え方に疑問も生じている。動物実験の結果などから，MACで示される麻酔作用は脳ではなく脊髄への抑制作用を表すものと考えられるようになってきた[5]。妊婦において吸入麻酔薬のMACが低下していることは，脳への作用特に鎮静作用が亢進していることを必ずしも意味しない可能性がある。Bispectral index（BIS）を指標に帝王切開術中の鎮静度を調べた研究では，50％亜酸化窒素と1％セボフルラン（計1MAC）の投与下で，半数以上の症例がBIS＞60を示しており，BIS＜60の適切な鎮静度を維持するためには，非妊婦と同様のセボフルラン濃度が必要であることが示された[6]。

チオペンタールの導入量は妊娠正期で35％，妊娠第1三半期でも18％減少する。これに対しプロポフォールの導入量は妊娠早期では非妊娠時と変わらない。

2 末梢神経

　妊婦では脊髄くも膜下麻酔や硬膜外麻酔において，一定のレベルの麻酔域を得るために必要な局所麻酔薬の量が，非妊娠時に比べ約20〜30％減少する。この局所麻酔薬に対する感受性の亢進は従来，妊娠子宮によって下大静脈が圧迫されるため，側副路としての硬膜外腔の静脈叢が拡張することで硬膜外腔が狭くなり，さらに脊髄くも膜下腔の脳脊髄液量も減少するためと説明されてきた。しかし子宮がまだ小さく機械的圧迫がほとんど生じない妊娠第1三半期でもすでに局所麻酔薬の必要量が低下していることから，機械的圧迫以外の別の因子も関与していると考えられる。*in vitro*の研究結果から，妊娠中に増加したプロゲステロンまたはその代謝産物が，妊婦の末梢神経の局所麻酔薬に対する感受性を亢進させている可能性が示唆されている[7]。

筋骨格系[1]

　リラキシンにより恥骨結合や靭帯が軟化・弛緩する。子宮の重量を支えるために，脊柱の前彎が増大し，後方に反りかえった姿勢となる。このため脊椎の棘突起間隔が狭くなり，脊髄くも膜下麻酔や硬膜外麻酔の技術的難易度が増す。硬膜外腔の静脈の拡張のため，硬膜外穿刺時の血管損傷の頻度が高いこと，および硬膜外カテーテルが血管内に迷入しやすいことにも注意が必要である。

　仰臥位での妊婦の脊柱彎曲の最低部は，非妊娠時の第8胸椎よりも高位の第6〜7胸椎レベルである。また骨盤の幅が広いため，水平な手術台で側臥位をとると頭低位になりやすい。これらは妊婦で脊髄くも膜下麻酔がより頭側に広がりやすい原因ともなっている。

　妊娠に伴う乳房の肥大・胸壁の前突は，喉頭鏡操作を困難にする。妊婦の気管挿管時には，通常よりもハンドル部分の短い喉頭鏡の使用が勧められる。

おわりに

　妊婦の解剖学的・生理学的変化を，麻酔管理上の注意点と関連付けて概説した。麻酔管理の詳細については本書の該当各章を参照されたい。

　必ずしも産科麻酔を専門とするわけではない多くの麻酔科専門医にとっては，特に気道確保困難と酸素予備能の低下に関する解剖学的・生理学的根拠と，大動脈下大静脈圧迫症候群の病態生理を十分に理解したうえで，日々の産科麻酔症例に取り組むことが必須であると考える。

■参考文献

1) Gaiser R. Physiologic changes of pregnancy. In：Chestnut DH, Polly LS, Tsen LC, et al., edi-

tors. Obstetric anesthesia：Principles and practice. 4th ed. Philadelphia：Mosby Elsevier；2009. p.15-36.
2) Cheek TG, Gutsche BB. Maternal physiologic alterations during pregnancy. In：Hughes SC, Levinson G, Rosen MA, editors. Shnider and Levinson's anesthesia for obstetrics. 4th ed. Philadelphia：Lippincott Williams & Wilkins；2001. p.3-18.
3) Pilkington S, Carli F, Dakin MJ, et al. Increase in Mallampati score during pregnancy. Br J Anaesth 1995；74：638-42.
4) Kodali BS, Chandrasekhar S, Bulich LN, et al. Airway changes during labor and delivery. Anesthesiology 2008；108：357-62.
5) Rampil IJ, Mason P, Singh H. Anesthetic potency（MAC）is independent of forebrain structures in the rat. Anesthesiology 1993；78：707-12.
6) Chin KJ, Yeo SW. Bispectral index values at sevoflurane concentrations of 1％ and 1.5％ in lower segment cesarean delivery. Anesth Analg 2004；98：1140-4.
7) 奥富俊之訳．最新産科麻酔ハンドブック．東京：メジカルビュー社；2007. p.2-11.

（髙田　真二）

I. 母体と胎児についての理解を深める

2 胎児胎盤の超音波評価

はじめに

　産婦人科領域で超音波検査が用いられるようになったのは1960年代で，それから約50年経過した現在，超音波機器の発展・進化・普及に伴い，それを用いた周産期（胎児）の超音波診断も日々進歩を遂げている。超音波の最大の特徴は胎児の状況をリアルタイムで観察できる点にあり，検査が短時間で比較的容易に行えることが刻々と変化する胎児の状況を観察するのに適している。現在の産科診療において超音波検査は必要不可欠のものであり，この項では妊娠中の超音波検査において知っておくべき知識について解説する。

妊娠中の超音波検査

　日本ではもはや妊娠中に一度も超音波診断を受けない妊婦はいないと思われ，いまや産科診療には超音波診断が必要不可欠のものとなっている。

　健診回数には明確なエビデンスはないが，わが国では妊娠11週末までに3回程度，12〜23週までは4週ごと，24〜35週までは2週ごと，それ以降40週までは1週ごとに実施することが望ましいとされている。これに沿って受診した場合には健診回数は13〜14回程度になり，この健診ごとに超音波検査を施行した場合異常がなくても13〜14回は検査を受けることになる。このような健診体制の結果，わが国の周産期死亡率は世界で最も低く（出生1,000あたり3.6人），児の予後の観点から判断する限り，わが国では優れた周産期医療が提供されていると考えられる。

超音波の安全性

　胎児の検査において最も重要視されるべきは安全性である。通常の産科領域で使用されるものは弱い超音波であるため，一般的には超音波検査は安全と考えられている。Newnhamら[1]によると，妊娠18週の時点で超音波検査の複数回検査群（n＝1,490）と

通常回検査群（n＝1,477）に無作為に分けてその後1歳，2歳，3歳，5歳，8歳時の発達・発育を比較検討した結果，身長などの計測値はほぼ同じであり，小児期の発語，言語，行動および神経学的発達に関する標準検査ではどの年齢においても有意な悪影響はみられなかったと報告している。出生前に超音波検査を繰り返し実施しても小児の発達は妨げられないと考えられる。

各論：週数別超音波検査確認項目

1 初診，4～12週

a. 正常妊娠の確認：胎嚢（gestational sac：GS）の確認

無月経や市販の妊娠検査薬で陽性反応を主訴に来院された場合，初めに超音波で妊娠を診断・確認できるのがGSである。検査は子宮内のごく小さいものの観察のため，経腟超音波を用いてより近くからの観察を行う。経腟超音波は，骨盤内臓器を近くから高い解像度で描出することが可能で初期の小さなGSや卵黄嚢，胎芽などの観察をする妊娠初期の診断上とても有用である。現在では高感度尿中hCG検査薬が市販されているため，次の月経予定日ぐらい（おおよそ妊娠4週）には自己で検査して妊娠と分かり，そのころに来院される妊婦も増えてきているため，より初期の小さなものへの観察が要求されている。経腟超音波ではGSは妊娠4週前後から観察可能で，5週前半までにほぼ100％検出される。経腹超音波では少し遅れて5週から描出され，6週後半では100％描出可能となる。まだ週数の早い小さなGSは子宮腔内の粘液貯留像（pseudo GS）と鑑別が困難な場合がある（図1）が，その鑑別にはGSであれば明確なwhite ring（絨毛膜がGS外周に高輝度領域としてリング状に確認可能）を伴ったcystic sacとして描出されることが手がかりとなる。

それからしばらくして卵黄嚢と胎芽が確認可能（図2）となる。この頃には同時に児心拍も確認できるようになる。経腹超音波では，経腟超音波より少し遅れて妊娠8週になれば児心拍が確認可能（160bpm程度）で，確認できればその後の経過は95～99％が良好といわれている。経腟超音波では胎児頭殿長（crown ramp length：CRL）が2mmから確認可能で，早ければ妊娠5週の初め，遅くとも6週末には全例で確認（100bpm程度）できるが，経腹超音波より早い時期に確認できるため児心拍確認後の流産が16～36％程度あるといわれている。また，子宮内GSや胎芽は1つとは限らず，双胎の場合はこの時期に膜性診断を行う（図3）。

b. 子宮外妊娠

子宮外妊娠は全妊娠の約1％と比較的多くみられる疾患である。産科における代表的救急疾患の一つであり，診断が遅れると出血性ショックや緊急手術が必要となり早期発見することが望まれる。また最近の超音波の普及でより早期の子宮外妊娠が診断可能とな

I．母体と胎児についての理解を深める

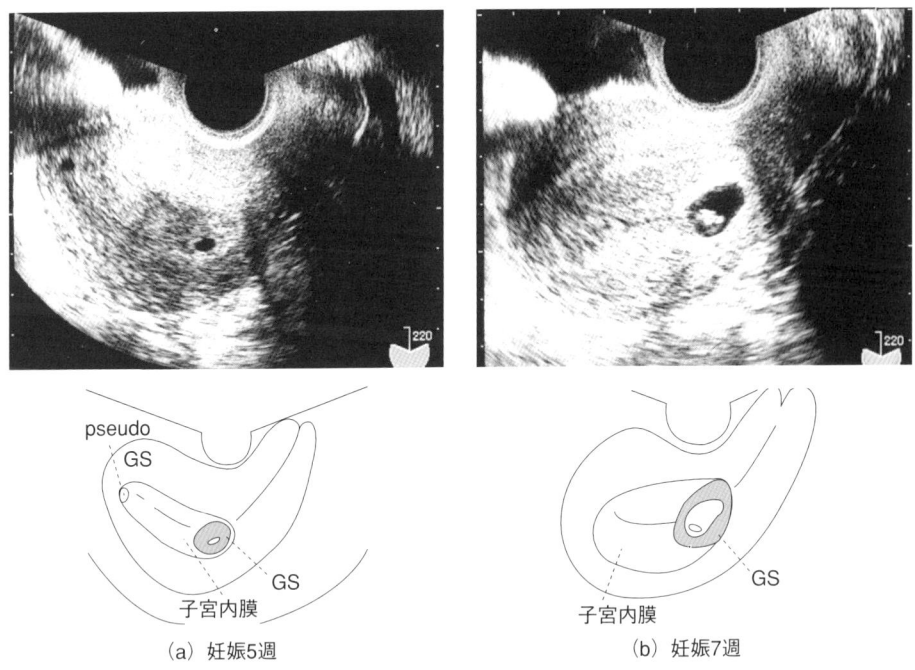

図1　GSとpseudo GS
同じ症例の妊娠5週と7週の経腟超音波像。(a)でGSが2つあるようにも見えるが実は子宮体部の内子宮口付近のものがwhite ringに囲まれた本物のGSで，子宮底付近に見えるものは粘液貯留像（pseudo GS）であった。(b)はその2週間後であるが，GS内に胎芽および児心拍が確認可能であった。

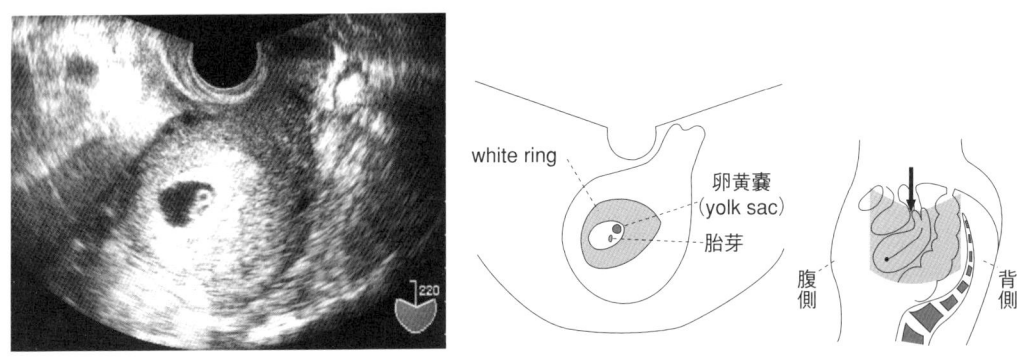

図2　妊娠6週経腟超音波像シェーマと矢状断面相当図

り，それにより保存的治療（薬物治療など）妊孕性の温存が図れるようになってきている。
　妊娠週数が明らかで妊娠5週後半となっても子宮内にGSを認めない場合，流産や胞状奇胎などと同時に子宮外妊娠も疑う。子宮外にGSが認められれば診断は確定的（図4）だが，GSが確認できない，もしくは妊娠週数が明らかでない場合，血中hCG値を計測し超音波所見との比較で検討する。GSの確認可能となる血中hCG値の最低レベルは1,000〜2,000 IU/lとする報告が多く，2,000 IU/l以上にもかかわらず子宮内にGSを認めない場合

15

2．胎児胎盤の超音波評価

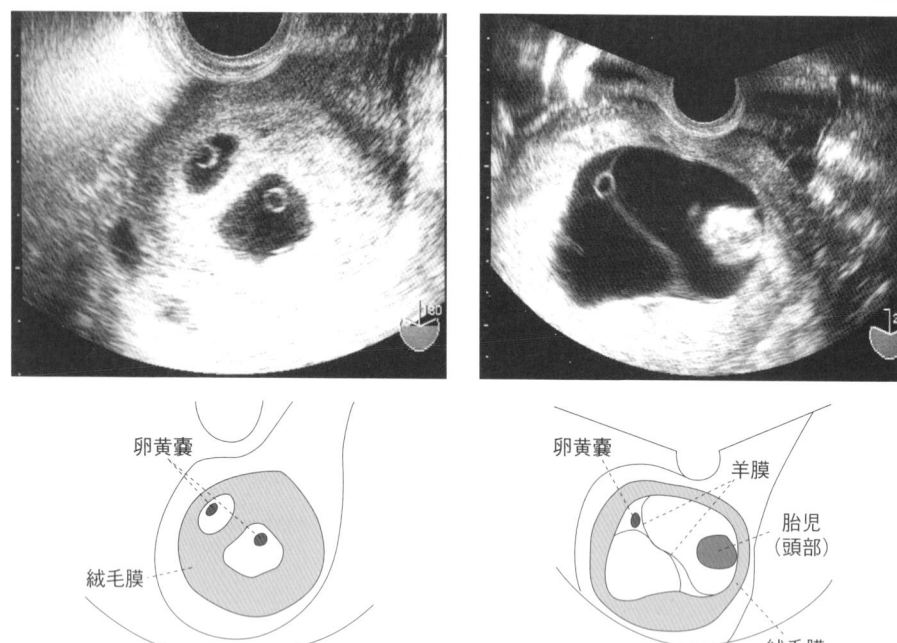

（a）妊娠5週後半　　　　　　　　（b）妊娠9週

図3　2絨毛膜性双胎と1絨毛膜性双胎
　（a）はそれぞれ white ring に囲まれた GS とその中に卵黄嚢一つずつ確認できる（2絨毛膜2羊膜双胎）。(b) は一つの GS の中に二つの羊膜腔が確認できその外側（胚外体腔）に卵黄嚢を確認できる（1絨毛膜2羊膜双胎）。2絨毛膜双胎では絨毛膜が間に存在するため隔壁が厚く，反対に1絨毛膜双胎では薄いのが特徴である。妊娠初期に膜性診断を行うことは双胎間輸血症候群の予測など，その後の管理方針にも関係してくる。

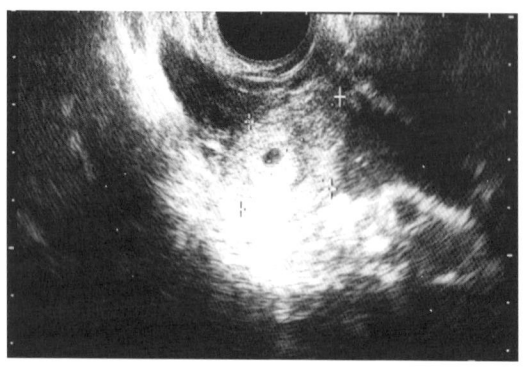

図4　子宮外妊娠（卵管妊娠）
　卵管内に white ring を確認できる。周囲に液体貯留像（出血）を認める。

は，子宮外妊娠であることを強く疑う。

c．母体骨盤内腫瘤の確認

　妊娠初期には子宮内のみならず左右の付属器（卵巣・卵管）の観察をはじめ母体骨盤

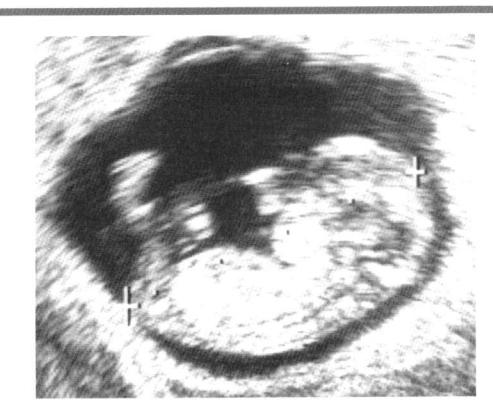

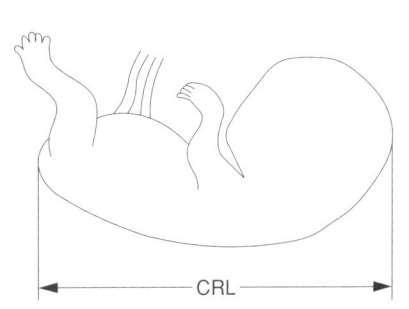

図5 頭殿長(CRL)の計測

表1 CRL基準値(日本超音波医学会)

CRL (mm)	10‰	50‰	90‰	CRL (mm)	10‰	50‰	90‰
13	7W+3	8W+0	9W+0	29	9W+3	10W+0	10W+6
14	7W+4	8W+1	9W+1	30	9W+4	10W+1	11W+0
15	7W+5	8W+2	9W+1	31	9W+5	10W+2	11W+0
16	7W+6	8W+3	9W+2	32	9W+6	10W+3	11W+1
17	8W+0	8W+4	9W+3	33	9W+6	10W+3	11W+2
18	8W+1	8W+5	9W+4	34	10W+0	10W+4	11W+2
19	8W+2	8W+6	9W+5	35	10W+1	10W+5	11W+3
20	8W+3	9W+0	9W+6	36	10W+1	10W+5	11W+3
21	8W+4	9W+1	10W+0	37	10W+2	10W+6	11W+4
22	8W+4	9W+2	10W+1	38	10W+3	11W+0	11W+5
23	8W+5	9W+2	10W+1	39	10W+3	11W+0	11W+5
24	8W+6	9W+3	10W+2	40	10W+4	11W+1	11W+6
25	9W+0	9W+4	10W+3	41	10W+5	11W+2	11W+6
26	9W+1	9W+5	10W+4	42	10W+5	11W+2	12W+0
27	9W+2	9W+6	10W+5	43	10W+6	11W+3	12W+0
28	9W+2	10W+0	10W+5				

内腫瘤の確認も重要である。卵巣嚢腫など骨盤内に占拠性病変が存在すると妊娠中に子宮に圧迫され破裂や捻転を起こし痛みの原因となり緊急手術が必要となる場合もある。また分娩時にはそれが障害となり胎児の下降不全が起こりうる。子宮筋腫や子宮奇形(重複子宮,中隔子宮など)の観察も重要である。

d. 週数の確認:頭殿長(CRL)の計測

妊娠初期の超音波検査の中で最も重要な計測項目のひとつが正確な妊娠週数の確認を目的として行うCRL計測である。

頭殿長とは図5のように胎児(芽)矢状断面における頭部から殿部の直線距離で計測する。CRLの基準値(表1)の信頼限界は10〜50mmの範囲(妊娠8〜12週の間)で,8〜12週の間は8週で1cm,12週で5cmとおおよそ1週で1cm大きくなる。個体差のないこ

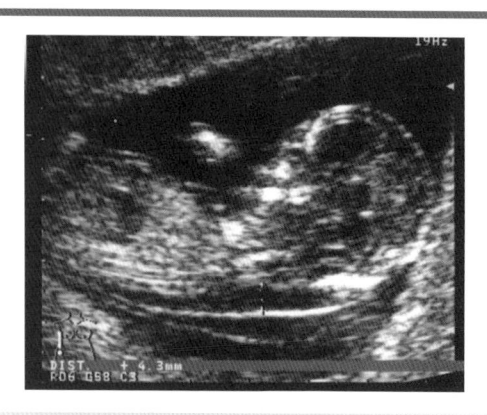

図6　妊娠12週後頸部浮腫陽性例（NT　4.3mm）

の時期において最終月経より算出した週数と超音波で求めた週数を比較し，5日間以上の差があれば超音波測定で求めた週数・分娩予定日に修正をするのが望ましい。最初に来院した際CRL 50mmを超えている場合は児頭大横径（biparietal diameter：BPD）を計測し妊娠週数を確認する。

2 13〜19週

a．Nuchal translucency（NT）：後頸部浮腫

　NTとは妊娠初期（11週0日〜13週6日）の胎児項部透過像を指す（図6）が，これが99‰以上である3.5mm以上の場合，染色体異常や先天性心疾患などの構造異常，さらには超音波では診断不可能な神経筋疾患，代謝異常などの疾患を罹患している可能性が高いとされている。しかし，NT肥厚を伴っていても染色体異常も構造・機能異常もない児が数多く存在しているため，一概にNT肥厚を認めた場合に不幸な結果であるとはいえない。このようなことを踏まえ，NT計測には熟練した技術を必要とし，また，NTについてよく理解し知識を持って患者に対して接しなければならない。
　超音波検査において診断装置の進歩および診断技術の進歩により妊娠22週未満のいわゆる流産領域においても胎児の異常について診断が可能となってきている。これは診断によっては人工妊娠中絶を選択可能であるということで，NTに関しても現在まだ日本ではその取り扱いについていまだコンセンサスが得られておらず，どのような位置づけをもって考えるのかはまだ議論中である。

3 20週前後〜それ以降

　発育遅延などの胎児異常ならびに胎盤位置，羊水量異常検出のために超音波検査が勧められる。
　このころより健診ごとに推定体重を求めて週数どおり順調に発育しているかどうかを診ていく。それ以外にも以下の項目も観察していく。

推定体重（EFW）＝1.07BPD³＋3.00×10⁻¹AC²×FL

【BPDの測定方法】
　計画断面：胎児頭部の正中線エコーが中央に描出され，透明中隔腔と四丘体槽が描出される断面
　計測方法：探触子（プローブ）に近い頭蓋骨外側から対側の内側までの距離を計測

【ACの測定方法】
　計測断面：胎児の腹部大動脈に直行する断面で，胎児の腹壁から脊椎までの距離の前方1/3〜1/4の部位に肝内臍静脈および胃胞が描出される断面
　計測方法：エリプス法による上記断面腹部の外周をACとする。

【FLの計測方法】
　計測断面：大腿骨の長軸が最も長く，両端の骨端部まで描出される断面
　計側方法：大腿骨化骨部分両端のエコーの中央から中央を計測する。

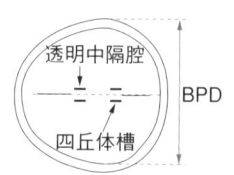

BPD：児頭大横径（cm）

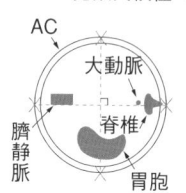

AC：腹囲…エリプス計測（cm）

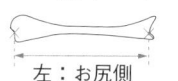

左：お尻側
右：膝側

FL：大腿骨長（cm）

胎児体重の妊娠週数ごとの基準値

gestational age	EFW (g) −2.0SD	−1.5SD	mean	＋1.5SD	＋2.0SD
18W＋0	126	141	187	232	247
19W＋0	166	186	247	308	328
20W＋0	211	236	313	390	416
21W＋0	262	293	387	481	512
22W＋0	320	357	469	580	617
23W＋0	386	430	560	690	733
24W＋0	461	511	660	809	859
25W＋0	546	602	771	940	996
26W＋0	639	702	892	1,081	1,144
27W＋0	742	812	1,023	1,233	1,304
28W＋0	853	930	1,163	1,396	1,474
29W＋0	972	1,057	1,313	1,568	1,653
30W＋0	1,098	1,191	1,470	1,749	1,842
31W＋0	1,231	1,332	1,635	1,938	2,039
32W＋0	1,368	1,477	1,805	2,133	2,243
33W＋0	1,508	1,626	1,980	2,333	2,451
34W＋0	1,650	1,776	2,156	2,536	2,663
35W＋0	1,790	1,926	2,333	2,740	2,875
36W＋0	1,927	2,072	2,507	2,942	3,086
37W＋0	2,059	2,213	2,676	3,139	3,294
38W＋0	2,181	2,345	2,838	3,330	3,494
39W＋0	2,292	2,466	2,989	3,511	3,685
40W＋0	2,388	2,572	3,125	3,678	3,862
41W＋0	2,465	2,660	3,244	3,828	4,023

図7　標準化された胎児体重推定式（日本超音波医学会）

a. 推定体重を求めるということ

　推定体重を求めるというメリットはとても大きく，①発育不良の胎児（fetal growth restriction：FGR）を診断し，原因検索や治療などの対策がとれること，②大きな胎児（巨大児）を予測し肩甲難産などの分娩時のデメリットを考慮した分娩様式の選択をする

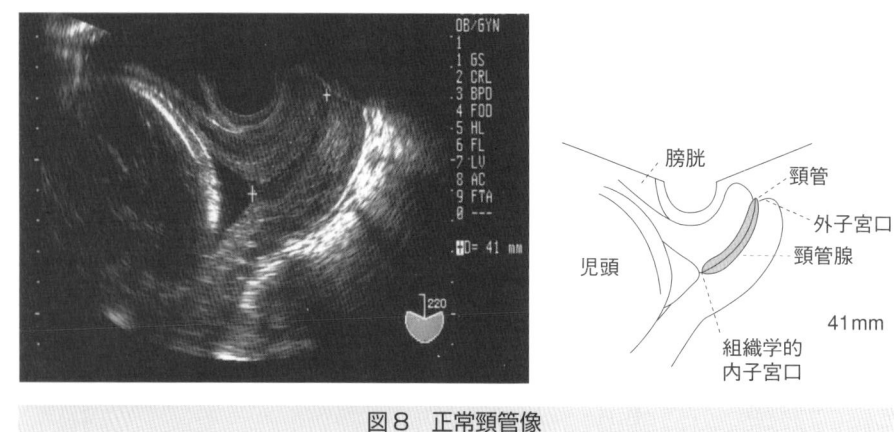

図8 正常頸管像
子宮頸管の正常像。胎位は頭位で画像左の内子宮口上部に児頭を認める。頸管腺組織も低輝度領域として明瞭に描出されている。頸管長（CL）は41mm。

機会が生まれること，③早産・未熟児出生の際に，待ち受ける新生児科医にとって重要な胎児情報となること，④妊婦が母性を育む際に胎児を実感する手助けになることなど，多岐にわたる[2]。しかし，それらの情報として利用するためにはそれぞれのパラメータを正確に計測するということが大原則である。

b. 推定体重の求め方

胎児計測法は，日本超音波医学会の超音波胎児計測の標準化と日本人の基準値（2003年）を用いる（図7）。児頭大横径（biparietal diameter：BPD），腹部周囲長（abdominal circumference：AC），大腿骨長（femoral length：FL）を計測して推定体重を求める。胎児推定体重式は推定児体重（estimated fetal weight：EFW）＝ $1.07BPD^3 + 3.00 \times 10^{-1}AC^2 \times FL$ である。妊娠週数における計測値と比較し，一般には±1.5SD以上標準よりかけ離れた場合，異常と判定する。FGRで特に－2.0SDより小さくなると死亡率が高くなる。

4 24週前後

a. 子宮頸管長（cervical length：CL）測定：早産ハイリスク妊婦抽出に有効

経腟超音波登場までは内診によってのみ子宮口の状態（開大・熟化）を判断していたが，内診は客観性に乏しく，内診施行者の経験による判断が多く含まれる。現在は経腟超音波を用いて子宮頸部の長さを計測（図8）することで早産のリスクが予測できる。文献によって多少の差異はあるが，20週以降32週以前では正常を35～40mmとするものが多く，32週以前に≦30mmであれば短縮例として注意が必要である。Iamsら[3]によると妊娠24週時の子宮頸管長が40mm以上あった群と比較した場合，同時期の子宮頸管長が40mm以下では2.0倍，35mm以下では2.4倍，30mm以下で3.8倍，26mm以下では6.2倍，22mm以下では9.5倍，13mm以下で14倍，35週未満早産の危険が高かったと報告している。

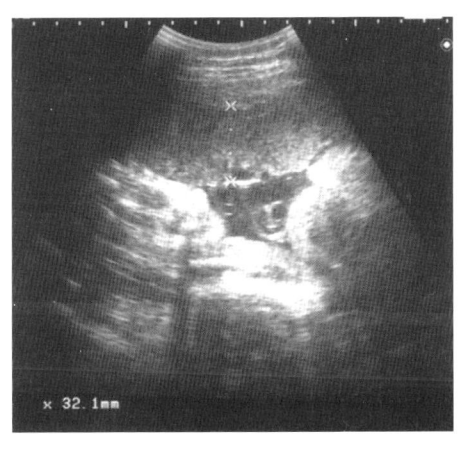

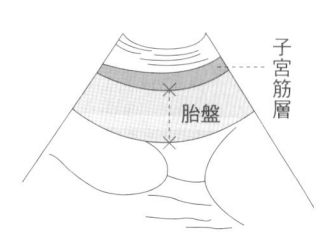

I.母体と胎児についての理解を深める

図9 前壁付着の胎盤像
妊娠33週:前方付着の胎盤で,厚さは32.1mm

5 30週前後

胎児発育ならびに胎盤位置・羊水量確認のための超音波検査が勧められる。
前置・低値胎盤の診断や羊水量異常の診断(疑いを含む)・否定を行う。

a. 胎盤の観察

胎盤の観察ポイントは以下の3点である。

1)位置

まずは子宮のどの位置に胎盤が付着しているかを観察する。大きく分けて前壁付着(図9)か後壁付着,右側付着か左側付着かを確認する。また子宮底部寄りなのか子宮頸部寄りなのか,さらに上下方向の位置関係も観察し,胎盤最下部が内子宮口付近まで達し前置胎盤である可能性があれば経腟超音波でも確認する。前置胎盤(図10)の診断は子宮峡部の消失し,不規則な子宮収縮(Braxton Hicks収縮)の出現する前の28週以降が望ましい。

2)厚さ

胎盤の厚さは週数とともに成長し厚さも増す(図9)。最大でも4cmを超えることはなく,これより厚い場合は常位胎盤早期剥離,胎盤血腫,胎盤腫瘍などを疑う(側壁付着では折れ曲がって一見すると厚く見えることもある)。

3)成熟度

胎盤も胎児とともに成熟し,正常過程で週数により超音波での描出像に変化が現われてくるが,Grannumら[4]は図11のように4段階に分類し,30週過ぎごろからgrade 0から徐々に進行し,gradeが進行するにつれて胎児の成熟度も上がると報告している。妊娠

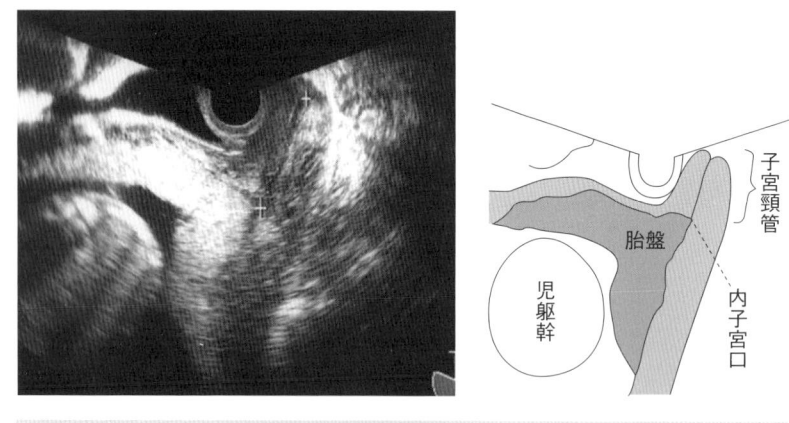

図10 前置胎盤（妊娠29週）
経腟超音波像。胎盤が完全に内子宮口を覆っている全前置胎盤である。

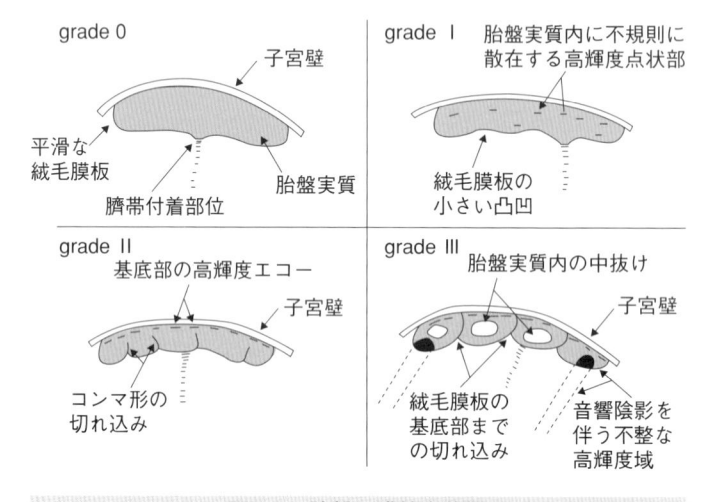

図11 胎盤の成熟度分類
（Grannum PAT, Berkowitz RL, Hobbins JC. The ultrasonic changes in the maturing placenta and their relation to fetal pulmonic maturity. Am J Obstet Gynecol 1979 ; 133 : 915-22 より改変引用）

高血圧症候群などの場合、比較的早く成熟度の進行が確認される（図12）。

b. 臍帯の観察

臍帯は胎盤と胎児を結ぶ索状物で、臍帯動脈2本と臍帯静脈1本、およびその間を埋めるWharton膠質より構成される。妊娠末期になると50〜60cmぐらいの長さで直径1.5cm程度となる。3本の臍帯血管はともにらせん状に絡み合っているが、これは妊娠10週前後に形成されおおよそ10回ほど捻転している。適度な捻転は結果的に胎児や胎盤・子宮壁との圧迫に強く耐えられる力を臍帯に与え、捻転の欠如は胎動減少、胎児仮死、染色体異常、胎内死亡に関連するといわれている。また過度捻転についてもFGR、胎児仮死、胎内死亡を来しやすい。超音波で観察するポイントを以下に示す。

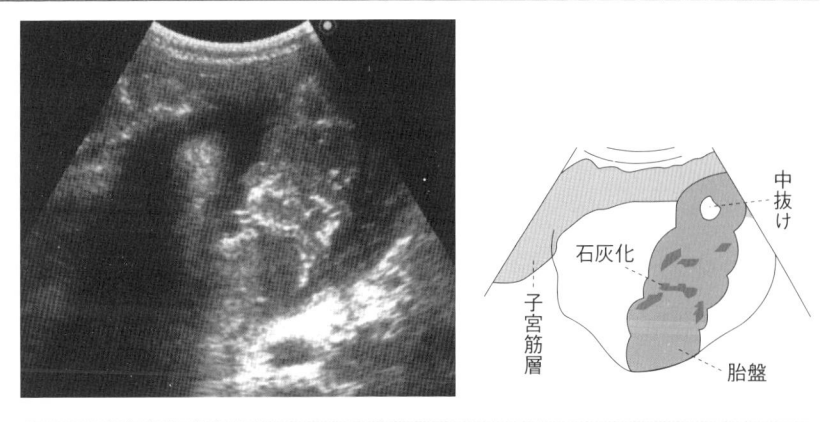

図12 成熟の進んでいる胎盤：grade Ⅲ（妊娠38週）

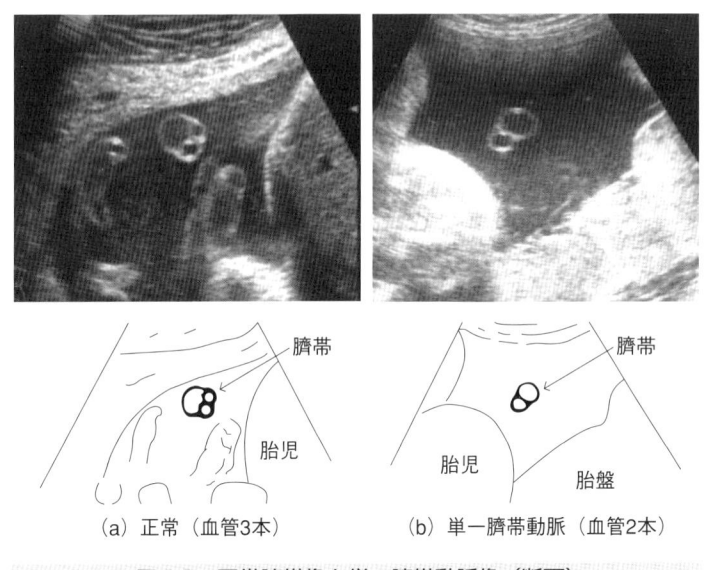

(a) 正常（血管3本）　　(b) 単一臍帯動脈（血管2本）

図13 正常臍帯像と単一臍帯動脈像（断面）

1）胎盤への付着部

中央付着，側方付着，辺縁付着に分けられ，側方付着が最も多く，次いで中央，辺縁の順で見られる。辺縁付着やごくまれにみられる臍帯血管が卵膜に付着する卵膜付着の場合，FGRの原因になり，胎児仮死・死亡を来す確立が高いとされている。

2）血管の数

通常は2本である臍帯動脈が1本しか認められない単一臍帯動脈が全出産の約1％で見られる（図13）。胎児奇形（尿生殖器・心奇形）の合併やFGRと関係があるといわれている。

2．胎児胎盤の超音波評価

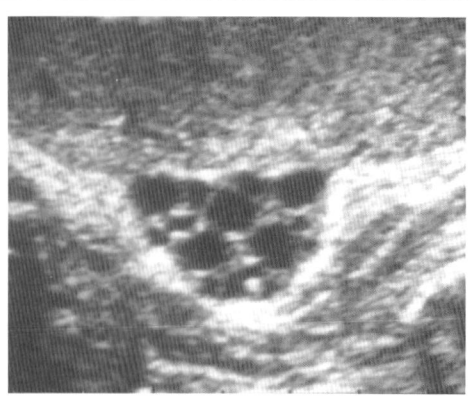

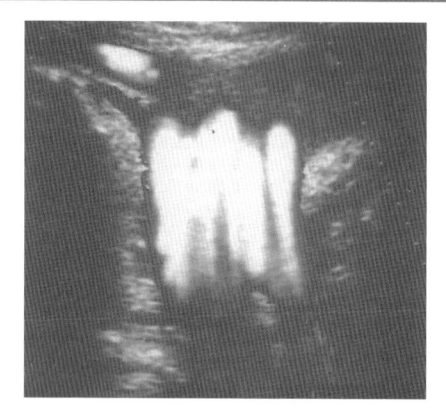

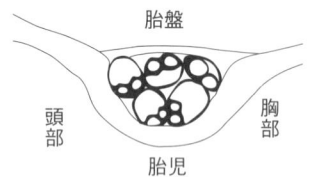

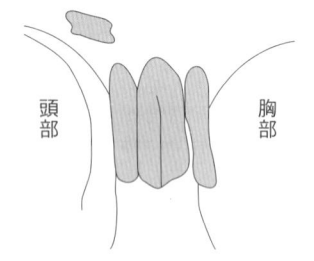

(a) Bモード断層像
頸部の無エコー域をよく見ると臍帯断面が5本分確認できる

(b) パワードプラー法で見た頸部付近

図14　5重の臍帯頸部巻絡（妊娠38週）
　34週3重，35週4重，37週5重と巻絡していった症例。外来経過中には胎児心拍陣痛図所見には異常を認めなかったために妊娠38週で経腟分娩を試みた。経過中に散発する変動一過性徐脈を認め，子宮口全開大後児頭の下降を認めず分娩停止により帝王切開となった。巻絡が1回であれば問題になることは少ないが，巻絡の回数に比例して新生児仮死（死亡）や分娩第2期の遷延・停止が起こるといわれている。この症例のように複数回の巻絡を認められた場合，施設の規模によっては予定帝王切開で娩出のほうが望ましい。

3）結節・臍帯巻絡
　臍帯をくまなく観察していくと臍帯が結び目を作っている真結節や体幹や四肢に巻き付いている巻絡を認めることがある。なかでも頸部巻絡は最も多くみられ，Bモード断層法で胎児頸部に一致した無エコー域として描出され，カラードプラー法やパワードプラー法では胎児頸部付近に臍帯の血流が確認できる（図14）。

c. 羊水の観察

　羊水はもともと超音波では描出できない無エコー域であるが，胎児の運動領域の確保，胎児へ外力が加わるのを防ぐ，胎児体温の恒常性の確保，陣痛圧の平均化をして一部の機械的圧迫をなくすなど，いろいろな役割がありとても重要な働きをしている。妊娠中期以降になると羊水の産生は胎児の肺胞液，鼻口腔分泌液，羊膜・絨毛膜を介した水分流出などもあるが，大半は胎児の尿産生によるものになる。また，消費のほとんどが胎児の嚥下による。これらによって羊水は常に産生・消費により入れ替わり循環しているため，胎児の尿産生と嚥下のバランスが崩れたとき，羊水過多，羊水過少（図15）をみ

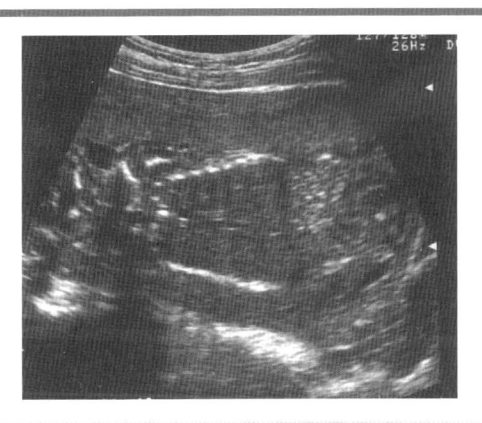

I.母体と胎児についての理解を深める

図15 Potter 症候群
この症例は妊娠20週，羊水過少を主訴に紹介となった。複数回の超音波検査でほとんど羊水腔を認めず，胎児は腎臓・膀胱ともに描出されないことからPotter 症候群と診断された。このような症例や前期破水など，何らかの理由で24週以前に極端な羊水過少となる場合，肺成熟が妨げられ肺低形成となり出生後の予後はきわめて不良である。

る。正常の経過として羊水量は妊娠初期から妊娠32週ごろまで増加し，そこから39週くらいまではほぼ一定で推移し，またそれ以降になると次第に減少傾向となっていく。羊水量の観察法として用いられる方法はいくつかあるが羊水指数（amniotic fluid index：AFI）を用いることが多い。AFIは子宮を4分割し，各分画ごとの最大の羊水深度を合計してcmで表現する。正常範囲は5〜24cmとされ，この方法は羊水量の半定量的な測定法であり羊水量の変化過程を捉えることができる指標として広く用いられている。

6 37週以後

分娩を考慮し巨大児の可能性や胎位について評価する。
分娩中，胎児部分は応形機能といい産道を通ってくるために胎児自身かたちを変えているため推定体重などは誤差を生じやすい。例えば，児頭は骨重合をして少し径を小さく描出される。

a. 分娩中の児の観察

分娩進行中は基本的には内診と胎児心拍陣痛図（cardiotocography：CTG）による胎児監視を行う。児頭骨盤不均衡（cephalopelvic disproportion：CPD）のように，ある程度の診断基準が確立されている場合には，産道通過障害の予測は比較的容易であるが，分娩進行中に起こってくるトラブルに関しては分娩前に判断することが困難であることも多い。そのような分娩中の突然に起こってくる問題に関しては，その場で診断，判断していかなければならず，個々の症例ごとに，経験的な根拠から判断せざるをえない。そこで，分娩進行に異常を認めた場合や，CTG所見に異常を認めた場合，超音波検査を施行することで診断の補助となることがある[5]。分娩中の超音波検査としては次のようなも

2．胎児胎盤の超音波評価

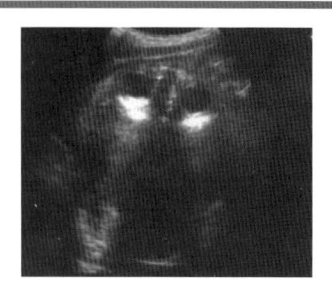

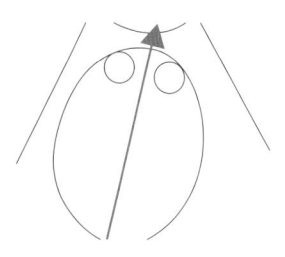

図16　分娩第2期恥骨直上より観察された超音波像（後方後頭位）

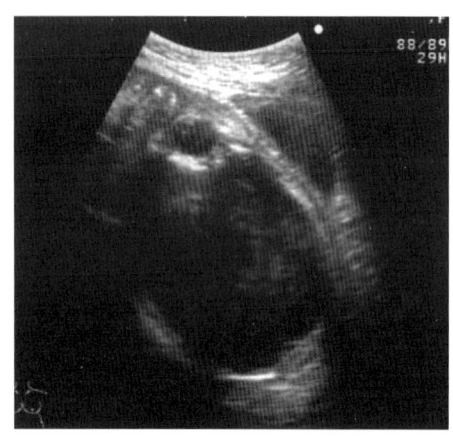

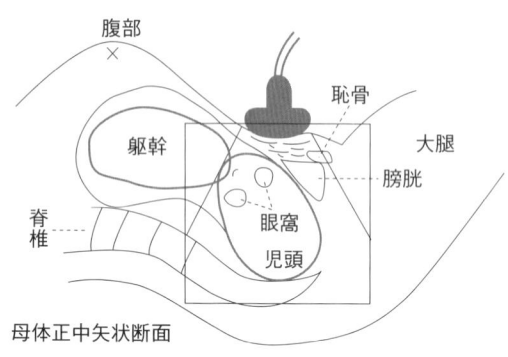

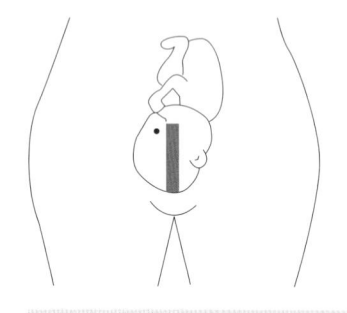

図17　プローブの位置

のが考えられる。

1）児頭の回旋・下降度を見る

　BPDの計測断面から少し躯幹方向へ平行にプローブを移動させると眼窩を通る断面が描出される。第1回旋はこのときのプローブの傾きで判断でき，また眼窩の向きが矢状縫合の向きと一致することからこの断面でおおよその第2回旋を判断可能である。図16は分娩第2期の経腹超音波であるが眼窩が上に向いて描出されており後方後頭位と考えられ第2回旋異常が疑われる。また図17のようにプローブを母体の正中線上で恥骨にかかるところに垂直に当て，恥骨，膀胱の位置と比較し，児頭の下降を確認できる。分娩進行中にもかかわらず，児頭が恥骨よりかなり高い位置にあればSeitz法陽性のように児頭が

妊娠12週　　　　　　妊娠14週

妊娠33週　　　　　　妊娠33週　　　　　　妊娠35週

図18　3D・4D超音波画像

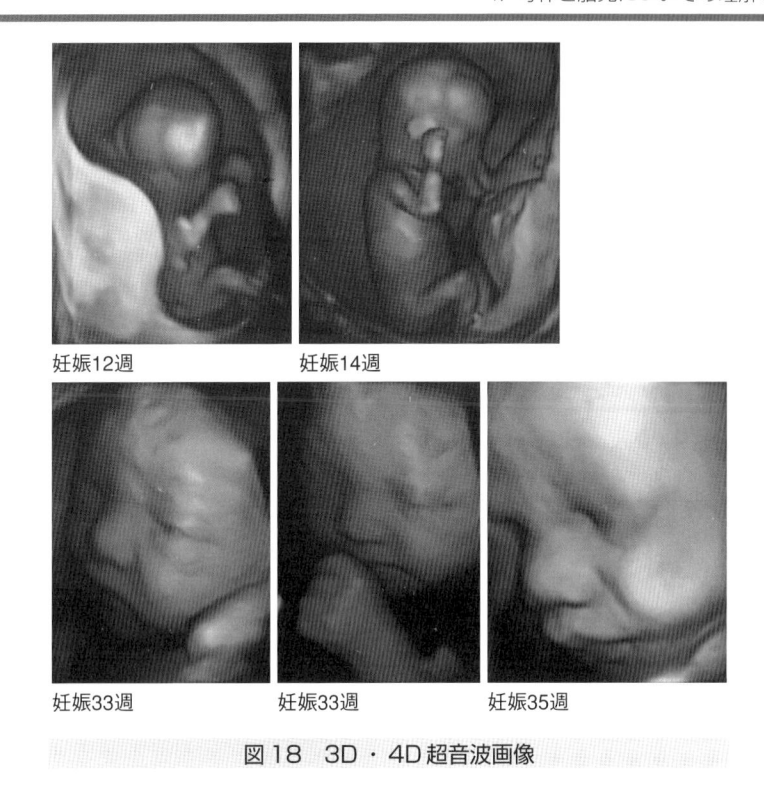

陥入しておらず，CPDが疑われる。また，複数回臍帯が頸部に巻絡している場合も児頭下降の妨げになるため観察が必要である。CTGで変動一過性徐脈が出現時には臍帯の巻絡や圧迫されている位置の確認，破水例では羊水量の確認もしていく。

2) 胎盤の観察

血性羊水流出や，過強陣痛，CTG異常を認める場合は胎盤の観察を行う。胎盤の厚みや，胎盤下血腫の有無を確認し，常位胎盤早期剝離などの除外診断をする。

おわりに

妊娠中の超音波検査について述べた。このほかにも日々の診療では胎児の血流情報や胎児行動を観察してwell-beingを判断の補助としている。

妊娠中の超音波機器はもはや内科の聴診器同様手放せないものとなってきている。超音波機器自身も日々進化を遂げ，そのたびに観察項目もより細かいものが観察可能となってきている。また最近では図18のように3D・4D超音波画像も出現してきた。これにより胎児の表情まで観察ができるようになり胎児行動も手に取るように把握することが可能となってきた。このように産科領域においてこれからも超音波検査はますます進化し，使用用途も増えていくであろうと考えられる。

■参考文献

1) Newnham JP, Doherty DA, Kendall GE, et al. Effects of repeated prenatal ultrasound examination on childhood outcome up to 8 years of age：follow-up of a randomized controlled trial. Lancet 2004；364：2038-44.
2) 日本産科婦人科学会編. 産婦人科研修の必修知識2004. 東京：日本産科婦人科学会；2004.
3) Iams JD, Goldenberg RL, Meis PJ, et al. The length of the cervix and risk of spontaneous premature delivery. N Engl J Med 1996；334：567-73.
4) Grannum PAT, Berkowitz RL, Hobbins JC. The ultrasonic changes in the maturing placenta and their relation to fetal pulmonic maturity. Am J Obstet Gynecol 1979；133：915-22.
5) 金井雄二. Lecture 15　分娩進行中の超音波の利用法. ベーシック＆ステップアップ講座　周産期超音波のみかた. 大阪：メディカ出版；2008. p.75-8.

（金井　雄二）

I. 母体と胎児についての理解を深める

3 周産期薬理学：麻酔薬の胎盤通過性を中心に

はじめに

　麻酔薬，関連薬物の多くは低分子量であり脂溶性を有するので，容易に胎盤を通過する。その結果，sleeping baby，児の呼吸抑制，神経行動抑制，筋緊張低下などの悪影響が懸念される。分娩時の硬膜外麻酔，脊髄くも膜下麻酔，全身麻酔あるいは妊婦の非産科手術を安全に行ううえで，麻酔科医は麻酔関連薬物の胎盤移行性とそれらに影響を与える要因について，基本的知識を持っておく必要がある。

胎盤の解剖と生理

　麻酔周産期薬理学を学ぶうえで，胎盤の構造と機能を理解することが大切である。以下に胎盤の解剖（図1）と生理について述べる。

　胎盤での物質交換は，絨毛間腔を循環する母体血と絨毛間腔内に樹木状に伸びた絨毛毛細管内を流れる胎児血との間で行われる[1]。胎児の血液は臍動脈（2本）を通り，絨毛中を循環して酸素，栄養分を取り入れ，臍静脈（1本）を通って胎児へ戻る。臍帯を通じ約250 ml/分の血液が循環している。胎児心拍量の25～35％が臍帯血流量にあたる。臍帯静脈に移行した薬物は①静脈（Arantius）管，②門脈→肝→下大静脈の2ルートを介して，胎児循環に入る。後者のルートでは，胎児肝での代謝の影響を考慮する必要がある[2]。

　絨毛の構造は，外層より合胞体細胞層（syncytiotrophoblast），栄養膜細胞層，絨毛基底膜，その内側の中胚葉性の間質に毛細血管が分布する。妊娠末期には，絨毛間質はほとんど血管で占められる。分娩予定日の胎盤重量は約500 g，絨毛の全長は48 km，表面積11～14 m^{2}となる[3]。絨毛間腔内に障壁状に突出した床脱落膜組織により，胎盤は約15～20個の胎盤小葉（cotyledon）に分けられる。

　子宮への血液供給は主に内腸骨動脈から分枝した子宮動脈によるが，一部は腹部大動脈に起始する卵巣動脈からも供給を受ける。妊娠末期の子宮胎盤血流は500～700 ml/分であり，その80％以上は胎盤を灌流する。子宮筋層内を輪状に走る弓状動脈から放射状動脈が起始し，子宮内膜（脱落膜）内でらせん動脈を形成し，脱落膜板を貫通して，絨毛間腔に動脈血を送り込む。らせん動脈で狭小となった内腔を通ることで血圧は高まり

3. 周産期薬理学：麻酔薬の胎盤通過性を中心に

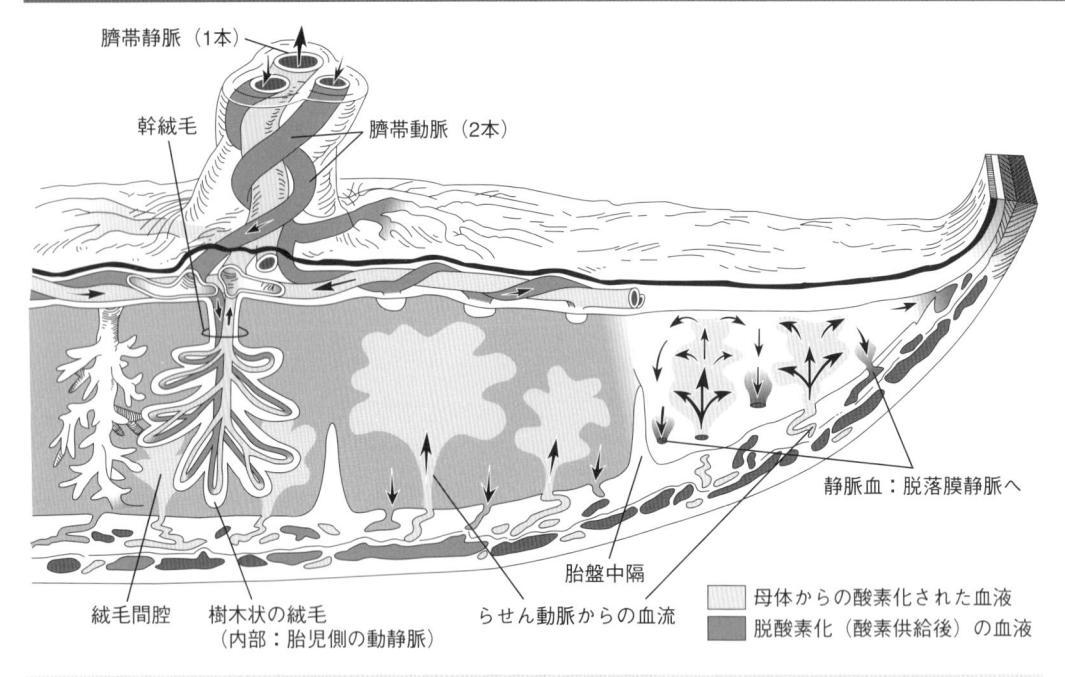

図1　胎盤循環の模式図
(Moore KL, The Developing Human ; Clinically oriented embryogy, 4th ed. Philadelphia ; Saunders, 1988 より改変引用)

(60〜70mmHg)，らせん動脈から噴射された血液が絨毛間腔を灌流する。絨毛間腔に漂う絨毛の表面を灌流している母体血液量は150〜200ml/分とされる。静脈還流は，脱落膜静脈から子宮静脈，卵巣静脈を介し下大静脈に至る。

薬物の胎盤移行の基礎

胎盤通過性を考える際には，薬物の物理化学的な性状に加え，母体，胎盤，胎児のさまざまな因子が影響することを念頭に置く必要がある。

1 薬物性因子

分子量，脂溶性，蛋白結合率，解離度（イオン化）などが挙げられる。分子量が小さく，脂溶性が高いものほど胎盤通過性が高くなる。単純拡散の場合，胎盤因子であるFickの式（後述）の拡散係数（K）に影響する。

2 母体側因子

母体での薬物の吸収，体内分布，代謝，血中濃度の影響を考慮しなくてはならない。

母体側のさまざまな要因（子宮収縮，低血圧，心拍出量低下，出血，ストレスなどによる交感神経緊張状態など）により，子宮血流，さらに絨毛間腔の血流減少が起こり，薬物の胎盤移行は減少する。

3 胎盤因子

薬物の単純拡散を考える場合に，しばしばFickの法則が用いられる。これは，胎盤を一つの膜と仮定して薬物の移行を考える際に有用である。
以下の式に基づいて考える。

$$Q/t = K \times A \times (Cm - Cf)/D$$

Q/t：単位時間あたりに胎盤を通過する薬物量（拡散率），K：薬物の拡散係数，A：胎盤の膜面積（具体的には絨毛膜），Cm：母体の薬物濃度（非蛋白結合，非イオン化の濃度），Cf：胎児の薬物濃度（非蛋白結合，非イオン化の濃度），D：絨毛膜の厚さ

拡散係数（K）には薬物の物理化学的因子が影響する。
すなわち（a）低分子量（脂溶性の高い薬物では600以下，脂溶性の低い薬物では100以下），（b）高脂溶性，（c）低イオン化率，（d）低い蛋白結合率が拡散率を上げる因子となる。

4 胎児側因子

胎児側のpHや蛋白結合能の影響がある。胎児の血液pHは母体と比べてやや低い（0.1～0.15程度）とされているが，胎児の低酸素状態（胎児仮死）ではアシドーシスとなり，母児間でのpH較差が広がるため，ion-trapping現象による胎盤移行性の増加が局所麻酔薬および麻薬において報告されている。また，胎児側へ移行した薬剤は，静脈管を通過する約50％は肝臓の代謝を受けないが，残りの50％は肝臓に入り代謝される。胎児の肝臓の代謝能は成人に比べて低いが，多くの薬剤が代謝の影響を受けると考えられている。胎児循環に入った薬物のうち，一部は臍帯動脈から母体に戻り，残りは胎児組織への取り込みや，肝腎による代謝，排泄が行われる。

5 胎盤でのガス・物質交換のメカニズム

胎盤での物質輸送形式は，①単純拡散（simple diffusion），②促進拡散（facilitated diffusion），③能動輸送（active transport），④飲食作用（pinocytosisやendocytosis）の4種類に大別される。
①単純拡散：濃度勾配に従った拡散で行われる。酸素供給と二酸化炭素排出のガス交換はこの機序であり，他に電解質，低分子物質，遊離脂肪酸などがこの機序により移動，交換される。胎児のHbFは，2,3-diphosphoglycerate（2,3-DPG）との結合が成人のHbA

との結合に比べて弱く，酸素解離曲線が成人に比べ左方移動（酸素親和性が増加）しており，酸素受給を円滑にさせている。また，胎児からの炭酸ガスの排出は拡散係数が酸素の200倍とされ容易である。

②促進拡散：ある一定の濃度差に達すると移行率は最大となり，それ以上の濃度差は移行率に影響を与えなくなる。従来，胎児へのエネルギー補給で重要なブドウ糖（グルコース）はこの輸送形態と考えられていたが，輸送に関連する担体も見つかっている。輸送に関わる蛋白分子（glucose transporter：GLUT）の存在も確認されており，効率よく胎児側に運ばれていると考えられている[4]。

③能動輸送：移動される物質が担体と結合し，代謝エネルギーを利用して，濃度勾配に逆らって移動する。分子量の大きい必須アミノ酸，水溶性ビタミン，Ca^{2+}，Fe^{2+}などはこれによって胎児へ供給される。

④飲食作用：絨毛膜に面する細胞の細胞膜に包み込まれて内部へと移送・放出される物理的機序での輸送形態である。IgG，グロブリン，リポ蛋白，リン脂質などの高分子物質がこの機序で輸送される。

胎児と母体の血中濃度の比による評価は，重要な指標の一つであるが，あくまでもさまざまな因子を反映した一時点での数値である。母児の薬物濃度が平衡状態に入る前かどうかも含め，評価は難しく，研究のプロトコールや条件をよく確認する必要がある。主な麻酔薬の胎盤通過性を表1に示す。

主な麻酔薬の胎盤通過性

1 局所麻酔薬

局所麻酔薬（以下，局麻薬）は帝王切開時の脊髄くも膜下麻酔や無痛分娩時の硬膜外麻酔，そのほか，各種の周産期の処置時に用いられる頻度が非常に高い薬物である。

基本事項として局麻薬はHenderson-Hasselbalchの式（以下の式）に従って解離している。

$$pH = pKa + \log [非イオン化型（塩基）] / [イオン化型]$$

さらに，このうち細胞膜を通過するのは非イオン化型（塩基）であることを知る必要がある。

a. 過去の研究結果

局麻薬に関して，過去にさまざまな胎盤移行性に関する研究が行われている。硬膜外無痛分娩時のリドカインの胎児移行は臍帯静脈/母体静脈比（UV/MV）は0.42で，蛋白結合率との関連も含めて検討している[5]。そのほか，多種類の局麻薬の胎盤移行性につい

表1　主な麻酔薬の分子量と胎盤移行性（濃度比）

薬品名	分子量	UV/MV （臍帯静脈/母体静脈）
局所麻酔薬		
メピバカイン	246	0.53[7]〜0.64[6]
リドカイン	234	0.41[7]〜0.52[6]
ロピバカイン	274	0.33[8]
ブピバカイン	288	0.25[7]〜0.37[8]
静脈麻酔薬		
チオペンタール	264	0.46〜0.87
プロポフォール	178	0.72〜0.85
ミダゾラム	326	0.76
ジアゼパム	285	1.0〜2.0
ケタミン	274	1.26
吸入麻酔薬		
亜酸化窒素	44	0.8*
イソフルラン	184	0.27*[25]〜0.7
セボフルラン	200	0.38*[25]
麻薬		
フェンタニル	529	0.58
レミフェンタニル	412	0.73*〜0.88
モルヒネ	285	0.92
筋弛緩薬		
パンクロニウム	733	0.11
ベクロニウム	638	0.19
ロクロニウム	610	0.16

＊UV/MA（臍帯静脈/母体動脈）
6), 7), 8), 25) は参考文献番号で同文献での数値。
　胎盤移行性は，研究プロトコールによって結果に差があるので，あくまでも一つの指標にすぎない。

て硬膜外無痛分娩において検討した報告[6][7]があり，それらによるとメピバカイン（Mepivacaine，以下Mep），リドカイン（Lidocaine，以下Lid），ブピバカイン（Bupivacaine，以下Bup）の3種類について移行率が検討されている。一つは各局麻薬について，UV/MVはMep 0.64，Lid 0.52，Bup 0.27[6]であった。もう一つもMep 0.53，Lid 0.41，Bup 0.25[7]であった。つまり，pKaから規定される胎盤通過性を持つ非イオン化型局麻薬濃度の高い順に移行性が高くなることが報告されている。しかし，移行率（UV/MV）に関しては，Bupが0.37でロピバカイン（Ropivacaine，以下Rop）は0.33という報告[8]があるが，Bupが0.69に対してRopは0.72という数値的に高い報告[9]もあり，数値的に差がある。このように，同じ無痛分娩での報告においても移行率には多少のばらつきがある。

$$母体側 \quad [B] + H^+ \rightleftharpoons [BH^+]$$

$$胎児側 \quad [B] + H^+\uparrow \stackrel{*}{\rightleftharpoons} [BH^+]\uparrow$$

非イオン化型　　　　イオン化型
（塩基）

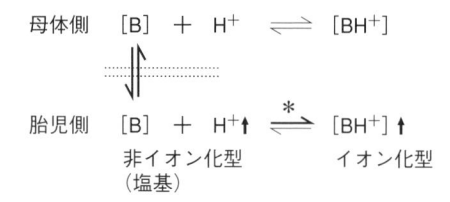

図2　Ion-trapping（イオントラッピング）現象とは

胎盤通過性を持つ非イオン化型は母体［B］と胎児［B］が平衡となるまで拡散しようとする。

児のアシドーシスではHenderson-Hasselbalchの平衡式に基づき，児側のイオン化型の薬物の割合が母体に比べて増加する（＊印）。イオン化した薬物は胎盤を逆に（胎児から母体側に）通過できないため，そのまま胎児側で捕捉（トラップ）される。［B］と［BH⁺］の濃度の総和が薬物濃度であり，結果として，胎児への移行が増加する。

b. 胎児アシドーシスでの薬剤移行性

これまでにも，胎児の低酸素状態（胎児アシドーシス）など危機的状態に陥った場合の薬物移行性の変化についても検討が行われてきた。

胎児アシドーシスの状態ではLidの胎盤移行性が上昇するという現象が，羊を用いた動物実験で報告されている[10]。この原因としては，いわゆるアシドーシスでは，前述のHenderson-Hasselbalchの式（pH＝pKa＋log［非イオン化型］／［イオン化型］）から，胎盤通過性（細胞膜通過性）のある非イオン化型の割合が低下し，イオン化型の割合が増加する。母児の間で胎児アシドーシスによるpH較差（pH gap）があると，イオン化した局麻薬が母体に比べて増加し，それは胎盤を通過できずにそのまま胎児側で捕捉される。この現象はion-trappingと呼ばれ，これにより胎盤通過性が促進されると考えられている[11]。例えば，母体の過換気によるpHの上昇が加わるとさらに移行が促進されることが危惧される（図2）。

以上のことから，低いpKaを持つ局麻薬が，蛋白結合率も低く，胎盤移行性が高いと報告されてきた。

c. ヒト胎盤灌流モデルを用いた検討

われわれは，臨床で頻用する4つの局麻薬（Mep，Lid，Bup，Rop）をヒト胎盤小葉灌流モデル[12]において蛋白フリーの組織灌流液を用い，1 μg/mlの濃度で4種類を同時に母体側回路に灌流させ，胎児静脈側のサンプルとの濃度比（F/M ratio）を求め，その移行性を検討した。その結果，pKaが低いものほど，Henderson-Hasselbalchの式で規定される胎盤通過性を持つ非イオン化型濃度が高くなり，Mep 0.53＞Lid 0.31＞Bup 0.25≒Rop 0.25（各々のpKaは7.8，7.9，8.2，8.2）の順で胎盤移行率が高かった[13]。さらに，この研究では，3つの状態，すなわち母児ともにpH正常（pH7.4），児のみがアシドーシス（pH6.9），母児ともにアシドーシス（pH6.9）で検討したが，いずれの状態でも胎盤移行率は上記の順序で変わらなかった。このことから，pKaは胎盤移行性を規定する重要な要

素であることが再確認された。

d. レボブピバカインについて

Bupの光学異性体S（−）体であり，心血管系，神経系への副作用が出にくいため有利と考えられる。胎盤移行性に関しては，ヒツジを使った動物実験において，Bup，Ropとほぼ同じレベルと報告されている[14]。

2 静脈麻酔薬

a. プロポフォール

1）過去の文献における薬物移行性

プロポフォールの胎盤移行性に関しては，麻酔導入時に2.5 mg/kgの単回投与時のUV/MVは0.7，5 mg/kg/hrで持続静脈内投与し麻酔を行った場合でのUV/MVは0.76という結果がある[15]。持続投与により，児の神経学的適応能力スコア（neurologic and adaptive capacity score：NACS）が低下するといわれている。

プロポフォールは蛋白結合率が97〜98％と高く，この結合蛋白の主要成分であるアルブミンの濃度が，プロポフォールの胎盤移行量（クリアランス，以下CL）に影響することが考えられる。

2）ヒト胎盤小葉モデルでの検討

われわれはこれまでプロポフォールヒト胎盤小葉灌流モデルを用い，母児の蛋白濃度や血流の胎盤移行に与える影響について検討を行った。

(1) 児および母体アルブミン濃度の影響

母体・胎児両側の灌流液の流量を一定にして，胎児側灌流液のアルブミン濃度を上昇させると，プロポフォールのCLは濃度依存的に上昇した[16]。逆に母体のアルブミン濃度を上昇させるとCLは濃度依存的に急激に下降した[17]。

(2) 母児それぞれの灌流液の流量変化による移行への影響

胎児側の流量を一定にして，母体側の流量（子宮胎盤血流に相当）を増加させたところ，胎児側灌流液中のプロポフォール濃度は増加し，そのCLも増加した。また，母体静脈側灌流液の薬物濃度は流量増加に伴って，動脈側濃度に近似していくように上昇を認めた[18]。このことは，子宮血流の低下は，薬物の胎児移行を低下させるとともに，胎盤組織自体が脂溶性薬物の取り込みを行うリザーバーおよびバリアー機能を果たしていると考えられた。

逆に，母体側の流量を一定にして，胎児側の流量を増加させた場合，胎児側灌流液中のプロポフォール濃度は変化せず，そのCLが増加，すなわち胎児への総移行量は増加した。このことより，プロポフォールの拡散能が高いことが示唆された。

b. バルビツレート（チオペンタール，チアミラールなど）

UV/MVは0.46〜0.87であり，脂溶性で胎盤通過性は高い。蛋白結合率も85％と高い。

子宮血流の減少，子宮収縮の抑制などが報告されている[19)20)]。低アルブミン血症がある妊婦では，蛋白に結合していない遊離型が増加するので，胎児移行が増加するとともに，循環抑制も発生しやすくなる。

c. ベンゾジアゼピン

ミダゾラム，ジアゼパムともに胎盤移行性は高く[20)]，胎児の傾眠，無呼吸，筋緊張低下，などが危惧される。ミダゾラムを全身麻酔導入に用いた場合，術中覚醒と新生児抑制のリスクがチオペンタールに比べて高い[21)]。

d. ケタミン

1 mg/kgでは子宮血流，子宮収縮ともに影響しないが，1.5 mg/kg以上の使用では，交感神経刺激の影響か子宮血流の低下，子宮収縮の増強を起こし，アプガースコアが低下する[21)]。すなわち，高用量を用いた場合，子宮収縮による胎盤血流低下により，高濃度ケタミンを含む血液が絨毛間腔にトラップされUV/MVは上昇することがある（表1）。

e. デクスメデトミジン

分子量237，蛋白結合率94％，水溶性で，ラットで児への移行が確認されている。ヒト胎盤小葉灌流モデルでは灌流2時間後のF/M比（胎児側と母体側のサンプルの濃度比）が0.125であり，胎盤組織に高率に取り込まれたと報告されている[22)]。妊婦の麻酔における使用例としては，神経筋疾患における帝王切開時のファイバー挿管での使用報告などがある。

3 吸入麻酔薬

亜酸化窒素（N_2O）については，麻酔開始2分後の臍帯静脈/母体動脈比（UV/MA）が0.8との報告[23)]がある。実際の使用においては，長時間の使用では，胎児の拡散性低酸素症にも注意が必要である。またイレウス，気胸を合併している妊婦での使用は，禁忌である。揮発性麻酔薬についても低分子量，脂溶性の点から，胎盤移行性は高い（UV/MVは0.8～1.0）という報告が多い[24)]。日本の過去の研究では66％N_2Oにそれぞれ0.5 MAC（minimum alveolar concentration）のセボフルラン（Sevo）またはイソフルラン（Iso）などを用いた全麻下帝王切開での臨床研究において，Sevo麻酔下でのUV/MVは0.38，Isoは0.27であった。しかし，分娩までの時間がSevo群の13分台に対し，Iso群では8分台であったということから，これらの麻酔ガスの移行性はほぼ同じレベルと考えられている[25)]。また，0.5 MAC以上の揮発性麻酔薬を用いた場合，児抑制やSevoでは1％で子宮収縮抑制作用があり，児娩出後には注意が必要である[26)]。

4 麻 薬

a. フェンタニル

帝王切開時の全身麻酔において麻酔導入時の1 μg/kgの使用は，胎児に影響を与えなかった。また，UV/MVは0.57という報告がある[27]。初期投与量としては，児抑制の点から50～100 μgの静脈投与が安全限界と考えられている[28]。硬膜外麻酔での臨床的使用量では，胎児への影響は問題にならない。

b. レミフェンタニル

麻酔導入時に，レミフェンタニル1 μg/kgを単回投与すると，UV/MAは0.73で，臍帯動脈/臍帯静脈比（UA/UV）は0.60であった[29]。また，生食投与によるプラセボ群との比較において，アプガースコアに有意な低下は認めなかったが，レミフェンタニル群20例中2例で児の臨床的な呼吸抑制が認められ，ナロキソンの投与を必要とした。したがって，レミフェンタニルは全身麻酔時における気管挿管時の血圧上昇抑制の必要性が高い場合など，母体側の適応があり，かつ新生児の蘇生の準備が整っている状況でのみ使用すべきである。その他，予定の帝王切開において，硬膜外麻酔と併用して，術中0.1 μg/kg/minのレミフェンタニルを投与したところ，（胎児移行率として）UV/MAは0.88であり，明らかな胎児の呼吸抑制の副作用は認めなかったという報告もある[30]。

5 筋弛緩薬

脱分極性のスキサメトニウム，非脱分極性のパンクロニウム（Pb），ベクロニウム（Vb）はいずれの薬物も分子量がやや大きく，胎盤通過性はそれほど高くない。スキサメトニウム1.5 mg/kgによる気管挿管の後，PbもしくはVb各0.04 mg/kgの投与による胎児への移行性の検討では，Pb投与後のUV/MAは0.11，Vbは0.19であった。新生児のアプガースコアやNACSスコアに問題は認めなかった[31]。ロクロニウム（Rb）に関しても，胎盤移行は他の非脱分極性筋弛緩薬と同程度で，UV/MVは0.16であり，胎児のアプガースコアに影響を与えなかった[32]。Rbは比較的作用発現が早いので，全身麻酔の迅速導入では，状況に応じ，スキサメトニウムの代用として選択できるかもしれない[24]。

6 そのほかの麻酔関連薬など

非ステロイド性抗炎症薬（NSAIDs）は妊婦投与禁忌が多く，注意が必要である。その他，帝王切開時の低血圧に対して使用されるエフェドリンはネオシネジンに比べ胎盤通過性が高く，そのβ作用により胎児基礎代謝が亢進する[33]。それにより児の乳酸値や酸素分圧が低下するという報告があり，昇圧薬の選択も見直され始めている。

表2　妊婦への薬物投与危険度の評価基準

FDAの胎児危険度分類

A　ヒト妊娠初期3カ月の対象試験でOK
B　動物の対象試験OKまたは動物で副作用あるもヒトの対象試験でOK
C　動物で催奇形性や胚毒性または動物，ヒトでデータなし
D　胎児への危険性があるが，有益性が危険を上回る場合のみOK
X　禁忌，危険性がどのような有益性をも上回る

添付文書の記載

禁　　投与しないこと（禁忌の項）
△　　投与しないことが望ましい
◇　　治療上の有益性が危険を上回ると判断した場合のみOK（安全性は確立していない）
－　　「妊婦，産婦，授乳婦への投与」の項目がない

脊髄くも膜下投与された麻薬の胎盤移行について

　　臨床的な使用量では，胎児や新生児への影響は問題にならない。ただし，モルヒネは母体の遅発性呼吸抑制の報告があり，投与24時間のSpO_2モニターと呼吸数のモニタリングが必要である[34]。

催奇形性のある薬物

　　薬物の催奇形性については，複数の因子が影響しているが，器官形成期（妊娠3～14週）に催奇形性薬物に曝露されることにより発生する。これに関して，米国食品医薬品局（Food and Drug Administraion：FDA）は妊娠中に使用した場合の胎児に対する危険性に応じて，薬物を5段階に分類している。さらに，添付文書の記載は重要である（表2，3）。そのほか，オーストラリア基準などが指針となる。麻酔薬で明らかな催奇形性が認められるものはないが，ベンゾジアゼピンなど関連が危惧される薬物もある。ワルファリン（クマリン）や抗てんかん薬など催奇形性のある薬物は，中止や他の薬物への変更（ワルファリンはヘパリンなどへ）を考慮しなければならない。また，胎盤通過性のある経口血糖降下薬は胎盤通過性のないインスリンへの切り替えを考慮すべきである[35]。

妊婦の非産科手術における麻酔薬選択の注意点

1 妊娠初期（14週まで）

　　FDA勧告に基づくと，5段階のCやDの薬物は，できる限り器官形成期には避けるべき

表3 妊婦への薬剤投与におけるFDAリスク分類と添付文書の記載

	薬の種類，薬品名	FDAのリスク分類	添付文書
NSAIDs	アセトアミノフェン	B	◇
	アスピリン	C	◇，出産予定日12週前は禁*
	ジクロフェナク	B	禁
	インドメタシン	B	禁
局所麻酔薬	リドカイン	C	◇
鎮静薬	ヒドロキシジン	C	禁
	ベンゾジアゼピン	D	◇
	SSRIs（抗うつ薬）	C〜D	△〜◇
昇圧薬	ドパミン，ドブタミン	C	◇
強心薬	ジゴキシン	C	◇
副交感神経遮断薬	アトロピン	C	△
降圧薬	Ca拮抗薬	C	禁
	ACE阻害薬	初期C，中後期D	禁
	ARB	初期C，中後期D	禁
	β遮断薬	C〜D	禁〜◇
	ヒドララジン	C	◇
	ニトロ製剤	C	◇
	PGE_1	記載なし	禁（子宮収縮作用）
喘息治療薬	テオフィリン	C	◇
	テルブタリン（$β_2$刺激薬）	B	初期△，後期◇
	プレドニゾロン	B	◇
抗凝固薬	ワルファリン	D	禁
	ヘパリン	C	安全性は確立していない
	低分子ヘパリン	B〜C	禁
抗痙攣薬	硫酸マグネシウム	B	◇
	カルバマゼピン	C	◇
	フェニトイン	D	◇**
	フェノバルビタール	D	◇**
子宮収縮抑制薬	リトドリン（$β_2$刺激薬）	B	妊娠16週まで禁***
抗甲状腺ホルモン	プロピルチオウラシル	D	◇
甲状腺ホルモン	レボチロキシン	B	−
抗生物質	セフェム系	B	◇
高脂血症治療薬	スタチン	X	禁
そのほか	H_2ブロッカー	B	◇
	抗がん薬	D〜X	禁，△

*妊娠期間の延長，動脈管の早期閉鎖，子宮収縮の抑制，分娩時の出血時間の増加の恐れあり
**奇形（口唇裂，口蓋裂，心奇形，大動脈縮窄症）が多いとの疫学的調査報告あり
***妊娠16週未満の症例に関する安全性および有効性は確立されていないので投与しない（使用経験が少ない）

添付文書：日本医薬品集2009（日本医薬情報センター編）参照

である．したがって，この時期の全身麻酔は待つことのできない理由がある場合に限られる．麻酔薬の選択においては，亜酸化窒素は，ビタミンB_{12}依存性であるメチオニン合成酵素（DNAの合成に必要）の活性を阻害し，ラットにおいて奇形発生の報告がある．ジアゼパムも，口唇，口蓋裂との関連が指摘されており，この時期の使用は避けるべきである．

2 妊娠後期（14週以降）

催奇形性の問題はほぼ考えなくてよくなる時期ではあるが，FDA勧告のカテゴリーCやDの薬物は極力使用を控えたほうがよい．児の発育不全や早産の原因となる可能性は否定できない．

おわりに

麻酔薬の胎盤移行を考える際は，薬物の物理化学的特性に基づいた移行性に加え，母児各々の血漿蛋白濃度，pH変化などで，移行率やクリアランスが変化することを理解する必要がある．さらに，子宮胎盤および臍帯の血流や圧，子宮収縮の影響など複数の因子が児への薬物移行に絡んでいる．特に，母体や胎児が危機的状態に陥った際の薬物選択，投与量については，基本的事項を踏まえたうえで，臨床の現場で迅速な判断を行うトレーニングや経験の積み重ねが必要である．

■参考文献

1) 石塚文平．第2章．母体・胎児・新生児の生理（子宮胎盤循環）．青木　正編．産婦人科医の麻酔　基礎と臨床．東京：真興交易医書出版部；1999. p.21-8.
2) 太城力良，宮川慈子，辻本真由美ほか．妊婦と麻酔．臨床麻酔 2003；27：437-52.
3) 足高義彦．胎盤の生理．杉山陽一，水野正彦，望月眞人ほか編．産婦人科学書2．周産期医学．東京：金原出版；1994. p.163-93.
4) 豊田長康．胎盤の物質輸送と通過性―糖，脂質．周産期医 1998；28：729-32.
5) 岸田秀夫．持続腰部硬膜外麻酔分娩における血中リドカイン濃度に関する研究．広島大医誌 1988；36：975-90.
6) Scanlon JW, Ostheimer GW, Lurie AO, et al. Neurobehavioral responses and drug concentrations in newborns after maternal epidural anesthesia with bupivacaine. Anesthesiology 1976；45：400-5.
7) 木坂義憲．持続腰部硬膜外麻酔分娩におけるブピバカインの母児血中濃度，胎盤移行ならびに蛋白結合率に関する研究．麻と蘇生 1988；24：321-34.
8) Irestedt L, Ekblom A, Olofsson C, et al. Pharmacokinetics and clinical effect during continuous epidural infusion with ropivacaine 2.5mg/ml or bupivacaine 2.5mg/ml for labour pain relief. Acta Anaesthesiol Scand 1998；42：890-6.
9) Datta S, Camann W, Bader A, et al. Clinical effects and maternal and fetal plasma concentrations of epidural ropivacaine versus bupivacaine for cesarean section. Anesthesiology 1995；82：1346-52.
10) Biehl D, Shnider SM, Levinson G, et al. Placental transfer of lidocaine：effects of fetal acido-

sis. Anesthesiology 1978；48：409-12.
11）Johnson RF, Herman NL, Johnson HV, et al. Effects of fetal pH on local anestbetic transfer across the human placenta. Anesthesiology 1996；85：608-15.
12）Schneider H, Panigel M, Dancis J. Transfer across the perfused human placenta of antipyrine, sodium and leucine. Am J Obstet Gynecol 1972；114：822-8.
13）Ueki R, Tatara T, Kariya N, et al. Comparison of placental transfer of local anesthetics in perfusates with different pH values in a human cotyledon model. J Anesth 2009；23：526-9.
14）Santos AC, Karpel B, Noble G. The placental transfer and fetal effects of levobupivacaine, racemic bupivacaine, and ropivacaine. Anesthesiology 1999；90：1698-703.
15）Dailland P, Cockshott ID, Lirzin JD, et al. Intravenous propofol during cesarean section：placental transfer, concentrations in breast milk, and neonatal effects. A preliminary study. Anesthesiology 1989；71：827-34.
16）He YL, Tsujimoto S, Tanimoto M, et al. Effects of protein binding on the placental transfer of propofol in the human dually perfused cotyledon in vitro. Br J Anaesth 2000；85：281-6.
17）He YL, Seno H, Tsujimoto S, et al. The effects of uterine and umbilical blood flows on the transfer of propofol across the human placenta during in vitro perfusion. Anesth Analg 2001；93：151-6.
18）He YL, Seno H, Sasaki K, et al. The influences of maternal albumin concentrations on the placental transfer of propofol in human dually perfused cotyledon in vitro. Anesth Analg 2002；94：1312-4.
19）Celleno D, Capogna G, Emanuelli M, et al. Which induction drug for cesarean section? A comparison of thiopental sodium, propofol, and midazolam. J Clin Anesth 1993；5：284-8.
20）Zakowski MI, Herman NL. The placenta：anatomy, physiology, and transfer of drugs. In：Chestnut DH, editor. Obstetric anesthesia：principles and practice. 3rd ed.Philadelphia：Elsevier Mosby；2004. p.49-65.
21）照井克生. 産科麻酔. 花岡一雄, 真下　節, 福田和彦編. 臨床麻酔科学全書（下巻）. 東京：真興交易医書出版部；2002. p.100.
22）Ala-Kokko TI, Pienimäki P, Lampela E, et al. Transfer of clonidine and dexmedetomidine across the isolated perfused human placenta. Acta Anaesthesiol Scand 1997；41：313-9.
23）Marx GF, Joshi CW, Orkin LR. Placental transmission of nitrous oxide. Anesthesiology 1970；32：429-32.
24）Kuczkowski K, Reisner L, Denis L, et al. Anesthesia for cesarean section. In：Chestnut DH, editor. Obstetric anesthesia：principles and practice. 3rd ed. Philadelphia：Elsevier Mosby；2004. p.421-46.
25）Satoh D, Iwatsuki N, Naito M, et al. Comparison of the placental transfer of halothane, enflurane, sevoflurane, and isoflurane during cesarean section. J Anesth 1995；9：220-3.
26）Moisés EC, de Barros Duarte L, de Carvalho Cavalli R, et al. Pharmacokinetics and transplacental distribution of fentanyl in epidural anesthesia for normal pregnant women. Eur J Clin Pharmacol 2005；61：517-22.
27）Smith CV, Rayburn WF, Allen KV, et al. Influence of intravenous fentanyl on fetal biophysical parameters during labor. J Matern Fetal Med 1996；5：89-92.
28）Ngan Kee WD, Khaw KS, Ma KC, et al. Maternal and neonatal effects of remifentanil at induction of general anesthesia for cesarean delivery：a randomized, double-blind, controlled trial. Anesthesiology 2006；104：14-20.
29）Kan RE, Hughes SC, Rosen MA, et al. Intravenous remifentanil：placental transfer, maternal and neonatal effects. Anesthesiology 1998；88：1467-74.
30）Van de Velde M, Teunkens A, Kuypers M. General anaesthesia with target controlled infusion of propofol for planned caesarean section：maternal and neonatal effects of a remifentanil-

based technique. Int J Obstet Anesth 2004 ; 13 : 153-8.
31) Dailey PA, Fisher DM, Shnider SM, et al. Pharmacokinetics, placental transfer, and neonatal effects of vecuronium and pancuronium administered during cesarean section. Anesthesiology 1984 ; 60 : 569-74.
32) 奥富俊之. ロクロニウムの一般的臨床使用の実際―帝王切開―. 日臨麻会誌 2008 ; 28 : 678-84.
33) Ngan Kee WD, Khaw KS, Lau TK, et al. Randomised double-blinded comparison of phenylephrine vs ephedrine for maintaining blood pressure during spinal anaesthesia for non-elective Caesarean section. Anaesthesia 2008 ; 63 : 1319-26.
34) 狩谷伸享, 太城力良. 帝王切開の脊髄くも膜下麻酔―安全で効果的に行うために―. 麻酔 2010 ; 59 : 311-8.
35) 木内恵子. 妊娠早期または妊娠の可能性がある患者での非婦人科手術の麻酔. 岩崎　寛編. 麻酔科診療プラクティス8　よくある術前合併症の評価と麻酔計画. 東京：文光堂；2003. p.146-8.

〔植木　隆介，太城　力良〕

I. 母体と胎児についての理解を深める

4 妊娠中の硬膜外，脊髄くも膜下腔の解剖学的変化

はじめに

妊娠時には生理学的，あるいは解剖学的にさまざまな母体変化が認められる。周産期麻酔では，脊髄くも膜下麻酔（脊麻）や硬膜外麻酔（硬麻）あるいは脊髄くも膜下硬膜外併用麻酔（脊硬麻）が選択されることが多く，これらの麻酔は，妊娠による脊椎，脊髄の解剖学的な変化によって，大きな影響を受ける。

脊麻や硬麻に関連する妊婦の解剖学的変化としては，まず，肥大化した妊娠子宮が脊椎彎曲に影響し，脊椎の前後屈が制限され良好な穿刺体位がとりにくくなる。そして，仰臥位では腰椎最高位から胸椎最低位までの傾斜が長くなり，このことが妊婦での脊麻の拡がりを拡大させる一因となることが指摘されている[1]。しかし，麻酔の発現や効果に直接大きな影響を与えるのは，脊柱管の中で起こる変化である。妊娠子宮によって下大静脈が圧迫された結果，脊柱管内の脈管系に解剖学的変化をもたらす[2,3]ことが，周産期麻酔において最も注目すべき点であろう。

本項では，妊娠に伴う脊柱管内の解剖学的変化について述べる。

脊椎近傍の脈管[4]

まず，脊椎近傍の脈管系の解剖について簡潔に整理しておく。

1 動脈系

胸椎下部から腰部脊椎を支配する腰動脈（通常4対あって，胸部の肋間動脈の相当する）は，大動脈の後面から出て横隔膜の腰椎部および大腰筋の後ろを通り腹壁の筋に至る。この腰動脈からは脊髄枝が分枝され，脊柱管に到達する。脊髄枝は，根動脈となり椎間孔から脊柱管内に入り，前根動脈と後根動脈に分かれ，前根と後根に沿って脊髄表面にたどりつく。脊髄に達した動脈は，1本の前脊髄動脈と左右2本の後脊髄動脈となり脊髄に血液を供給する。前根動脈のうち最大のものは，Adamkiewicz artery（大前根動脈）と呼ばれ，脊髄下部1/3～2/3の血液を供給しており，脊髄穿刺時に損傷することのないよ

う注意しなければならない。また仙骨領域では，腹大動脈下部後方から分枝する正中仙骨動脈からの血液供給も受けている。

2 静脈系

下肢および骨盤腔内からの静脈血流は，大腿静脈や骨盤腔内の静脈叢から内外腸骨静脈に入り，総腸骨静脈を経て下大静脈に還流する。この下大静脈が閉塞されると，下半身からの静脈血流は，側副路としての奇静脈や脊柱近傍の静脈に流れ込む。脊柱の静脈は，脊柱の内外で網状に吻合し椎骨静脈叢を形成する。これらは互いに交通し，脊柱管の中には前後の内椎骨静脈叢が脊髄硬膜を取り巻くように存在する。

妊娠末期における脊柱管内の解剖学的変化

前述したように，周産期には脊麻や硬麻が選択されることが多く，妊娠に伴う脊柱管内の解剖学的変化をよく理解したうえで，麻酔を施行すべきである。周産期には，主に静脈系の変化が顕著であり，脊柱管内の動脈系脈管においては，明らかな変化を指摘する報告は見当たらない。しかし，肥大した妊娠子宮が腹部大動脈を圧迫し，潜在的な子宮胎盤血流量の減少を引き起こす可能性が指摘されており[5]，周産期麻酔を施行する際には考慮しなければならない。

Hirabayashiら[6]は妊娠32週の妊婦で，第2と第3腰椎レベルのMRI撮影を行い，脊柱管内の解剖学的変化を調べているが，著者らは妊娠末期（37〜39週）の妊婦で全腰椎レベルのMRIを撮影し，非妊娠時との違いを報告[7]した。MRIはT12-L1からL5-S1までの各椎間高位と，L1からS1の各椎体中央高位の横断面を，妊娠末期（妊娠時）と分娩後（非妊娠時）に撮影して比較した。このMRI所見では，椎間高位において妊娠時には，脊髄くも膜下腔の左右前側方に頭尾側方向に縦走する静脈の怒張が認められた（図1）。この静脈の怒張によって，脊髄くも膜下腔を押し狭めると同時に，椎間孔の一部を塞ぐものと考えられた。椎体中央高位では，脊髄くも膜下腔前方に横走する静脈（前内椎骨静脈叢）が怒張して（図2），腹側から脊髄くも膜下腔を狭めていることが確認された。ただし，L5-S1以下では細かい血管が密に吻合した静脈叢が，脊髄くも膜下腔前方の全面で，顕著に怒張しているのが見られた。

また，著者らはMRI冠状断面画像を妊娠時と非妊娠時に，それぞれ十数枚撮影して，それをもとに脊柱彎曲に沿った静脈叢全体が描出された曲面画像を作成して比較した（図3）。はしご状に怒張した静脈の様子を，より明確にするためこの曲面画像の模式図[8]を図4に示した。

まとめると，妊娠子宮によって下大静脈が圧迫され，行き場を失った下半身の静脈血は，多くの静脈吻合を介して脊柱管内に流れ込み，脊柱管内では，流れ込んできた多量の静脈還流血によって，はしご状に膨れ上がった静脈叢が脊髄くも膜下腔を前方から圧迫し狭めるのである。

(a) 妊娠時

T12-L1　L1-2　L2-3

L3-4　L4-5　L5-S1

(b) 非妊娠時

T12-L1　L1-2　L2-3

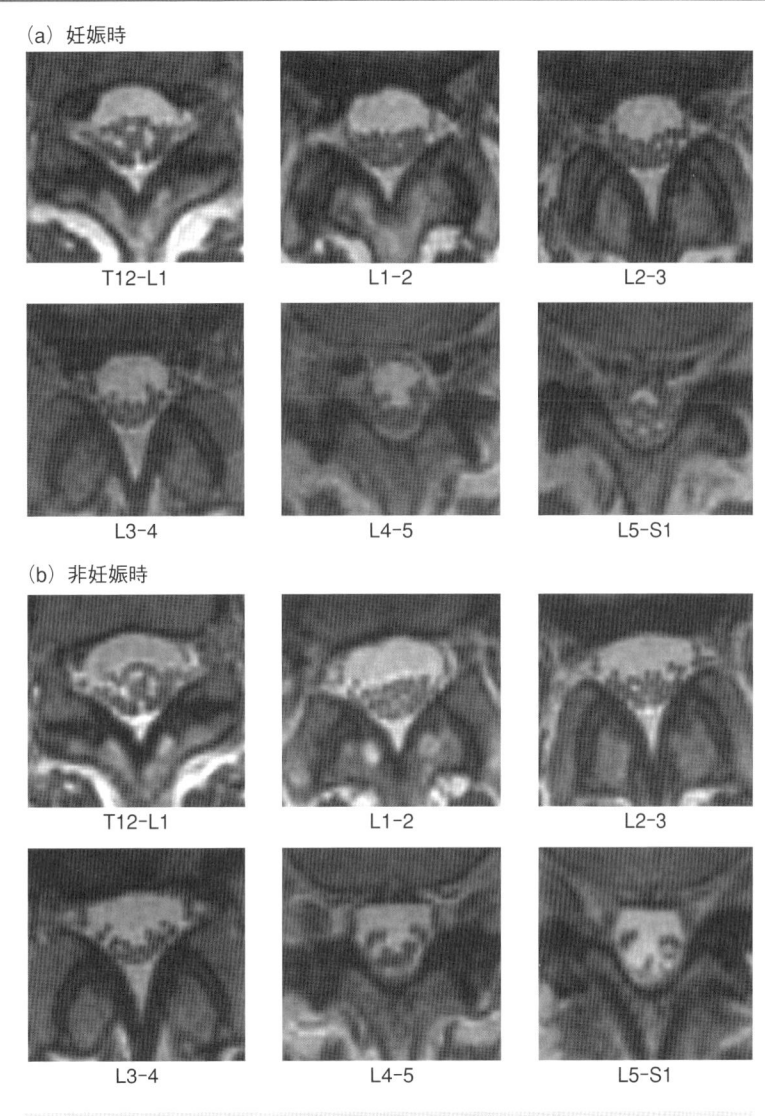

L3-4　L4-5　L5-S1

図1　各椎間高位のMRI横断面画像
　（a）各椎間で，脊髄くも膜下腔の左右前側方に頭尾側方向に縦走する怒張した血管が確認できる。ただし，L5-S1椎間では，細い血管が密に吻合した静脈叢が，脊髄くも膜下腔の前方（腹側）全面に怒張して脊髄くも膜下腔を高度に狭めている。
　（b）妊娠時にみられた怒張した静脈はみられなかった。
（Takiguchi T, Yamaguchi S, Tezuka M, et al. Compression of the subarachnoid space by the engorged epidural venous plexus in pregnant women. Anesthesiology 2006；105：848-51より改変引用）

　また，解剖学的には，脊髄くも膜下腔の後方（背側）にも静脈は存在する（後内椎骨静脈叢）が，後方の静脈の怒張はいずれの妊婦症例でも確認できなかった。図1, 2に示した各断面画像にも，後方の静脈の怒張は見られない。これは，MRI撮影時に仰臥位であるため，脊髄の自重で背側の静脈が潰されるためであると推測される。

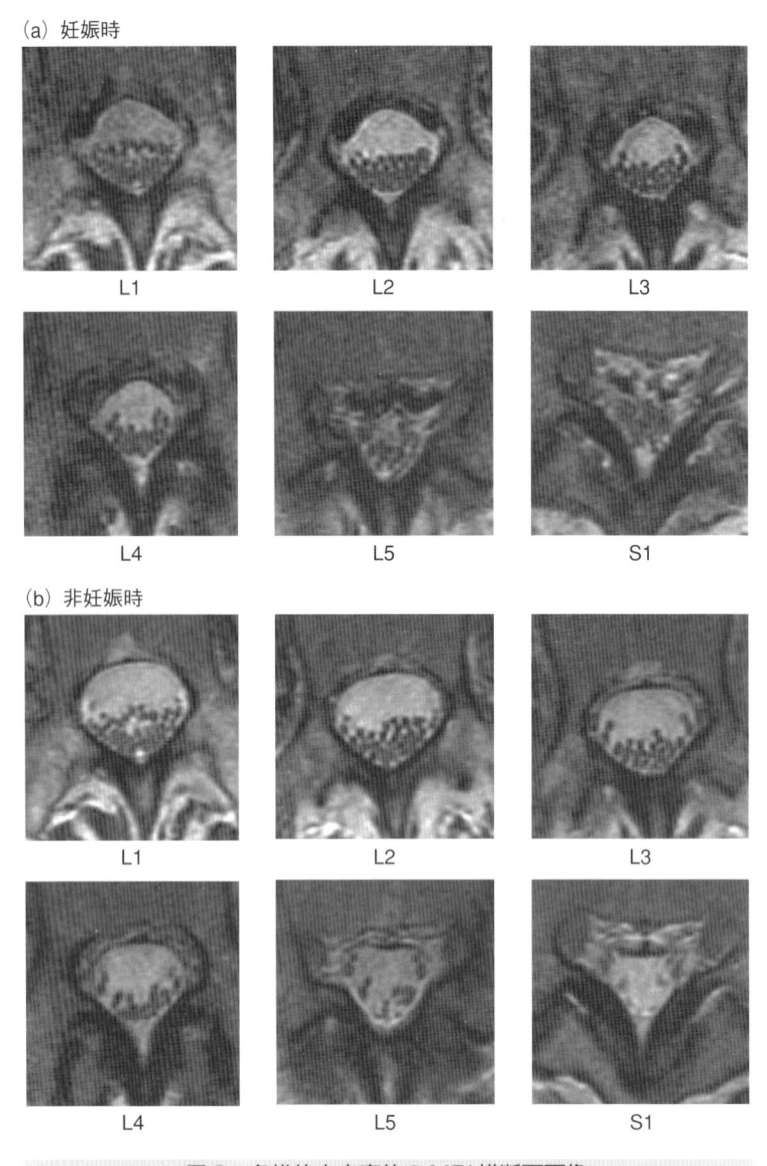

4. 妊娠中の硬膜外, 脊髄くも膜下腔の解剖学的変化

(a) 妊娠時

L1　　　L2　　　L3

L4　　　L5　　　S1

(b) 非妊娠時

L1　　　L2　　　L3

L4　　　L5　　　S1

図2　各椎体中央高位のMRI横断面画像

(a) 各椎体高位では，脊髄くも膜下腔の前方（腹側）に左右に横走する怒張した血管が確認できる．S1椎体高位では，脊髄くも膜下腔前方に網状に拡張した静脈叢が脊髄くも膜下腔を狭めている．

(b) 妊娠時に見られた怒張した静脈は見られなかった．

(Takiguchi T, Yamaguchi S, Tezuka M, et al. Compression of the subarachnoid space by the engorged epidural venous plexus in pregnant women. Anesthesiology 2006；105：848-51 より改変引用)

| (a) 非妊娠時 | (b) 妊娠時 |

図3　妊娠時と非妊娠時における脊柱彎曲に沿った曲面画像（MRI冠状断面画像）
(a) 脊柱管内で脊髄くも膜下腔の前方部分が描出されている。
(b) 矢印で示すように前方硬膜外腔に存在する静脈が怒張している。椎間高位で縦走する静脈（細矢印）と、椎体高位で横走する静脈（太矢印）が怒張し、脊髄くも膜下腔を圧迫し狭めているのが分かる。

（Takiguchi T, Yamaguchi S, Tezuka M, et al. Compression of the subarachnoid space by the engorged epidural venous plexus in pregnant women. Anesthesiology 2006；105：848-51より改変引用）

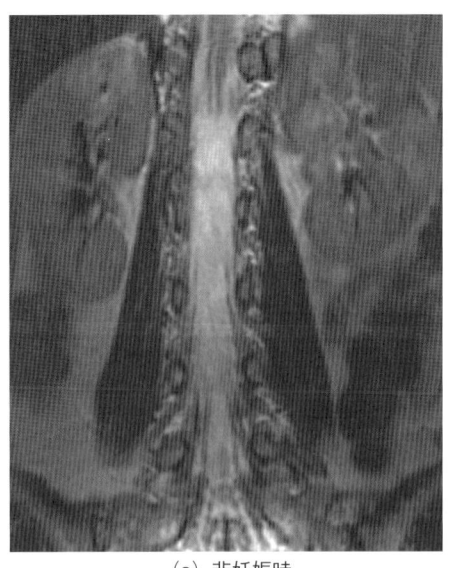

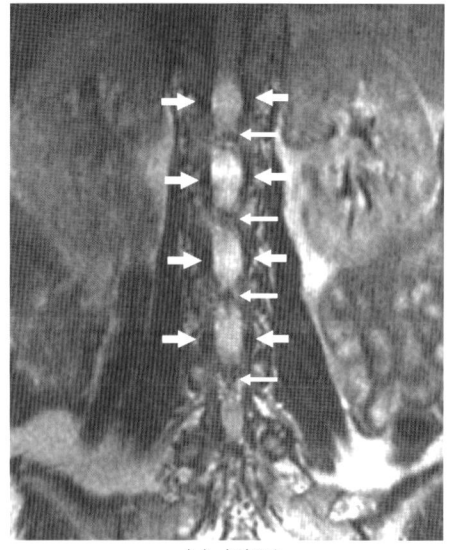

妊娠時, 脊髄くも膜下腔はどの程度狭められるか

　では、妊娠に伴う脊柱管内の静脈怒張によって、どの程度脊髄くも膜下腔が圧迫されるのだろうか。上記の妊婦ボランティア4例の脊髄くも膜下腔横断面積を、T12-L1椎間からS1椎体までの各椎間と椎体中央高位で計測して、非妊娠時のものと比較した（表1）。非妊娠時の脊髄くも膜下腔断面積の平均は1.83 cm^{2}であったが、妊娠時では、1.42 cm^{2}であった。つまり、脊柱管内の静脈怒張によって、脊髄くも膜下腔断面積は、80％程度（22％減）に圧縮されたことになる。最も狭められたのは、L5椎体高位で、妊娠時の脊髄くも膜下腔断面積は1.07 cm^{2}で、非妊娠時（1.58 cm^2）と比べると70％以下に狭小化していた。また、これらの脊髄くも膜下腔断面積から算出した脊髄くも膜下腔容積（T12-L1〜S1）は、妊娠時24.1±4.5 cm^{3}で、非妊娠時（30.4±4.8 cm^3）と比べると6 cm^{3}程度少なかった（21％減）。馬尾神経や脊髄自体の容積は変わらないものとすると、この妊娠時の脊髄くも膜下腔容積減少量は、当該領域に存在する脊髄液の減少分と考えられる。

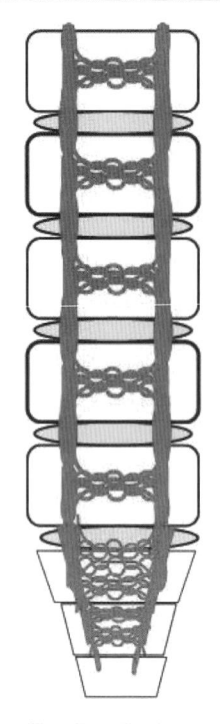

図4 怒張した脊柱管内の静脈叢の模式図

妊娠時に見られた脊柱管内の静脈叢を模式的に図示した。妊娠時には，はしごのように怒張した静脈叢が出現する。この静脈のはしごが，前方（腹側）から脊髄くも膜下腔を圧迫する。

（滝口鉄郎，山口重樹，北島敏光．脊柱管内の出来事—Neuraxial anesthesia に影響する現象—．日臨麻会誌2007；27：675-83より改変引用）

脊柱管内の解剖学的変化と周産期麻酔

前述した結果から，脊麻では，前方の静脈怒張による脊髄くも膜下腔の狭小化，脊髄液の減少を考慮して，脊麻薬の使用量も減じなければならない。

また，妊婦では硬麻に使う薬液の必要量が少ないとされているが，妊娠末期でも脊髄くも膜下腔後方（背側）の静脈の怒張は見られず，後方の硬膜外腔容積自体が減少するかどうかは不明である。しかし，このことに関しては，妊婦では局所麻酔薬に関する感受性が亢進する[9]ことや，解剖学的機序としては，図1-aで見られるように，椎間高位での静脈怒張が椎間孔の一部を塞ぎ，硬膜外腔に投与した薬液の脊柱管外への漏出を減じ，硬膜外腔に薬液が多くとどまった結果としてとらえることができる。

脊硬麻では，脊麻後に硬麻の追加を行うと，静脈の怒張に加えて注入した薬液の容量効果[10]〜[15]も相まって，脊髄くも膜下腔は二重に圧縮されると考えられる。妊娠末期の脊硬麻での脊麻薬の使用量は，さらに減量するべきなのであろう。

ただし，周産期麻酔では妊娠数週や体格，脊柱管容積，その他の要因でかなりのばらつきが考えられ，個々の症例に応じた対応を心がけねばならないだろう。

表1 脊髄くも膜下腔断面積（cm²）

	妊娠時	非妊娠時
T12/L1	1.88 ± 0.24	2.08 ± 0.28
L1	1.81 ± 0.23	2.39 ± 0.18
L1/L2	1.83 ± 0.24	2.32 ± 0.24
L2	1.62 ± 0.24	2.24 ± 0.16
L2/L3	1.66 ± 0.18	2.00 ± 0.20
L3	1.46 ± 0.31	1.91 ± 0.28
L3/L4	1.51 ± 0.29	1.81 ± 0.38
L4	1.29 ± 0.18	1.74 ± 0.35
L4/L5	1.45 ± 0.48	1.69 ± 0.52
L5	1.07 ± 0.25	1.58 ± 0.40
L5/S1	0.84 ± 0.22	1.23 ± 0.49
S1	0.68 ± 0.09	1.03 ± 0.33
平均	1.42 ± 0.44	1.83 ± 0.50

妊娠時と非妊娠時に，各レベルの脊椎MRI横断面画像で，脊髄くも膜下腔の断面積を測定した。

仰臥位低血圧症候群および側臥位での脊柱管内の変化と周産期麻酔

　仰臥位低血圧症候群については，1931年，Ahltorp[16] によって仰臥位になると低血圧症状を引き起こす妊婦症例が初めて報告され，その後Howardら[17] が，このような症状を呈する症例を，仰臥位低血圧症候群と名付けたようである。この病態は，硬麻や脊麻施行時には，特に発症しやすく注意が必要である。発症のメカニズムは，腹部大動脈の圧迫も一部関与するが，妊娠子宮の下大静脈圧迫による静脈還流量の低下が主因と考えられている。

　この予防策として，妊娠子宮による下大静脈圧迫を軽減するため，原則的には，左側臥位をとる方法が推奨されている。側臥位になると，下大静脈の圧迫が解除され，側副血行路として機能していた脊柱管内の静脈の怒張も軽減する[18] とされている。

　そこで，著者らも仰臥位と側臥位とで脊椎MRIを撮影し，脊柱管内の解剖学的状態を観察した。図5-aは仰臥位で撮影したL2-3椎間高位の脊椎横断面画像である。太矢印で示したように，脊髄くも膜下腔前側方には怒張した静脈が認められる。図5-bは左側臥位で撮影したもので，側臥位では，細矢印で示すように，静脈の怒張は軽減している。同様に，図6-aはL3椎体高位の脊椎横断面画像を，仰臥位で撮影したもので，太矢印で示したように，脊髄くも膜下腔前面に横走する静脈が怒張しているのがわかる。図6-bは左側臥位のときのものであるが，仰臥位での静脈怒張は，側臥位になると，細矢印で示したように，わずかに認められる程度に軽減した。さらに，側臥位の画像を見ると，脊髄くも膜下腔内で馬尾神経が重力方向に偏位（図5-b，図6-b）しているのが分かる。このことは，側臥位で脊麻を施行する際には注意しなければならないものと思われる[19,20]。

　仰臥位から側臥位になると，怒張した静脈によって圧縮されていた脊髄くも膜下腔の

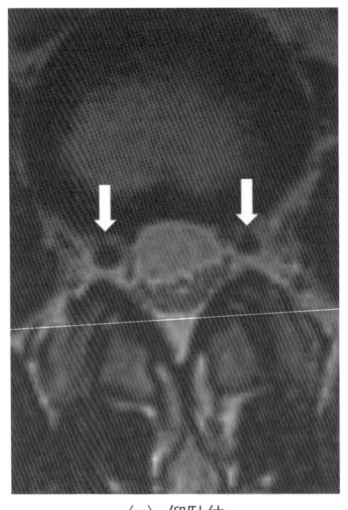

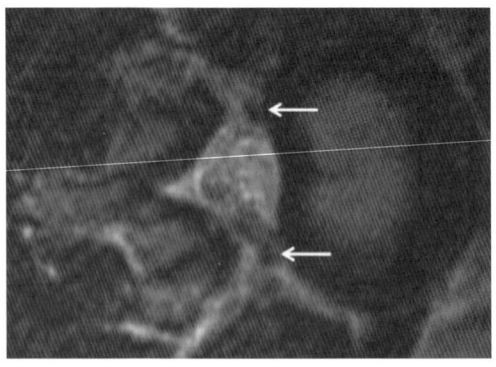

図5 L2-3椎間高位での妊娠時の静脈怒張（脊椎MRI横断面画像）

仰臥位では脊髄くも膜下腔の左右前側方に頭尾方向に縦走する怒張した静脈（太矢印）が見られた。このときの脊髄くも膜下腔断面積は1.86 cm^2（非妊娠時 2.29 cm^2）であったが，側臥位になると静脈の怒張は軽減（細矢印）し，圧縮された脊髄くも膜下腔断面積も2.06 cm^{2}へと約10％回復した。なお，側臥位では馬尾神経が重力方向に偏位しているのが分かる。

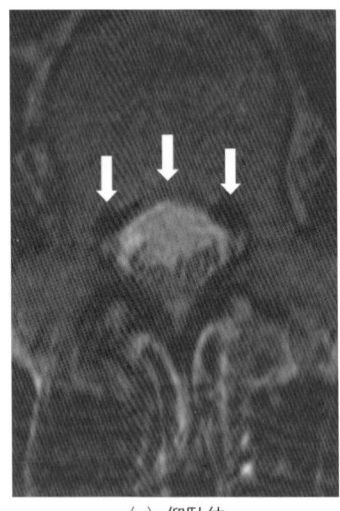

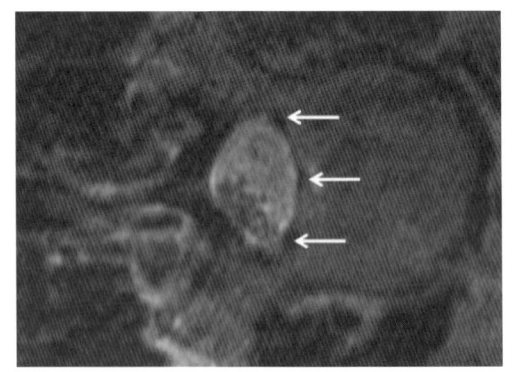

図6 L3椎体高位での妊娠時の静脈怒張（脊椎MRI横断面画像）

仰臥位では脊髄くも膜下腔の前方に左右に横走する怒張した静脈（太矢印）が見られた。このときの脊髄くも膜下腔断面積は1.88 cm^2（非妊娠時 2.30 cm^2）であったが，側臥位になると静脈の怒張は軽減（細矢印）し，圧縮された脊髄くも膜下腔断面積も2.08 cm^{2}へと，やはり約10％回復した。なお，側臥位では馬尾神経が重力方向に偏位しているのが分かる。

断面積は，静脈怒張が軽減した分，面積比率にして10％程度増大した。これらのことは，仰臥位低血圧症候群の予防や治療には，側臥位への体位変換が有効であることを，画像所見からも裏付ける結果となった。また逆に，側臥位で脊麻施行後，仰臥位に体位変換すると，脊柱管内の静脈怒張が増強し，脊髄くも膜下腔を圧迫し（静脈怒張による容量効果によって）脊麻の麻酔域が拡大することが考えられる。

おわりに

以上，著者らの知見を中心に述べてきた。これらの解剖学的変化を念頭に置いて周産期麻酔に臨みたい。

■参考文献

1) Hirabayashi Y, Shimizu R, Fukuda H, et al. Anatomical configuration of the spinal column in the supine position. II. Comparison of pregnant and non-pregnant women. Br J Anaesth 1995 ; 75 : 6-8.
2) Kerr MG, Scott DB, Samuel E. Studies of the inferior vena cava in late pregnancy. Br Med J 1964 ; 1 : 532-3.
3) Scott DB. Inferior vena caval occlusion in late pregnancy and its importance in anaesthesia. Br J Anaesth 1968 ; 40 : 120-8.
4) 金子丑之助. 日本人体解剖学. 下巻. 東京：南山堂；2000. p.39-184.
5) Marx GF. Aortocaval compression ; incidence and prevention. Bull N Y Acad Med 1974 ; 50 : 443-6.
6) Hirabayashi Y, Shimizu R, Fukuda H, et al. Soft tissue anatomy within the vertebral canal in pregnant women. Br J Anaesth 1996 ; 77 : 153-6.
7) Takiguchi T, Yamaguchi S, Tezuka M, et al. Compression of the subarachnoid space by the engorged epidural venous plexus in pregnant women. Anesthesiology 2006 ; 105 : 848-51.
8) 滝口鉄郎, 山口重樹, 北島敏光. 脊柱管内の出来事—Neuraxial anesthesia に影響する現象—. 日臨麻会誌 2007 ; 27 : 675-83.
9) Fagraeus L, Urban BJ, Bromage PR. Spread of epidural analgesia in early pregnancy. Anesthesiology 1983 ; 58 : 184-7.
10) Blumgart CH, Ryall D, Dennison B, et al. Mechanism of extension of spinal anaesthesia by extradural injection of local anaesthetic. Br J Anaesth 1992 ; 69 : 457-60.
11) Takiguchi T, Okano T, Egawa H, et al. The effect of epidural saline injection on analgesic level during combined spinal and epidural anesthesia assessed clinically and myelographically. Anesth Analg 1997 ; 85 : 1097-100.
12) 滝口鉄郎.脊椎硬膜外麻酔のメカニズム.臨床麻酔 1998 ; 22 : 971-98.
13) Yamaguchi S, Takiguchi T, Tezuka M, et al. Epidural injection markedly compresses the subarachnoid space. Anesthesiology 2004 ; 101 : A1115.
14) 滝口鉄郎, 山口重樹, 古川直樹ほか. 脊髄MRI所見からみた脊髄くも膜下麻酔および硬膜外麻酔施行時の注意点. 麻酔 2006 ; 55 : 1023-30.
15) 滝口鉄郎. 目でみる脊髄・硬膜外腔. 日臨麻会誌 2010 ; 30 : 113-23.
16) Ahltorp G. Ett fall hjartinsufficiens vid rygglage hos gravid kvinna (Case of cardiac insufficiency in dorsal position in pregnant woman). Svenska lak-tidning 1931 ; 29 : 1378-88.
17) Howard BK, Goodson JH, Mengert WF. Supine hypotensive syndrome in late pregnancy. Obstet Gynecol 1953 ; 1 : 371-7.

18) Hirabayashi Y, Shimizu R, Fukuda H, et al. Effects of the pregnant uterus on the extradural venous plexus in the supine and lateral positions, as determined by magnetic resonance imaging. Br J Anaesth 1997 ; 78 : 317-9.
19) Takiguchi T, Yamaguchi S, Usui Y, et al. Morphological findings of the cauda equina in the lateral decubitus position in cadavers. Anesth Analg 2006 ; 103 : 501-2.
20) Takiguchi T, Yamaguchi S, Tezuka M, et al. Measurement of shift of the cauda equina in the subarachnoid space by changing position. Reg Anesth Pain Med 2009 ; 34 : 326-9.

〔滝口　鉄郎〕

I. 母体と胎児についての理解を深める

5 子宮収縮コントロールの基礎と臨床

はじめに

妊娠中は胎児の発育に伴い子宮内容積が著しく増大するが、妊娠末期まで妊娠を維持するために子宮筋を弛緩させる必要がある。やがて胎児が十分に成熟し娩出の条件が整うと、一転して子宮筋は収縮を始め児を速やかに娩出させる。このように子宮筋の収縮は、妊娠経過に伴って合目的的に調整されている。しかし、早産や遷延分娩、産褥出血などの状況では医学的介入により子宮収縮を調整する必要が生じる。産科麻酔に関与する麻酔科医は、このような子宮筋収縮の本来の調整機能を知ったうえで、産科医が行う医学的介入方法を理解し、必要時には麻酔科医の立場から子宮収縮の調節を適切に行うことが要求されている。

子宮収縮の基礎

1 子宮筋収縮のメカニズム

子宮平滑筋の収縮にはアクチンとミオシンが関与しており、両者の滑り込み現象により筋が収縮する。細胞内カルシウムイオン濃度が上昇するとミオシン軽鎖リン酸化酵素が活性化され、ミオシン軽鎖はリン酸化ミオシン軽鎖となる。リン酸化ミオシン軽鎖はアクチンと結合して、ATPase活性を持つリン酸化アクトミオシンとなる。リン酸化アクトミオシンはATPをADPとリン酸に分解することにより筋収縮のためのエネルギーを供給する。したがって、子宮筋の収縮は、細胞内カルシウムイオン濃度に大きく依存する（図1）[1]。

β刺激薬はcAMPを、一酸化窒素（NO）はcGMPを産生することにより、それぞれ細胞内カルシウムイオン濃度を低下させて子宮平滑筋を弛緩させる。プロスタグランジンF2αやオキシトシンはカルシウムイオンチャネルからのカルシウムイオンの細胞内への流入や筋小胞体からのカルシウムイオンの放出を増加させることにより、細胞内カルシウムイオン濃度を上昇させ、子宮平滑筋を収縮させる。

―ミオシン軽鎖のリン酸化とカルシウムイオン―

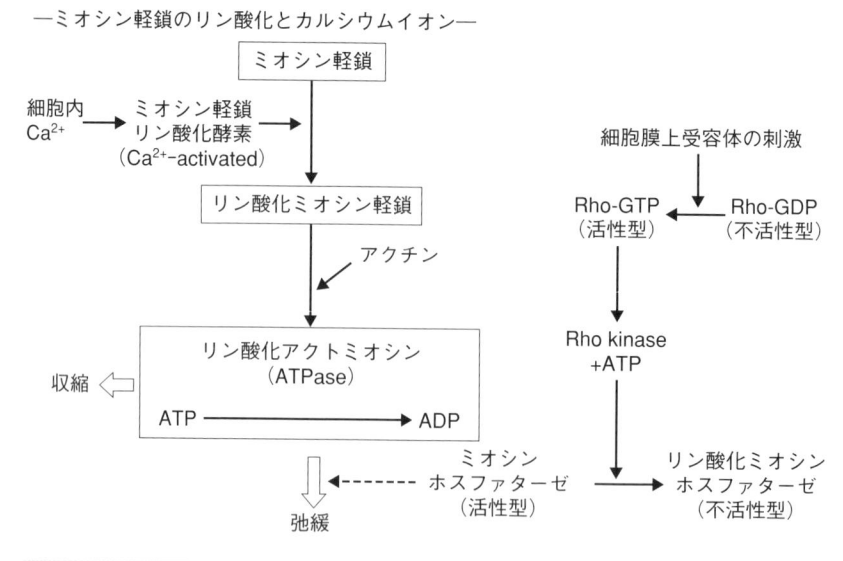

図1 子宮筋の収縮機構
(佐藤和雄, 藤本征一郎編. 臨床エビデンス産科学. 第2版. 東京：メジカルビュー社; 2006より引用)

2 妊娠維持および分娩の過程

妊娠初期から分娩を経て子宮が復古するまでの過程は4相に分類される (図2)[1]。

a. 妊娠維持期

妊娠を維持させるための期間。この間は, さまざまな因子によって子宮筋の収縮能は十分に抑制されている。一例として, この時期はオキシトシン受容体の発現が抑制されており, 外因性のオキシトシンを投与しても有効な子宮の収縮は得られない。

b. 準備期

分娩に備えて子宮頸部の熟化が始まる期間。分娩に備えてオキシトシン受容体やプロスタグランジンF受容体が急激に増加し, 子宮筋の収縮能の抑制が解除される。

c. 娩出期

分娩を目的とする有効な子宮収縮が始まってから胎児および胎盤を娩出するまでの期間。臨床的にはこの期間を3期 (分娩第1期：分娩開始から子宮口全開大まで, 分娩第2期：子宮口全開大から児娩出まで, 分娩第3期：児娩出から胎盤娩出まで) に分ける。

d. 復古期

分娩後の子宮復古および産褥出血の防止を目的に子宮の収縮が継続する期間。

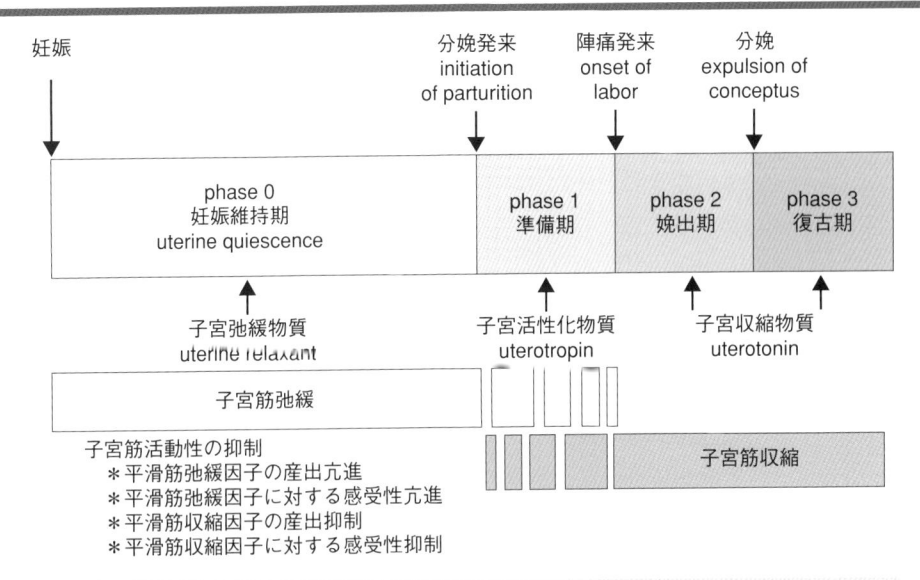

I. 母体と胎児についての理解を深める

図2 妊娠維持，分娩，陣痛発来の概念
（佐藤和雄，藤本征一郎編．臨床エビデンス産科学．第2版．東京：メジカルビュー社；2006より引用）

3 妊娠経過と陣痛の分類

陣痛は妊娠，分娩，産褥期に認められる不随意の子宮収縮のことで，時期により以下のように分類される。

a. 妊娠陣痛

妊娠初期から1時間に2～3回程度の弱い，比較的持続時間の長い子宮収縮を繰り返しており，Braxton Hicks収縮と呼ばれている。

b. 前（駆）陣痛

妊娠末期になると妊娠陣痛の回数が頻回になる。本格的な分娩陣痛と間違えられることもあり，前（駆）陣痛という。

c. 分娩陣痛

陣痛周期が10分以内あるいは陣痛頻度が1時間に6回以上になった時点を分娩開始と定義し，それ以降の陣痛を分娩陣痛という。分娩第1期のものを開口期陣痛，第2期のものを娩出期陣痛，第3期のものを後産期陣痛と細分化する。

d. 後陣痛

産褥期に不規則に起こる陣痛をいう。

4 子宮収縮の測定法

分娩方針を決定するためには分娩進行中に分娩監視装置を用いて，胎児心拍数と子宮収縮を同時に記録し胎児の状態を評価することが有用である。子宮収縮の測定法としては，外測法と内測法がある。

a. 外測法

産婦の腹壁に圧迫子を密着させ，圧迫子の変位を高感度のストレスゲージで電気的変化として測定する。子宮内圧の絶対値は測定できないが，胎児心音図の変化と合わせて評価することで胎児の状態を評価することが可能である。

b. 内測法

子宮内にトランスデューサまたはバルーンカテーテルなどを挿入して子宮内圧を直接測定する方法である。

5 妊娠経過と子宮活動性の推移

子宮の活動性を示す指標としてCaldeyro-Barciaは，10分間の収縮回数と，収縮ごとの子宮内圧（mmHg）の平均値を乗じて得られる数をMontevideo unitと定義した。これによると分娩第1期の標準的な値は187±40，第2期は235±65とされている。妊娠経過と子宮活動性の推移を図に示す（図3）[1]。

6 吸入麻酔薬が子宮収縮に与える影響

吸入麻酔薬が子宮筋を弛緩させることは広く知られている[2]。特に帝王切開術を全身麻酔で行う必要がある場合には，麻酔の導入から娩出までに時間がかかると，生まれてきた児のアプガースコアが低くなったり（sleeping baby），吸入麻酔薬の効果が遷延して出血量が増加したりする可能性があるので，一般的には全身麻酔導入から児娩出までの時間をなるべく短くすることが推奨されている。しかし，超緊急手術でない限り，浅い全身麻酔で慌てて手術を開始することは母体の循環動態の変動などのリスクを伴う。特に気道確保を行う前に手術を開始することは，気道確保ができなかった場合に母体と胎児を危険にさらすので厳に慎むべきである。

たとえ吸入麻酔薬で麻酔導入を開始してから児の娩出まで多少の時間がかかったとしても，この間は吸入麻酔薬の子宮筋弛緩作用により胎盤血流が維持されており，新生児の臍帯血pHも悪くないことが多い[3]。また1分後のアプガースコアが低くても，5分後には正常範囲内となることが多いので，新生児科医が分娩に立ち会える施設では，麻酔導入から児娩出までの時間を短縮させるために無理をすべきでない。

吸入麻酔薬の子宮筋弛緩作用は，PGE_1により拮抗されることが動物実験で示されてい

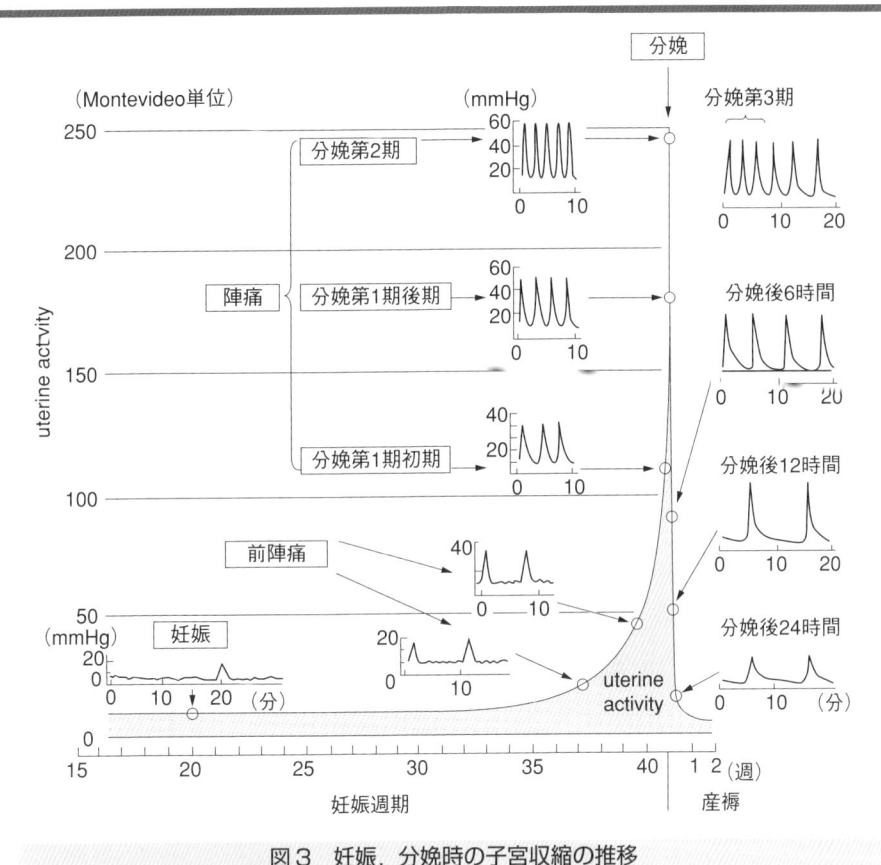

図3 妊娠,分娩時の子宮収縮の推移
(佐藤和雄,藤本征一郎編,臨床エビデンス産科学.第2版.東京：メジカルビュー社；2006より引用)

る[4](図4)。臨床的に妊娠性高血圧の患者の帝王切開術を全身麻酔で行い,児娩出後に十分な子宮収縮が得られなかった場合には,PGE_1の使用が有効かもしれない。

臨　床

1 切迫早産に対する子宮収縮抑制薬

　切迫早産に対する子宮収縮抑制薬の使用が,生存率をはじめとする新生児の長期予後を改善する明らかな証拠はないが,わが国では早産予防目的での長期投与が一般的に行われている。また米国では早産のコントロールが不良で帝王切開術が選択された場合にステロイドによる胎児の肺成熟の促進効果が得られるまでの短期間投与が推奨されている。麻酔科医はこれらの目的に使用される子宮収縮抑制薬の副作用について理解する必要がある。

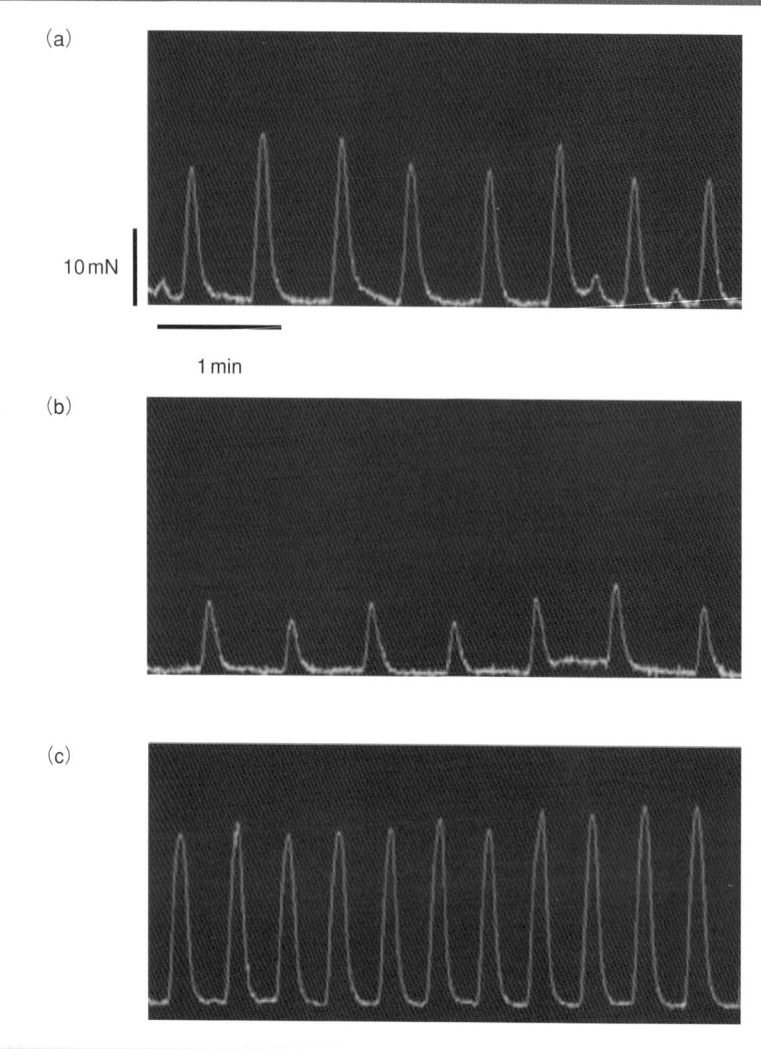

図4 セボフルランによる子宮収縮の抑制とPGE$_1$による拮抗
(a) ラットの子宮筋の自然収縮（コントロール）
(b) セボフルランによる収縮の抑制
(c) PGE$_1$による拮抗

a. 塩酸リトドリン

選択的β_2刺激薬であるが，β_1受容体も刺激するために母体の頻脈や不整脈の原因となる。特に長期投与では肺水腫の誘因となりうる。

b. 硫酸マグネシウム

高マグネシウム血症に伴う筋力低下や呼吸抑制に注意する。またマグネシウムは脱分極性筋弛緩薬および非脱分極性筋弛緩薬の効果を増強させるので全身麻酔の際には注意が必要である。

2 帝王切開術での児娩出後の子宮収縮

　帝王切開術に際しては，児を子宮から娩出させて臍帯をクランプするまでは子宮筋を十分に弛緩させておいたほうが，胎盤血流が維持され児にとっては有利である．しかし，児が娩出されたなら子宮を十分に収縮させ出血を少なくすることが重要である．この子宮の収縮により，増大していた子宮への血流が全身循環に戻る（およそ300〜500ml）ので分娩後の母体の血圧の維持にも役立つ．自然の収縮を補う目的で子宮収縮薬の投与が行われる．多くの場合，帝王切開術中の子宮収縮薬の選択は施設ごとに標準的な方法が決められており，それで十分な収縮が得られない場合には産婦人科医の判断により追加の処置が依頼されるが，麻酔科医も各薬物の作用と副作用について十分に理解した上で投与すべきである．

a. 合成下垂体後葉ホルモン

　オキシトシン（アトニン®）は，子宮平滑筋に作用して収縮の頻度と強度を増す．心血管系への副作用として，血管拡張や血圧低下（拡張期血圧の低下が著しい）や頻拍や不整脈などがある．特に，急速に静注すると重篤な血圧低下を起こすので注意が必要である．また大量では抗利尿作用を有しており，過剰の輸液を行えば，水中毒や脳浮腫，痙攣が生じうる．

　オキシトシンは多くの施設で帝王切開術中の子宮収縮薬の第一選択として用いられているが，早産の症例では子宮筋のオキシトシンに対する感受性が十分に発達していなかったり，直前まで誘発分娩を行っていた症例ではオキシトシンに対する感受性が低下していたりするので，その場合は他の収縮薬を考慮すべきである．

　十分な子宮収縮を得るためのオキシトシンの初期投与量としては，予定帝王切開患者で0.35IU（95% CI 0.18〜0.52IU）と報告されている[5]が，分娩停止による緊急帝王切開術ではオキシトシンに対する感受性が低下しているために2.99IU（95% CI 2.32〜3.67）と増加していることが報告されている[6]．いずれにしても慣例的に行われている5Uの急速投与は過剰投与であり，低血圧の危険を増加させるので避けるべきである[7]．

b. 麦角アルカロイド

　メチルエルゴメトリンは，子宮収縮の頻度と強度を増加させるが，収縮間欠期には子宮は正常に弛緩する．しかし大量に用いた場合は，収縮はより強く持続性となり，間欠期にも緊張が高まり，テタニー様の収縮となることもある．このため，麦角アルカロイドを用いるのは，児娩出後の産褥出血をコントロールする場合に限られる．心血管系への副作用として，血管収縮と高血圧があるが，これらの副作用は昇圧薬との併用で増強されるので注意が必要である．急速に静注すると，重度の高血圧や痙攣，脳卒中，網膜剝離，肺水腫を起こすことがあるので，適度に希釈して60秒以上かけてゆっくりと静注する．麦角アルカロイドは，末梢血管病変や高血圧，冠動脈疾患などを有する産婦ではなるべく使用を避け，やむなく使用する場合も慎重に投与する．麦角アルカロイドによ

り喘息が誘発されるとの報告があるが，その発生頻度は必ずしも高くなく，添付文書にも禁忌とはされていない。喘息患者で麦角アルカロイドを第一選択にすべきではないが，オキシトシンで十分な収縮が得られない場合は慎重に使用することは許されるであろう。

c. プロスタグランジン製剤

プロスタグランジン$F_2\alpha$（プロスタルモン$F^®$）は，子宮弛緩に対してテタニー様子宮収縮を達成するために用いられるが，この目的ではオキシトシンと麦角アルカロイドに次ぐ第三の治療薬となっている。投与後の一過性高血圧，重症気管支攣縮，肺血管抵抗増加が報告されている。特に喘息の既往がある患者では注意すべきである。

わが国でのプロスタルモン$F^®$の適応は，陣痛促進と治療的流産であり，産褥出血に対する使用法は添付文書には掲載されていないが，米国の産科の成書には，0.25mgの筋肉内注射を最大8回まで15～90分間隔で繰り返すと記載されている[8]。

3 帝王切開術中の子宮弛緩

早産児や子宮内胎児発育不全などの帝王切開術では，子宮が小さく子宮筋が厚いので児を娩出するのに時間がかかることがある。このような場合に，ニトログリセリンを静脈内投与することにより子宮筋を弛緩させ，児が娩出しやすくすることが可能である[9]。具体的には，ミリスロール$^®$原液0.1mgを静脈内投与すると約30秒後に子宮筋の弛緩が得られ，約30秒間，効果が持続する。この際に，一時的に血圧が低下するが速やかに回復する。

4 誘発分娩

無痛分娩を選択するしないに関わらず，経腟分娩の際には子宮の収縮を補うために子宮収縮薬が必要とされることがある。計画分娩などで陣痛を最初から誘発する場合（induction）と自然陣発後に陣痛を促進する場合（augmentation）がある。

無痛分娩により子宮の収縮が減弱するかどうかは長らく議論されているが，大切なことはneuraxial blockに用いる薬物が直接に子宮の収縮に影響するわけではないことである。局所麻酔薬を直接，子宮筋に灌流させた場合は子宮筋が弛緩することが報告されている[10]が，脊柱管内に投与した局所麻酔薬あるいは麻薬が直接に子宮筋に作用するわけではなく，neuraxial blockにより生じた一時的変化が子宮筋の収縮に二次的に影響しているのである。

例えば強い陣痛に苦しんでいる妊婦でCSEAによる無痛分娩を開始した場合，一過性の遷延性徐脈を認めることがあるが，これは痛みのために母体の血中に放出された内因性のカテコラミンが子宮の弛緩に貢献していたのが，痛みがなくなることにより血中カテコラミン濃度が減少して過強陣痛となるためであると説明されている[11]。これと同一の機序によるかどうかは定かでないが，CSEAによる無痛分娩では分娩第1期が短縮するとも報告されている[12]。

このように無痛分娩が子宮収縮にどのように影響するかは，さまざまな因子に影響されるので一概に論じることは難しいが，麻酔開始後に子宮収縮が減弱することも少なくない。このような場合には必要に応じて促進剤を用いて子宮収縮を増強させる必要がある。この目的では一般的にオキシトシンが用いられる。

5 子宮内反症

子宮内反症はまれな疾患であるが，治療が遅れれば，大量出血により母体が生命の危機にさらされる。子宮内反症の治療に際しては，最初に十分に子宮を弛緩させて還納し，その後は子宮を十分に収縮させて再発を防止しつつ出血量を減少させることが必要である。したがって，子宮内反症の麻酔の要点は，母体の循環動態の維持と，子宮収縮のコントロール，および母体の鎮痛であるが，緊急度と重症度を鑑み，前二者に特にプライオリティをおいて麻酔法を選択する。循環動態が比較的保たれている場合には，子宮弛緩薬（β交感神経刺激薬やマグネシウム，ニトログリセリン）を静脈内投与して還納を試みる。循環動態が不安定な場合には，気管挿管により気道を確保し全身麻酔下に還納を試みる。筋弛緩薬は子宮筋の弛緩には貢献しないが，腹壁の緊張を取るので成功率を向上させる。吸入麻酔薬は子宮の弛緩に貢献するが，作用発現には時間がかかり，還納成功後も効果が持続することに注意が必要である。

おわりに

麻酔科医は手術の麻酔管理に際して，筋弛緩薬を投与して横紋筋の緊張を調節するだけでなく，心筋や血管平滑筋の緊張を調節して循環動態を安定させることを無意識に行っている。しかし，子宮平滑筋のコントロールに関しては産科医任せということが多いようである。本項では，子宮収縮の基礎を整理したうえで，さまざまな臨床場面でどのように子宮の収縮をコントロールすべきかを解説した。麻酔科医が自信を持って，子宮筋の収縮をコントロールできるようになれば，産科麻酔がさらに面白くなるはずである。

■参考文献

1) 佐藤和雄, 藤本征一郎編. 臨床エビデンス産科学. 第2版. 東京：メジカルビュー社；2006.
2) Yoo KY, Lee JC, Yoon MH, et al. The effects of volatile anesthetics on spontaneous contractility of isolated human pregnant uterine muscle：a comparison among sevoflurane, desflurane, isoflurane, and halothane. Anesth Analg 2006；103：443-7.
3) Karaman S, Akercan F, Aldemir O, et al. The maternal and neonatal effects of the volatile anaesthetic agents desflurane and sevoflurane in caesarean section：a prospective, randomized clinical study. J Int Med Res 2006；34：183-92.
4) Ohashi Y, Sumikura H, Tateda T. Inhibitory effect of alprostadil against sevoflurane-induced myometrial relaxation in rats. J Anesth 2007；21：361-6.
5) Balki M, Ronayne M, Davies S, et al. Minimum oxytocin dose requirement after cesarean delivery for labor arrest. Obstet Gynecol 2006；107：45-50.

6) Carvalho JC, Balki M, Kingdom J, et al. Oxytocin requirements at elective cesarean delivery : a dose-finding study. Obstet Gynecol 2004 ; 104 : 1005-10.
7) Butwick AJ, Coleman L, Cohen SE, et al. Minimum effective bolus dose of oxytocin during elective Caesarean delivery. Br J Anaesth 2010 ; 104 : 338-43.
8) Cunningham FG, Leveno KJ, BloomSL, et al. Williamas obstetrics. 22nd ed. New York : McGraw-Hill ; 2005. p.809-54.
9) Axemo P, Fu X, Lindberg B, et al. Intravenous nitroglycerin for rapid uterine relaxation. Acta Obstet Gynecol Scand 1998 ; 77 : 50-3.
10) Fanning RA, Campion DP, Collins CB, et al. A comparison of the inhibitory effects of bupivacaine and levobupivacaine on isolated human pregnant myometrium contractility. Anesth Analg 2008 ; 107 : 1303-7.
11) Van de Velde M, Teunkens A, Hanssens M, et al. Intrathecal sufentanil and fetal heart rate abnormalities : a double-blind, double placebo-controlled trial comparing two forms of combined spinal epidural analgesia with epidural analgesia in labor. Anesth Analg 2004 ; 98 : 1153-9.
12) Wong CA, Scavone BM, Peaceman AM, et al. The risk of cesarean delivery with neuraxial analgesia given early versus late in labor. N Engl J Med 2005 ; 352 : 655-65.

（角倉　弘行）

I. 母体と胎児についての理解を深める

6 胎児心拍数モニタリングによるwell-beingの評価

はじめに

　胎児低酸素症を早期診断し適切な時期に医療介入することで，子宮内胎児死亡のみならず神経後遺障害を回避することが周産期（産科）医療の最大の目的である。胎児発育の評価に加え，biophysical parameterによる機能評価などが行われるが，胎児娩出のタイミングは多くの場合，胎児心拍数（fetal heart rate：FHR）所見に基づいて決定される。

分娩前の胎児評価

1 Non stress test（NST）（図1）

a. Reactive NST

　子宮収縮がない（non stress）状況で，胎動に一致して一過性頻脈（ピークまでが30秒未満の急峻な増加で持続15秒以上2分未満，振幅15bpm以上）を20分間に2回以上認める場合がreactive NSTで胎児はwell-beingと考えられる。胎児心拍数制御中枢が未完成の32週未満は一過性頻脈の基準を持続10秒以上，振幅10bpm以上として判定する。

b. Nonreactive NST

　20分間に一過性頻脈が2回未満の場合がnonreactive NSTで胎児低酸素症の可能性があるが以下の影響を考慮する必要がある。
① 胎児が未成熟（妊娠早期）
② 胎児behavioral status
　Nijhuisら[1]はbehavioral statusによってFHR所見が変化することを報告しており睡眠サイクル（state 1F）ではnonreactiveとなる（図2）。睡眠サイクルは20～40分なので40分以上記録時間を延長して判定すればよいが，音響振動刺激試験（vibro-acoustic stimulation test：VAST）により一過性頻脈の出現有無を確認することで検査時間を短縮できる。

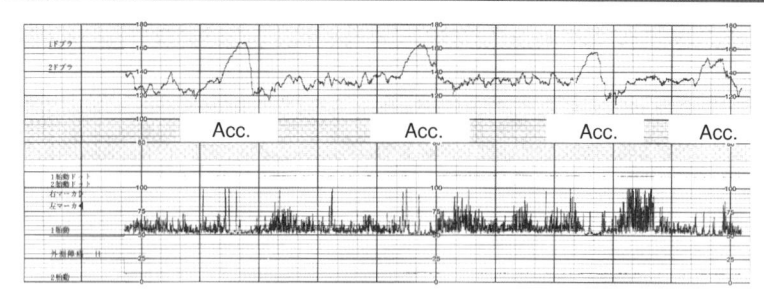

図1 Non stress test (NST)
胎動に一致して一過性頻脈（acceleration : Acc）を認める場合がreactive NSTである。

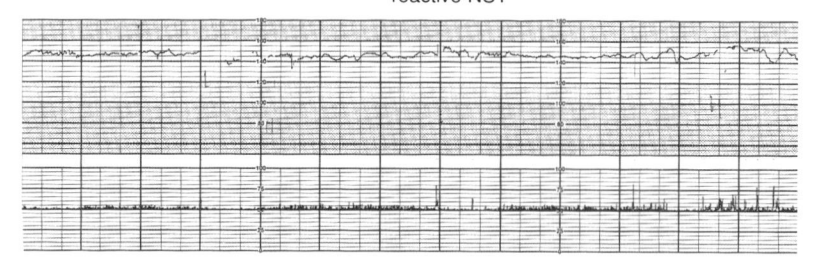

	state 1F	state 2F	state 3F	state 4F
Body movements	incidental	periodic	absent	continuous
Eye movements	absent	present	present	present
Heart rate pattern (HRP)	A	B	C	D

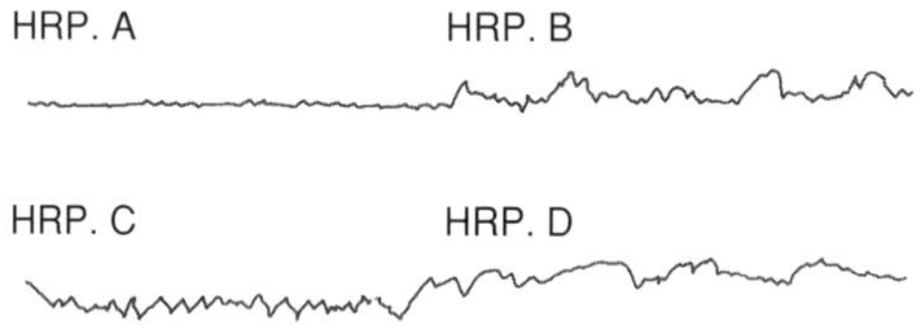

図2 胎児neurobehavioral status と胎児心拍数所見の関連
(Nijhuis JG, Prechtl HF, Martin CB Jr, et al. Are there behavioural states in the human fetus ? Early Hum Dev 1982 ; 6 : 177-95 より引用)

音響振動刺激はコロメトリックス146音刺激装置™（75Hz，74dB）などを用いて母体腹壁から低周波音を3秒間発して一過性頻脈の出現を見るもので刺激が胎児・新生児の聴覚に負の影響を及ぼすことはないとされる。

③ 母体の影響

空腹（低血糖）や喫煙によってもnonreactiveとなりえる。中枢神経系に影響する鎮静薬，抗痙攣薬など薬物投与の影響を考慮する。

④ 胎児中枢神経異常

まれではあるが胎児が種々の原因により脳死状態となれば心拍数制御中枢は機能破綻

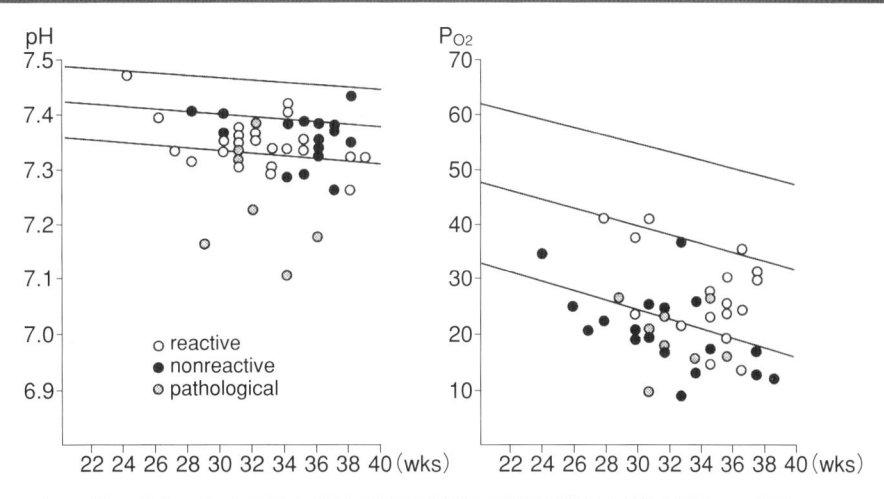

図3 NST所見と胎児血 pH, P_{O_2}
FGR (fetal growth restriction) 胎児のNST所見とpercutaneous umbilical cord blood sampling (PUBS) による胎児血pH, P_{O_2}との関連に関する検討。reactive NSTであってもP_{O_2}低値の症例が見られ, 一過性徐脈を伴う場合 (pathological) は酸血症に陥っている。

し, 基線細変動は消失し, 子宮収縮に伴う一過性徐脈も見られず心拍数基線は一直線となる。荒木[2]は子宮内胎児脳死 (intrauterine fetal brain death) の判定基準として①VASTに不反応, 陣痛またはCSTに不反応で約140bpmのfixed pattern, ②眼球運動, 呼吸様運動, 嚥下運動, 躯幹運動の消失, ③脳動脈血流の消失, ④画像診断による脳実質の器質的障害を提案し, 不要な帝王切開を回避しえるとしている。

Fetal growth restriction (FGR) の胎児はreactive NSTであっても胎児血P_{O_2}は低値の傾向が見られnonreactiveで一過性徐脈を伴う場合は酸血症に陥っている可能性が高く帝王切開を考慮する (図3)。

c. Sinusoidal heart rate pattern (SHRP)

心拍数基線が正弦波様に揺れるSHRPは血液型不適合妊娠, feto-maternal transfusionなどによる胎児貧血か, 高度の低酸素症などと関連し, 早期娩出を考慮する。1982年にModanlouら[3]が提唱した基準は, ①心拍数基線が120〜160bpmの範囲内を推移する, ②振幅が5〜15bpm, まれにそれ以上, ③周期が2〜5cycle/分, ④短期細変動 (short term variability) が消失, ⑤正弦波様の振幅パターンで基線細変動, 一過性頻脈が見られない, である。

スムースでない正弦波様パターンは"sinusoidal like pattern"あるいは"pseudo-sinusoidal pattern"とする報告もある。Murataら[4]は動物実験でSHRPは重症貧血の胎仔で出現し血中アルギニンバソプレシン (arginine vasopressin : AVP) が高値であること, また迷走神経遮断とAVPの点滴静注で誘発できることを報告しているがこのパターンの発症機序の詳細は不明である。

(a)

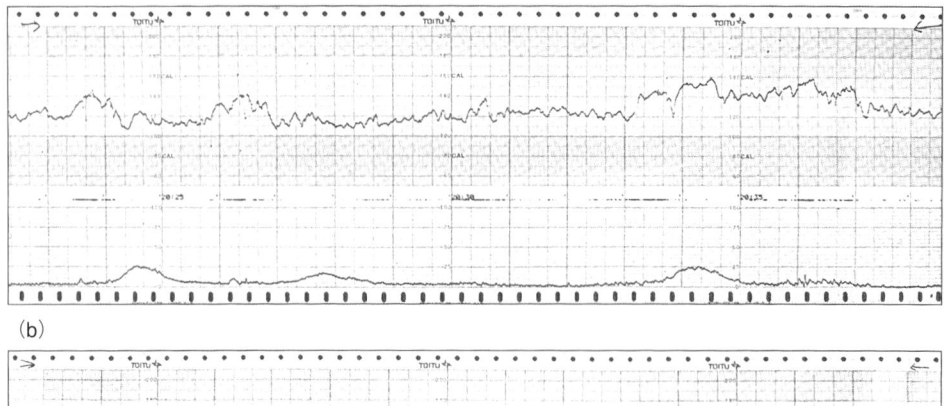

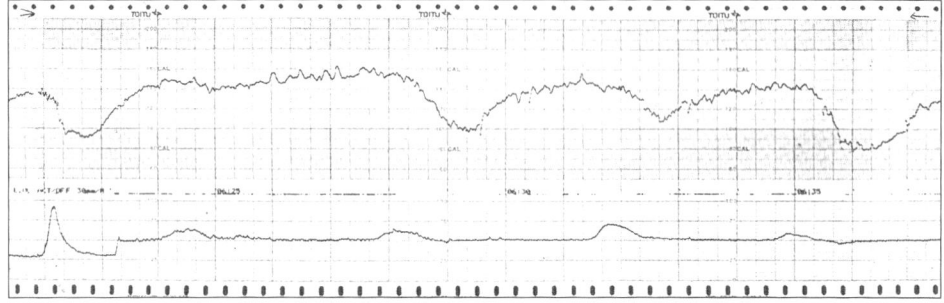

(b)

図4　HELLP症候群のFHR所見

　32歳の経産婦。36週に胃痛を訴え受診した。妊婦経過は特に異常なかったが，2週前より尿蛋白（＋），血圧135/85 mmHgであった。入院時NSTはreactiveであった（a）。その後，上腹部痛が増強し，血圧も200/120 mmHgと上昇した。

　入院6時間後にpositive CST（基線細変動は保たれている）の所見により（b），緊急帝王切開となった。血液検査値からHELLP症候群と診断された。児は1,818 g，♂，アプガースコア6/9，臍帯動脈血pH 7.27であった。

2 Contraction stress test（CST）

a. Negative CST

　酸素化が良好な胎児では子宮収縮負荷（stress）によっても一過性徐脈は見られないが，P_{O_2}が化学受容体に反応する閾値以下の場合は子宮収縮負荷によって遅発一過性徐脈が出現する。CSTは10分間に40〜60秒持続する子宮収縮を3回認める時点で評価し，遅発一過性徐脈がみられない場合がnegative CSTである。母体状況の急激な悪化，突発的な臍帯・胎盤異常が生じない限り1週間程度の胎児well-beingを保証しえる。

b. Positive CST

　50％以上の子宮収縮に伴って遅発一過性徐脈が見られる場合がpositive CSTで胎盤呼吸予備能の低下がうかがわれる所見である（図4）。なおNSTで基準を満たす子宮収縮があればCSTとして評価し，子宮収縮を誘発する場合はオキシトシンの点滴静注（0.5 mU/分で20分ごとに増量；oxytocin challenge test：OCT）によるか乳頭刺激による。OCTは煩雑で時間がかかるので乳頭刺激によるCSTが行われる。CSTは前置胎盤や切迫早産など

表1 Biophysical profile scoreの項目とスコア

Component	Score 2	Score 0
Nonstress test*	≧2 accelerations of ≧15 beats/min for ≧15 sec within 20〜40 min	0 or 1 acceleration within 20〜40 min
Fetal breathing	≧1 episode of rhythmic breathing lasting ≧30 sec within 30 min	<30 sec of breathing within 30 min
Fetal movement	≧3 discrete body or limb movements within 30 min	<3 discrete movements
Fetal tone	≧1 episode of extremity extension and subsequent return to flexion	0 extension/flexion events
Amnionic fluid volume**	A pocket of amnionic fluid that measures at least 2 cm in two planes perpendicular to each other (2×2 cm pocket)	Largest single vertical pocket ≦2 cm

*May be omitted if all four sonographic components are normal.
**Further evaluation warranted, regardless of biophysical composite score, if largest vertical amnionic fluid pocket ≦2 cm.

子宮収縮が望ましくない症例は禁忌である。CST positiveであっても50〜75％は経腟分娩が可能となるが，基線細変動が消失している場合には帝王切開による急速遂娩が必要になる。胎児が低酸素血症から酸血症に陥る過程では遅発一過性徐脈が一過性頻脈の消失に先立って認められ[5]，CSTのfalse negative rateはNSTの3.2/1,000に比べて0.4/1,000であり，胎児well-beingの評価法の中でsensitiveな検査といえる[6]。

c. Equivocal CST

散発的な子宮収縮あるいは胎動に伴って遅発一過性徐脈や変動一過性徐脈が見られる場合や間欠2分以内あるいは90秒以上持続する子宮収縮に伴う遅発一過性徐脈はequivocalな所見で再検査が必要になる。

3 Biophysical profile score（BPS）

NST所見，超音波断層法による胎児呼吸様運動，胎動，筋緊張，羊水量を評価しスコア化して胎児well-beingを評価するもので（表1）Manningら[7]により提唱された。それぞれの生理的パラメータの制御中枢の低酸素に対する感受性は異なり，32週ごろに完成する心拍数制御中枢が最も高い[8]（図5）。すなわち胎児低酸素症では最初に心拍数所見に変化が見られ（nonreactive NST），その後，呼吸様運動の消失，胎動の消失，筋緊張の消失と段階的に進行し胎児血pHは低下する[9]（図6）。羊水量の減少は低酸素に対する血流再

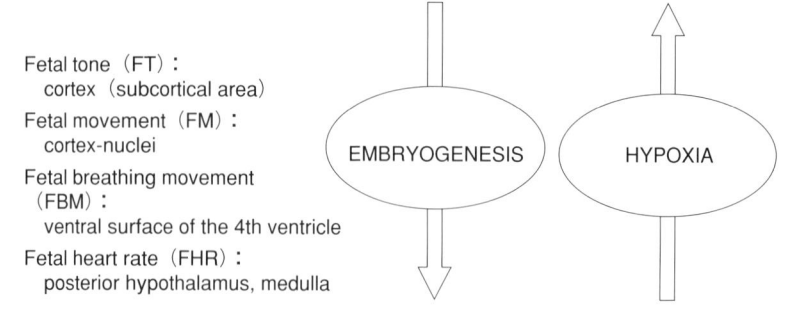

Fetal tone (FT):
    cortex (subcortical area)
Fetal movement (FM):
    cortex-nuclei
Fetal breathing movement (FBM):
    ventral surface of the 4th ventricle
Fetal heart rate (FHR):
    posterior hypothalamus, medulla

図5 Biophysical parameterの制御中枢
胎生早期に完成する制御中枢ほど低酸素に対する感受性が低く,32週ごろに完成する延髄の心臓血管運動中枢の感受性が最も高い。
(Vintzileos AM, Campbell WA, Nochimson DJ, et al. The use and misuse of the fetal biophysical profile. Am J Obstet Gynecol 1987 ; 156 : 527-33 より引用)

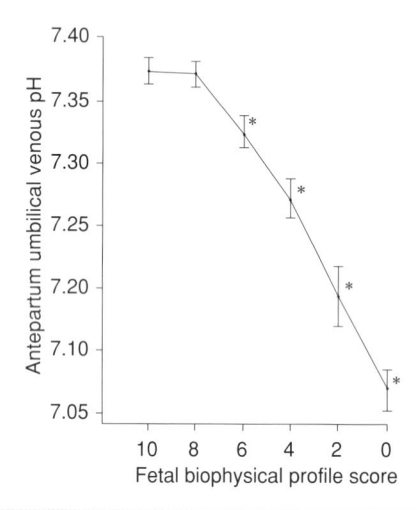

図6 Biophysical profile scoreと胎児血pH
PUBSによる胎児血pHはスコアが低値であるほど酸血症の傾向が見られる。
(Manning FA, Snijders R, Harman CR, et al. Fetal biophysical profile score, Ⅵ. Correlation with antepartum umbilical venous fetal pH. Am J Obstet Gynecol 1993 ; 169 : 755-63 より引用)

分配により腎血流が減少して尿量が減少するためで,NST所見と羊水量の2つのパラメータによる評価 (modified BPS)[10] は検査時間が短縮できて有用である。

分娩時の胎児管理

間欠的聴診法によっても連続的な胎児心拍数陣痛図モニタリングを行っても児の長期

予後には差は見られないとされるが産婦と1：1で分娩第1期は30分ごと，第2期は15分（ハイリスク妊娠では第1期，2期それぞれ15分，5分）ごとに子宮収縮後の60秒間，胎児心拍数を聴取することは容易ではない。したがってすべての分娩例で連続的な胎児心拍数モニタリングによる胎児監視が必須と考えられる。

1 分娩時の胎児心拍数モニタリング (表2)[11]

外測法あるいは内測法によるが，外測法によるモニタリングが一般的である。外測法では子宮内圧の評価は不可能で子宮収縮の頻度と周期から評価することになるが分娩誘発・促進例を対象にした無作為コントロール研究（randomized controlled trial：RCT）ではいずれの方法によっても産科手術の頻度，新生児予後には差は見られない[12]。FHR所見で基線が110〜160bpmの範囲内にあり，基線細変動が保たれ（6〜25bpm），一過性頻脈を認め，一過性徐脈を認めない場合（カテゴリーⅠ，normal）は胎児心拍数制御中枢の酸素化は保たれており，安心できる（reassuring）所見である。

一方，基線細変動が減少・消失し，変動一過性徐脈あるいは遅発一過性徐脈が反復，持続する場合，徐脈，SHRP（カテゴリーⅢ，abnormal）は胎児が低酸素血症から酸血症に陥っている可能性を示唆する所見で急速遂娩が必要になる。急速遂娩は帝王切開術によるが分娩第2期で要約を満たせば吸引あるいは鉗子分娩を考慮する。基線細変動が消失し遅発一過性徐脈を認めても必ずしも脳性麻痺の発症とは関連しない（偽陽性所見の頻度が高い）[13]が，遷延徐脈の場合は可及的速やかに児を娩出しない限り，低酸素性虚血性脳症（hypoxic-ischemic encephalopathy：HIE）から神経後遺障害を残す可能性が高い。カテゴリーⅡは解釈がindeterminateな所見でその程度，反復の有無，持続時間によっても異なるが胎児低酸素症を示唆する安心できない（nonreassuring）所見であり，厳重な胎児監視が必要になる。

硬膜外鎮痛法，脊髄くも膜下硬膜外併用鎮痛法（combined spinal-epidural analgesia：CSEA）では局所麻酔薬投与後に10〜12％の頻度で一過性徐脈が認められる[14)15)]（図7）。特にCSEAでは母体低血圧が回避されても，子宮筋過収縮に起因する遷延一過性徐脈が認められるが，急激な疼痛除去によりアドレナリンの子宮収縮抑制作用が解除されたためと考えられている[16]。傍頸管ブロック後の一過性徐脈には子宮動脈の攣縮が関与する可能性が示唆され，一過性徐脈の出現頻度が高いため[14]，分娩時の鎮痛法として用いられることはほとんどない。

鎮静薬，麻薬などの投与により，心拍数基線細変動は減少，消失するので心拍数図所見からの胎児評価が困難になる場合がある。またmeperidine, morphine, alphaprodine, nalbuphine, butorphanolなど産科麻酔薬投与後[17]にSHRPが認められるが（図8），胎児貧血と関連するSHRPとは異なり，多くの場合振幅の小さいsinusoidal-like pattern（pseudosinusoidal pattern）であり，通常は急速遂娩が必要になることはない。Pseudosinusoidal patternはfetal sucking, 呼吸様運動や臍帯圧迫による一過性の低酸素症とも関連して出現する。

6. 胎児心拍数モニタリングによる well-being の評価

表2　3段階式の胎児心拍数評価法
(2008 NICHD Workshop on Electronic Fetal Monitoing)

Category Ⅰ - Normal
Include all of the following：
- Baseline rate：110〜160bpm
- Baseline FHR variability：moderate
- Late or variable decelerations：absent
- Early decelerations：present or absent
- Accelerations：present or absent

Category Ⅱ - Indeterminate
Include all FHR tracings not categorized as Category Ⅰ or Ⅲ.
　Category Ⅱ tracings may represent an appreciable fraction of those encountered in clinical care.
　Examples include any of the following：

Baseline rate
- Bradycardia not accompanied by absent baseline variability
- Tachycardia

Baseline FHR variability
- Minimal baseline variability
- Absent baseline variability not accompanied by recurrent decelerations
- Marked baseline variability

Accelerations
- Absence of induced accelerations after fetal stimulation

Periodic or episodic decelerations
- Recurrent variable decelerations accompanied by minimal or moderate baseline variability
- Prolonged deceleration ≥ 2 minutes but < 10 minutes
- Recurrent late decelerations with moderate baseline variability
- Variable decelerations with other characteristics, such as slow return to baseline, "overshoots" or "shoulders"

Category Ⅲ - Abnormal
Include either：
- Absent baseline FHR variability and any of the following：
　　Recurrent late decelerations
　　Recurrent variable decelerations
　　Bradycardia
- Sinusoidal pattern

---

bpm = beats per minute；FHR = fetal heart rate；NICHD = National Institute of Child Health and Human Development.

　胎児危険度からFHRパターンを3段階に分けたものでカテゴリーⅠは胎児酸塩基状態が正常なパターンである。
　カテゴリーⅢは胎児酸血症が示唆される異常パターンで子宮内胎児蘇生のうえ急速遂娩を考慮する。
　カテゴリーⅡはⅠとⅢの中間で安心できない（nonreassuring）パターンで厳重監視が必要になる。

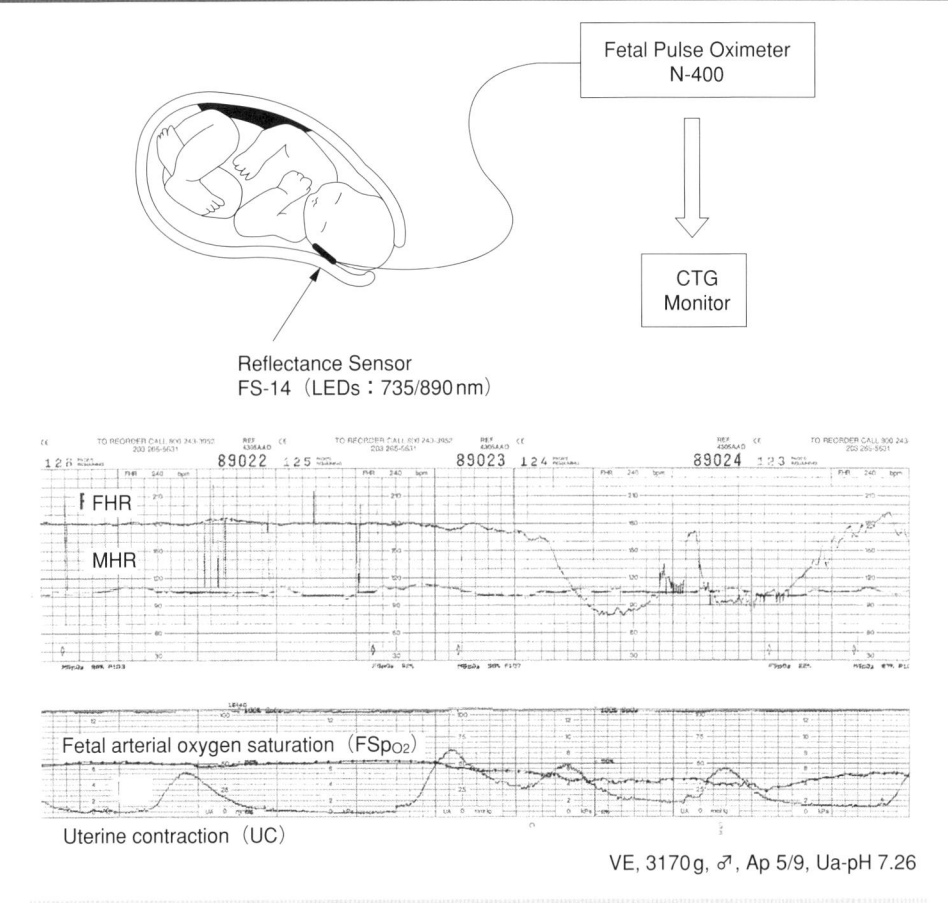

図7 硬膜外鎮痛法後の遷延一過性徐脈とFSp$_{O_2}$

局所麻酔薬投与後12分で頻収縮に一致して遷延一過性徐脈が出現した。胎児動脈血酸素飽和度（FSp$_{O_2}$）も一過性に低下したがその後は問題なく経過し経腟分娩となった。

VE, 3170g, ♂, Ap 5/9, Ua-pH 7.26

2 バックアップテスト

　胎児心拍数モニタリングは低酸素症の間接的評価法であり，偽陽性所見の頻度が高いため種々のバックアップテストが考慮されてきた。

a. Fetal scalp blood sampling（FBS）

　1960年にSalingにより提唱されドイツを中心に広く行われたが，手技が侵襲的でワンポイントの評価法であることなどから現在はほとんど行われていない。先進児頭の頭皮採血によりpHを測定し7.25以上であれば胎児低酸素血症は否定できる。7.20〜7.25では30分後に再検し，7.20未満では急速遂娩を考慮する。

b. 胎児刺激

　Allis鉗子あるいは内診指で児頭を刺激し，一過性頻脈が見られれば頭皮血pHは7.20以上と推察できるが，7.20以下の場合はpHが7.20以下の予測精度は30％程度である。

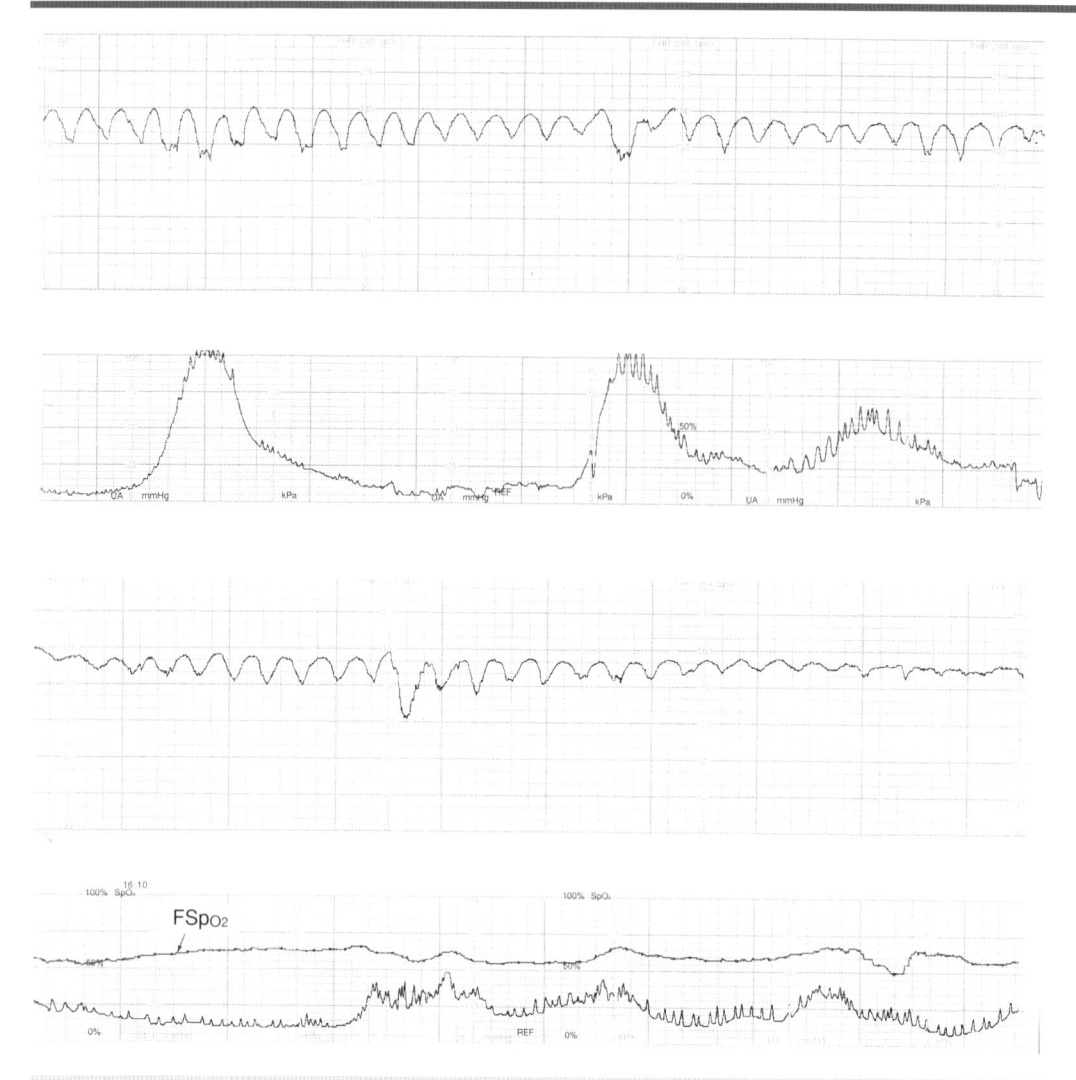

図8 分娩経過中に出現した sinusoidal heart rate pattern

29歳の初産婦。妊娠39週5日で選択的分娩誘発を行い，0.1％ロピバカイン，フェンタニルを用いた PCEA (patient-controlled epidural analgesia) による無痛分娩を行った。

分娩経過中に SHRP が出現したため胎児動脈血酸素飽和度（FSp_{O_2}）モニタリングを行ったが，FSp_{O_2} は60％前後を推移した．その後10分間前後持続する SHRP が数回見られたが，一過性徐脈など nonreassuring 所見はなく吸引分娩となった．児は3,078g，♂，アプガースコア8/9，臍帯動脈血 pH7.30 で臍帯，胎盤に異常所見はなかった。

VAST によっても一過性頻脈がみられれば胎児は well-being と推察され，胎児刺激は FBS の代替法として有用である[18]。

c. Fetal pulse oximetry

反射型センサーを胎児側頭部と子宮壁間に留置し胎児用にキャリブレーションしたパルスオキシメータにより胎児動脈血酸素飽和度（FSp_{O_2}）を連続的にモニタリングするもので，正常胎児の FSp_{O_2} は30〜70％の範囲内を推移する[19]。30％以下が持続する場合は

酸血症に陥っている可能性が高い。Gariteら[20]はnonreassuring FHR所見のあった1,010例のRCTでFSp$_{O_2}$モニタリングを併用した群ではnonreassuring fetal status（NRFS）による帝王切開の頻度は4.5％で胎児心拍数モニタリングのみによる胎児監視を行った群の10.2％に比べて有意に減少したと報告した。しかしながらいわゆる難産による帝王切開の頻度は併用群ではむしろ高頻度で，全体の帝王切開率は両群で差は見られなかった。その後に行われたRCTでもFSp$_{O_2}$モニタリングの併用によりNRFSによる帝王切開の頻度は減少しえるものの，新生児予後には改善がみられなかったことから，米国では現在FSp$_{O_2}$モニタリングは行われていない。しかしながら胎児不整脈や，母体へ薬物投与が行われている場合の胎児評価には極めて有用と考えられる。

d. 胎児心電図波形分析

胎児低酸素血症ではST，T波の増高が見られ，酸血症に陥れば陰性STとなり二相性パターンがみられる。T：QRS比をモニタリングすることで（STAN system™）帝王切開率の減少のみならず胎児酸血症，新生児脳症を回避しえる可能性が報告[21)22)]されているが臨床的有用性の結論は得られていない。

3 子宮内胎児蘇生

FHR所見に異常があれば，内診により分娩進行状態を確認のうえ，原因を検索し，子宮内胎児蘇生を試みる。所見の改善が見られない場合は必要に応じて急速遂娩を考慮する。

a. 体位変換

子宮収縮薬を投与中であれば，速やかに投与を中止し，仰臥位であれば側臥位とする。仰臥位では上肢の血圧測定で異常がなくとも，総腸骨動脈の圧迫により，子宮胎盤循環が損なわれる可能性がある。体位変換により，臍帯圧迫が解除される可能性も期待できる。

b. 輸液，昇圧薬

特に区域鎮痛では血圧低下に留意する。収縮期圧が100 mmHg以下あるいはコントロール期の20％以上の低下では，仰臥位を避け，下肢を挙上し輸液を負荷する。改善が見られない場合はエフェドリン5～10 mgあるいはフェニレフリン50～100 μgの反復静注で速やかに対応する。

c. 酸素投与

5～10 l/分の酸素投与によってFSp$_{O_2}$は上昇しえるが，子宮胎盤循環の確保がより重要である。いたずらに酸素投与を続けることは意味がないが臍帯血ガス所見から分娩第2期での10分間の酸素投与の有用性が報告されている[23)]。

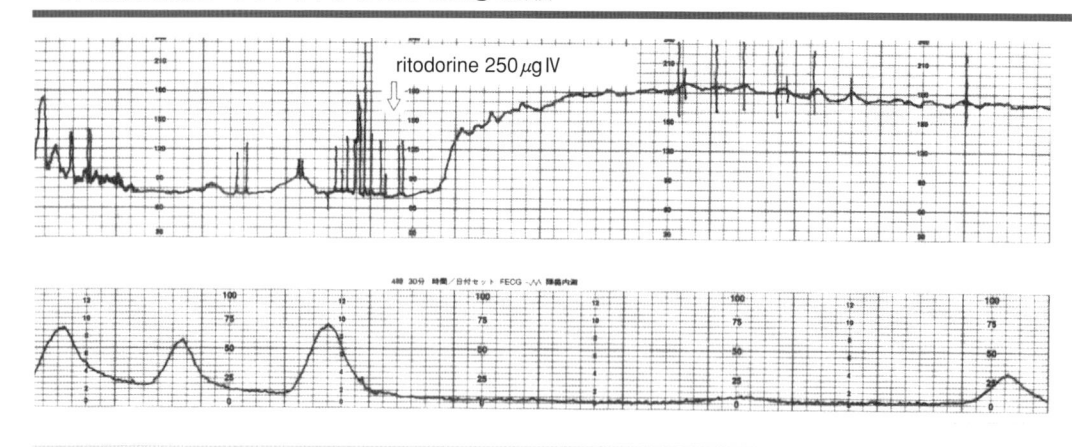

図9 子宮内胎児蘇生法としてのrapid tocolysis
遷延一過性徐脈のため塩酸リトドリンを250μg静注した。子宮収縮は抑制され、遷延一過性徐脈は消失した。

d. 子宮収縮抑制

　子宮胎盤循環を保持するうえで極めて重要であり，積極的に子宮収縮を抑制する。米国では塩酸テルブタリン250μgの静注か皮下投与が推奨されるが，塩酸リトドリン250〜1000μgの反復静注により子宮収縮を抑制する（図9）。ニトログリセリン60〜180μgの静注が有効との報告があるが，血圧低下の可能性もあり塩酸リトドリンが使いやすい。硫酸マグネシウムは効果発現までに時間がかかるので適していない。

e. 人工代用羊水注入[24]（amnioinfusion）

　1976年にGabbeらがアカゲザルの実験で羊水過少に伴う徐脈が生理食塩水の子宮腔内注入により消失したことを報告して以来，臨床応用されるようになった。上記の子宮内胎児蘇生によっても変動一過性徐脈，遷延一過性徐脈が持続し，羊水過少（AFI＜5cm）が確認できればamnioinfusionを考慮する。変動一過性徐脈の出現頻度の減少，帝王切開の回避，新生児予後の改善が期待できる[24)25)]。通常は250〜500mlの生理食塩水の注入で効果が得られる。2/3の症例で効果が期待でき（図10），FSp_{O_2}も改善するが，所見の改善がみられない場合は胎児娩出のタイミングを逸しないように留意する必要がある。

4 急速遂娩

　Nonreassuring FHR所見が持続する場合は子宮内胎児蘇生を行ったうえで，改善がなければ急速遂娩を考慮することになる。分娩時に突発する胎盤早期剥離，臍帯脱出，子宮破裂や母体の呼吸循環不全などでは，胎児への酸素供給が途絶するため，胎児心拍数は遷延徐脈に移行する。胎児，新生児死亡のみならず，神経後遺障害を回避するために速やかに児娩出を考慮すべき超緊急事態といえる。徐脈出現から25分以内に児を娩出すれば神経後遺障害を回避しえる[26)]ので，超緊急事態に備え手術室，麻酔科など関連各科との緊密な連携体制を構築しておく必要がある。

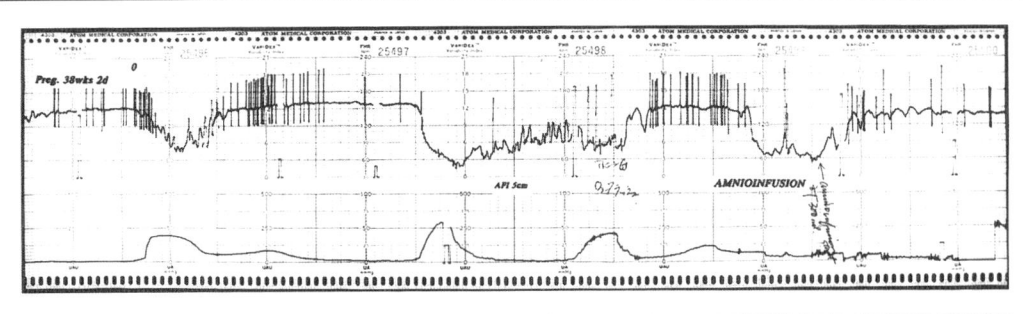

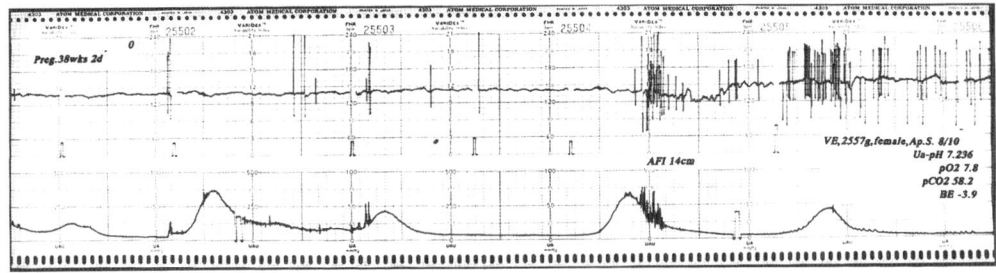

図10 Amnioinfusionの効果
高度変動一過性徐脈，遷延一過性徐脈が持続し羊水量の減少（AFI 5 cm）を認めたためamnioinfusion（生理食塩水350 ml）を行った。羊膜腔は確保され一過性徐脈は消失し，その後経腟分娩となった。

おわりに

1970年代以降，超音波診断装置，分娩監視装置の臨床導入により産科医療は著しく発展し児の予後改善に寄与してきた。Fetus as a patientとして胎児も医療の対象になっているが，とりわけ胎児低酸素症の早期診断が重要であり，胎児心拍数モニタリングの意義は計り知れない。

■参考文献
1) Nijhuis JG, Prechtl HF, Martin CB Jr, et al. Are there behavioural states in the human fetus ? Early Hum Dev 1982；6：177-95.
2) 荒木勤. Intrauterine Fetal Brain Deathの胎児病態. 産婦の実際 1998；47：2037-42.
3) Modanlou HD, Freeman RK. Sinusoidal fetal heart rate pattern：its definition and clinical significance. Am J Obstet Gynecol 1982；142：1033-8.
4) Murata Y, Miyake Y, Yamamoto T, et al. Experimentally produced sinusoidal fetal heart rate pattern in the chronically instrumented fetal lamb. Am J Obstet Gynecol 1985；153：693-702.
5) Murata Y, Martin CB Jr, Ikenoue T, et al. Fetal heart rate accelerations and late decelerations during the course of intrauterine death in chronically catheterized rhesus monkeys. Am J Obstet Gynecol 1982；144：218-23.
6) Freeman RK, Anderson G, Dorchester W. A prospective multi-institutional study of antepartum fetal heart rate monitoring. II. Contraction stress test versus nonstress test for primary surveillance. Am J Obstet Gynecol 1982；143：778-84.

7) Manning FA, Platt LD, Sipos L. Antepartum fetal evaluation : development of a fetal biophysical profile. Am J Obstet Gynecol 1980 ; 136 : 787-95.
8) Vintzileos AM, Gaffney SE, Salinger LM, et al. The relationship between fetal biophysical profile and cord pH in patients undergoing cesarean section before the onset of labor. Obstet Gynecol 1987 ; 70 : 196-201.
9) Manning FA, Snijders R, Harman CR, et al. Fetal biophysical profile score, VI. Correlation with antepartum umbilical venous fetal pH. Am J Obstet Gynecol 1993 ; 169 : 755-63.
10) Nageotte MP, Towers CV, Asrat T, et al. Perinatal outcome with the modified biophysical profile. Am J Obstet Gynecol 1994 ; 170 : 1672-6.
11) Macones GA, Hankins GD, Spong CY, et al. The 2008 National Institute of Child Health and Human Development workshop report on electronic fetal monitoring : update on definitions, interpretation, and research guidelines. Obstet Gynecol 2008 ; 112 : 661-6.
12) Bakker JJ, Verhoeven CJ, Janssen PF, et al. Outcomes after internal versus external tocodynamometry for monitoring labor. N Engl J Med 2010 ; 362 : 306-13.
13) Nelson KB, Dambrosia JM, Ting TY, et al. Uncertain value of electronic fetal monitoring in predicting cerebral palsy. N Engl J Med 1996 ; 334 : 613-8.
14) 天野　完, 西島正博, 新井正夫. 局麻剤が胎児心拍数・新生児neurobehaviorに及ぼす影響. 日産婦会誌 1985 ; 37 : 2291-9.
15) Eberle RL, Norris MC, Eberle AM, et al. The effect of maternal position on fetal heart rate during epidural or intrathecal labor analgesia. Am J Obstet Gynecol 1998 ; 179 : 150-5.
16) Cascio M, Pygon B, Bernett C, et al. Labour analgesia with intrathecal fentanyl decreases maternal stress. Can J Anaesth 1997 ; 44 : 605-9.
17) 天野　完, 西島正博, 島田信宏ほか. 分娩時"Sinusoidal pattern"の臨床的意義. 周産期医 1982 ; 12 : 159-64.
18) Elimian A, Figueroa R, Tejani N. Intrapartum assessment of fetal well-being : a comparison of scalp stimulation with scalp blood pH sampling. Obstet Gynecol 1997 ; 89 : 373-6.
19) 天野　完, 西島正博. Fetal pulse oximetryの有用性. 日新生児会誌 1997 ; 33 : 144-9.
20) Garite TJ, Dildy GA, McNamara H, et al. A multicenter controlled trial of fetal pulse oximetry in the intrapartum management of nonreassuring fetal heart rate patterns. Am J Obstet Gynecol 2000 ; 183 : 1049-58.
21) Westgate J, Harris M, Curnow JS, et al. Plymouth randomized trial of cardiotocogram only versus ST waveform plus cardiotocogram for intrapartum monitoring in 2400 cases. Am J Obstet Gynecol 1993 ; 169 : 1151-60.
22) Neilson JP. Fetal electrocardiogram (ECG) for fetal monitoring during labour. Cochrane Database Syst Rev 2006 ; 3 : CD 000116.
23) Thorp JA, Trobough T, Evans R, et al. The effect of maternal oxygen administration during the second stage of labor on umbilical cord blood gas values : a randomized controlled prospective trial. Am J Obstet Gynecol 1995 ; 172 : 465-74.
24) 天野　完. 胎児intervention－羊水穿刺吸引と人工羊水注入. 新女性医学体系33　産科手術と処置. 東京：中山書店；2000. p.302-17.
25) Hofmeyr GJ. Amnioinfusion for umbilical cord compression in labour. Cochrane Database Syst Rev 2000 ; 2 : 1 CD000013.
26) Kamoshita E, Amano K, Kanai Y, et al. Effect of the interval between onset of sustained fetal bradycardia and cesarean delivery on long-term neonatal neurologic prognosis. Int J Gynaecol Obstet 2010 ; 111 : 23-7.

〔天野　完〕

I. 母体と胎児についての理解を深める

7 発達過程の脳に対する麻酔薬の影響

はじめに

　幼若な脳に麻酔薬が及ぼす影響については，現在も活発に研究が進められており，Anesthesiology誌やAnesthesia and Analgesia誌に関連した論文が掲載されない月は見当たらないほどである．総説も多くの雑誌に和文でも英文でも掲載されている[1)~3)]．

　そのような現況で本項が目指すものは，歴史的な経過を振り返りながら，現時点での臨床的・基礎的知見を要約することである．特に胎児期の麻酔薬曝露が長期的に及ぼす影響についての研究を紹介し，現時点で母体や新生児に麻酔を行ううえで望ましいと考える方針について述べたい．

発　端

　ワシントン大学のOlneyらのグループ[4)]は，妊娠末期や生後早期のエタノール曝露が児の脳に及ぼす影響を研究する中で，NMDA受容体の拮抗（ケタミン）が広範なアポトーシスを来すことを示した．著者らは，妊娠中の薬物乱用にとどまらず，新生児の麻酔の際にNMDA拮抗薬を用いると悪影響を及ぼす可能性に言及した．

　さらにジアゼパムなど抗てんかん薬に曝露された新生ラットでアポトーシスが増加したことから，GABA作動薬も幼若脳に悪影響を及ぼす可能性が高まった．麻酔薬の大部分はGABA作動性もしくはNMDA拮抗性であることから，新生児麻酔に用いられる一般的な麻酔薬の組み合わせ（ミダゾラム，亜酸化窒素，イソフルラン）を生後7日のラットに6時間投与したところ，単独での投与よりも著しい広範囲のアポトーシスを認め，海馬での長期増強LTPが減弱し，成熟時における迷路試験で空間記憶が低下した[5)]．海馬は記憶に関与しており，そこでのLTPはシナプスの可塑性を示すものとして学習の重要な機序と考えられている．成獣での学習障害の原因となり得る組織学的，電気生理学的変化まで示したことから，この研究は強いインパクトを麻酔科医に与えた．

　脳重量が急激に増加するbrain growth spurtの時期には，脳神経細胞の増殖とシナプス形成が盛んに行われている．齧歯類のデータでは，この時期に全身麻酔薬に対して影響を受けやすいとされる．Brain growth spurtの時期はヒトでは正確に分かっているわけで

はないが，一般的には妊娠第3三半期から生後3歳ごろまでと考えられており，麻酔薬曝露の影響を受けかねない時期は，胎児期や新生児期，乳児期までの比較的長い期間に渡る可能性がある。

波　紋

　この研究が持つ重大な意味について最初に反応したのは，小児麻酔科医であった。ケタミンについてボストンの小児麻酔科医が肯定的な研究を発表したかと思えば，Olneyらは否定的な研究を発表し，Anesthesiology誌のeditorialで何度も取り上げられた。米国小児麻酔科学会（Society for Pediatric Anesthesia）は学術集会やNewsで特集を組んだ。次いで米国産科麻酔科学会（Society for Obstetric Anesthesia and Perinatology）が問題にし始めた。米国麻酔科学会（American Sciety of Anesthesiologists：ASA）が年次学術集会でシンポジウムを開いたり，日本麻酔科学会学術集会でも2010年，2011年と続けてこのテーマを企画している。

　新生児期や乳児期に麻酔を受けることに対する不安は，どの親も持つものであり，これらの知見がマスコミの注目を集めるに至った。TIME誌やニュース番組でも紹介された。そして米国食品薬品局（Food and Drug Administration：FDA）は，2007年に会議を開催し，麻酔科学諸団体と合同で研究推進のための行動計画SAFEKIDS initiativeを立ち上げ，2011年にはフォローアップ会議を開いた。その結論は2007年と変わらず，"現時点でのデータに基づいて診療を変えることは正当化されない"というものだった[6]。

生後早期の曝露の影響

1 臨床研究

　メイヨークリニックのWilderらは，人口移動が少ない中西部のある地区の利点を活かして，大規模な出生コホートを用いて，麻酔薬が発達期の脳に悪影響を与えるかを検討した。4歳になる前に手術を受けた児とそれ以後（5〜19歳）に手術を受けた児を比較して，麻酔回数が多いほど学習障害の頻度が高いことを発見した[7]。しかし1回の麻酔では差は見られなかった。この研究の優れているところは，学習障害の程度をIQで補正した点であるが，ひとたび学習障害とされた児はフォローアップから外している点が，その後の回復の可能性を検討していないため難点といえる。DiMaggioら[8]はニューヨーク州の公的医療保険データを用いて，3歳以前に鼠径ヘルニア手術を受けた児と，対応させた非手術児と比較した結果，行動や発達の障害と診断される頻度が2倍に上ることを報告した。一方でデンマークの全国コホートでは，1歳以前にヘルニア手術を受けた児と，性別，出生体重，親の年齢と教育水準をマッチさせた対象とを比較して，15, 16歳の学業成績

に差がないと報告された[9]。1歳以前の早い時期であっても，短時間の単回全身麻酔薬曝露では悪影響がないという結果は喜ばしいが，本研究では学業以外の認知行動面での異常は検討されておらず，さらに長時間の麻酔が影響するかどうかは評価できない。

交絡因子として遺伝や環境の要因を最小限にする目的で，双胎を対象とした研究が2つある。1つはオランダで一卵性双胎を対象として，双胎の一方のみが手術・麻酔を受けた71組において，同じペアのもう一方の児と比較した研究で，3歳以前の麻酔曝露でも学業成績や認知機能に差はなかった[10]。もう1つの研究として，米国のDiMaggioらは再びMedicaidのデータベースを用いて，卵性の不明な10,450組の双胎を対象に調査した。同じペア内で一方のみが麻酔を受けた138組において，脳の発達に関連したICD-9コードが両児ともに付与されていない双胎が107組で，両児ともにそのようなコードが付与された双胎が11組だった。片方のみにコードが付与された双胎は20組であったが，そのうち11組では麻酔を受けなかった児にコードが付与されていた。すなわち双胎の片方が何らかの脳発達障害と診断された場合に，その子が麻酔薬曝露を受けたかどうかはほぼ五分五分であった。このことは，麻酔薬曝露と脳発達障害との関連が乏しいことを示している[11]。

このように後ろ向き研究では，全身麻酔薬が発達期の脳に悪影響を及ぼすかどうかについては，両方の報告がなされている。いずれの研究においても難点は，麻酔薬や麻酔時間の詳細が分からないことである。使用された麻酔薬は，現在は使用されていないものである可能性も高いため，現在の麻酔臨床での意義は判断しにくい。

2 動物実験

動物実験の強みはアポトーシスなどの組織学的検討ができることであるが，弱みは小動物では麻酔により呼吸・循環動態が影響を受ける可能性や，種により行動実験が難しいことなどである。

動物実験の結果は，ほとんどすべてといっていいほどの全身麻酔薬で，幼若脳での神経細胞傷害作用が認められている。すなわち，ペントバルビタール，ジアゼパム，ミダゾラム（単独では認めない），プロポフォール，ケタミンなどの静脈麻酔薬，ハロタン，イソフルラン，セボフルラン，デスフルラン，亜酸化窒素（単独では認めない）などの吸入麻酔薬である。当初は齧歯類での報告が多かったため，ヒトに外挿することに批判的な意見も多かったが，最近はアカゲザルを用いても同様の結果が報告されており，全身麻酔薬が脳や脊髄において神経細胞傷害性を有するのは反論の余地がなくなっている。吸入麻酔薬の中でも，神経細胞傷害性に強弱があることが分かっており，もっとも強いのはデスフルランで[12]，イソフルランと続き，セボフルランがもっとも傷害作用が弱かった。しかしセボフルランでは，生後7日での曝露後に成獣となってから社会的行動に異常を認めたと報告されている[13]。この研究では記憶・学習は障害されておらず，その他の報告とは異なる結果となっている。これがセボフルランに特徴的なものかどうかは，他の吸入麻酔薬での詳細な行動実験を待つ必要がある。

フェンタニルやモルヒネなどのオピオイドは，新生児期の単独投与では幼若神経細胞傷害作用を認めた報告はない。くも膜下モルヒネの幼若脊髄細胞への安全性が報告され

ている[14]。

　局所麻酔薬による幼若神経細胞傷害作用に関する研究は見当たらないが，全身麻酔薬とは作用機序が異なっており，発達過程の幼若脳に対して影響を認めない可能性はあるだろう。しかし高濃度局所麻酔薬が非可逆的な神経毒性を有することは，ヒトでも動物でも示されており，異なる作用機序で幼若脳に対して神経細胞傷害作用を生じる可能性は否定できないと考える。

　これまでの動物実験の結果を，麻酔薬別に表1に示す。表はLoepkeら[15]の総説を参考に，それ以後の報告を追加して作成した。

　これら全身麻酔薬による幼若脳神経細胞傷害作用の機序については，幼若脳の発達段階において，全身麻酔薬によるGABA受容体活性化や，NMDA受容体拮抗が神経活動を抑制し，アポトーシス経路を開始させるとする説が主流である。しかしこの時期は元々シナプスが盛んに形成され，淘汰されていく時期であり，アポトーシスは50〜70％のニューロンに認められる。麻酔薬によるアポトーシスの増加が，本来アポトーシスを起こすはずではなかったニューロンに認められるとすれば，生理的アポトーシスの促進（premature physiological apoptosis）なのか，それともアポトーシスを起こすはずではなかったニューロンがアポトーシスを起こすpathological apoptosisなのかは，現時点では判明していない。全身麻酔薬による幼若脳神経細胞傷害性の機序として，最近は神経細胞増殖因子である脳由来神経栄養因子（brain derived neurotropic factor：BDNF）や神経成長因子（nerve growth factor：NGF）の関与も示唆されている。

　保護作用を持つ化合物についての研究も活発化している。エリスロポエチン，リチウム，メラトニン，キセノン，デクスメデトミジンなどの保護作用が動物で報告されている。最近は，生後早期に麻酔薬に曝露した後，遊具など刺激の多い環境においた環境強化群では，刺激の乏しい環境に置かれた群と比較して，行動実験での改善が見られたと学会発表されている。実際の臨床で幼若脳への麻酔薬曝露が悪影響を及ぼすかどうかが判明していない時点では，これら化合物による保護作用の研究をヒトで実施するのは時期尚早と考えられるものの，動物での本領域の研究の進展には目を見張るものがある。

胎児期の曝露

　妊婦に麻酔薬を投与する産科麻酔科医にとっては，胎児期の曝露による長期的影響が気になるところである。動物実験ではさまざまな結果が得られている。Liら[16]は胎児期のラットをイソフルランに曝露したが，生後の記憶・学習に影響を認めなかった。一方でアカゲザルを用いた研究では，胎児期と新生児期の曝露を比較して，脳神経細胞変性パターンは両群で異なっているものの両群ともに変性を認め，胎児群では新生児群よりもニューロン喪失量が2倍多かった[17]。胎児期の麻酔薬曝露が神経細胞に及ぼす影響に関する研究を表2にまとめた。

　動物実験の結果は気になるものであるが，これまでのところヒトでの後ろ向きコホート研究の結果は安心できるものである。前述した米国中西部の地区コホートを用いてメ

表1 新生児期の麻酔薬曝露が神経細胞組織および成熟後の行動に及ぼす影響

麻酔薬	動物種	組織病理学	神経認知機能障害
ジアゼパム	齧歯類	神経変性増加あり（2） アポトーシス増加あり（1） 神経変性増加なし（1）	認知行動異常なし（1） 評価せず（3）
ミダゾラム	齧歯類	アポトーシス増加あり（2） アポトーシス増加なし（2） 培養細胞死亡率増加なし（1）	評価せず（4）
チオペンタール	齧歯類	神経変性増加なし（1）	行動・学習異常なし（1）
ケタミン	齧歯類	神経変性増加なし（8） アポトーシス増加あり（4） 培養細胞DNA断片化なし（2） 培養細胞DNA断片化あり（2） 培養細胞死亡率増加あり（2） 培養細胞死亡率増加なし（1）	神経行動異常なし（3） 行動学習異常あり（1） 行動異常ないが学習障害あり（1） 評価せず（9）
	サル	神経変性増加あり（2） 神経変性増加なし（2） アポトーシス増加あり（1） 培養細胞DNA断片化なし（1） 培養細胞DNA断片化あり（1） ミトコンドリア機能変化なし（1） ミトコンドリア機能低下あり（1） 樹状突起短縮（2）	評価せず（5）
プロポフォール	齧歯類	神経変性増加なし（1） 神経変性増加あり（2） 培養細胞死亡率増加なし（3） 培養細胞死亡率増加あり（2） 酵素活性変化なし（2）	行動・学習異常なし（1） 自発活動性と学習の異常あり（1） 学習障害あり（1）
亜酸化窒素	齧歯類	アポトーシス増加なし（3） アポトーシス増加あり（1）	評価せず（4）
	サル	アポトーシス増加なし（1）	評価せず（1）
イソフルラン	齧歯類	アポトーシス増加あり（7） アポトーシス増加なし（1） 神経変性増加あり（3） 培養細胞死亡率増加あり（1） 培養細胞死亡率増加なし（1）	評価せず（9） 学習障害あり（2） 学習障害なし（2） 認知・行動異常なし（1）
	サル	アポトーシス増加あり（1） アポトーシス増加なし（1）	評価せず（2）
セボフルラン	齧歯類	神経変性増加なし（2） アポトーシス増加あり（3）	学習障害なし（2） 社会行動異常あり（1） 評価せず（2）
デスフルラン	齧歯類	アポトーシス増加あり（2）	ワーキングメモリ異常あり（1） 評価せず（1）
キセノン	齧歯類	アポトーシス増加なし（2）	評価せず（2）
モルヒネ	該当研究なし		
フェンタニル	該当研究なし		
レミフェンタニル	該当研究なし		

（ ）内は論文数を示す。一つの麻酔薬での結果のみを示し，複数の麻酔薬の組み合わせによる結果は表が複雑になるため除外した。同じ行であっても同一の研究という意味ではない。

表2 胎児期の麻酔薬曝露が神経細胞および遠隔期に及ぼす影響

麻酔薬	動物種	組織病理学	神経認知機能障害
ジアゼパム	該当研究なし		
ミダゾラム	該当研究なし		
チオペンタール	該当研究なし		
ケタミン	該当研究なし		
プロポフォール	齧歯類	培養細胞でのグルタミン酸毒性緩和	
亜酸化窒素	該当研究なし		
イソフルラン	齧歯類	アポトーシス増加あり（2） アポトーシス増加なし（1）	空間記憶・学習障害あり（1） 空間記憶・学習障害なし（1） 評価せず（1）
	サル	アポトーシス増加あり（1）	評価せず（1）
セボフルラン	該当研究なし		
デスフルラン	該当研究なし		
キセノン	該当研究なし		
モルヒネ	ヒト	培養胎児神経細胞アポトーシス増加あり（1）	神経発達障害増加（1）
	齧歯類	胎児期神経芽細胞アポトーシス増加あり（1）	
フェンタニル	該当研究なし		
レミフェンタニル	該当研究なし		

（ ）内は論文数を示す。同じ行であっても同じ研究という意味ではないことに注意。

　イヨークリニックのグループは，1976～1982年に出生した5,320人の小児を最長で19年間観察し，帝王切開術の麻酔法別に学習障害の有無を検討した。全身麻酔で帝王切開を受けた193人と，区域麻酔で帝王切開を受けた304人，その他の経腟分娩群とを比較したところ，学習障害の頻度は全身麻酔下帝王切開群と経腟分娩群とで差がなかった（図1）[18]。このことは，出産時の短時間の全身麻酔がその後の学習障害につながる可能性は低いことを示唆する。この研究で興味深いのは，学習障害の頻度が最も低かったのは，区域麻酔で帝王切開を受けた群であったことである。そこで区域麻酔による無痛分娩が分娩時のストレス反応を緩和することで，児の脳に保護的に働くのではないかとの期待から同グループが同じコホートで調査したところ，経腟出産した4684人中で区域麻酔による無痛分娩を受けたのは1495人であった。1970年代で硬膜外無痛分娩率が31％であったのには驚くが，区域麻酔による無痛分娩を受けたか否かで学習障害の頻度に差はなかった[19]。したがって前述の知見の原因はまだ不明である。

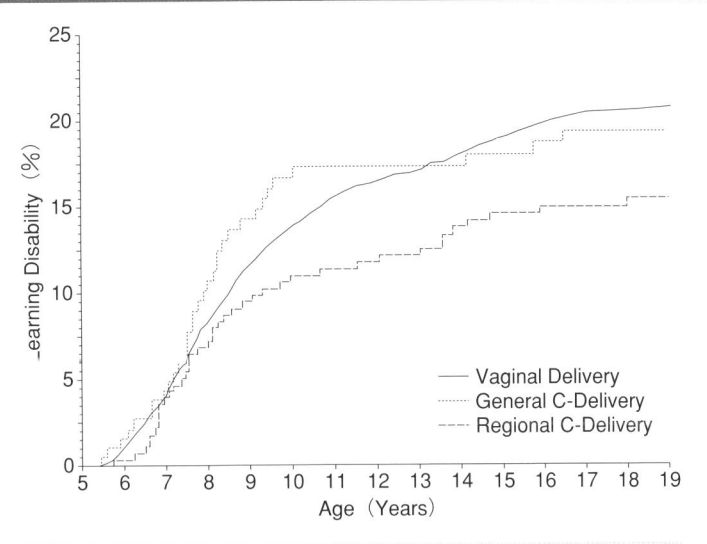

図1 分娩様式および帝王切開の麻酔法と学習障害の頻度
(Sprung J, Flick RP, Wilder RT, et al. Anesthesia for cesarean delivery and learning disabilities in a population-based birth cohort. Anesthesiology 2009；111：302-10より引用)

進行中の研究

　発達期の脳に及ぼす麻酔薬の影響については，動物実験の結果は前述のように臨床家にとって厳しいものである．そこでヒトでの研究結果が切望されるが，このような問題についての前向き研究を行い，長期間観察するという研究は，倫理的にも現実的にも難しいのではないかと著者は考えていた．しかし米国は，先のSAFEKIDS initiativeのもと，4つの研究が企画され，そのうち2つが無作為化比較対照試験（randomized controlled trial：RCT）である．ボストン小児病院-ハーバード大学のグループは，修正週数で26〜60週の乳児を対象として，鼠径ヘルニア手術でのセボフルラン全身麻酔＋区域麻酔群と，区域麻酔単独群とを比較し，primary outcomeとして修正5歳での知能指数を，secondary outcomeとして修正2歳でのBayley神経発達尺度および術後無呼吸を評価する．約400名のリクルートはすでに終了したと聞いている．コロンビア大学では，小児患者での麻酔による認知，情動，行動影響調査のRCTを実施中で，フォローアップ期間はこちらのほうが長い．

　RCTとは別に同initiativeでは，アーカンソー小児病院において各種手術を受ける乳児での麻酔薬の薬物動態，薬力学，神経毒性研究を行い，メイヨークリニックでは乳児期の全身麻酔による長期的認知発達影響調査を引き続き行っていく．このように米国での官民を挙げた臨床研究により，発達過程の脳に及ぼす麻酔薬の影響について，何らかの結論が得られる日が待ち遠しい．日本からもこの問題の解決に貢献したいものである．

おわりに

これまでの知見から，実際に麻酔薬を投与しなければならない私たち麻酔科医は，どのように診療したらよいのであろうか．2007年のFDAの勧告は，6カ月未満の児の手術は可能であればそれ以降まで手術を延期すべき，というものであった．同時に現時点でのデータに基づいて診療を変えることは正当化されないとも述べている．動物実験の結果に飛び付いて，必要な麻酔薬を投与しなかったり，麻酔法を変更したりするのは時期尚早であろう．実際，Anandら[20]が以前より，未熟児・新生児においてオピオイドを十分量投与して手術によるストレス反応を緩和することは，合併症率のみならず死亡率も減らすことを示している．

RCTの結果が待たれる現時点では，相次いで発表される研究結果をフォローしながら，これまでの臨床と研究で積み上げてきた，母児にとって現時点で安全で最善と考えられる麻酔法を実践すべきであろう．

■参考文献

1) Stratmann G. Neurotoxicity of anesthetic drugs in the developing brain. Anesth Analg 2011；113：1170-9.
2) Davidson AJ. Anesthesia and neurotoxicity to the developing brain：the clinical relevance. Pediatr Anesth 2011；21：716-21.
3) 宮本善一. 全身麻酔の脳と発達への影響. 麻酔2011；60：597-602.
4) Ikonomidou C, Bosch F, Miksa M, et al. Blockade of NMDA receptors and apoptotic neurodegeneration in the developing brain. Science 1999；283：70-4.
5) Jevtovic-Tororovic V, Hartman RE, Izumi Y, et al. Early exposure to common anesthetic agents causes widespread neurodegeneration in the developing rat brain and persistent learning deficits. J Neurosci 2003；23：876-82.
6) Mellon RD, Simone AF, Rappaport BA. Use of anesthetic agents in neonates and young children. Anesth Analg 2007；104：509-20.
7) Wilder RT, Flick RP, Sprung J, et al. Early exposure to anesthesia and learning disabilities in a population-based birth cohort. Anesthesiology 2009；110：805-12.
8) DiMaggio C, Sun LS, Kakavouli A, et al. A retrospective cohort study of the association of anesthesia and hernia repair surgery with behavioral and developmental disorders in young children. J Neurosurg Anesthesiol 2009；21：286-91.
9) Hansen TG, Pedersen JK, Henneberg SW, et al. Academic performance in adolescence after inguinal hernia repair in infancy：a nationwide cohort study. Anesthesiology 2011；114：1076-85.
10) Bartels M, Althoff RR, Boomsma DI. Anesthesia and cognitive performance in children：no evidence for a causal relationship. Twin Res Hum Genet 2009；12：246-53.
11) DiMaggio C, Sun L, Li G. Early childhood exposure to anesthesia and risk of developmental and behavioral disorders in a sibling birth cohort. Anesth Analg 2011；113：1143-51.
12) Kodama M, Satoh Y, Otsubo Y, et al. Neonatal desflurane exposure induces more robust neuroapoptosis than do isoflurane and sevoflurane and impairs working memory. Anesthesiology 2011；115：979-91.
13) Satomoto M, Satoh Y, Terui K, et al. Neonatal exposure to sevoflurane induces abnormal

social behaviors and deficits in fear conditioning in mice. Anesthesiology 2009 ; 110 : 628-37.
14) Westin ED, Walker SM, Deumens R, et al. Validation of a preclinical safety model : effects of intrathecal morphine in the neonatal rat. Anesthesiology 2010 ; 113 : 183-99.
15) Loepke AW, Soriano SG. An assessment of the effects of general anesthetics on developing brain structure and neurocognitive function. Anesth Analg 2008 ; 108 : 1681-707.
16) Li Y, Liang G, Wang S, et al. Effects of fetal exposure to isoflurane on postnatal memory and learning in rats. Neuropharmacology 2007 ; 53 : 942-50.
17) Brambrink AM, Evers AS, Avidan MS, et al. Ketamine-induced neuroapoptosis in the fetal and neonatal rhesus macaque brain. Anesthesiology 2012 ; 116 : 372-84.
18) Sprung J, Flick RP, Wilder RT, et al. Anesthesia for cesarean delivery and learning disabilities in a population-based birth cohort. Anesthesiology 2009 ; 111 : 302-10.
19) Flick RP, Lee K, Hofer RE, et al. Neuraxial labor analgesia for vaginal delivery and its effects on childhood learning disabilities. Anesth Analg 2011 ; 112 : 1424-31.
20) Anand KJ, Hickey PR. Halothane-morphine compared with high-dose sufentanil for anesthesia and postoperative analgesia in neonatol cardiac surgery. N Engl J Med 1992 ; 326 : 1-9.

〔照井　克生〕

II

帝王切開術の麻酔を安全に行う

II. 帝王切開術の麻酔を安全に行う

1 帝王切開術の麻酔管理

はじめに

　近年，産婦の約5人に1人が帝王切開術を受けるようになり，帝王切開術による出産はごく日常的なものとなってきた。帝王切開術の一般的な適応として，分娩停止，児頭骨盤不均衡，骨盤位（胎位異常），子宮手術の既往，胎児機能不全などがあるが，その他にも母児のまれな病態や疾患，時には非常な緊急性を有する場合などもあり，その適応は多様である。

　帝王切開術の麻酔の特徴は，手術適応，緊急性，母児の状態，患者の希望を鑑み，麻酔法を選択しなくてはならないことである。産科医から麻酔依頼を受けた時，母児の病態がどの程度の緊急性や危険性を有するのか瞬時に把握し，どのような麻酔法を選択するか決断する力が求められる。

　実際には，9割以上が脊髄くも膜下麻酔や硬膜外麻酔といった区域麻酔であり，その半数以上で麻酔科医以外の医師による麻酔が行われていると推計された[1]。確かに，脊髄くも膜下麻酔は大学病院のような大きな施設であっても産科医が麻酔している所もある。しかし，麻酔は導入のみならず維持も大切であり，帝王切開術中，母児双方にとってよりよい状態を常に保ち続けることは，麻酔を専門とするわれわれにとっても容易なことではない。区域麻酔で麻酔域が予想以上に高位に及び気道確保が必要となることもあれば，児娩出後に大量出血し急速輸液，輸血，気管挿管下の全身麻酔へ切りかえが必要になることもあるし，手術中に麻酔効果が不十分となり産婦が疼痛を訴え，不穏となったり嘔吐したりすることもある。帝王切開術の麻酔は「区域麻酔だし，導入が終わったらあとは研修医に任せて大丈夫」などと侮ってはならない。

麻酔法の選択

　帝王切開術の麻酔では，基本的には全身麻酔ではなく区域麻酔を第一選択とする。妊婦は口腔内や咽頭，喉頭，気管粘膜の毛細血管の充血で浮腫を生じやすいため挿管困難の危険が高くなっており，非妊婦と比較して気道確保に相当な危険を伴う。また妊婦は胃内容物の誤嚥をしやすく，挿管困難の際に行うマスク換気も危険を伴うため，高い必

1. 帝王切開術の麻酔管理

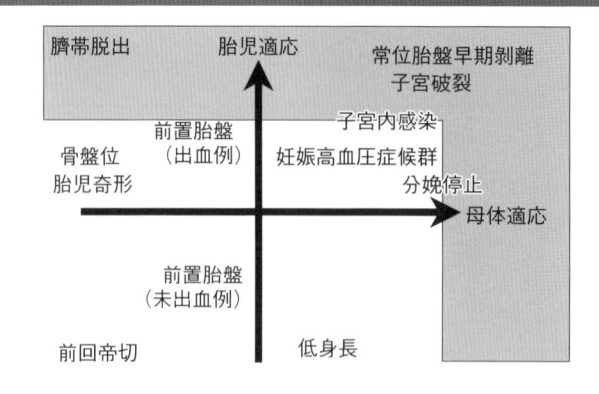

```
臍帯脱出        胎児適応        常位胎盤早期剥離
                               子宮破裂

              前置胎盤           子宮内感染
骨盤位         （出血例）       妊娠高血圧症候群
胎児奇形                         分娩停止
                                              母体適応

              前置胎盤
              （未出血例）

前回帝切        低身長
```

┐:特に緊急性が高い

図1　帝王切開術の緊急度

要性に迫られない限り安易に全身麻酔を選択すべきではない。米国での全身麻酔関連母体死亡のうち約半数が挿管できなかったことによる[2]との報告もある。また、同報告で全身麻酔での死亡率は区域麻酔による死亡率より16.7倍高かった[2]。

一方、全身麻酔は区域麻酔よりも麻酔導入から手術開始までの時間が短いという利点をもつため、臍帯脱出や常位胎盤早期剥離による胎児徐脈といった超緊急の場合は良い適応である。帝王切開術の緊急度について、図1にまとめた。また、前置癒着胎盤、常位胎盤早期剥離、子宮破裂などといった手術中に大量出血が予想される、あるいはすでに大量出血している場合には、術中術後の凝固能障害の可能性も考慮し、全身麻酔を選択することが多い。もちろん、術前から血液凝固障害を認める場合や局所麻酔薬に対するアレルギー、穿刺部位の感染といった一般的な区域麻酔禁忌症例に対しても全身麻酔を選択する。

麻酔の準備

産婦の麻酔を行うに際には、一般的な麻酔の術前評価に加えて、現在までの妊娠・出産回数、現在の妊娠週数、身長、現在の体重、非妊時の体重、妊娠経過での異常の有無、児の現在の状態、といった産科的問題点の評価が必要である。区域麻酔を予定していても、帝王切開術ではいつ全身麻酔への切りかえの必要に迫られるかわからないため、挿管困難を予想させる因子がないか可能な限り事前に調べておく必要がある。いつでも全身麻酔が行えるような麻酔器の準備のほか、酸素マスク、喉頭鏡、気管チューブ、バイトブロック、固定用のテープ類、吸引装置などの点検、および日本麻酔科学会の「始業点検チェックリスト」を用いた全身麻酔器の始業点検を忘れてはならない。余裕があればインファントウォーマーや新生児用の酸素マスク、喉頭鏡、気管チューブ、固定用のテープ類、吸引装置なども用意できているか麻酔科医も確認しておきたい。

モニターとして、心電図、血圧計、パルスオキシメータはいかなる時も必須である。全身麻酔を行う際には酸素濃度計、カプノメータも必須である。母体の病態に合わせて

観血的動脈圧測定や中心静脈圧測定を行ったり，児の状態によっては胎児心拍数モニターを執刀直前まで使用することも考慮すべきである。

母体死亡の大きな原因の一つが産科的出血であり，術前から著しい貧血や出血による循環血液量の減少を認める場合，および術中に大量出血が見込まれる場合には，ためらわず血液の確保を行っておくべきである。そのような場合は術前に複数の太い静脈路を確保し，輸液加温装置も準備しておく。

児娩出後に速やかに子宮収縮薬を投与できるよう，マレイン酸メチルエルゴメトリンやオキシトシンも手術室内に用意しておく。マレイン酸メチルエルゴメトリンは高血圧，不整脈，一過性の冠動脈攣縮に注意し，オキシトシンは低血圧，頻脈に注意しながら，希釈して緩徐に投与する。いずれも急速静注してはならない。

緊急帝王切開術における30分ルール（帝王切開術決定から手術開始まで30分以内に行う）ということがいわれているが，明記された基準やガイドラインがあるわけではなく，30分という設定に医学的根拠はない。実際の緊急帝王切開術においては30分も待てない緊急性の極めて高い場合もあれば，30分以上待てるものまでさまざまである。30分ルールとは，分娩施設が帝王切開術実施の決定から執刀まで30分以内に施行できる体制であるべきという努力目標，目安でしかないことを知っておきたい。

区域麻酔

1 脊髄くも膜下麻酔

《帝王切開術における脊髄くも膜下麻酔の利点》
① 手技が簡便である
② 硬膜外麻酔と比較して導入が速く，確実性が高い
③ 児に対する薬物曝露が最少である
④ 産婦が覚醒しており気道確保の必要がない
⑤ 高血圧を避けられる

《帝王切開術における脊髄くも膜下麻酔の欠点》
① 低血圧を起こしやすい
② 産婦が覚醒しており術中に嘔気嘔吐を生じることがある
③ 麻酔効果時間が限られている
④ 全身麻酔と比較して導入に時間がかかる
⑤ 硬膜穿刺後頭痛を起こすことがある

術前評価の段階で，まれだが重篤な合併症である硬膜外血腫，硬膜外膿瘍，髄膜炎を予防するため，血液凝固異常および全身感染，刺入部の感染がないことを必ず確認する。

穿刺部位は第2-3または3-4腰椎間とし，麻酔導入後から児娩出まで子宮左方転位を行うことを考慮して右側臥位で穿刺を行う。使用する薬剤は，0.5％高比重ブピバカイン

が一般的である。ブピバカインはジブカインやテトラカインより神経毒性が少なく，等比重液より麻酔高の調節が容易で，作用発現も速い。緊急性を要することも多い帝王切開術の麻酔にふさわしい薬剤といえる。目標とする麻酔高は第4胸髄レベルである。帝王切開術における麻酔高と身長（150～174 cm）は相関しない[3]ため，極端な高身長，低身長の場合を除き，産婦の体型に合わせてブピバカインの量を調節する必要はないだろう。用量は高比重ブピバカインでは11.2 mg[4]，等比重ブピバカインでは13.0 mg[5]をオピオイドと併用して使用すると単独の麻酔で手術が可能となる。ブピバカインに6.25 μgのフェンタニルを混ぜると麻酔高には影響しないが術中鎮痛時間が約100分延長するが，25 μg以上混ぜても鎮痛効果は増強せず眠気や掻痒感といった副作用が増加するとの報告がある[6]。一般的にフェンタニル添加により嘔気嘔吐の発生頻度が減少すると考えられるので[7]，使用意義は十分あるだろう。術後鎮痛を目的に少量の塩酸モルヒネを混ぜるのも有効であるが，0.15 mgの使用で0.26％の遅発性呼吸抑制（ナロキソンを必要としたのは0.05％）を認めたとする報告もあり[8]，術後24時間は呼吸を監視できる環境が整っている必要がある。

帝王切開術では目指す麻酔高が第4胸髄レベルと高位であり，低血圧の予防および対策は必須である。麻酔薬注入後に仰臥位に戻す際，腰枕の右骨盤下への挿入あるいはベッドを左に傾けることで，必ず子宮左方転位を行い，増大した子宮による腹部大血管系の圧迫（仰臥位低血圧症候群）を防ぐ（図2）。また急速輸液負荷による低血圧予防も有用[9]であり，preloadなら膠質液を用いて循環血液量の増加を図り，coloadであれば晶質液でも有効であるとされる。確実に有効な負荷容量は明らかではないが，1,000～1,500 mlを目安としたい。これらの予防措置を行っても低血圧となる場合に昇圧薬を使用する。古くからエフェドリンが第一選択とされてきたが，最近はフェニレフリンも臨床上安全に使用できることがわかり，母児の状態を考慮したうえでどちらを選択してもよい。詳しくは次項（II-2. 昇圧薬選択の最近の知見）を参照されたい。

嘔気嘔吐の発生機序は明らかではないが，脊髄くも膜下麻酔での血圧低下を迅速に治療することで，有意に嘔気嘔吐の頻度を減らすことができる。区域麻酔の効果が不十分な場合には嘔吐の頻度が高い。脊髄くも膜下腔への少量のフェンタニル投与[7]や，児娩出後の嘔気嘔吐にメトクロプラミドの投与[10]，少量のドロペリドール投与[11]も有効である。

硬膜穿刺後頭痛（postdural puncture headache：PDPH）は，産科における脊髄くも膜下麻酔の合併症として最もよく遭遇するもので，術後1～2日以内に発症することが多い。発症すると，早期離床を阻むため深部静脈血栓のリスクが高くなる。穿刺針が太いほどPDPHの頻度が高くなり，針の種類によってもその頻度は異なる。クインケ針に代表される鋭針は脳脊髄液の漏れが多いためPDPHが起こりやすい。クインケ針の場合は穿刺時の針先の向きによっても発生頻度に差があり，硬膜線維に対して平行に刺入するとよい[12]。ペンシルポイント針は先端が鈍針になっておりPDPHの発生頻度を減らす[13]。PDPHについて詳しくは後項（III-5. PDPH）を参照されたい。

麻酔後評価として，感覚神経と運動神経の遮断効果消失を必ず確認する。感覚異常や麻痺が残っている場合は神経学的評価から原因を早期に鑑別し，硬膜外血腫を疑う場合

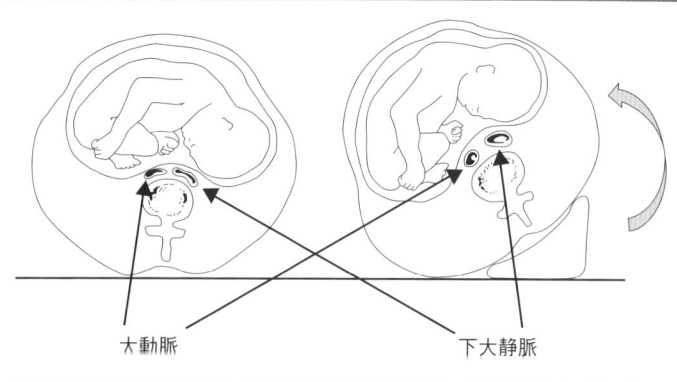

図2　子宮左方転位

は緊急で整形外科的な血腫除去術が必要になる場合もあるため，画像検査で速やかに診断する。

2 硬膜外麻酔

《帝王切開術における硬膜外麻酔の利点》
①脊髄くも膜下麻酔と比較して，低血圧の頻度と程度が軽い
②硬膜穿刺を避ける手技のため，PDPHの発生頻度を減らせる可能性がある
③カテーテル留置で長時間手術に対応でき，術後鎮痛にも使用できる
④産婦が覚醒しており気道確保の必要がない

《帝王切開術における硬膜外麻酔の欠点》
①脊髄くも膜下麻酔と比較して，手技がやや複雑である
②麻酔作用発現が遅く緊急時には適さない
③局所麻酔薬の使用量が多い

術前評価は脊髄くも膜下麻酔に準ずる。硬膜外麻酔では血圧低下は緩徐な傾向にあるが，子宮左方転位は必ず行い，血圧低下の予防に努める。輸液は晶質液でよい。

穿刺部位は脊髄くも膜下麻酔と同じ第2-3または3-4腰椎間とする。硬膜外無痛分娩でも同部位より穿刺するため，無痛分娩中に帝王切開術が必要となった場合には硬膜外カテーテルをそのまま利用できる。妊婦は麻酔時の理想的な体位をとりにくく，陣痛の際には不意の体動を生じることもあることから不慮の硬膜穿刺を起こしやすいといわれるが，その頻度は報告によって差があり，麻酔科医の技術も大きく関係していると考えられる。およそ0.2～20％の頻度で発生するとされており，硬膜穿刺してしまった症例のうち70％以上でPDPHが起きるとされているので注意が必要である。

帝王切開術では，硬膜外無痛分娩より高濃度の局所麻酔薬をボーラス投与で多量使用するため，血管内誤注入（2～3％）には特に注意する。妊産婦は硬膜外腔の血管が怒張しており，非妊婦より硬膜外カテーテルの血管内迷入の頻度が高くなる可能性がある。

血管内または脊髄くも膜下腔誤注入を鑑別するためのテストドースは必須で，20万倍エピネフリン添加2％リドカイン3mlを投与し，投与後1分以内の心拍数上昇，数分後に

口腔内しびれ感や耳鳴り，想定を越える広い麻酔域や両下肢運動神経遮断などの所見がないか確認する。テストドース後であっても血管内誤注入による被害を最小限にするため，局所麻酔薬は必ず"少量分割注入"することが大切である。3〜4mlずつ分割投与し，その都度口腔内しびれ感や耳鳴りといった局所麻酔薬中毒の初期症状を見逃さないよう努める。ブピバカインはリドカインと異なり血管収縮作用を持っており，血管内注入で高血圧を呈するため，血圧上昇にも注意する。局所麻酔薬を投与しても麻酔高が全く得られない場合，原因として多いのはカテーテル先端が硬膜外腔に留置できていないことだが，まれに血管内迷入のこともあり，慎重を要する。局所麻酔薬中毒の初期症状の段階で発見することができれば，痙攣や意識消失，高度徐脈，心停止といった重篤な症状に至らずに済む。万一，重篤な症状に至った場合，リドカインの心停止は一般的な蘇生治療に対して比較的反応性が高いが，ブピバカインの場合は難治療性であり，脂肪乳剤を用いた"lipid rescue"[14]も考慮しなければならない。

　術中によく使用される薬剤は，20万倍エピネフリン添加2％リドカイン，または0.5％ブピバカイン，レボブピバカイン，0.5〜0.75％ロピバカインなどである。およそ12〜20ml程度の投与で，手術に必要な鎮痛域を得ることができる。硬膜外麻酔単独で十分な麻酔域を得るには，最も広がりにくい仙骨領域に十分に薬液を行き渡らせることを目的に，薬剤投与時に半坐位または頭部を挙上することも有効かもしれない。

　エピネフリンを添加することで，心拍数増加といったバイタルサインの変化からも血管内誤注入を早期発見できる可能性が高くなり，さらに局所麻酔薬の作用時間も延長する可能性がある。リドカインは作用発現が速やかで，エピネフリンを添加するとブピバカインと同程度の90〜120分の鎮痛時間を得られる。ブピバカインは作用発現がリドカインより遅いため急激な低血圧の発生が少なく，また蛋白結合率が高いため胎盤通過性がリドカインよりも低く胎児の血中濃度が上昇しにくいという利点がある。硬膜外腔への50〜100 μgのフェンタニルを投与すると鎮痛の質が高くなり，手術中の追加鎮痛薬や鎮静薬の必要量を減らすことができる[15]。

3 脊髄くも膜下硬膜外併用麻酔（combined spinal-epidural anesthesia：CSEA）

　脊髄くも膜下麻酔で塩酸モルヒネを使わない施設では，術後鎮痛のために硬膜外麻酔を併用で行うことが多いだろう。1カ所穿刺法であれば第2-3または3-4腰椎間で穿刺する。2カ所穿刺法であれば，脊髄くも膜下麻酔は第2-3または3-4腰椎間から，硬膜外麻酔は下部胸椎間より穿刺すると良好な鎮痛が得られる。

　CSEAは脊髄くも膜下麻酔の利点である少量の麻酔薬での確実な鎮痛と，硬膜外麻酔の利点である長時間手術への対応を併せ持っている。

全身麻酔

《帝王切開術における全身麻酔の利点》
①導入が速い
②効果が確実であり調節性に富む
③低血圧を起こしにくい
④手術中緊急事態に陥っても気道確保ができている

《帝王切開術における全身麻酔の欠点》
①母体の誤嚥の可能性がある
②挿管困難といった気道管理の問題がある
③児に対する薬物曝露が多く，新生児抑制を起こしやすい
④浅い全身麻酔による術中覚醒の可能性がある

　全身麻酔の一番の特徴は，良くも悪くも気道確保にある。いったん気道確保されてしまえば手術中に緊急事態が起きても慌てずに済むが，マスク換気困難および挿管困難といったdifficult airwayの可能性が非妊婦より高く，さらに誤嚥しやすいという欠点も併せ持つ。可能であれば麻酔導入の1時間以上前に，前投薬としてファモチジンやメトクロプラミドを投与するのもよい。妊婦は非妊婦に比べて酸素消費量の増加と機能的残気量の低下を認めるため，麻酔導入で無呼吸になった後の酸素飽和度の低下が速い。このため，麻酔導入前に100％酸素投与による酸素化は必須である。100％酸素を3分間吸入する方法と，30秒間に最大深呼吸を4回行う方法では，母体の平均動脈血酸素分圧に差がなかった[16]ことから，超緊急の場合は100％酸素下に最大深呼吸を4回促すとよい。なお，児への血流を最適に保つため，全身麻酔であっても子宮左方転位は行うべきである。
　導入薬はチオペンタール4 mg/kgあるいはプロポフォール2〜2.5 mg/kgを用い，スキサメトニウムで筋弛緩を得て挿管する。術前からの大量出血などで母体がショック状態であればケタミン1〜1.5 mg/kgを使用することもある。ケタミンは1 mg/kg以上の投与で子宮収縮作用がある。また体表の鎮痛効果に優れるため，術後鎮痛に有利である。スキサメトニウム使用の際のprecurarizationについては議論があるが，妊婦はスキサメトニウム投与で筋攣縮を起こすことがまれ[17]であり，妊婦ではむしろprecurarizationによる筋弛緩作用が十分な酸素化を阻む可能性も高く，必要ないと考えている。最近はスガマデクスの国内認可に伴い，ロクロニウムを使用する施設も増えてきているようである。麻酔導入は輪状軟骨圧迫下に迅速導入で行い，気管挿管を確実に確認できた時点で手術を開始する。妊婦は挿管困難の危険性が高く，事前に挿管困難の際のフローチャート[18]（図3）を確認し，各施設ごとにしっかりとした対策を練っておくべきである。
　気管挿管後，児娩出までに注意すべき点は，母体の低血圧を防ぎ，酸素化を確実に行い，子宮収縮を抑制し，児への麻酔薬移行を最小限にすることである。禁忌がなければ，麻酔維持に50％酸素＋50％亜酸化窒素＋セボフルラン1.5％またはイソフルラン0.75％を使用する。子宮収縮抑制には揮発性吸入麻酔薬が有効だが，児娩出後は子宮弛緩による出血を防ぐため速やかに濃度を減らすか，静脈麻酔薬に切り替えるべきである。児へ

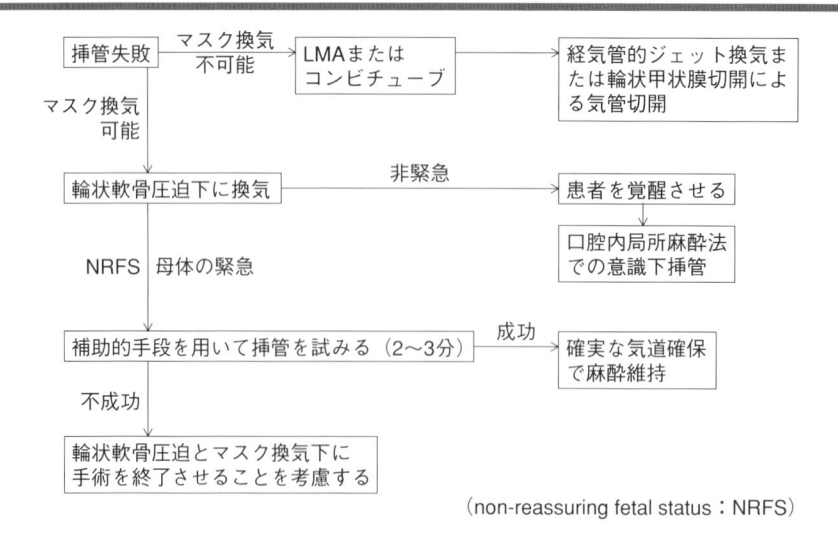

図3　帝王切開術中の挿管困難でのフローチャート

の麻酔薬移行を最小限にするためには，母体への麻酔薬投与を過剰にしないことは勿論であるが，麻酔導入から児娩出までの時間を短縮することも重要であり，これは産科医の腕によるところが大きい。

　児娩出後は母体に麻薬を投与し十分な鎮痛を得る。緊急ではない全身麻酔による帝王切開術では，条件が許せば硬膜外麻酔を併用し全身麻酔導入前から予め鎮痛を図るのもよい方法である。鎮痛が不十分であった場合，術中覚醒の危険が増すだけでなく，血圧上昇により出血量が増える可能性がある。

　抜管に際して，不完全な覚醒はたいへん危険である。導入時だけでなく抜管後も誤嚥の危険性が高いため，抜管は完全な覚醒を待って慎重に行う。

おわりに

　帝王切開術の麻酔管理は緊張を強いられることも多く，苦手とする人もいるかもしれない。しかし，われわれ麻酔科医が妊産婦の特徴を踏まえたさまざまな麻酔法について十分な知識を得たうえで，ごく慎重に麻酔を行えば，全身麻酔であれ区域麻酔であれ，母児ともに安全なよい結果をもたらすはずである。生命の誕生に立ち会える喜びを噛み締めつつ，一症例毎に，真剣に麻酔に取り組んで行きたい。

■参考文献

1) 照井克生, 上山博史, 大西佳彦ほか. 平成21年度厚生労働科学研究費補助金（こども家庭総合研究, 主任研究者池田智明）分担研究報告書「全国の分娩取り扱い施設における麻酔科診療実態調査」；2011. p.433-68.
2) Hawkins JL, Koonin LM, Palmer SK, et al. Anesthesia-related deaths during obstetric delivery in the United States, 1979-1990. Anesthesiology 1997；86：277-84.
3) Norris MC. Height, weight, and the spread of subarachnoid hyperbaric bupivacaine in the term parturient. Anesth Analg 1998；67：555-8.

4) Ginosar Y, Mirikatani E, Drover DR, et al. ED50 and ED95 of intrathecal hyperbaric bupivacaine coadministered with opioids for cesarean delivery. Anesthesiology 2004；100：676-82.
5) Carvalho B, Durbin M, Drover DR, et al. The ED50 and ED95 of intrathecal isobaric bupivacaine with opioids for cesarean delivery. Anesthesiology 2005；103：606-12.
6) Hunt CO, Naulty JS, Bader AM, et al. Perioperative analgesia with subarachnoid fentanyl-bupivacaine for cesarean delivery. Anesthesiology 1989；71：535-40.
7) Obara M, Sawamura S, Satoh Y, et al. The effect of intrathecal fentanyl added to hyperbaric bupivacaine for caesarean section. Masui 2003；52：378-82.
8) Kato R, Shimamoto H, Terui K, et al. Delayed respiratory depression associated with 0.15 mg intrathecal morphine for cesarean section：a review of 1915 cases. J Anesth 2008；22：112-6.
9) Practice Guidelines for Obstetric Anesthesia：An Updated Report by the American Society of Anesthesiologists Task Force on Obstetric Anesthesia. Anesthesiology 2007；106：843-63.
10) Chestnut DH, Vandewalker GE, Owen CL, et al. Administration of metoclopramide for prevention of nausea and vomiting during epidural anesthesia for elective cesarean section. Anesthesiology 1987；66：563-6.
11) Santos A, Datta S. Prophylactic use of droperidol for control of nausea and vomiting during spinal anesthesia for cesarean section. Anesth Analg 1984；63：85-7.
12) Mihic DN. Postspinal headaches, needle surfaces and longitudinal orientation of the dural fibers. Results of a survey. Reg Anaesth 1986；9：54-6.
13) Choi PT, Galinski SE, Takeuchi L, et al. PDPH is a common complication of neuraxial blockade in parturients：a meta-analysis of obstetrical studies. Can J Anaesth 2003；50：460-9.
14) Association of Anaesthetists of Great Britain and Ireland. http：//www.aagbi.org/publications/guidelines/docs/latoxicity07.pdf（accessed 13 October 2008）.
15) Gaffud MP, Bansal P, Lawton C, et al. Surgical analgesia for cesarean delivery with epidural bupivacaine and fentanyl. Anesthesiology 1986；65：331-4.
16) Norris MC, Dewan DM. Preoxygenation for cesarean section：a comparison of two techniques. Anesthesiology 1985；62：827-9.
17) Crawford JS. Suxamethonium muscle pains and pregnancy. Br J Anaesth 1971；43：677-80.
18) Malan TP Jr, Johnson MD. The difficult airway in obstetric anesthesia：techniques for airway management and the role of regional anesthesia. J Clin Anesth 1988；1：104-11.

（辻原　寛子）

II. 帝王切開術の麻酔を安全に行う

2 昇圧薬選択の最近の知見

はじめに

　帝王切開術の麻酔法でもっともよく用いられているのが脊髄くも膜下麻酔（脊麻）である。帝王切開術を施行するためには高位胸髄神経までの広い痛覚遮断が必要なため低血圧が起こりやすく，さらに妊婦は仰臥位低血圧症候群を起こしやすいため，低血圧の発生率は高く100％に近いともいわれている[1]。分娩間近の子宮動脈はすでに最大に拡張しており，血流自動調節能が乏しい。そのため子宮血流は母体血圧に大きく依存し，血圧が下がれば子宮への血流は減少して胎児への酸素供給が不足するおそれがある。さらに血圧低下は母体に嘔気や嘔吐をもたらす。したがって低血圧対策は脊麻下の帝王切開術における麻酔管理の重要なポイントの一つであり，40年前から現在に至るまで産科麻酔領域で盛んに研究が続いているテーマである。低血圧の予防法には子宮左方転位，輸液負荷，脊麻薬の低用量化などがあるがいずれも効果は十分ではなく，昇圧薬の必要性は大きい。本項では帝王切開術目的の脊麻によって起きる低血圧に対して用いる昇圧薬について，エフェドリンとフェニレフリンの比較をしながら最近の知見を中心にまとめてみたい。

歴史的背景

　1970年，アドレナリン作動性の α と β 両方の受容体に作用する2つの薬剤，エフェドリンとメタラミノールが，妊娠ヒツジにおける脊麻によって起こった低血圧と子宮血流低下に対して投与され，その効果が評価された。エフェドリンは β 作用が，メタラミノールは α 作用が優位な薬剤である。どちらの薬剤でも低血圧は是正できたものの，メタラミノールでは子宮血流の回復が少なかった[2]。さらに，脊麻下ではないものの，1970年代に行われた他の妊娠動物における研究でも，エフェドリンは α 受容体刺激薬に比べて子宮血流を保持しやすいことが示され[3,4]，エフェドリンは産科麻酔における昇圧薬の第一選択となった。

　 α 刺激薬が見直され始めたのは1980年代の後半のことである。1988年にRamanathanら[5]は，硬膜外麻酔で帝王切開術を受けた妊婦の低血圧に対してエフェドリンまたは

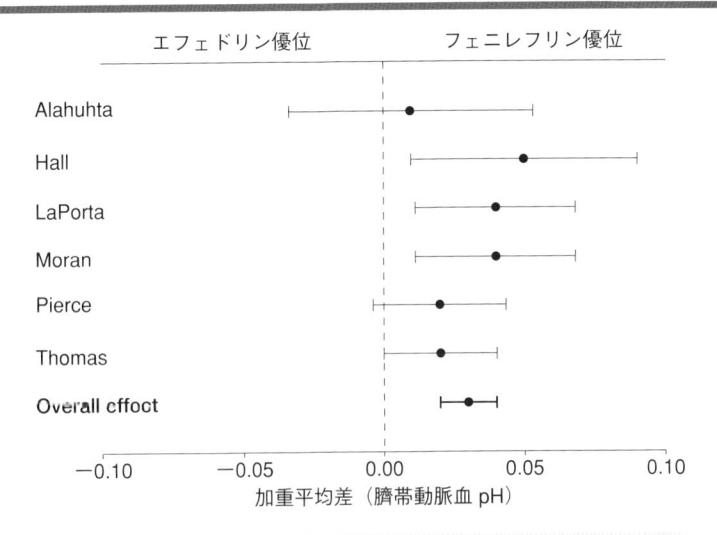

図1 エフェドリンとフェニレフリンのUApHへの影響を比較したメタアナリシス
データは加重平均差と95％信頼区間，最左列は論文の著者名。
(Lee A, Ngan Kee WD, Gin T. A quantitative, systematic review of randomized controlled trials of ephedrine versus phenylephrine for the management of hypotension during spinal anesthesia for cesarean delivery. Anesth Analg 2002；94：920-6 より改変引用)

フェニレフリンを用い，どちらの昇圧薬も母体の前負荷を増やし，フェニレフリンは臍帯動脈血（umbilical artery：UA）pHを低下させないと発表した。それを受けて1990年代には，脊麻下の妊婦でエフェドリンとフェニレフリンの比較検討が行われるようになった。

そして昇圧薬の選択で大きな転換点になったのが，2002年に発表されたエフェドリンとフェニレフリンを比較検討したシステマティックレビューである。Leeらは帝王切開術のために脊麻を受けた妊婦を対象とした無作為比較研究をメタアナリシスしたところ，エフェドリン群はフェニレフリン群に比べてUApHが低下するという，それまでの動物実験とは異なる結果が出された（図1)[6]。UApHは娩出直前の児の状態を評価する指標として頻用されており，エフェドリンによるUApHの低下は，それまでエフェドリン一辺倒であった昇圧薬の選択に疑問を投げかけた。そして現在もエフェドリンとフェニレフリンの比較検討は続いている。

子宮血流への影響

動物における研究ではエフェドリンのほうが α 刺激薬よりも子宮血流を保ちやすいと報告されていることは既に述べたが，これらは *in vivo* での研究であり，エフェドリンの β_1 作用によって心拍出量が増加するため子宮血流を保持できるのかもしれない。妊娠動物の摘出血管を用いた研究では，血管作動薬の血管収縮作用は子宮動脈に比べて大腿動

脈で大きく，この差異はメタラミノールに比べてエフェドリンに大きいと報告された[7]。また妊娠中には子宮動脈における一酸化窒素（NO）の産生が増加するため，血管作動薬に対する子宮動脈収縮の程度は小さくなると考えられている[8]が，エフェドリンはNO合成酵素を放出させることも知られている。一方α刺激薬による子宮動脈の収縮作用は，妊娠により減弱するという報告[9]と，増強されるという報告[10][11]がある。

　臨床における子宮血流の評価は，超音波下に子宮動脈のドプラ血流速度波形からpulsatility index（PI）を測定する方法が一般的であり，PI上昇は血管抵抗の増加を示唆する。帝王切開術における脊麻の低血圧に対してエフェドリンまたはフェニレフリンを投与すると，フェニレフリンのほうがPIが高くなるという報告[12]と，両者で同程度であったという報告[13]がある。後者の研究では心拍出量も測定されたが2つの昇圧薬で差がなく，それが2剤間でPIに差がなかった理由かもしれない。

　子宮血流に対するエフェドリンとフェニレフリンの影響について，これまでに行われた研究の結果は完全には一致しないが，エフェドリンがフェニレフリンに比べて子宮血流を減らすとは考えにくい。

臍帯動脈血pHへの影響

　上述のLeeらによるシステマティックレビュー[6]の発表後も，エフェドリンのほうがフェニレフリンに比べてUApHを下げやすいという臨床報告が相次いでいる。さらにエフェドリンが用量依存性にUApHは下げることも示されており[14][15]，エフェドリンがUApHを低下させることは議論の余地がなさそうである。

1 UApH低下のメカニズム

　一般にUApH低下を引き起こす原因として，子宮-胎盤-胎児循環の悪化や胎児代謝の亢進などが考えられる。エフェドリンを投与した症例ではUAと臍帯静脈血（umbilical vein：UV）の$Paco_2$較差が大きい[15][16]ことから，UApH低下の原因は，胎盤を通過したエフェドリンがそのβ作用によって胎児の代謝を亢進するためと推測されていた[16][17]。2009年にNgan Keeら[18]は，脊麻による低血圧に対してエフェドリンまたはフェニレフリンで対処をした2群の産婦において母体動脈，UA，UVの血液ガス，カテコラミン値，血糖値，乳酸値を比較した。エフェドリン群において，UA，UVのpHとbase excessが低く，UAのP_{CO_2}とUVのPo_2が高かった。またエフェドリン群でUA，UVのノルアドレナリン，血糖と乳酸値が有意に高く，エフェドリンがノルアドレナリン分泌を誘導し胎児の代謝を亢進させることが強く示唆された。さらに，それぞれの群で用いられた昇圧薬の母体動脈，UVの血中濃度を測定すると，エフェドリンのUV/母体動脈血比は1.3，フェニレフリンでは0.17であり，エフェドリンが胎児に移行しやすい薬剤であることも確認された。エフェドリンはフェニレフリンより脂溶性が高いため胎盤への移行性が高いと考えられるが，脂溶性が高いだけではUV/母体動脈血比が1を超えることはない。母

体血濃度を超えたエフェドリンが胎児血に移行するのはイオントラッピングの影響かもしれない[18]。

2 UApH 低下の意味

　エフェドリンがフェニレフリンに比べて胎児の酸素需要を増加させ，需要と供給のバランスを負に傾けやすいことは，胎児にとって不利に働くこともあるであろうが，正常妊娠では需要供給のバランスに余裕があり，問題になることは少ないと推測される。既述のLeeらのシステマティックレビュー[6]では，エフェドリンを用いた症例でのUApHは7.27～7.29である。UApHの正常下限は7.02～7.18といわれており[19]，UApHから判断するとエフェドリンを用いても臨床的な問題はなさそうである。

　さらに，胎児の血中カテコラミン上昇は胎児にとって有益かもしれないという報告も存在する。陣痛が発来する前に帝王切開術で生まれた児は経腟分娩で生まれた児に比べて，一過性新生児頻呼吸，低血糖発作をはじめとする呼吸や代謝の合併症の頻度が高い。その原因を説明する説として，陣痛による胎児血中のカテコラミンの上昇が生後の児の呼吸や代謝を安定化するという仮説がある。実際に予定帝王切開術を受ける妊婦に，子宮収縮抑制薬であり β 作用のあるテルブタリンを投与すると，投与しなかった妊婦に比べて生まれてきた児の肺の成熟や代謝の安定化が見られたと報告されている[20]。また経腟分娩により生まれた児の臍帯動脈血pHは，帝王切開術で生まれた児よりも低いことはよく知られている[19]。

母体の心拍数と心拍出量への影響

　エフェドリンはその β 作用により心拍数を増加させる。図2はその1例で，Dyerらが帝王切開術の脊麻を受けた妊婦にエフェドリン10mgをボーラス投与し，その後150秒間の循環動態を連続的に観察したものである。エフェドリン投与後の心拍数の増加が明らかである[21]。帝王切開術を受ける妊婦は手術室入室時より頻脈を呈することが少なくないが，エフェドリンを投与すればさらに心拍数が増えるため，頻脈を呈した症例においてはエフェドリンの使用はためらわれる。一方フェニレフリンを投与すると，α 刺激作用による血圧上昇から反射性徐脈が引き起こされる。Dyerらの研究ではフェニレフリン80μgをボーラス投与した際には，体血管抵抗上昇を伴う血圧上昇と心拍数低下が観察された（図2）[21]。フェニレフリン100μgをボーラス投与した他の研究では対象の半数以上の症例で心拍数が60bpm未満となり[13]，フェニレフリン75または100μg/分の持続投与した研究では30％を超える症例で心拍数が50bpm未満となったと報告されている[22]。帝王切開術を受ける妊婦が徐脈を呈することは少ないが，もし徐脈であれば，フェニレフリンでなくエフェドリンのほうが投与しやすい。

　心拍数変化は心拍出量にどのような影響を与えるのであろうか。図2では，エフェドリン，フェニレフリンどちらの昇圧薬を用いても，心拍数と心拍出量との強い相関が見て

2. 昇圧薬選択の最近の知見

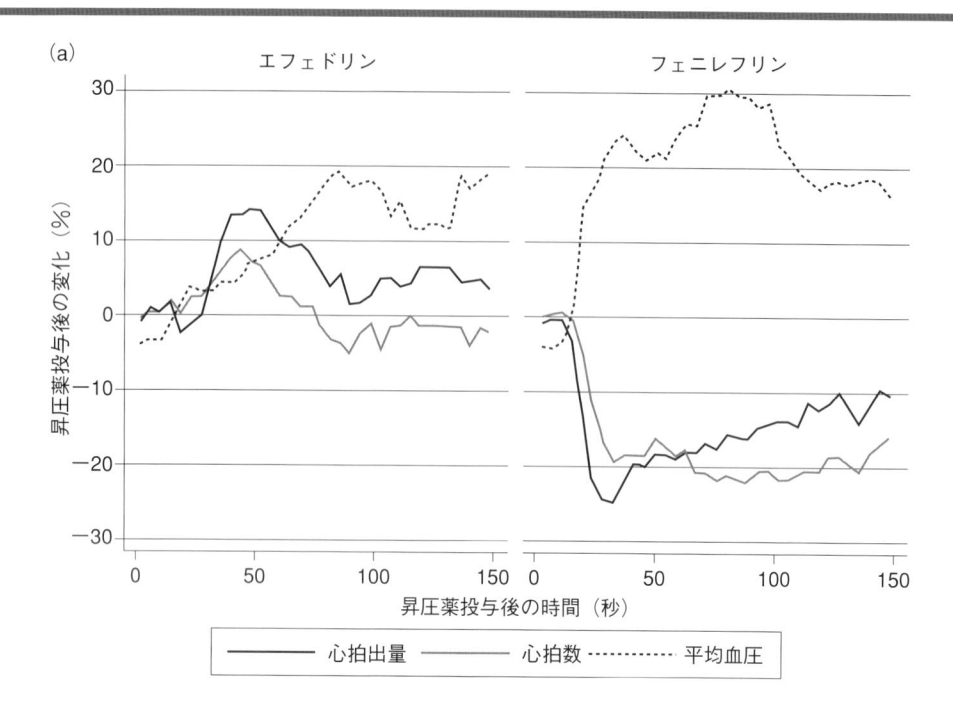

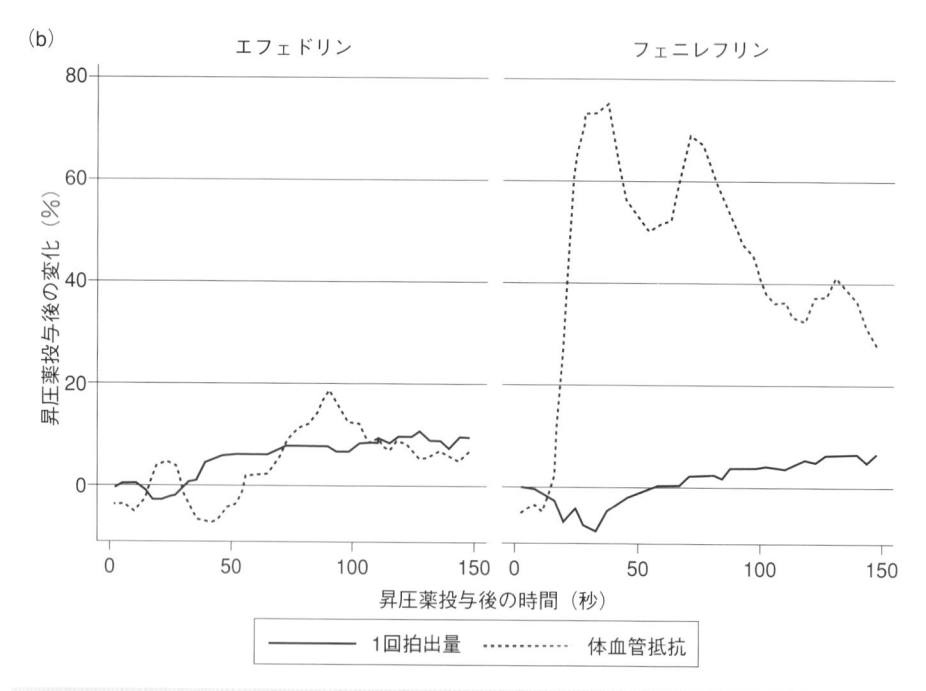

図2 エフェドリンまたはフェニレフリンをボーラス投与した後の血行動態の変化

脊髄くも膜下腔にフェンタニルを添加した高比重ブピバカイン10 mgを投与。子宮左方転位し20 ml/kgの晶質液をcoloadした。昇圧薬投与前の心拍出量（l/分）/心拍数（bpm）/平均血圧（mmHg）値はエフェドリン群で7.9/92/72，フェニレフリン群で7.2/92/73。

（Dyer RA, Reed AR, van Dyk D, et al. Hemodynamic effects of ephedrine, phenylephrine, and the coadministration of phenylephrine with oxytocin during spinal anesthesia for elective cesarean delivery. Anesthesiology 2009；111：753-65より改変引用）

とれる。Dyerらはこの結果から，適切な心拍出量を維持できているのかを判断する指標として心拍数が有用かもしれないと述べた[21]。Stewartらも，脊麻開始後にフェニレフリンを25，50または100 μg/分で20分間持続投与をしたところ，1回拍出量は安定していたものの，心拍数と心拍出量が時間の経過とともに用量依存性に減少したと報告している。100 μg/分投与群では，心拍数と心拍出量に約20％の減少が見られ，麻酔前の心拍出量を下回った[23]。十分な子宮血流を確保するためには心拍出量の維持も大切であり，心拍数が大きく減少するようなフェニレフリンの投与は避けるべきであろう。

効果発現時間

フェニレフリンに比べてエフェドリンは，血圧上昇効果の発現するまでに時間がかかることは臨床で実感される。Dyerらの研究[21]によると，エフェドリン10 mgを静注したときに血圧がピークに達するまでには約80秒かかり，一方80 μgのフェニレフリンを静注したときには30秒ほどでおおよそピークに達した（図2）。これまでにフェニレフリンに比べてエフェドリンのほうが低血圧の発生頻度が高いという報告がいくつかあるが，その原因の一つが効果発現の遅さかもしれない。

嘔気と嘔吐

Cooperらは，エフェドリンを投与するとフェニレフリンを投与した場合に比べて嘔気や嘔吐の出現頻度が高いと報告した[16]。この研究では両群の血圧は同程度に維持されており，嘔気と嘔吐の原因は低血圧ではなさそうである。Ngan Keeらの報告ではフェニレフリンを使用した症例で血圧が低い傾向があるものの，やはりエフェドリン群で嘔気と嘔吐が多かった[15]。Cooperらはエフェドリンで嘔気や嘔吐が出現しやすい機序として，β受容体が刺激された状態では前負荷減少時に迷走神経が緊張しやすいためと推測している[16]。

麻酔域への影響

帝王切開術における脊麻や脊髄くも膜下硬膜外併用麻酔において，フェニレフリンを投与するとエフェドリンを投与した場合に比べて麻酔領域が狭くなると報告された[24)25]。しかしその後の研究では2つの昇圧薬の投与で麻酔の広がりに差がないと報告されており[26)27]，昇圧薬の麻酔領域への影響は明らかではない。

低血圧を予防するための昇圧薬の用量

1 エフェドリンとフェニレフリンの用量

　帝王切開術目的の脊麻において，低血圧が起きてからその治療として昇圧薬を投与することは日常的に行われている。しかし低血圧の予防策としての昇圧薬投与を行っている施設はあまり多くないかもしれない。そこで低血圧の「予防」法としての昇圧薬の投与量に関する報告をまとめてみたい。

　Lee らは，エフェドリンをボーラス投与した研究のメタアナリシスを行った[14]。対象となった5つ研究では，脊麻開始後0～2分にエフェドリン5～30mgが投与されていた。用量が増えると低血圧の頻度は減少したが高血圧も増加し，利点が欠点を上回る用量は12mgであった。しかしLeeらは，エフェドリンの低血圧の予防効果は小さいため予防投与は勧められない，と結論づけている。

　フェニレフリンの予防的ボーラス投与に関しては至適用量を算出した研究がある[28]。Tanakaらは，麻薬を添加した高比重ブピバカイン12mgを脊髄くも膜下投与した際に，収縮期血圧を麻酔前の80％以上を保つED95は135μgであったと報告した。しかしこれは日常の投与量を上回っており，安全性の検討が必要であると著者らは述べている。確かに135μgをボーラス投与すれば，高血圧や反射性徐脈などを起こしやすいであろう。

　帝王切開術における昇圧薬の研究を最も精力的に行ってきたのが香港のNgan Keeらのグループであるが，このグループが低血圧予防法として一番効果的と考えているのがフェニレフリンの持続投与である。フェニレフリンの作用時間が短いことを考慮すると，持続投与は合理的である。Ngan Keeらは脊麻導入と同時にフェニレフリンを100μg/分で2分間投与し，その後子宮切開まで1分ごとに血圧を測定して麻酔前の血圧を超えていれば持続注入を中止し，麻酔前血圧以下のときには持続注入を継続または再開する方法を用いていくつかの臨床研究を行っている[29,30]。Allenらは脊麻開始から分娩10分後まで，0，25，50，75，100μg/分のいずれかの速度でフェニレフリンの持続投与をした。その結果フェニレフリンの持続投与を行えば低血圧の頻度を下げることができたが，逆に高血圧や徐脈が起こりやすかった。100μg/分で投与した場合にはその頻度は最も高く，高血圧（＞麻酔前の血圧の20％増）の頻度は82％，徐脈（＜50bpm）の頻度は32％であった[22]。Stewartらの研究では25または50，100μg/分で麻酔開始から20分間フェニレフリンが持続投与されているが，心拍数と心拍出量が時間の経過とともに用量依存性に減少した[23]ことは前述のとおりである。どの研究においても，100μg/分で持続投与を行うと総投与量が非常に多くなっていることは注目に値する。Ngan Keeの研究では麻酔前の血圧の80％を維持するためのフェニレフリンの用量は790μg，AllenやStewartの研究ではどちらも2,000μgを超えている。しかしアプガースコアや臍帯ガス分析値に問題は見られていない[22,23,29,30]。

2 昇圧薬の必要量を変える因子

　昇圧薬の必要量は，脊髄くも膜下に投与された薬剤の種類や用量，負荷された輸液の種類や量，目標血圧など様々な因子によって影響を受けるので注意が必要である。例えば上述のNgan Keeらのフェニレフリン持続投与の研究[29]では，脊髄くも膜下腔にはフェンタニルを添加した高比重ブピバカイン10mgが投与され，輸液の負荷はされていない。Ngan Keeらは同様の方法を用いた研究[30]で，2 lの晶質液をcoload（脊麻の開始と同時に急速輸液負荷を行う）すると，フェニレフリンの投与量は20%減少したと報告している。またLangesaeterらの研究[31]によれば，7 mgの等比重ブピバカイン投与を受けた症例群は，10 mgの等比重ブピバカインを投与後にフェニレフリン25μg/kg/分を持続静脈投与した群と似たような循環動態を示している。

　さらに昇圧薬の必要量を変える因子に個体差がある。心電図のRR間隔変動の周波数解析から脊麻前の交感神経活動が亢進していると判断される妊婦では，脊麻後に低血圧を起こしやすいといわれている[32]。また仰臥位と側臥位とでの心拍数や血圧の変化が大きい場合や，嘔気などが出現する妊婦では脊麻時に血圧が下がりやすく，麻酔中に昇圧薬の投与量が多いことも報告されている[33)34]。さらにβ_2受容体の遺伝子型により，低血圧を起こす頻度は変わらないものの，低血圧の治療に要した昇圧薬の量に差が生じたという報告もある[35]。このように麻酔前に低血圧の起こりやすさや昇圧薬の必要量を予想する方法はいくつかあるが，その評価をルーチンに行うことは現実的ではない。個体差を考慮すると，決まった量の昇圧薬を投与するのではなく，それぞれの症例においてタイトレーションをすることが適切と考えられる。

エフェドリンとフェニレフリンの混合薬の投与

　エフェドリンまたはフェニレフリンのどちらかを選択するのではなく，両者を同時に投与することも可能である。おおよそ等しい昇圧効果を持ちエフェドリン/ネオシネジン比だけが異なる薬剤を予防的に持続静注し，その効果を比較した研究が2つ報告されている[15)16]。その片方の研究における血圧と心拍数の変化を図3に示すが，この研究においてはフェニレフリンの比率が多いほうが，血圧が保たれ徐脈になりやすかった。2つの報告いずれの著者もエフェドリンの比率が増えるとUApHが低下し，嘔気や嘔吐が増加するなどの理由から，フェニレフリンにエフェドリンを混合する意義はないという結論に至っている。しかし理論的には，徐脈というフェニレフリンの欠点をエフェドリンが補える可能性があると考えられる。

(a)

	1P群	2群	3群	4群	5E群
フェニレフリン濃度	100	75	50	25	0
エフェドリン濃度	0	2	4	6	8
フェニレフリンの割合	100%	75%	50%	25%	0%
エフェドリンの割合	0%	25%	50%	75%	100%

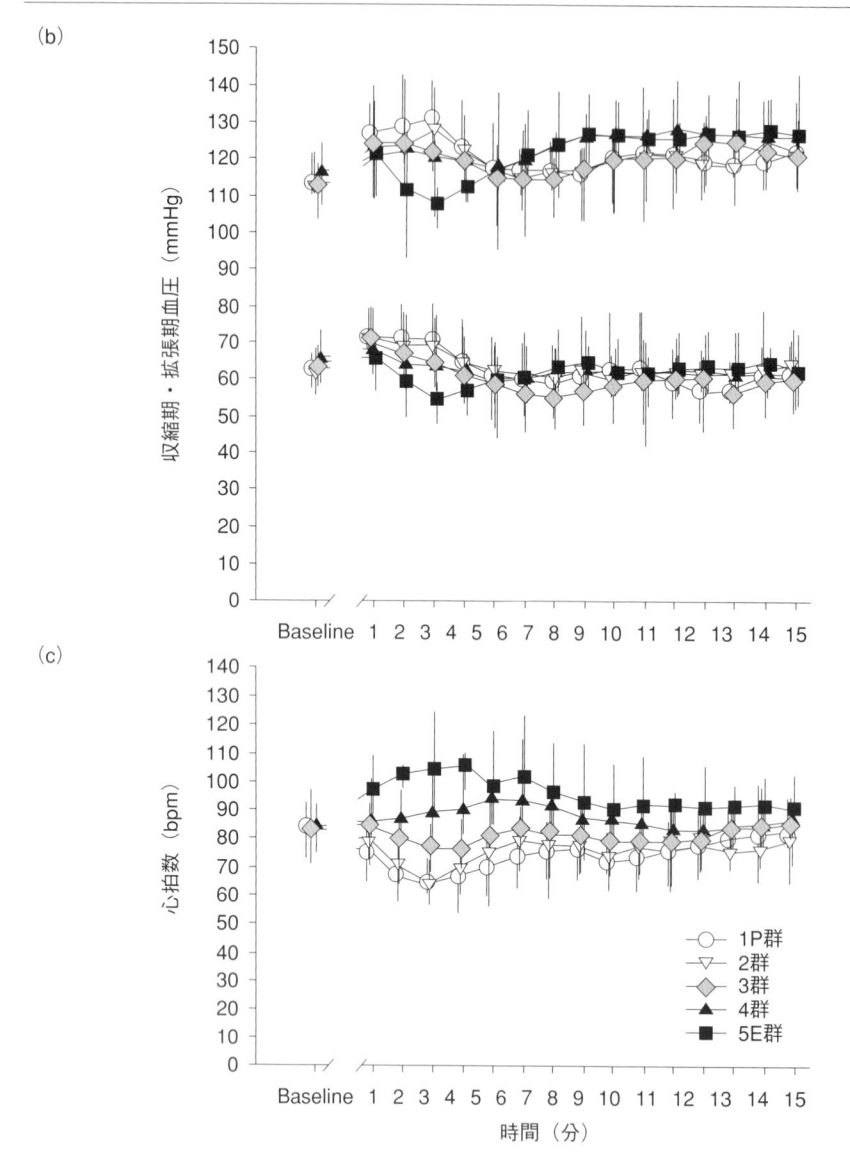

図3 エフェドリンとフェニレフリンの混合薬を投与したときの循環動態の変化

エフェドリン8mgがフェニレフリン100μgと同力価と想定し，エフェドリン/フェニレフリン比の異なる5種類の薬剤（a）を脊髄くも膜下麻酔開始時からタイトレーションしながら持続投与し，それぞれの低血圧の予防効果を評価した．各群の血圧（b）と心拍数（c）の変化を示す．データは平均と標準偏差．

（Ngan Kee WD, Khaw KS, Ng FF. Prevention of hypotension during spinal anesthesia for cesarean delivery：an effective technique using combination phenylephrine infusion and crystalloid cohydration. Anesthesiology 2005；103：744-50 より改変引用）

表1 2007年に米国産科麻酔学会会員を対象に行われた帝王切開術時の
脊髄くも膜下麻酔による低血圧対処に関するアンケート調査の結果

(a) 昇圧薬の選択肢とそれ選んだ人数（％）

	予防（n＝155）	治療（n＝292）
エフェドリンのみ	50 (32)	93 (32)
フェニレフリンのみ	40 (26)	67 (23)
フェニレフリンとエフェドリンを同時に投与	12 (8)	11 (4)
妊婦の心拍数により フェニレフリンかエフェドリンを選択	52 (33)	119 (41)
他のα作動薬	1 (1)	2 (1)

(b) 昇圧薬投与方法の選択肢とそれを選んだ人数（％）

	予防（n＝156）	治療（n＝290）
ボーラス静注のみ	122 (78)	250 (86)
ボーラス筋注のみ	2 (1)	1 (0)
ボーラスの静注と筋注	6 (4)	8 (3)
持続静注	13 (8)	6 (2)
持続静注とボーラス静注	13 (8)	25 (9)

（Allen TK, Muir HA, George RB, et al. A survey of the management of spinal-induced hypotension for scheduled cesarean delivery. Int J Obstet Anesth 2009；18：356-61 より改変引用）

実際の現場ではどのような選択がされているのか

2007年に米国産科麻酔学会（Society of Obstetric Anesthesia and Perinatology：SOAP）の会員を対象に，脊麻下の予定帝王切開術における低血圧対処について調査が行われた[36]。その結果を表1に示す。292人の回答者のうち50％以上が低血圧の予防として昇圧薬の投与を行っており，「エフェドリンのみ」，「フェニレフリンのみ」，「心拍数によってどちらかを選択する」がほぼ同数であった。しかし治療として投与するときには，「フェニレフリンのみ」がやや少なく，「心拍数によってどちらかを選択する」が多かった。また投与方法はボーラス静注が圧倒的多数だが，予防投与では持続静注を用いると答えた回答者が15％を超えた。2001年に英国の麻酔科医を対象とした同様の調査では回答者の95％がエフェドリン，2％がフェニレフリンを選択していることから，最近は新しい知見を受けて昇圧薬の選択が変化してきていると思われる。

今後の課題

これまで行われた研究のほとんどは合併症のない母児を対象としている。このような症例では酸素の需要供給バランスに余裕があり，エフェドリンにより胎児の代謝が亢進

しても，また仮にフェニレフリンが子宮血流を減少させるとしても，胎児に悪い影響を及ぼすことはないであろう。しかし何らかの異常のために需要と供給バランスに余裕がない症例では，昇圧薬の選択により胎児へ与える影響が大きく変わることも考えられる。

　Erkinaroら[37]は児の下行大動脈より塞栓物質を注入し胎児胎盤血流を低下させたヒツジいおいて，母獣を一時的な低酸素に曝した後に硬膜外麻酔を行った。低血圧に対してエフェドリンまたはフェニレフリンを投与したところ，フェニレフリンを投与したヒツジのほうが子宮血流が少なく，仔獣の血中乳酸値が高かった。一方Ngan Keeら[25]は，脊麻下で予定外の帝王切開術を受けた妊婦204人を対象に，低血圧の治療としてエフェドリンまたはフェニレフリンを投与したところ，2剤でUApHに差はみられなかった。対象の中には胎児心拍数から胎児状態が良くないと判断された症例が48例含まれていたが，これらの症例に限ってもUApHには差は認められなかった。しかしUAのP_{O_2}はフェニレフリン群で低く，フェニレフリン群で子宮血流が減少したために胎児による酸素の取り込み率が増加した結果かもしれないとNgan Keeらは述べている。このように胎児の酸素需要と供給バランスが負に傾きやすい症例での研究はまだ始まったばかりであり，今後さらなる研究が必要である。

おわりに

　合併症のない母児においては，エフェドリンもフェニレフリンも帝王切開術のための脊麻による低血圧の対して安全に用いることができると考えられる。2つの昇圧薬にはそれぞれに長所と短所があり，その特徴を踏まえ，昇圧薬が必要なときの状況に応じて選択すればよいのではないだろうか。より大切なことは薬剤の選択よりも重大な低血圧を起こさないことであり，血圧が下がり始めたら昇圧薬を投与すべきであろう。エフェドリンはボーラス静注が一般的であるが，フェニレフリンについては持続静注することが増えてきていることが，文献上からはうかがえる。

■参考文献

1) Cyna AM, Andrew M, Emmett RS, et al. Techniques for preventing hypotension during spinal anaesthesia for caesarean section. Cochrane Database Syst Rev 2006：CD002251.
2) James FM 3rd, Greiss FC Jr, Kemp RA. An evaluation of vasopressor therapy for maternal hypotension during spinal anesthesia. Anesthesiology 1970；33：25-34.
3) Eng M, Berges PU, Ueland K, et al. The effects of methoxamine and ephedrine in normotensive pregnant primates. Anesthesiology 1971；35：354-60.
4) Ralston DH, Shnider SM, DeLorimier AA. Effects of equipotent ephedrine, metaraminol, mephentermine, and methoxamine on uterine blood flow in the pregnant ewe. Anesthesiology 1974；40：354-70.
5) Ramanathan S, Grant GJ. Vasopressor therapy for hypotension due to epidural anesthesia for cesarean section. Acta Anaesthesiol Scand 1988；32：559-65.
6) Lee A, Ngan Kee WD, Gin T. A quantitative, systematic review of randomized controlled trials of ephedrine versus phenylephrine for the management of hypotension during spinal anesthesia for cesarean delivery. Anesth Analg 2002；94：920-6.

7) Tong C, Eisenach JC. The vascular mechanism of ephedrine's beneficial effect on uterine perfusion during pregnancy. Anesthesiology 1992 ; 76 : 792-8.
8) Li P, Tong C, Eisenach JC. Pregnancy and ephedrine increase the release of nitric oxide in ovine uterine arteries. Anesth Analg 1996 ; 82 : 288-93.
9) Magness RR, Rosenfeld CR. Mechanisms for attenuated pressor responses to alpha-agonists in ovine pregnancy. Am J Obstet Gynecol 1988 ; 159 : 252-61.
10) D'Angelo G, Osol G. Regional variation in resistance artery diameter responses to alpha-adrenergic stimulation during pregnancy. Am J Physiol 1993 ; 264 : H78-85.
11) Wang SY, Datta S, Segal S. Pregnancy alters adrenergic mechanisms in uterine arterioles of rats. Anesth Analg 2002 ; 94 : 1304-9.
12) Alahuhta S, Rasanen J, Jouppila P, et al. Ephedrine and phenylephrine for avoiding maternal hypotension due to spinal anaesthesia for caesarean section. Effects on uteroplacental and fetal haemodynamics. Int J Obstet Anesth 1992 ; 1 : 129-34.
13) Thomas DG, Robson SC, Redfern N, et al. Randomized trial of bolus phenylephrine or ephedrine for maintenance of arterial pressure during spinal anaesthesia for Caesarean section. Br J Anaesth 1996 ; 76 : 61-5.
14) Lee A, Ngan Kee WD, Gin T. A dose-response meta-analysis of prophylactic intravenous ephedrine for the prevention of hypotension during spinal anesthesia for elective cesarean delivery. Anesth Analg 2004 ; 98 : 483-90.
15) Ngan Kee WD, Lee A, Khaw KS, et al. A randomized double-blinded comparison of phenylephrine and ephedrine infusion combinations to maintain blood pressure during spinal anesthesia for cesarean delivery : the effects on fetal acid-base status and hemodynamic control. Anesth Analg 2008 ; 107 : 1295-302.
16) Cooper DW, Carpenter M, Mowbray P, et al. Fetal and maternal effects of phenylephrine and ephedrine during spinal anesthesia for cesarean delivery. Anesthesiology 2002 ; 97 : 1582-90.
17) Ngan Kee WD, Lee A. Multivariate analysis of factors associated with umbilical arterial pH and standard base excess after Caesarean section under spinal anaesthesia. Anaesthesia 2003 ; 58 : 125-30.
18) Ngan Kee WD, Khaw KS, Tan PE, et al. Placental transfer and fetal metabolic effects of phenylephrine and ephedrine during spinal anesthesia for cesarean delivery. Anesthesiology 2009 ; 111 : 506-12.
19) Thorp JA, Rushing RS. Umbilical cord blood gas analysis. Obstet Gynecol Clin North Am 1999 ; 26 : 695-709.
20) Eisler G, Hjertberg R, Lagercrantz H. Randomised controlled trial of effect of terbutaline before elective caesarean section on postnatal respiration and glucose homeostasis. Arch Dis Child Fetal Neonatal Ed 1999 ; 80 : F88-92.
21) Dyer RA, Reed AR, van Dyk D, et al. Hemodynamic effects of ephedrine, phenylephrine, and the coadministration of phenylephrine with oxytocin during spinal anesthesia for elective cesarean delivery. Anesthesiology 2009 ; 111 : 753-65.
22) Allen TK, George RB, White WD, et al. A double-blind, placebo-controlled trial of four fixed rate infusion regimens of phenylephrine for hemodynamic support during spinal anesthesia for cesarean delivery. Anesth Analg 2010 ; 111 : 1221-9.
23) Stewart A, Fernando R, McDonald S, et al. The dose-dependent effects of phenylephrine for elective cesarean delivery under spinal anesthesia. Anesth Analg 2010 ; 111 : 1230-7.
24) Cooper DW, Jeyaraj L, Hynd R, et al. Evidence that intravenous vasopressors can affect rostral spread of spinal anesthesia in pregnancy. Anesthesiology 2004 ; 101 : 28-33.
25) Ngan Kee WD, Khaw KS, Lau TK, et al. Randomised double-blinded comparison of phenyl-

ephrine vs ephedrine for maintaining blood pressure during spinal anaesthesia for non-elective Caesarean section. Anaesthesia 2008 ; 63 : 1319-26.
26) Cooper DW, Gibb SC, Meek T, et al. Effect of intravenous vasopressor on spread of spinal anaesthesia and fetal acid-base equilibrium. Br J Anaesth 2007 ; 98 : 649-56.
27) Hennebry MC, Stocks GM, Belavadi P, et al. Effect of i.v. phenylephrine or ephedrine on the ED50 of intrathecal bupivacaine with fentanyl for Caesarean section. Br J Anaesth 2009 ; 102 : 806-11.
28) Tanaka M, Balki M, Parkes RK, et al. ED95 of phenylephrine to prevent spinal-induced hypotension and/or nausea at elective cesarean delivery. Int J Obstet Anesth 2009 ; 18 : 125-30.
29) Ngan Kee WD, Khaw KS, Ng FF. Comparison of phenylephrine infusion regimens for maintaining maternal blood pressure during spinal anaesthesia for Caesarean section. Br J Anaesth 2004 ; 92 : 469-74.
30) Ngan Kee WD, Khaw KS, Ng FF. Prevention of hypotension during spinal anesthesia for cesarean delivery : an effective technique using combination phenylephrine infusion and crystalloid cohydration. Anesthesiology 2005 ; 103 : 744-50.
31) Langesaeter E, Rosseland LA, Stubhaug A. Continuous invasive blood pressure and cardiac output monitoring during cesarean delivery : a randomized, double-blind comparison of low-dose versus high-dose spinal anesthesia with intravenous phenylephrine or placebo infusion. Anesthesiology 2008 ; 109 : 856-63.
32) Hanss R, Bein B, Ledowski T, et al. Heart rate variability predicts severe hypotension after spinal anesthesia for elective cesarean delivery. Anesthesiology 2005 ; 102 : 1086-93.
33) Dahlgren G, Granath F, Wessel H, et al. Prediction of hypotension during spinal anesthesia for Cesarean section and its relation to the effect of crystalloid or colloid preload. Int J Obstet Anesth 2007 ; 16 : 128-34.
34) Jeon YT, Hwang JW, Kim MH, et al. Positional blood pressure change and the risk of hypotension during spinal anesthesia for cesarean delivery : an observational study. Anesth Analg 2010 ; 111 : 712-5.
35) Smiley RM, Blouin JL, Negron M, et al. Beta2-adrenoceptor genotype affects vasopressor requirements during spinal anesthesia for cesarean delivery. Anesthesiology 2006 ; 104 : 644-50.
36) Allen TK, Muir HA, George RB, et al. A survey of the management of spinal-induced hypotension for scheduled cesarean delivery. Int J Obstet Anesth 2009 ; 18 : 356-61.
37) Erkinaro T, Kavasmaa T, Pakkila M, et al. Ephedrine and phenylephrine for the treatment of maternal hypotension in a chronic sheep model of increased placental vascular resistance. Br J Anaesth 2006 ; 96 : 231-7.

〔加藤　里絵〕

II. 帝王切開術の麻酔を安全に行う

3 誤嚥性肺炎のリスクと対策

はじめに

1848年にSir James Simpsonは誤嚥が麻酔中の死因のひとつであると主張した[1]。1940年に一人の産科医が15例の誤嚥を報告し，14例は経腟分娩または帝王切開術のために吸入麻酔を受けていた。14例の産科症例のうち5例の母体は死亡した[2]。

Mendelsonは，ウサギに対する酸誤嚥による臨床経過および肺病変について報告し，同時にニューヨークLying-In病院での1932～1945年の間の44,016分娩について報告した[3]。66例（0.15％）で誤嚥が発生し，45例では誤嚥物が同定され，そのうち40例では液体，残りの5例では固形の食物であった。酸の誤嚥による母体死亡はなかったが，2例では固形食物の誤嚥による窒息により死亡したことが重要視された。当時，全身麻酔はエーテルが用いられており，新人で経験の少ないインターンにより行われていた。Mendelsonは，1）分娩中の食事の延期，2）局所麻酔の使用の拡大，3）制酸薬投与，4）全身麻酔施行前には胃内容を空虚とする，5）全身麻酔の最適な投与を推奨した。この助言が産科麻酔の基礎となった。

《米国での経験》

American Society of Anesthesiologists（ASA）Closed Claims Analysisによると，非産科患者と比較して，産科患者において挿管困難および肺誤嚥がより問題となっていた。主な障害として同定された誤嚥性肺炎は産科麻酔において大きな割合を占めており，全身麻酔17例中15例で発生している。とくに挿管困難または食道挿管後と関連があった[4]。

《英国での経験》

The Confidential Enquiries into Maternal Deathsは3年ごとに，麻酔に関連した母体死亡についての詳細や特徴的なデータを公表している。それによると1980年代初頭より，麻酔関連母体死亡の減少が示されている。区域麻酔の使用増加，帝王切開術時の誤嚥予防，気道トレーニングの改善がこの減少に寄与している[5]。

消化器系の解剖および生理的変化

妊娠が進行するにつれて胃および小腸は生理学的に変化し，増大した子宮により頭側へ，そして若干外側へ移動する[6]。

1 胃内容空虚化

①胃内容空虚化は妊娠を通して遅延しているとしばしば言われてきた。しかし実際には，超音波による研究では胃内容空虚化は妊娠経過中も正常である[7]。
②子宮収縮が疼痛を伴う場合には，胃内容空虚化は遅延する[8]。全身オピオイド投与も同様の効果を有する。
③分娩中の区域麻酔は，局所麻酔薬にフェンタニル（または他のオピオイド）を補助的に加えない限り，胃内容空虚化に影響を与えない[9]。硬膜外フェンタニルは100 μgを超える量を用いると，胃内容空虚化に有意に影響を与える。25 μgの脊髄くも膜下フェンタニルは胃内容空虚化を障害する[10]。
④清澄水の摂取は胃内容空虚化を促進し，最近のASAの推奨では，リスクファクターのない妊婦の分娩中の清澄水摂取は許容できる[11]。胃内容空虚化は娩出後18時間で非妊娠時にもどる。

2 胃液分泌

①異所性のガストリンは胎盤により生成される。これは潜在的に胃液の量および酸度を増加させる。しかしながら，多くの研究によると，血漿のガストリン濃度は，妊娠中減少または不変である。胃酸分泌は減少し，妊娠20～30週で最低値となる[12]。
②非妊婦における予定手術時の胃液量およびpHを帝王切開時の妊婦と比較した結果，pH2.5未満の比率（80％），胃液量25 mlを超える比率（50％）に差がなかった[13]。両群ともにpHが低く胃液量が増加した患者の比率も差がなかった（40％ vs 50％）。妊娠15週においても同様の結果だった[14]。

3 下部食道括約筋機能

プロゲステロンとエストロゲンは下部食道括約筋を弛緩させ[15]，胃食道逆流を予防する防御圧を減少させる。増大した子宮により頭側に移動し，回転した胃は，横隔膜を通る食道の入口部での弁機能を排除し，さらに逆流の防御を弱める。これらの変化全てが，胃食道逆流および胃内容誤嚥のリスクを増大し，同様に誤嚥後に予想される肺障害の重症度も増強する。

妊娠中には胃食道逆流は一般的である。食道pHの研究では，症状のない妊婦でも酸度は増加している[16)17]。これは，おそらくプロゲステロンによる弛緩効果により，胃内圧

の上昇および下部食道平滑筋圧の低下に起因する。オピオイドおよびある種の麻酔薬はこれらの効果の一因を構成する[18]。

4 研究の限界

妊娠中および分娩中の胃内容空虚化を測定することは技術的にも倫理的にも難しく，さまざまな方法が用いられている。妊娠は胃内容空虚化の速度に有意に影響しない。健康で，肥満でない，正期の妊婦が一晩絶食後，300mlの水を内服しても，胃内容空虚化は遅延しない。しかしながら，いったん分娩が開始されると，胃内容空虚化能力が減少することが多くの研究で示唆されている[8][19][20]。

胃内では吸収されず，小腸で速やかに吸収されるアセトアミノフェン（パラセタモール）は，胃内容を空虚化させる研究で広く用いられてきた[21]。不幸にこの方法は，原則的に液体の胃内容空虚化に関連しており，固形物や半固形物の空虚化の評価に当てはめることは困難である。これらの研究結果を解釈するには注意が必要である。胃内容空虚化を調査する他の方法，色素希釈，胃インピーダンス，リアルタイム超音波[8][19][20]などは同じような問題に直面している（例えば，これらは固形物よりむしろ液体の空虚化を反映する）。

電気生理学的にも胃収縮運動の規定因子であるdominant frequencyは，予定帝王切開術前および術中も抑制されている[22]。

より特殊な食餌の胃内容空虚化を調査するには，アイソトープの使用，X線検査が必要である。近代これらの研究は受け入れることは不可能であるが，1950年代の研究によると，妊娠後期および分娩時に全身オピオイドを投与されている場合に，固形物摂取後の胃内容空虚化は遅延している。

肥満が妊娠による下部食道括約筋の緊張度低下をさらに悪化させるのかどうかは明らかではない[23][24]。

誤嚥性肺炎のリスク

1 予定帝王切開術

区域麻酔または全身麻酔で行われる予定帝王切開術を受ける母体で，H_2受容体拮抗薬またはプロトンポンプ阻害薬を投与されている母体は，胃内容物の誤嚥の有意なリスクがあるわけではない[25]。

2 緊急帝王切開術

胃内容物の肺への誤嚥はおもに緊急帝王切開術に関連しており，緊急またはストレス

のある環境でしばしば発生する。

　胃内容空虚化は，特にオピオイドの全身投与の場合，分娩中に遅延する可能性がある。また，妊娠中は胃食道括約筋の安静時筋緊張が低下し，胃内圧が高いため，逆流防御圧は減少している。したがって非妊婦と比較して，妊婦では胃内容の食道への逆流リスクが高い。さらに8時間以上の絶食の後に行われる帝王切開術はほとんどない。以上より緊急帝王切開術では，胃内容の肺誤嚥のリスクは高い[26)27)]。

3 気道管理と誤嚥

　誤嚥に関連した母体死亡は挿管困難または挿管不成功，不適切な食道挿管により起こりえる[28)]。しかしながら，誤嚥による母体死亡は近年劇的に減少している。誤嚥のリスクが高いのは，分娩開始6〜8時間に経口摂取した肥満患者である。輪状軟骨圧迫を伴う迅速導入の技術および気管挿管は，産科麻酔の臨床においては胃内容の誤嚥から気道を守るために導入された。輪状軟骨圧迫が不適切であると，挿管の問題を引き起こす。挿管不成功後の気管挿管の複数回の施行は，換気困難のリスクが増大する。挿管不成功およびマスク換気困難中の胃内容の逆流は依然として誤嚥の明らかなリスクである。マスク換気困難は胃の膨張のリスクを増大させ，胃内容の誤嚥の機会を増加させる[29)]。

4 抜　管

　麻酔導入が安全となるにつれて，抜管時の危険性が明らかになってきた。1985〜2003年のミシガンでの15例の麻酔関連母体死亡のうち，麻酔導入中に起こったのでは0例であったが，覚醒中，抜管，回復室での低換気または気道閉塞に起因するものは5例であった[30)]。ある程度意識があり，命令に従うことが可能で，自発呼吸下で酸素飽和度を維持することが可能である場合に，気管チューブは安全に除去できる。抜管前に胃内容を経鼻胃管により空虚化するべきである。

5 肥　満

　肥満妊婦は胃食道逆流症（gastroesophageal reflux disease：GERD）の頻度が高く，胃内容容量が大きく，胃内pHが低く，誤嚥性肺炎およびMendelson症候群のリスクが高い[31)]ため，絶対に必要でない限り，全身麻酔は避ける。

6 絶食と経口摂取

　絶食は一晩で平均胃内容量を減少させる[32)]が，食後12時間経っていても固形物は依然として胃内に存在するという報告もある。
　しかし，近年，分娩中に食事を許可している施設数が有意に増加している[33)]。北米と英国とでは臨床に大きな解離がある。1988年には米国で2％未満の施設しか固形物の摂

取を許可していなかったが，英国においては33％で許可されていた[34]。これらの臨床での大きな違いにもかかわらず，英国における胃内容誤嚥による死亡率は上昇していない。より最近の米国で行われた調査でも経口摂取の実情は，ほとんど変わっていない[35]。同様に過去10年での英国における経口摂取の自由度の増加が，母体の死亡率・合併症率の増加をもたらしてはいない。

絶食が母体および胎児に与える影響

分娩とケトン体産生増加とくにヒドロキシブチル酸とアセト酢酸との関連が報告されている[36)37]。妊婦で，カロリー制限するとこれらが急速に起こる[38]。しかしながら，非エステル脂肪酸は飢餓で上昇するが，これらの酸の増加は母体および胎児の酸塩基平衡に影響することは示されていない[39)40]。ケトーシスまたは飢餓の他の影響が分娩の経過および予後を変化させるかどうかは不明である。

60例の妊婦で，等張のスポーツドリンクと水の代謝効果を比較した[37]。等張飲料は，βヒドロキシブチル酸，非エステル脂肪酸値の上昇を予防した。さらに，ライトダイエット群と比較して，分娩予後に差がなく，胃内容の増加もなかった。この研究は，一つのケトーシスの予防方法を示しており，麻酔科医の大多数に受け入れられるであろう。

分娩中の嘔吐

嘔吐の頻度を示している研究が3つある[36)37)41]。全般的に分娩中に経口摂取している患者では有意に嘔吐のodds比が1.8と高い。固形物の摂取を許可している2つの研究においては，嘔吐のodds比は高かった[36)41]。清澄水のみ摂取可能な場合，嘔吐の頻度は約10％異なっていた。固形物の摂取を許可している場合，嘔吐量に関しては，経口摂取群（309 ml）では，対照群（104 ml）と比較して有意に大量であった[36]。これに伴い胃の横断面の面積も有意に大きかった（$p<0.001$）。嘔吐量は，清澄水であるスポーツドリンク摂取許可群と有意差がなかった。この研究で胃の横断面の面積に差がなかった[37]。嘔吐という観点からすると，固形物の摂取は，分娩中の妊婦の不快を増加させる可能性がある。しかしながら，妊婦が清澄水を摂取するのをルーチンに否定するべきである証拠はない。

誤嚥性肺炎の臨床経過

1952年にTeabeautは誤嚥した液体のpHが2.5を下回ると重症な化学的肺炎が進行することを示した[42]。のちに分娩中の妊婦の半分近くが胃液のpHが2.5を下回っていた[43]。誤嚥した物質が肺実質に達するには，解剖学的に右の主気管支が多く，したがって，右下葉が最もしばしば影響をうけやすい。重症例では広汎に両側が侵される。

誤嚥した女性は，直後または数時間後に呼吸障害が進行する。障害の程度は誤嚥した内容および反応の重症度に依存する。固形物の大量の誤嚥は，明らかに気道閉塞の徴候を示す。酸性の液体以外の小さい顆粒が，散発性の無気肺およびその後気管支肺炎を引き起こす可能性がある。

　高度な酸性液体の誤嚥では，酸素飽和度低下とともに頻呼吸，気管支痙攣，水泡音，ラ音，無気肺，チアノーゼ，頻脈，および低血圧が同様に進行する。障害部位では，蛋白が豊富で多数の赤血球を含む液体が，肺毛細血管から肺実質および肺胞に漏出および滲出する。これは肺コンプライアンスを減少させ，血液シャント，重症低酸素血症を惹起する。放射線学的には変化は直後には現れないが，右肺が最もしばしば障害され，後に可視化できる。それゆえ，胸部X線検査単独では，誤嚥の除外診断とならない。

　胃内容の誤嚥の疑いがある症例では，肺障害を明らかにするため詳細なモニタリングが必要である。呼吸数，パルスオキシメータによる酸素飽和度が，障害の指標として最も感度がよく早期に検出可能である。

誤嚥性肺炎の治療

　誤嚥を起こした場合でも，誤嚥性肺炎の症状が重篤化する割合は必ずしも高くない。しかし，いったん重症化し急性呼吸促迫症候群（acute respiratory distress syndrome：ARDS）にまで進行した場合の死亡率は50％に近い。誤嚥による低酸素血症が進行したり，胸部X線写真で肺胞浸潤影が認められたりするようになるまでは数時間単位での時間経過を要することがあるので，初期には異常を認めなくても，誤嚥を起こした場合には，重症化させないための初期治療を適切に行うべきである。

1 初期治療

a. 吸引

　吸い込んだ液体を可能な限り多く，口腔内より速やかに吸引し，喉頭および気管より除去する。もし大きい粒子の物質が吸引された場合には，気道閉塞を解除するために気管支鏡が適応となる。

b. β刺激薬

　誤嚥により気管支痙攣が惹起された場合には，β刺激薬を用いた気管支拡張療法が適応となる[44]。

c. 気管内洗浄

　生理食塩液による洗浄は，さらに酸を肺全体に遷延させる可能性があるため，推奨されない。

d. 抗菌薬およびステロイド

コルチコステロイド療法または予防的抗菌薬投与に利点があるという臨床的または実験的な証拠はない[45]。小腸閉鎖がわかっている場合で，グラム陰性菌または嫌気性菌の感染が強く疑われる場合には抗菌薬を投与すべきである[44]。

2 低酸素血症の治療

患者が2〜3日後に症状の悪化，改善傾向を認めない場合には，広域スペクトラムを有する抗菌薬を，培養または感受性試験結果がでるまで投与する。

ARDSが進行すると，呼気終末陽圧（positive end-expiratory pressure：PEEP）を伴う機械換気が救命の補助となるかもしれない。

動物実験では肺胞マクロファージが，誤嚥による炎症反応，とくに酸に起因する肺障害において重要な役割を担っているとされ，マクロファージを枯渇させる薬剤投与は，肺好中球阻害および肺血管透過性亢進を減少させるのに有用である[46]が，その効果はヒトでは明らかでない。

誤嚥性肺炎の予防

誤嚥の危険性は，胃液による誤嚥性肺炎と，固形物による窒息の2つである。誤嚥による母体死亡は1960年代にピークであったが，制酸薬，絶飲・絶食，迅速導入法により劇的に減少した[47]。妊婦は"フルストマック"と考えられ，誤嚥を防ぐ適切な方法がとられるべきである[6]。

1 区域麻酔の活用

禁忌でない限り，帝王切開術の麻酔では，区域麻酔を選択する。

2 絶飲・絶食

分娩は数時間から数日に及ぶ。緊急帝王切開術の多くは区域麻酔下に行われるため，まれな全身麻酔に備えて，すべての妊婦に絶飲・絶食を強いることは不適切である。しかし，帝王切開術における誤嚥予防は重要であり，絶飲・絶食に関する取り決めを行うことが大切である。有効な陣痛が発来すれば固形物の摂取は中止し，清澄水の経口摂取のみを許可する[48]。

ASA産科麻酔のタスクフォース[11]は，分娩中の清澄水の絶飲時間と誤嚥性肺炎に関してのデータは不十分であるとした。中等量の水，茶，紅茶，炭酸飲料，果実のないフルーツジュースは，合併症のない分娩中の妊婦で飲むことは許可される。明らかな固形

物は避けられるべきである。合併症のない妊婦での帝王切開術の場合や卵管結紮では，摂取した食事の種類によるが，摂取後6〜8時間の絶食時間が必要である。

3 薬理学的方法

胃液の酸度，量を減少させる目的で薬剤が投与される。

a．H_2受容体拮抗薬

手術前夜と麻酔導入60〜90分前に投与することが推奨されているが，H_2受容体拮抗薬が母体死亡率および合併症率を減少させるというエビデンスは示されていない[49]。胃内容および酸度の減少は，誤嚥性肺炎による障害を軽減させる。

b．プロトンポンプ阻害薬（proton pump inhibitor：PPI）

プロトンポンプ阻害薬も有効であるが，術前投薬としての保険適用はない。

c．非粒子状制酸薬

欧米では胃液の酸度を下げる目的でクエン酸ナトリウムの導入前の経口投与が行われる[47]。わが国ではクエン酸ナトリウムの製剤は市販されていないが，院内処方が可能な病院もある。水酸化アルミニウムゲル，水酸化マグネシウムのような制酸薬は誤嚥すると顆粒状成分により肺炎が悪化するため禁忌である[47]。

d．メトクロプラミド

妊娠により食道括約筋機能が低下するが，メトクロプラミドは，食道括約筋の機能を高める。欧米では胃内容空虚化時間を短縮する目的でしばしば用いられる。

e．実際

実際には，緊急帝王切開術決定時にメトクロプラミドとH_2受容体拮抗薬を投与する。H_2受容体拮抗薬に即効性はないが，誤嚥の約50％は抜管時に発生するため，その予防目的で投与する。抜管時の誤嚥予防のため，確実に覚醒させることも重要である[48]。

4 迅速導入法（輪状軟骨圧迫法）

誤嚥のリスクを最小とするために迅速導入を用いるべきである。十分な酸素化および脱窒素化は肥満患者で酸素飽和度低下を最小限にするために重要である。輪状軟骨圧迫（Sellick maneuver）は，胃内容の受動的な逆流を減少させることが示されている。しかしながら，輪状軟骨圧迫は近年疑問視されている。というのは輪状軟骨圧迫により下部食道括約筋の筋緊張を減少させ，挿管をより困難にするかもしれないからである。

さらに，輪状軟骨圧迫は，従来考えられているほど有効ではないという報告がある[50]。この方法は輪状軟骨と椎体の間にある食道を輪状軟骨の圧迫により閉塞し，逆流を防止

する手技であるが，最近のMRIを用いた研究では，食道は必ずしも輪状軟骨と椎体の間に存在せず，輪状軟骨圧迫により食道が外側へ移動して，十分な圧迫が加わらない場合があることが指摘されている[51]。実際，輪状軟骨圧迫を行った約3000症例の全身麻酔下の帝王切開術において，24症例の患者で胃内容の逆流が発生し，そのうち8名が死亡した[52]。このように輪状軟骨圧迫の効果は絶対的ではないので，輪状軟骨圧迫で喉頭鏡の視野の悪化，LMAの挿入困難，マスク換気困難を来す場合は圧迫を緩めてもよいとされる[53]。

5 気道評価

分娩中にもMallampati分類は悪化する報告があるため，帝王切開術決定時に再評価が必要である。

分娩中の誤嚥のリスクは，単純に胃内容物によるものだけではない。妊婦ではしばしば喉頭鏡操作が困難で，2000件に及ぶ調査によると，産科患者の誤嚥の大部分は気管挿管中に起こり，挿管困難や挿管不成功は妊婦の誤嚥発生増加に寄与する重要な因子である。挿管困難による低酸素症が，誤嚥自体より，麻酔に起因する母体死亡のより頻度の高い原因となる[54]。

①全身麻酔が必要で，挿管困難と判断され，時間的余裕がある場合には，ファイバー挿管を選択する。

②全身麻酔が必要で，挿管容易と判断された場合には，迅速導入で気管挿管する。輪状軟骨圧迫は気管挿管が確立されるまで持続する。マスク換気を避けて，胃の膨張を減らす。輪状軟骨圧迫は，胃内容の気道への受動的逆流を減らすと考えられている。

まとめ

①区域麻酔が可能な限り用いられるべきである。

②絶飲・絶食

推奨は，中等量の水，茶，紅茶，炭酸飲料，果実のないフルーツジュースは，合併症のない分娩中の妊婦で飲むことは許可される。明らかな固形物は避けられるべきである。合併症のない妊婦での帝王切開術の場合や卵管結紮では，摂取した食事の種類によるが，摂取後6〜8時間の絶食時間が必要である。

しかしながら，誤嚥に対するさらなるリスクファクターを有する患者（肥満，糖尿病など），または帝王切開術のリスクの増大している患者（non-reassuring fetal heart rateパターン）では，個々の症例ごとにさらなる経口摂取制限が必要かもしれない。

③制酸薬の投与はルーチンに投与する

外科的手術の前に，臨床家は非粒子性の制酸薬，H_2受容体拮抗薬，メトクロプラミドを誤嚥予防に適切な時期に投与することを考慮しなければならない。

④全身麻酔では輪状軟骨圧迫を伴う気管挿管が行われるべきである。

⑤産科麻酔のトレーニングを改善し，全身麻酔に関連するリスクをより理解することが

全体での誤嚥性肺炎の減少に寄与するであろう．

■参考文献

1) Simpson JY. Remarks on the alleged case of death from the action of chloroform. Lancet 1848；1：175.
2) Hall CC. Aspiration pneumonitis：An obstetric hazard. JAMA 1940；114：728-33.
3) Mendelson CL. The aspiration of stomach contents into the lungs during obstetric anesthesia. Am J Obstet Gynecol 1946；52：191-205.
4) Chadwick HS. Obstetric anesthesia closed claims update II.
   http://www.asahq.org/Newsletters/1999/06_99/Obstetric_0699.html
   date accessed：April 1, 2010
5) Bucklin BA, Gerard W. Ostheimer "What's New in Obstetric Anesthesia" lecture. Anesthesiology 2006；104：865-71.
6) Cunningham FG, Leveno KJ, Bloom SL, et al. General anesthesia. In：Cunningham FG, Leveno KJ, Bloom SL, et al, editors. Williams obstetrics. 23rd ed. New York：McGraw-Hill；2009. p.459-61.
7) Wong CA, McCarthy RJ, Fitzgerald PC, et al. Gastric emptying of water in obese pregnant women at term. Anesth Analg 2007；105：751-5.
8) Carp H, Jayaram A, Stoll M. Ultrasound examination of the stomach contents of parturients. Anesth Analg 1992；74：683-7.
9) Porter JS, Bonello E, Reynolds F. The influence of epidural administration of fentanyl infusion on gastric emptying in labour. Anaesthesia 1997；52：1151-6.
10) Kelly MC, Carabine UA, Hill DA, et al. A comparison of the effect of intrathecal and extradural fentanyl on gastric emptying in laboring women. Anesth Analg 1997；85：834-8.
11) American Society of Anesthesiologists. Practice guidelines for obstetric anesthesia：An updated report by the American Society of Anesthesiologists task force on obstetric anesthesia. Anesthesiology 2007；106：843-63.
12) Murray FA, Erskine JP, Fielding J. Gastric secretion in pregnancy. J Obstet Gynaecol Br Emp 1957；64：373-81.
13) Cohen SE, Jasson J, Talafre ML, et al. Does metoclopramide decrease the volume of gastric contents in patients undergoing cesarean section？ Anesthesiology 1984；61：604-7.
14) Wyner J, Cohen SE. Gastric volume in early pregnancy：Effect of metoclopramide. Anesthesiology 1982；57：209-12.
15) Shah S, Nathan L, Singh R, et al. E2 and not P4 increase NO release from NANC nerves of the gastrointestinal tract；Implications in pregnancy. Am J Physiol Regul Integr Comp Physiol 2001；280：R1546-54.
16) Hey VMF, Cowley DJ, Ganguli PC, et al. Gastro-oesophageal reflux in late pregnancy. Anaesthesia 1997；32：372-7.
17) Van Thiel DH, Gavaler JS, Shobha AB, et al. Heartburn of pregnancy. Gastroenterology 1977；72：666-8.
18) Holdsworth JD. Relationship between stomach contents and analgesia in labour. Br J Anaesth 1978；50：1145-8.
19) Chiloiro M, Darconza G, Piccioli E, et al. Gastric emptying and orocecal transit time in pregnancy. J Gastroenterol 2001；36：538-43.
20) Wong CA, Loffredi M, Ganchiff JN, et al. Gastric emptying of water in term pregnancy. Anesthesiology 2002；96：1395-400.
21) Heading RC, Nimmo J, Prescott LF, et al. The dependence of paracetamol absorption on the

rate of gastric emptying. Br J Pharmacol 1973 ; 47 : 415-7.
22) Oshima M, Aoyama K, Warabi K, et al. Electrogastrography during and after cesarean delivery. J Anesth 2009 ; 23 : 75-9.
23) O'Brien TF. Lower esophageal sphincter pressure (LSP) esophageal function in obese humans. J Clin Gastroenterol 1980 ; 2 : 145-8.
24) Brock-Utne J, Dow T, Dimopoulos G, et al. Evidence refuting a role for increased abdominal pressure in the pathogenesis of heartburn associated with pregnancy. Br J Anaesth 1981 ; 53 : 381-4.
25) Department of health and others. Reports on confidential enquiries into maternal deaths in England and Wales/United Kingdom 1952-1999. London : HMSO, 1957-2001 (Series of 16 Triennial Reports).
26) Awe WC, Fletcher WS, Jacob SW. The pathophysiology of aspiration pneumonitis. Surgery 1960 ; 60 : 232.
27) Roberts RB, Shirley MA. Reducing the risk of acid aspiration during cesarean section. Anesth Analg 1974 ; 53 : 859.
28) Hawkins JL. Anesthesia-related maternal mortality. Clin Obstet Gynecol 2003 ; 46 : 679-87.
29) Awan R, Nolan JP, Cook TM. Use of ProSeal laryngeal mask airway for airway maintenance during emergency Caesarean section after failed tracheal intubation. Br J Anaesth 2004 ; 92 : 144-6.
30) Mhyre JM, Riesner MN, Polley LS, et al. A series of anesthesia-related maternal deaths in Michigan, 1985-2003. Anesthesiology 2007 ; 106 : 1096-104.
31) Johnson SR, Kolberg BH, Varner MW. Maternal obesity and pregnancy. Surg Gynecol Obstet 1987 ; 164 : 431-7.
32) Roberts RB, Shirley MA. The obstetrician's role in reducing the risk of aspiration pneumonitis with particular reference to the use of oral antacids. Am J Obstet Gynecol 1976 ; 124 : 611-7.
33) Berry H. Feast of famine ? Oral intake during labour : current evidence and practice. Br J Midwifery 1997 ; 5 : 413-7.
34) Michael S, Reilly CS, Caunt M. Policies for oral intake during labour : a survey of maternal units in England and Wales. Anaesthesia 1991 ; 46 : 1071-3.
35) Hawkins J, Gibbs C, Martin-Salvaj G, et al. Oral intake policies on labor and delivery : a national survey. J Clin Anesth 1998 ; 10 : 449-51.
36) Scrutton MJI, Metcalfe GA, Lowy C, et al. Eating during labour. Anaesthesia 1999 ; 54 : 329-34.
37) Kubli M, Scrutton MJ, Seed PT, et al. An evaluation of isotonic "sports drinks" during labor. Anesth Analg 2002 ; 94 : 404-8.
38) Metzger BE, Vileisis RA, Ramikar V, et al. "Accelerated starvation" and the skipped breakfast in late normal pregnancy. Lancet 1982 ; 1 : 588-92.
39) Dumoulin JG, Foulkes JEB. Ketonuria during labour. Br J Obstet Gynaecol 1984 ; 91 : 97-8.
40) Bencini FX, Symonds EM. Ketone bodies in fetal and maternal blood during parturition. Aust NZ J Obstet Gynaecol 1972 ; 12 : 176-8.
41) Yiannouzis C, Parnell C. A randomized controlled trial measuring the effects on labour of offering a light, low fat diet. Abstract. London : Miriad, Books for Midwives ; 1992.
42) Teabeaut JR II. Aspiration of gastric contents : an experimental study. Am J Pathol 1952 ; 28 : 51-67.
43) Taylor G, Pryse-Davies J. The prophylactic use of antacids in the prevention of the acid-pulmonary-aspiration syndrome (Mendelson's syndrome). Lancet 1966 ; 1(7432) : 288-91.
44) Cohen NH. Aspiration : Is there an optimal management strategy ? In : Fleisher LA, editor.

Evidence-based practice of anesthesiology. 2nd ed. Philadelphia：Saunders；2009. p.327-32.
45) Marik PE. Aspiration pneumonitis and aspiration pneumonia. N Engl J Med 2001；344：665-71.
46) Beck-Schimmer B, Rosenberger DS, Neff SB, et al. Pulmonary aspiration：new therapeutic approaches in the experimental model. Anesthesiology 2005；103：556-66.
47) O'Sullivan GM, Guyton TS. Aspiration：Risk, prophylaxis, and treatment. In：Chestnut DH, editor. Obstetric anesthesia. 3rd ed. Philadelphia：Elsevier Mosby；2004. p.523-34.
48) 上山博史. 産科麻酔：基本的考え方から最新診療まで. 全身麻酔を巡る問題点. 麻酔 2010；59：357-61.
49) O'Sullivan G, Hart H, Shennan A. A rational approach to aspiration prophylaxis. In：Halpern SH, editor. Evidence-based obstetric anesthesia. Massachusetts：Blackwell；2005. p.178-91.
50) Neilipovitz DT, Crosby ET. No evidence for decreased incidence of aspiration after rapid sequence induction. Can J Anaesth 2007；54：748-64.
51) Smith K, Dobranowski J, Yip G, et al. Cricoid pressure displaces the esophagus：an observational study using magnetic resonance imaging. Anesthesiology 2003；99：60-4.
52) Fenton PM, Reynolds F. Life-saving or ineffective？ An observation study of the use of cricoid pressure and maternal outcome in an African setting. Int J Obstet Anesth 2009；18：106-10.
53) Ellis DY, Harris T, Zideman D. Cricoid pressure in emergency department rapid sequence tracheal intubation：a risk benefit analysis. Ann Emerg Med 2007；50：653-65.
54) Ezri T, Szmuk P, Stein A, et al. Peripartum general anaesthesia without tracheal intubation：incidence of aspiration pneumonia. Anaesthesia 2000；55：421-6.

（大島　正行）

II. 帝王切開術の麻酔を安全に行う

4 常位胎盤早期剝離の麻酔と全身管理

はじめに

　妊娠後半期に，正常位置に付着している胎盤が，妊娠中または分娩中に胎児の娩出に先立って剝離するものを常位胎盤早期剝離（以下，早剝）という。

　早剝の麻酔管理には緊急性，大量出血，凝固障害への対策が必要である。疾患の病態や背景を理解することにより，適切な優先順位を迅速に判断することが可能になる。緊急に対して普段からの準備は大切であり，急ぐ場合でも母体評価は怠ってはいけない。緊急性がなぜ必要なのかも再認識しておく必要がある。

　本項では早剝の疫学，病態，症状，治療，社会的背景などの理解を深めたうえで，麻酔管理上の特徴を紹介する。

疫　学

　全分娩の1％（0.5～2.5％）に発生し，重症例は全分娩の0.1～0.2％を占める[1]。米国では頻度は増加傾向（0.8％［1979～1981年］から1.0％［1999～2001年］[2]）にあり，妊娠高血圧症候群や喫煙，超音波診断による診断技術の向上などが増加の理由と考えられる。米国の最近の早剝の発生率増加は有色人種の増加が関与している[2]。

　全分娩前出血の1/3を占め，母児の予後は重篤である。母体死亡率は1.8～2.8％であるが周産期死亡率は50％にも及ぶ。アフリカ諸国では早剝による出血の母体死亡は高率である[3]。

　妊娠20週以降の妊娠後半から分娩経過中に発症するが，半分以上が妊娠27週以前に発症する。児のリスクは妊娠週数に依存し[1]，特に妊娠27週以降では早剝があると周産期死亡のリスクが上昇する。

発生機序

　早剝の発生機序は完全に明らかにされているわけではないが，胎盤付着部の脱落膜内

表1 早剝発生と関連の深い因子

妊娠高血圧症候群
慢性高血圧
多産
高齢出産
子宮奇形（腫瘍など）
早剝既往
　　1回再発率5.6％
　　2回再発率17％
前期破水
前置胎盤
喫煙
多胎
妊娠高血圧腎症
血栓性素因
子宮内感染（絨毛膜羊膜炎）
羊水過多
短い臍帯
妊娠子宮の急激な減圧
　　羊水過多で急速な羊水穿刺／排出
　　双胎における第1児娩出後
薬物
　　コカイン，メタンフェタミン
子宮内胎児発育遅延（Intrauterine growth retardation : IUGR）
下大静脈の圧迫
子宮類線維腫
外傷
　　骨盤位に対する外回転術など
男児

で微小血栓のために血管が閉塞し周囲の壊死を引き起こして血管の破綻を来すと考えられている。

　正常な胎盤ではらせん動脈の血管内皮が妊娠初期にトロフォブラストに置き換わる[4]。これにより血管作動性が失われ，胎盤の血管は拡張し血管抵抗の低い血管床になる。早剝ではこの血管の生理的な変化が生じないために血管閉塞や攣縮が生じやすいのではないかと考えられている。

　発生の関連因子を表1に示した。早剝の麻酔管理は母体の背景も理解しておく必要がある。

　なかでも血栓性素因との関連が深いといわれている。血栓素因があると胎盤の梗塞や壊死が増加する[5]。表2に早剝と関連の深い血栓性素因を示す。これらの疾患では次回の妊娠中にヘパリンやアスピリン，ビタミンB_6とB_{12}（methyltetrahydrofolate reductase deficiency）投与などの対策を講じる必要がある。低線維素溶解，5, 10-methylenetetrahydrofolate reductase，第Ⅴ因子ライデン異常症，プロトロンビン突然変異などいくつかの遺伝子が胎盤着床の過程において重要であると考えられていて，その中には血栓性素因

表2　早剥と関連の深い血栓性素因

第Ⅴ因子ライデン異常症
アンチトロンビンⅢ欠損症
プロトロンビン遺伝子変異
プロテインS欠損
プロテインC欠損
メチレンテトラヒドロ葉酸還元酵素欠損
ループスアンチコアグラント
抗カルジオリピン抗体

も含まれる。胎盤早期剥離の相対リスクが増加するいくつかの遺伝的多型や突然変異が同定されている。

　発症リスクのひとつとして妊娠高血圧症候群が挙げられる[6)～8)]。血行動態に影響を与えるような遺伝子を持つ病態では胎盤の血管も異常な反応をすると考えられる。一酸化窒素合成酵素nitric oxide synthase3（NOS3）によるNO産生は妊娠の血管拡張の機序の一つと考えられているが，NOS3異常は早剥発生と関連が深い[9)]。

　妊娠高血圧症候群に関連しない常位胎盤早期剥離も増加している。絨毛膜羊膜炎など感染症がその誘因となる可能性が示唆されている。炎症により活性化された顆粒球エラスターゼが脱落膜の接着性低下をもたらし本症が発症するという説もある。

　物理的な外力も関係がある。羊水過多症例で急速な羊水排出や双胎の一児娩出後の子宮内圧の急激な減圧は発症のリスクとなりえる。外傷や骨盤位に対する外回転術でも発症することがある。

　胎盤異常と酸化ストレスの遺伝子の関係も示唆されている[10)]。

　早剥発症の背景は複数の因子が関与している可能性があり，麻酔中の全身管理に影響を与えるものも多い。

病　態

　脱落膜基底部に出血が起こり，血腫を形成する。その血腫が増大し，胎盤剥離が進行すると剥離部に血液が貯留し凝固する（胎盤後血腫）。血腫形成により血小板が消費され，トロンボプラスチン様物質が剥離部に開口している小血管に流入し，母体の播種性血管内凝固（disseminated intravascular coagulation：DIC）発生を惹起する。プラスミノゲンは活性化され，線維素溶解が進み，凝固因子，フイブリノゲンが消費される。早剥の約10％でDICが出現する[11)]。

　胎盤と子宮との接触が減少するため胎児のガス交換が低下する。これに母体循環血漿量低下が相まって胎児の酸素化は悪化する。

表3 Pageの重症度分類

重症度		症状	胎盤剥離面
軽症	第0度	無症状・分娩後に胎盤より確認 性器出血中等度（500ml以下）	30％以下
軽症	第1度	子宮軽度緊張 児心音が時に消失	30％以下
中等度	第2度	性器出血強度（500ml以上） 下腹痛・子宮強直 胎児死亡していることが多い 出血が著しい 下腹痛・子宮強直が著しい	30～50％
重症	第3度	胎児死亡 子宮底上昇 母体出血性ショック・DIC	50～100％

症　状

　突然起こる子宮の持続的な疼痛，子宮の硬化，腹壁の「板状硬」が初発症状であるが，胎盤が子宮後壁付着の場合は，子宮強直の症状が出にくい．腹部や子宮壁の圧痛や背部痛を認めることもある．切迫早産，子宮破裂との鑑別が必要である．

　性器出血（外出血）は初め少量か認めないが，出血が大量になると一部は卵膜外をつたわり外出血として腟に流出する．卵膜に裂孔があれば血性羊水となる．外出血が少ないことがあることを理解しておかなければならない．

　常位胎盤早期剥離の重症度分類としてはPage分類が知られている（表3）．この重症度分類では主に胎盤剥離面積で母児の臨床所見で0～3度に分類される．軽症のものでは胎盤の剥離面積が少なく，少量の性器出血を認めるのみで，母児に及ぼす影響はわずかである．中には胎盤娩出後に初めて診断される無症状のものもある．麻酔科医が帝王切開術に関わる機会があるのは1度以上と考える．重症の症例は胎児が死亡し，母体も大量出血や凝固異常から致死的な経過を取る可能性が高く，全身管理と集中治療が必要になる．

　慢性的な早剥では二次的に未熟児になったり，子宮内胎児死亡に至ったりする[1]．

診　断

　胎盤の剥離速度や剥離面積により胎児心拍のパターンはさまざまである．軽症のうちは一時的な頻脈であるが，早剥の進行に伴い基線細変動の減少，遅発一過性徐脈，シヌソイダルパターン（胎児心拍数図が三角関数のサインカーブのように一定の周期と一定の振幅をもって変動し，基線細変動が消失している），高度の持続的な徐脈，胎児死亡に

表4 超音波所見

初期：胎盤の異常所見は認められないことが多い
　　　感度は25～50％
　　　剥離直後は血腫と胎盤実質の区別が困難
血腫の確認が重要な所見
　　　時間とともに高エコー領域の凝血塊へ
　　　次第に溶解してエコーフリースペースを形成
完成期：胎盤は肥厚，端が丸み
　　　8～9cmの胎盤で疑い（正常胎盤≦5cm）

至る。

　周期的子宮収縮は切迫早産の子宮収縮と類似しており，不規則なさざなみ状収縮，子宮のトーヌスの亢進によって子宮内圧の基線が上昇する。

　超音波診断は有用であるが絶対的ではない。超音波所見は出血の位置，大きさ，発症からの時間に左右される（表4）。特徴的な血腫を確認できれば診断は容易であるが，早期には血腫と胎盤の区別が困難で，胎盤の異常所見を認めないこともまれではない。胎盤の肥厚や辺縁が丸みを帯びることが特徴である。

　兵庫医科大学病院で2005年1月から2008年12月に施行された早剥の帝王切開症例（15例）で血腫が疑われた症例が26.7％（4例），胎盤肥厚が46.7％（7例）であったのに対して，超音波検査では術前診断がつかず，胎盤の所見で早剥と診断された症例は26.7％（4例）であった。超音波で診断がつかない症例が少なからず存在するということを理解し，総合的に判断して疑わしい症例については手術室も速やかな対応が必要である。

　腹部CTスキャンによる外傷性の早剥の診断の試みが報告されている[12]。

緊 急 性

　早剥症例では帝王切開術決定から分娩の時間が長いと児の予後が不良であった[13]。この報告では帝王切開術決定−分娩時間は予後良好症例で14.5分，予後不良症例で24分であった。帝王切開術決定から30分以内に開始すべきという米国の30分ルールには早剥が対象疾患として含まれる[14]。帝王切開術の緊急性は図1に示すごとくであり，その中で早剥は母体適応，胎児適応のいずれからも緊急性の高い疾患ではある。しかしその緊急度には図のかこみに示すように幅があると考えられる。

　前述のとおり超音波も絶対的な診断法でないことから，胎児心音が異常である場合には緊急性は高くなるといえる。しかし，いたずらに手術開始を急ぐあまり必要最小限の術前評価をせずに麻酔導入をしてはいけない。帝王切開術になりそうな入院中の妊婦の情報はあらかじめ麻酔科の術前診察を受けておくことが望ましい。迅速な対応のためにすべての妊婦で分娩前の麻酔科診察を行っている施設もある。まれではあるが分秒を争う帝王切開術に備えた日常的な努力には敬意をもって見習うべきである。

　産科のある病院では緊急帝王切開術に対応して手術室を必ず一つ空けておくことが望

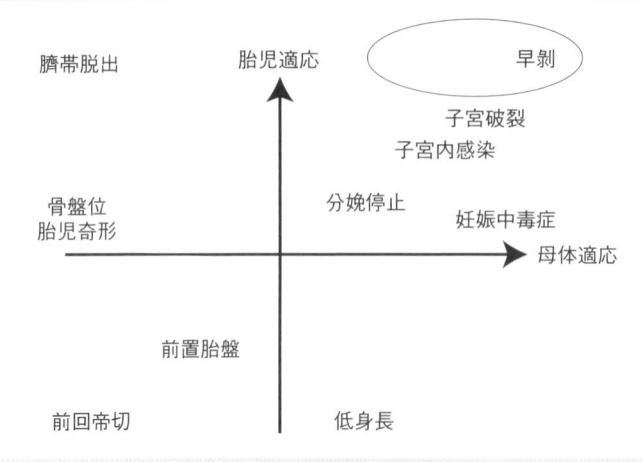

4. 常位胎盤早期剥離の麻酔と全身管理

図1　帝王切開術の緊急度
帝王切開術の緊急性は母体と児の両方の因子によって定義される。図で横軸は右ほど母体の緊急性が高く，縦軸は上ほど児の緊急性が高い。
（社団法人日本麻酔科学会第2回リフレッシャーコース　産科麻酔・妊婦の麻酔より改変引用）

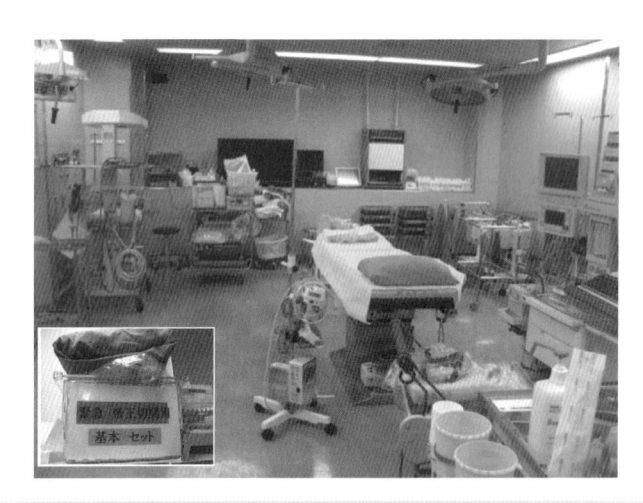

図2　兵庫医科大学手術室と緊急帝王切開術の麻酔セット
麻酔器の配管やインファントワーマーを含めた帝王切開術の準備がされていて，近隣の産科救急に対応する努力を行っている。麻酔の準備には緊急帝王切開術用セットを持ち出す（左下）。

ましい。日ごろから手術室や麻酔科医とコミュニケーションをとり，超緊急症例についての理解を深めておくことが大切である。兵庫医科大学病院では，夜間は帝王切開術専用の手術室が準備されている（図2）。

緊急手術ではSOAPの順で最短で麻酔の準備をする（表5）。S：suction（吸引），O：oxygen（酸素），A：airway（麻酔器や喉頭鏡を含めた気道確保の器具），P：pharmacy（薬物）である。吸引は忘れがちであるが，吐物を吸引するために最初に必要となることがある。

麻酔科医は数分の遅れが児の予後を左右する場合があることを理解する必要があるし，

II. 帝王切開術の麻酔を安全に行う

表5 緊急帝王切開術の準備（SOAP）

吸引（S = suction）	太めの吸引カテーテル	
酸素（O = oxygen）	麻酔器の接続	
	酸素流量計で確認	
	麻酔器のリークテスト	
気道確保（A = airway）	喉頭鏡	ショートハンドルを使用可能にしておく ロングブレードを使用可能にしておく
	気管チューブ	ID6.5（細め）
	バイトブロック	
	カフ用シリンジ	カフ圧計も常備しておく
	スタイレット	
	挿管用枕	
	気道困難症用の補助器具も使用可能にしておく	ガムエラスティックブジー，気管支鏡，挿管用ラリンジアルマスク，エアウエイスコープ™，マッコイ喉頭鏡™など
薬剤（P = pharmacy）	全身麻酔	チオペンタール，スキサメトニウム，ロクロニウム，ミダゾラム
	脊髄くも膜下麻酔	0.5％高比重ブピバカイン，フェンタニル，モルヒネ，エフェドリン，フェニレフリン
	アトロピン	
	ファモチジン	
	メトクロプラミド	
	加温した輸液製剤	サリンヘス™

「SOAP」の概念は埼玉医科大学総合医療センターの産科麻酔の研修で教わった。MGHのCote CJの口述である。

産科医は過不足のない緊急性について手術室に伝達する義務がある。

治 療

　治療の原則を表6に示す。これを理解したうえで麻酔管理を行う。かつては母体の救命を第一とし，ついで妊孕性維持のための子宮温存に治療が集中していた。分娩監視装置や超音波断層装置の普及により，以前より早期の診断が可能になり，胎児の生命予後が改善しているが，今のところ絶対的な治療はない[15]。

　米国の取り扱いのフローチャートを図3，4に示す。母児の状態がよければ正期産以前には保存的に管理することもある。

表6 治療の原則

出血への対応
早期に高次医療機関に母体搬送
子宮内容を速やかに除去する
早剥と診断されたら,妊娠継続の終了が原則
DICの予防・早期離脱
胎児の状態の把握(胎児生存? 仮死? 死亡?)

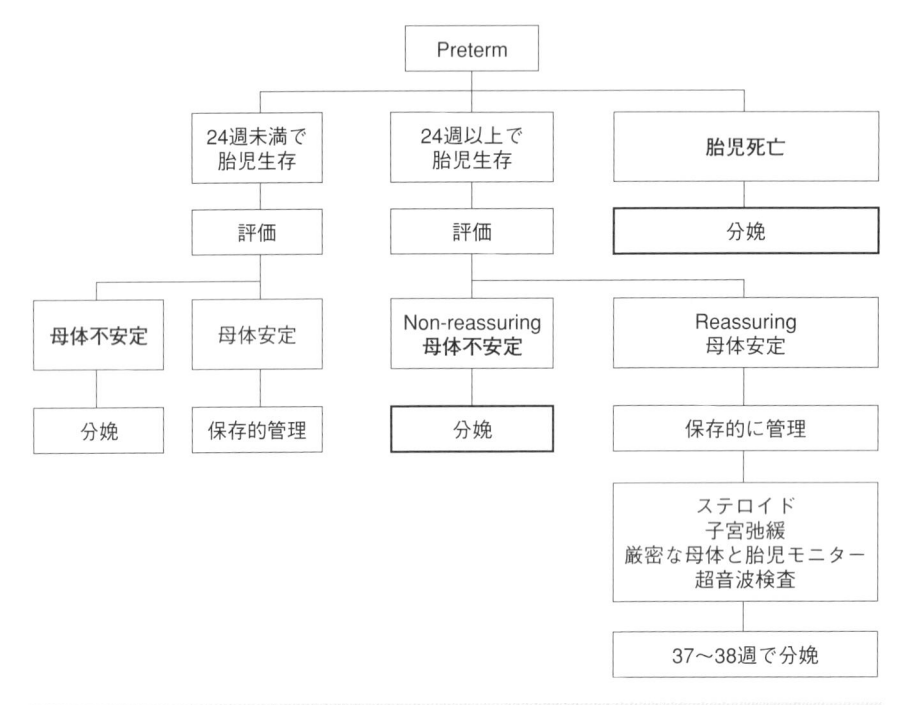

図3 米国の早産期の早剥の管理アルゴリズム
(Oyelese Y, Ananth CV. Placental abruption. Obstet Gynecol 2006;108:1005-16より改変引用)

　子宮収縮抑制の効果を評価した報告もある[16]。マグネシウムを用いた妊娠高血圧腎症の治療が早剥の発症を防止するという知見もある[17]。直前までの子宮収縮抑制薬は分娩後の弛緩出血の可能性も考慮する。

麻酔前の注意点

　母体優先が大原則であり,出血性ショックなどで母体が危機的状況であれば母体救命目的の帝王切開術を行うことになる。胎児心拍正常なら母体の評価を十分に行う余裕がある。
　判断が難しいのは母体の状態が安定しているが,胎児心拍異常を来している場合である。必要最小限の母児の評価を行い,速やかに帝王切開術を開始する。いたずらに術前

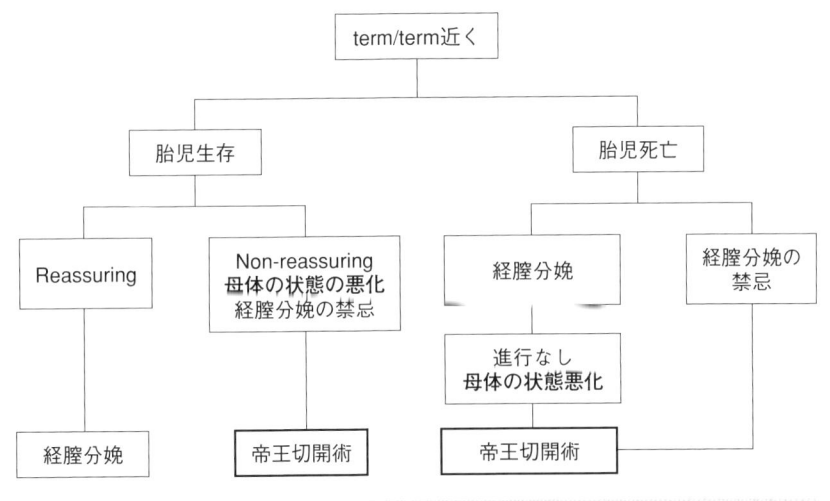

```
                    term/term近く
                    ┌─────┴─────┐
                 胎児生存      胎児死亡
                ┌───┴───┐    ┌───┴───┐
          Reassuring  Non-reassuring  経腟分娩  経腟分娩の
                     母体の状態の悪化          禁忌
                     経腟分娩の禁忌
                                    │
                                  進行なし
                                 母体の状態悪化
              │         │          │          │
           経腟分娩   帝王切開術   帝王切開術
```

図4 米国の正期における早剥の管理アルゴリズム

(Oyelese Y, Ananth CV. Placental abruption. Obstet Gynecol 2006；108：1005-16 より改変引用)

表7 麻酔前のチェックリスト

バイタルサイン	
血液検査	血算，出血時間，凝固時間，PT，APTT，fibrinogen，AT III，FDP，生化学，血液型
尿量，出血量を評価	外出血は少ない場合もある
分娩監視装置	胎児仮死徴候が認められない例でも，急速に胎児の状態が悪化することがある
太い静脈路確保	
輸血準備，クロスマッチ	新鮮凍結血漿，血小板輸血やAT III製剤も

　評価に時間をかけることは児の予後に影響を与えるし，DICや出血から母体の状態も悪化する可能性もある。
　緊急性が高い場合の麻酔前のチェックリストを表7に示す。このほかにも母体の全身合併症や手術歴なども短時間に把握する。最終の飲食時間は特に全身麻酔では重要であるが，妊婦は原則として全例を胃充満として扱う。

麻酔法の選択

　区域麻酔と全身麻酔の特徴を表8に示す。麻酔の手順については他項に譲る。早剥の特徴が「緊急性が高い」「大量出血」「止血凝固異常」であるので必然的に全身麻酔が選択されやすい。兵庫医科大学病院で2005年1月から2008年12月までに行われた早剥の帝王切開術では全身麻酔は86.7％（13例），脊髄くも膜下麻酔は13.3％（2例）であった。

表8 区域麻酔と全身麻酔の特徴

区域麻酔	全身麻酔
母体の気道確保が不要	麻酔導入の速さ
母児のコンタクト	母体の蘇生
児への麻酔薬の移行	長時間手術への対応
母体の高血圧を回避	子宮摘出や塞栓術の追加の場合
	大量出血への対処が容易
	血圧を維持しやすい
	凝固障害でも可能
	吸入麻酔薬による子宮筋弛緩
	CV穿刺などの処置が容易

しかし早剥だからといってすべて全身麻酔というわけではなく，母児の状態によっては脊髄くも膜下麻酔のほうが全身麻酔よりもリスクの少ない場合もある。ただし不適切な区域麻酔の選択の結果，手術開始が遅れて新生児死亡や脳障害の原因となりえる[18]ことは理解しておく必要がある。

気道困難症への対応

妊婦の気道困難症については他項に譲る。緊急性の高い帝王切開術でショックや凝固障害から全身麻酔を選択せざるを得ない場合もありうる。気道困難症が起こるという前提で手術室の挿管補助器具の準備とマンパワーの確保が不可欠である。

止血凝固異常

児が生存している場合には母体の凝固障害などの重篤な合併症はまれといわれている。一方，早剥の発症から分娩まで長時間が経過している場合には凝固障害の有無に注意が必要である。発症から5時間でDICとなり母体の予後が悪化する。出血時間の延長，凝固時間の延長，PTの延長，APTTの延長，血小板数の低下，フィブリノゲンの低下，AT IIIの低下，FDPの上昇を呈する。

兵庫医科大学病院では手術症例の大量出血による希釈性凝固障害患者に対して院内で作製したクリオプレシピテート製剤を投与している。現在は主に心臓外科症例で使用しているが，院内の適応には「胎盤異常を伴った産科手術等」が含まれており，必要があれば使用する準備が整っている。AB型FFP（5単位）より1バッグのクリオプレシピテートを作製している。通常3バッグ（FFP15単位相当）を5分以内に投与することにより血中フィブリノゲン値は100mg/dl上昇する。

大量出血

　大量出血への対応については他項に譲る。早剥と診断された時点で太い静脈ラインを確保し，輸血製剤を確保する。必要に応じて中心静脈カテーテルを留置する。

　術中自己血回収システム（intraoperative cell salvage：IOCS）の産科領域における適応は100年以上前から提唱されてきた[19]が，その後は羊水塞栓症と胎児成分の抗原性の問題から，産科領域では導入が遅れた。羊水が回収され母体に返血されると羊水塞栓症のリスクは高くなる。羊水塞栓症では羊水成分による肺塞栓とアナフィラキシー反応により致死的な経過をたどる。これに対して近年産科領域におけるIOCSの安全性が追求され，白血球除去フィルターが羊水成分の除去に有効であることが報告されている[20]。輸血を承認している患者でも産科出血でIOCSの使用が推奨されている[21]～[23]が，白血球除去フィルターは必須としている。日本では新生児用の特殊なフィルターを除き製造を中止しており，今後の対応策が望まれる。

　羊水塞栓症を回避するためには，胎盤娩出後にIOCS使用を開始する。感染予防のために外生殖器からの出血には用いないなどの工夫も必要である。白血球除去フィルターを併用しても胎児ヘモグロビンは完全には除去できないので術後の厳密な管理は重要と考える。十分なインフォームドコンセントを得たうえで使用する。

社会的背景

　著者が検索したインターネット上に公開されている早剥症例の裁判例の一部を表9に示す。あくまでも例であり，すべての判例を網羅しているわけではないので，詳細は成書に譲る。いたずらに医療従事者の不安を煽る意図はない。われわれがどのような社会的位置におかれているのかを知っておく必要はある。帝王切開術開始までの時間が争点になっている場合もあるようである。

おわりに

　早剥の麻酔と全身管理について述べた。早剥では，「急ぐべきかどうかの判断を急いで下さなければならない」が，母体優先は原則で，急いでも母体評価は必要である。早剥ではショックの可能性もあり，その対応を優先する。また気道の評価はどんな患者でも必須である。急いでもやるべきことを省略してはいけない。

　緊急性が高いと判断した後は，速やかに全身麻酔を開始する。普段からの準備によりスピードアップが可能であることは多い（図5）。確実に母児の評価を行った後に，帝王切開術開始の判断にも経験とトレーニングが必要と考える。日ごろから早剥への理解を深めておき，何をもって急ぐのか，麻酔科医も短時間に把握する必要がある。産科病棟と手術室の連絡体制，患者搬送の経路，マンパワーの確保，麻酔の器具や薬剤の配置な

表9 インターネット上で検索した早剥症例の裁判例

発症または判決	予後		判決
平成11年(判決)	新生児死亡	アトニン増量投与後の監視義務違反 帝王切開術の早期実施義務違反	大阪高裁
平成14年(判決)	胎児死亡	早期に早剥を疑い帝王切開術のために他の病院に母体を搬送するなどの適切な処置をとるべき	東京地裁
平成14年(判決)		早剥の診断が遅れた	東京地裁
平成15年(発症)	母体死亡	「保存血を備えていなかった」と指摘 治療可能な医療機関に早期に転送する義務を怠った(クリニック)	福岡地裁
平成18年(判決)	新生児死亡	帝王切開術の決定に20分,分娩に40分の遅れがあり重大だ,と確認。病院の注意義務違反が極めて悪質とはいえない→和解	長野地裁
平成18年(判決)	新生児重度脳障害	常位胎盤早期剥離を発見すべき経過観察をすべき	京都地裁

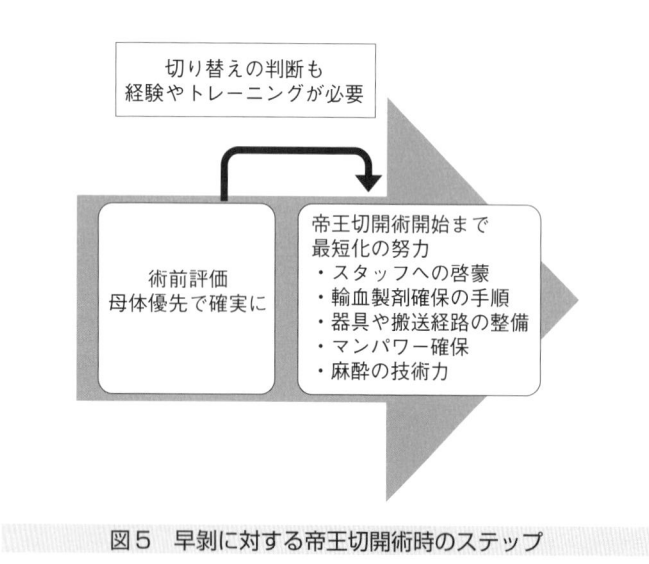

図5 早剥に対する帝王切開術時のステップ

(切り替えの判断も経験やトレーニングが必要)

術前評価 母体優先で確実に

帝王切開術開始まで最短化の努力
・スタッフへの啓蒙
・輸血製剤確保の手順
・器具や搬送経路の整備
・マンパワー確保
・麻酔の技術力

どを整備しておくことが必要である。

■参考文献

1) Oyelese Y, Ananth CV. Placental abruption. Obstet Gynecol 2006 ; 108 : 1005-16.
2) Ananth CV, Oyelese Y, Yeo L, et al. Placental abruption in the United States, 1979 through 2001 : temporal trends and potential determinants. Am J Obstet Gynecol 2005 ; 192 : 191-8.
3) Prual A, Bouvier-Colle MH, de Bernis L, et al. Severe maternal morbidity from direct obstetric causes in West Africa : incidence and case fatality rates. Bull World Health Organ 2000 ; 78 : 593-602.

4) Pijnenborg R, Bland JM, Robertson WB, et al. The pattern of interstitial trophoblastic invasion of the myometrium in early human pregnancy. Placenta 1981；2：303-16.
5) Many A, Schreiber L, Rosner S, et al. Pathologic features of the placenta in women with severe pregnancy complications and thrombophilia. Obstet Gynecol 2001；98：1041-4.
6) Ananth CV, Savitz DA, Williams MA. Placental abruption and its association with hypertension and prolonged rupture of membranes：a methodologic review and meta-analysis. Obstet Gynecol 1996；88：309-18.
7) Roberts JM, Redman CW. Pre-eclampsia：more than pregnancyinduced hypertension. Lancet 1993；341：1447-51.
8) Sheiner E, Shoham-Vardi I, Hallak M, et al. Placental abruption in term pregnancies：clinical significance and obstetric risk factors. J Matern Fetal Neonatal Med 2003；13；45-9.
9) Zdoukopoulos N, Zintzaras E. Genetic risk factors for placental abruption：a HuGE review and meta-analysis. Epidemiology 2008；19：309-23.
10) Toivonen S, Romppanen EL, Hiltunen M, et al. Low-activity haplotype of the microsomal epoxide hydrolase gene is protective against placental abruption. J Soc Gynecol Investig 2004；11：540-4.
11) Witlin AG, Sibai BM. Perinatal and maternal outcome following abruptio placentae. Hypertens Pregnancy 2001；20：195-203.
12) Wei SH, Helmy M, Cohen AJ. CT evaluation of placental abruption in pregnant trauma patients. Emerg Radiol 2009；16：365-73.
13) Kayani SI, Walkinshaw SA, Preston C. Pregnancy outcome in severe placental abruption. BJOG 2003；110：679-83.
14) 1989 American College of Obstetricians and Gynecologists（ACOG）committee on professional standards issued a recommendation.
15) Neilson JP. Interventions for treating placental abruption. Cochrane Database Syst Rev 2009；CD003247.
16) Towers CV, Pircon RA, Heppard M. Is tocolysis safe in the management of third-trimester bleeding? Am J Obstet Gynecol 1999；180（6 Pt 1）：1572-8.
17) Altman D, Carroli G, Duley L, et al. Magpie Trial Collaboration Group. Do women with pre-eclampsia, and their babies, benefit from magnesium sulphate? The Magpie Trial：a randomised placebo-controlled trial. Lancet 2002；359：1877-90.
18) Davies JM, Posner KL, Lee LA, et al. Liability associated with obstetric anesthesia：a closed claims analysis. Anesthesiology 2009；110：131-9.
19) Highmore W. Practical remarks on an overlooked source of blood-supply for transfusion in post-partum hemorrhage, suggested by a recent fatal case. Lancet 1874；103：89-90.
20) Waters JH, Biscotti,Potter PS, et al. Amniotic fluid removal during cell salvage in the cesarean section patient. Anesthesiology 2000；92：1531-6.
21) ACOG Committee opinion. Placenta accreta. Number 266, January 2002. American College of Obstetricians and Gynecologists. Int J Gynaecol Obstet 2002；77：77-8.
22) Why mothers die. Confidential enquiry into maternal and child health 2000-2002. London：RCOG；2004.
23) OAA/AAGBI Guidelines for obstetric anaesthetic services. Revised edition. London：OAA/AAGBI；2005：25.

（狩谷　伸享，太城　力良）

II. 帝王切開術の麻酔を安全に行う

5 前置・癒着胎盤の麻酔と出血対策

はじめに

　前置胎盤や癒着胎盤は，時として対応に苦慮する産科的合併症である．どちらも分娩様式として帝王切開術が選択されるため，麻酔管理を必要とする．分娩前に突然の出血をして不安定な循環動態のまま帝王切開術を始めなければならない場合もあれば，術中に母体の生命を脅かしかねない急激な大量出血をもたらすこともある．しかし術前から出血の予想ができていれば，たとえ急激な大量出血であっても対応はしやすくなる．また癒着胎盤の出血対策法は徐々に確立されつつあり，術前にその診断がついていれば出血量を大幅に減らすことも可能である．したがって麻酔科医が前置・癒着胎盤について理解しその出血対策を知ることは重要である．本項では，まず前置胎盤・癒着胎盤とは何か，どのように診断されるのか，なぜ出血するのか，そして出血対策法と麻酔管理のポイントについて述べる．

前置胎盤

1 定義と診断

　前置胎盤とは胎盤の一部または大部分が内子宮口を覆うものをいう．以前は内診を行い，前置胎盤が内子宮口を覆う程度によって①全前置胎盤，②部分前置胎盤，③辺縁前置胎盤に分類されていたが，現在では前置胎盤の診断は超音波検査により内子宮口が閉鎖した状態で行われるので，すべてを前置胎盤として一括して取り扱うようになってきた[1]．前置胎盤は，子宮の増大に伴い胎盤と内子宮口との位置関係が変化し，診断が変わることもあるので妊娠第2三半期には「前置胎盤疑い」の診断にとどめ，妊娠31週末までに確定診断を行う[1]．前置胎盤の危険因子として高齢妊娠，多産，帝王切開の既往，喫煙などが挙げられている[2]．最近の日本からの報告によると，前置胎盤の頻度は全妊娠の0.7％を占める[3]が，昨今の帝王切開術率の増加に伴い前置胎盤発生率は増加していると予測される．

2 前置胎盤の産科的管理

　前置胎盤の典型的な症状は妊娠第2三半期の終期以降に見られる無痛性の性器出血で，「警告出血」と呼ばれている。しかし子宮収縮を伴う性器出血で発症する症例や分娩まで出血が見られない症例もある。子宮頸部の展退と開大によって胎盤付着部が剥がれると出血が起こる。胎盤が剥がれると子宮収縮が起こりさらなる胎盤剥離をもたらすという悪循環に陥りやすいため，前置胎盤症例では警告出血後またはそれ以前から予防的に子宮収縮抑制薬を投与していることが多い。

　前置胎盤症例の分娩様式は帝王切開術である。出血のコントロールができないときには緊急帝王切開術となる。出血のない安定した状態で予定帝王切開術を行うことが望ましいと考えられるため，前置胎盤に対する帝王切開術は骨盤位や反復帝王切開術などの症例より少し早めの妊娠36〜37週に予定されることが多い。

癒着胎盤

1 定義と頻度

　癒着胎盤とは胎盤が子宮壁に強く癒着して胎盤の剥離が困難なものをいう。帝王切開術などの子宮筋切開の既往，子宮内膜掻爬術，子宮内膜炎などで子宮脱落膜の組織に異常がある場所に胎盤が付着し起こると考えられている。特に帝王切開術既往との相関は強く，図1に示すように前置胎盤においては既往帝王切開術の回数の増加とともに癒着胎盤の確率が著しく増加する[4]。

　癒着胎盤は胎盤絨毛の侵入の程度により3つに分類される。絨毛が子宮筋層内に侵入していないものを狭義の癒着胎盤，子宮筋層に侵入したものを嵌入胎盤，絨毛が子宮壁を貫通し漿膜面に及ぶものを穿通胎盤と呼ぶ（図2）。組織学的に癒着胎盤と診断された症例の内訳は，狭義の癒着胎盤が81.6％，嵌入胎盤が11.5％，穿通胎盤が6.6％の割合であったと報告されている[5]。

　癒着胎盤の発生頻度も増加している。米国のシカゴ大学における癒着胎盤症例数は1980年代半ばまでは全分娩数の0.1％以下だったが，2002年には0.3％に達し，日本でも2001年以降の癒着胎盤症例数はそれ以前の5倍に増加したと報告された[6]。頻度上昇の背景には帝王切開術率の上昇があると考えられる。

2 癒着胎盤の診断

　診断には超音波装置やMRIを用いる。特に帝王切開術歴のある子宮前壁付着の前置胎盤では癒着胎盤を疑い，子宮切開創に胎盤付着はないか，もしあれば癒着所見がないか

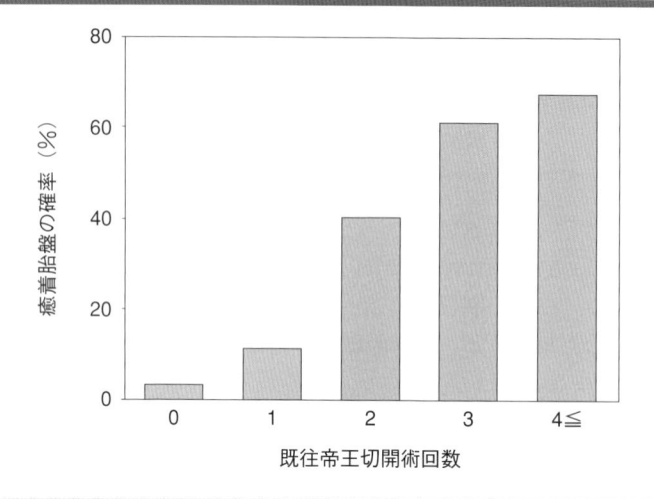

図1 既往帝王切開術回数と癒着胎盤率の関係

前置胎盤妊娠において既往帝王切開術回数ごとの癒着胎盤率を示したもの。

(Silver RM, Landon MB, Rouse DJ, et al. Maternal morbidity associated with multiple repeat cesarean deliveries. Obstet Gynecol 2006；107：1226-32 より作成)

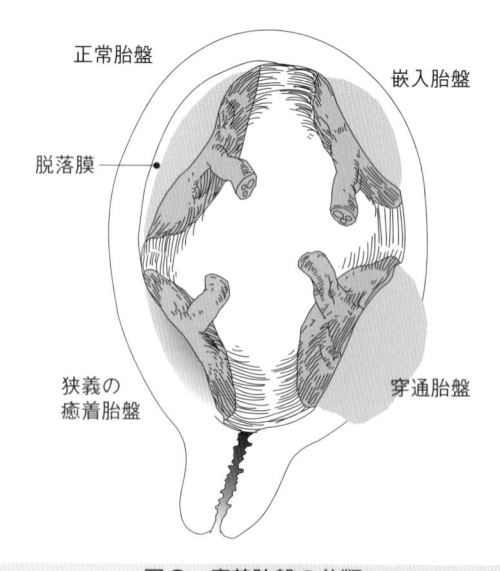

図2 癒着胎盤の分類

(Mayer DC, Smigh KA. Antepartum and postpartum hemorrhage. In：Chestnut DH, Polley LS, Tsen LC, et al, editors. Chestnut's obstetric anesthesia. Philadelphia：Mosby Elsevier；2009. p.811-36 より改変引用)

を入念に調べる必要がある。超音波検査で癒着胎盤を疑う所見として①胎盤内の不整形な血管腔"placental lacunae"の存在（虫食い様，スイスチーズ様の胎盤とも表現される），②胎盤付着面の子宮筋層の菲薄化，③胎盤下の低エコー層"clear space"の消失，④膀胱壁に隣接する血流の増加，⑤カラードップラー法によるplacental lacunaeの乱流が挙げられている[7)8)]。MRIにおいて癒着胎盤を疑う所見には①子宮壁の膀胱への隆起，②高低不

均一な信号の胎盤，③T2強調画像における胎盤内のdark bandがある。MRIによる診断も可能であるが，一般的には超音波装置より診断能力が劣るといわれている。しかし子宮後壁に胎盤が付着している場合には腹壁からの超音波ビームが届きにくく，MRIのほうが有用かもしれない[7)9)]。

超音波検査による癒着胎盤の診断の感度は75〜90％，特異度は70〜95％と報告されている[8)]。しかし診断が難しい場合（特に狭義の癒着胎盤）もあり，「癒着胎盤疑い」「癒着胎盤が否定できない」という検査報告を見ることも多い。また術前検査で癒着胎盤が否定されていながら，手術中に癒着胎盤が判明する場合もある[8)10)〜13)]。

前置胎盤，癒着胎盤はなぜ出血するのか

前置胎盤における妊娠中の出血原因についてはすでに述べたが，帝王切開術中や術後にも出血量が多く，時に危機的大量出血を起こす。その理由は①胎盤が子宮の前壁に付着している際には，帝王切開術で胎盤に切り込むように子宮切開をせざるを得ない場合がある，②通常，胎盤娩出後の胎盤剥離面は子宮収縮によって止血されるが，前置胎盤で胎盤が付着している子宮下部は体部に比べて収縮力が弱く出血が続きやすい，③帝王切開術などの既往がある場合にはその瘢痕部に胎盤絨毛膜が侵入し癒着胎盤となりやすい，である。癒着胎盤では癒着した胎盤を無理に剥離すると剥離面から急激な出血が起こる。胎盤を剥離せずに子宮内に残して子宮全摘出術を行う際にも，血流が豊富で腫大した子宮からの出血量は多い。穿通胎盤で膀胱などの他臓器に胎盤が侵入している場合にはその部分の剥離や合併切除を行うことがあるが，その操作中にも出血量がかさむ。

前置・癒着胎盤における帝王切開術中・術後の出血対策

癒着胎盤は，術中に大量出血の危険性があり，手術手技に高い技術を要し，動脈塞栓やバルーン閉塞が必要となる場合がある。したがって癒着胎盤の帝王切開術は環境の整った日中に予定手術として行うことが，出血を減らし安全に周術期管理を行うための対策の一つである。そのため胎児の予後になるべく影響のない範囲，すなわち妊娠34〜35週[6)14)15)]あるいは36〜37週[13)16)]といった早めの時期に帝王切開術の予定を組む施設が多いようである。また，癒着胎盤症例では癒着した胎盤を無理に剥離しないことが出血対策の最大のポイントである。癒着が軽く剥離が容易な場合もあるが，癒着が強い場合には胎盤を子宮内に残したままにするか，または胎盤と子宮を併せて摘出し手術を終える。

以下に，前置・癒着胎盤で用いられる主な出血対策法を挙げる。胎盤摘出の有無，子宮摘出の有無などで選択できる方法は異なるが，これらの出血対策法が段階的に，または同時に組み合わせて選択される。

1 子宮収縮薬

胎盤娩出を行った症例では子宮収縮薬を十分に投与する。癒着胎盤症例では子宮収縮が適切であっても胎盤剥離面からの出血が止まらないことも多いが，十分な子宮収縮は止血のためには欠かせない要素である。子宮収縮薬の選択は施設により異なるであろうが，オキシトシンには強い血管拡張作用がある[17]ので，出血のために循環血液量が不足しているときには血圧低下に注意が必要である。一方メチルエルゴメトリンは血圧上昇作用があるが嘔気・嘔吐を起こしやすい。時に冠動脈攣縮を起こす。子宮内に胎盤を残している場合には子宮収縮により胎盤が剥がれて出血量が増えるので，子宮収縮薬は用いないこともある。したがって術者と相談しながら投与すべきである。

2 子宮内バルーンによる圧迫

胎盤娩出後の胎盤剥離面からの出血を止める方法の一つである。古くより子宮内にガーゼを詰め出血部位の圧迫止血が行われてきたが，ガーゼ挿入の際に子宮壁を損傷する危険性があることや，出血があっても気づきにくいなどの欠点が指摘されていた。そこで2000年ごろより経腟的または帝王切開術の子宮切開創から挿入されたバルーンによる圧迫が行われるようになり，前置（癒着）胎盤を含めた産後出血に対しての有効性が報告されている[18〜21]。手技が簡単で侵襲が少ないため，まず選択しやすい止血法の一つであるが，最も効果的なバルーンの形状（図3）や最適のバルーン容量や圧は今後の検討課題である。

3 子宮圧迫縫合

子宮弛緩症や前置胎盤，癒着胎盤を原因とした胎盤剥離面からの出血の対策として考案された。B-Lynchが1997年に初めて報告し[22]（図4），その後数種類の縫合法が発表されている[23]。子宮の壊死や膿腫，子宮内壁の癒着といった合併症の報告もあるが，妊孕性を保った症例の報告もある[23)24]。

4 子宮全摘出術

胎盤の剥離が困難な場合や術中に出血のコントロールができない場合，妊婦が将来の妊娠を強く望まない場合には，児娩出に引き続いて子宮全摘出術（cesarean hysterectomy）が選択されることが多い。胎盤を子宮内に残し子宮温存して帝王切開術を終えた症例でも，胎盤が剥がれない，胎盤から出血を起こした，子宮内感染したなどの理由で，最終的には子宮の摘出を行わざるをえないこともある[25〜27]。また胎盤を子宮内に残したままいったん帝王切開術を終え，動脈塞栓やメトトレキサートによって子宮血流を減少させ，後日に改めて子宮摘出術を行う二期的手術の報告もある[3)28]。

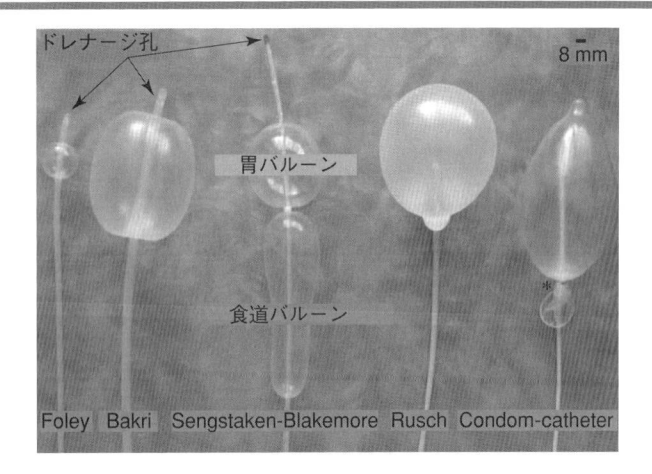

図3 子宮内圧迫に用いられるバルーン
(Georgiou C. Balloon tamponade in the management of postpartum haemorrhage：a review. BJOG 2009；116：748-57より引用)

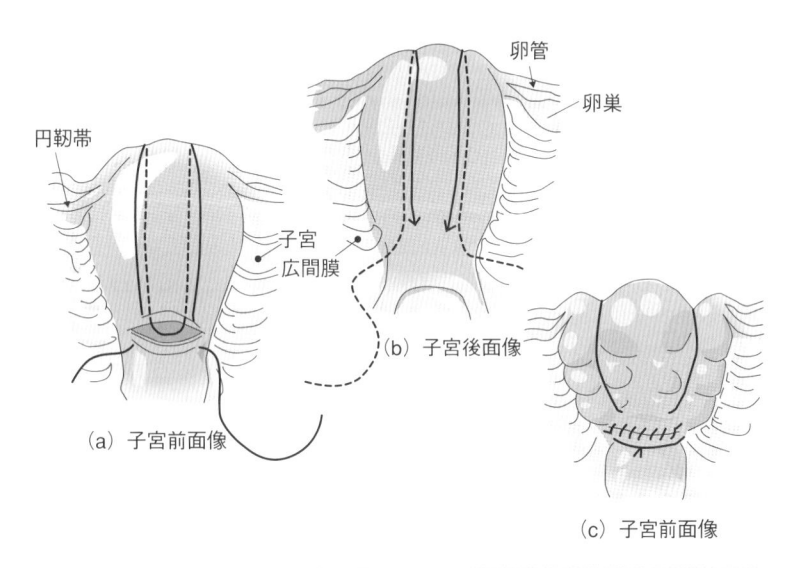

図4 子宮圧迫（B-Lynch）縫合
(Allam MS, C B-L. The B-Lynch and other uterine compression suture techniques. Int J Gynaecol Obstet 2005；89：236-41より改変引用)

5 動脈結紮

　子宮へ主に血液を供給するのは内腸骨動脈前枝から分枝する子宮動脈であり，子宮動脈や内腸骨動脈前枝，内腸骨動脈のいずれかが結紮されることが多い。3つのなかでは子宮動脈の結紮が手技的に最も容易であるが，一般にこれらの動脈結紮には高い外科的技術を要するといわれている。内腸骨動脈は血流が遮断されても影響の少ない血管であり，通常妊孕性も保たれる。しかし妊娠中には，大動脈から分枝する卵巣動脈や外腸骨動脈

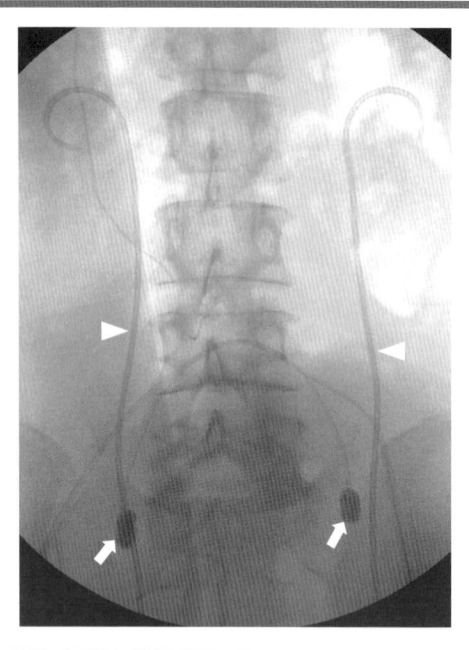

図5 内腸骨動脈閉塞用バルーンカテーテルを留置したところ
バルーンカテーテルは両側の大腿動脈に留置されたシースから挿入する。安定性のため大腿動脈から挿入されたバルーンカテーテルは対側の動脈を閉塞するように留置される。
⇨は内腸骨動脈起始部に置かれたバルーン。▷は尿管ステント。
（東京女子医科大学八千代医療センター　画像診断・IVR科のご好意による）

からも子宮に血流が供給されていることがあるため止血効果が十分でない場合もある。

6 選択的動脈バルーン閉塞，塞栓

　術中出血量の低減，術後出血の予防，術後出血に対する止血，胎盤の萎縮などを目的とし，血管内アプローチにより子宮への血流を一時的に減じる方法である。血流の遮断は閉塞用バルーン（図5）や塞栓術によって行われる。塞栓物質にはゼラチンスポンジを用いるのが通常であり，塞栓後1〜3週間で血流が回復する。英国の産婦人科，放射線科，interventional radiology（IVR）科の3学会が共同で発表した"good practice guidance"[29]には，癒着胎盤と診断された，または疑われる場合には，手術開始前に内腸骨動脈または子宮動脈に閉塞バルーンの留置を考慮すべきであり，閉塞バルーンでも止血が得られないときには塞栓を行ってもよい，と述べられている。

　予防的内腸骨動脈閉塞バルーンの効果に関して，これまでに無作為比較試験の報告はない。後方視的検討や症例経験では，内腸骨動脈バルーン閉塞で手術中の出血を減らすことができた[13,30,31]，子宮摘出を回避することができた[32,33]という報告が多いが，その一方で出血量の減少効果はなかった[34,35]，止血効果が得られる症例とそうでない症例があった[36]という報告もある。

癒着胎盤の手術において予防的にバルーン閉塞を行う場合にどの動脈を選択すべきかについてはいくつかの考え方がある[6]。これまでに最も多く報告されているのは内腸骨動脈であるが，子宮動脈をバルーン閉塞し輸血量を減らせたという報告もある[37)38]。一方，内腸骨動脈の閉塞では十分に得られないため総腸骨動脈を閉塞する施設もある[6)39]。さらに技術を持った放射線科医の不足などを背景に，腹部大動脈にバルーンを留置する施設もある。中枢の動脈を閉塞すれば出血量は減るであろうが，同時にバルーン閉塞による副作用や合併症の及ぶ範囲が広がるため，両者のバランスを考慮しながらの部位選択が必要であろう。

一般に動脈のバルーン閉塞や塞栓術の合併症として動脈損傷や意図しない血栓形成，塞栓部位の虚血，バルーン解放時のdeclamping phenomenonがある。癒着胎盤において内腸骨動脈の予防的バルーン閉塞を行った症例では，総腸骨動脈から外腸骨動脈[40]や左膝窩動脈[41]の血栓，内腸骨動脈の偽性動脈瘤[42]の報告がある。子宮動脈に閉塞用バルーンカテーテルを留置した際には子宮動脈攣縮の危険性も指摘されている[37]。一方癒着胎盤で子宮を温存し子宮動脈塞栓を行った場合には子宮内壁の癒着，子宮の壊死，子宮内膜症，内腸骨動脈穿孔などの報告があり，合併症率は11%であった[25]。バルーン留置に伴う放射線被曝に関しては，阪西ら[30]が総透視時間は2分以内，推定胎児被曝量は4mGyと報告している。遠田ら[43]によれば総透視時間は約3分，母体皮膚総線量50～150mGy，使用造影剤量は5ml程度であった。

動脈閉塞バルーンの留置や動脈塞栓を一般手術室で行う施設はごく限られており，血管撮影装置のある放射線部で行うことが通常である。したがってバルーン留置の後に手術室に移動して手術を開始し，必要な場合はその後再び放射線部に戻って塞栓術を行うといった移動が必要になる。しかしこれは時間や労力のロスになるだけでなくバルーンの位置ずれなどの危険性も伴うため，なるべく避けたい。最近血管撮影装置を備えたハイブリッド手術室を持つ施設が少しずつ増えてきているが，癒着胎盤の帝王切開術はハイブリッド手術室使用のよい適用であろう[38)44]。

実際に大量出血が起こってしまったときの輸血療法，自己血回収装置の使用，遺伝子組み換え型血液凝固第Ⅶ因子の投与については他項に譲る。

麻酔管理

1 癒着胎盤が否定的な前置胎盤の帝王切開術の麻酔

前置胎盤では突然の出血を起こして一刻を争う緊急帝王切開術が必要となる場合もあるので，前置胎盤の診断がついた時点で，それ以外の麻酔科的問題点がないかの確認をしておくことを勧めたい。分娩前に出血を起こさなくとも分娩様式は帝王切開術であり，術前評価が無駄に終わることはない。

a. 分娩前出血のない前置胎盤

　分娩前出血のない予定帝王切開術や，出血があっても循環血液量の著しい不足がない場合には，前置胎盤であっても通常の帝王切開術と同様の判断基準で麻酔法の選択ができる。最近の報告では区域麻酔を選択する施設が多い[45)〜47)]。上述のように，胎盤剥離面の子宮収縮が不十分になりやすく，前壁付着の胎盤の場合子宮切開で胎盤に切り込む可能性があるので，出血量はやや多めになるのが通常であるが，事前に自己血貯血をしてもそれを必要としないことも多い。児娩出後には子宮収縮薬を十分に投与する。胎盤剥離面からの出血は子宮縫合後には術野ではなく性器出血として現れ，手術中には目が届きにくいので注意が必要である。

b. 分娩前出血の多い前置胎盤

　出血のコントロールがつかないため緊急帝王切開術になった場合には，まず出血量の把握をする。トイレでの出血やベッド上での出血は正確な計測がしにくいため，周囲の状況やショックインデックスなど患者の身体所見から出血量を推測する。循環血液量の減少が著しければ全身麻酔を選択する。通常の全身麻酔を用いた帝王切開術と同じで迅速導入による麻酔導入が望ましいが，出血の程度によって麻酔導入薬の選択は変わってくるであろう。出血に対する処置は一般手術の麻酔に準ずるが，児の娩出までは児への酸素供給を保つために，血圧や循環血液量を積極的に維持すべきである。児娩出後には子宮収縮薬を投与し，子宮収縮の妨げとならないよう吸入麻酔薬の濃度を抑える。

2 癒着胎盤が疑われる症例の帝王切開術の麻酔

　癒着胎盤の麻酔計画は胎盤癒着の程度，子宮摘出の有無，選択する出血対策やその順序などによって大きく変わってくる。よってその癒着胎盤症例をどのように診断し，どのような計画で帝王切開術に臨むのかについて，事前に必ず産科医や放射線科医との話し合いをすべきである。この際，他科から情報を得るだけではなく，麻酔計画を他科に伝えておくことも大切である。また手術中に術前診断が誤っていることが判明したり，出血のコントロールがつかないために術式を含めた管理方針を変更することも少なくない。手術中も産科医とのコミュニケーションをとりながらの麻酔管理が必要である。

a. 出血に対する準備

　血流遮断を行なわずに cesarean hysterectomy を行う場合には出血量が数千 ml に達することが多い[6)48)]。さらに最近国内から出血量が 8,500〜25,000 ml に至ったという症例も報告されている[49)50)]。一方，予防的動脈バルーン閉塞下に cesarean hysterectomy を行った症例では出血量が 2,000 ml 以下に抑えられたという報告が多いが[6)30)41)43)51)〜53)]，血流遮断の効果が少なく大量出血に至る場合もある[54)55)]。手術中に動脈閉塞バルーンの位置調整ができない施設では特に注意が必要である。胎盤剥離をせずに子宮を温存する方法についての麻酔報告は少ないが，最近の日本からの 5 症例の報告では出血量は 500〜3,700 g

であった[56]）。しかし子宮摘出を予定していなくても，予期しない大量出血のために子宮摘出に至る場合もある。したがって癒着胎盤の可能性が高ければ十分な出血対策が必要である。

緊急手術でやむをえない場合を除いて，複数の麻酔科医で麻酔を担当し，手術開始前に18ゲージ以上の太さの静脈ライン2本以上と動脈ラインを確保する。動脈圧ラインは出血によって急激に変化する血圧を連続モニタリングするうえでも，頻回の採血検査を行う上でも欠かせない。自己血とクロスマッチされた赤血球濃厚液・新鮮凍結血漿を手術室内に置き，加温輸液装置を用いてすぐに輸血開始できるような状態で準備しておくことは最低限必要と考えられる[10,47,57,58]）。出血への対処は輸液や輸血が基本だが，急激な大量出血では応急的な昇圧薬の投与を行うこともあるため，それらの薬剤の準備も必要である。さらに状況に応じて中心静脈ラインの確保や急速加温輸液装置，術中自己血回収装置の準備を行う。また事前に輸血部と話し合って，院内に準備する血液製剤の量や，院外からの供給体制を確認しておくことが必要である。

b. 麻酔法の選択

区域麻酔の利点は母体への安全性が全身麻酔より高いこと[59]），母体が児娩出時に覚醒していること，胎児への薬剤の移行が少ないことである。また予定の前置胎盤帝王切開術で硬膜外麻酔と全身麻酔を比べると，硬膜外麻酔下のほうが術中の出血量が少ない[60]）。全身麻酔で用いる吸入麻酔薬による子宮弛緩作用が出血を増やす原因とも推測されている。一方，全身麻酔下に手術を始めれば，出血などの対処に追われたときや手術時間が長くなったときに麻酔管理がしやすい。区域麻酔にて手術を開始し，児娩出後に全身麻酔を導入する方法は，区域麻酔と全身麻酔両者の利点を上手く活かす方法であるが，出血が始まるのは児娩出後であり，出血に対する処置と全身麻酔の導入の時期が重なりやすいことには注意が必要である[10]）。またどちらの麻酔方法を選択するにしても硬膜外カテーテルの挿入の利点は大きい。区域麻酔のみで麻酔を行う場合には手術時間がやや長くなっても対応が可能であり，主に全身麻酔で手術を行う場合には術前に必要な処置（尿管カテーテル，動脈閉塞バルーンの挿入など）に用いることも可能である。さらに術後に子宮内バルーン挿入などの小処置が必要になっても用いることができ，かつ術後鎮痛にも有効な手段となるためである。

これまでの癒着胎盤の報告によると，動脈バルーン閉塞をせずに行う予定cesarean hysterectomyでは帝王切開術開始時より全身麻酔を導入するという意見が多い[10,49,61]）が，脊髄くも膜下麻酔にて児の娩出までの麻酔を管理しその後に全身麻酔を導入したという報告もある[55]）。出血量や手術時間を考慮すると少なくとも子宮操作中には全身麻酔を選択することに異論は少ないであろう。なお予定のcesarean hysterectomyでは尿管損傷を減らし手術操作を容易にするため術前に尿管ステント（図5）を挿入しておくことが多いが，胎児への麻酔薬移行をなるべく少なくするには区域麻酔下にステントを挿入し，帝王切開術を始めるときに全身麻酔を導入するのも一つの方法である[10]）。動脈バルーン閉塞や塞栓術を併用した予定cesarean hysterectomyの麻酔法に関しては全身麻酔[53,62]），硬膜外麻酔[57]），あるいは児娩出までは区域麻酔にて行いその後全身麻酔[30,55]）という報告が

ある. 効果的な動脈バルーン閉塞や塞栓が期待でき手術時間が長くならなければ, 区域麻酔のみの管理も十分可能であろう. 全身麻酔を選択する場合にも, やはりあらかじめ区域麻酔下に尿管ステントと動脈閉塞・塞栓用カテーテルを挿入することを勧めたい. 子宮を摘出しない場合の麻酔法については硬膜外麻酔による報告[56]があるが, 一定の見解はない.

麻酔法を選択するときには出血量や手術時間が決断の大きな因子となるが, ほかにも麻酔科, 産科をはじめ手術に関わる医療従事者のマンパワーや技量, 母体の合併症, 母体の希望なども考慮しなければならない.

おわりに

前置胎盤, 癒着胎盤には高低さまざまなリスクを持った症例が含まれる. 低リスクの症例では一般の帝王切開術の麻酔とほとんど変わりなく管理することができる一方で, リスクの高い症例では10,000 mlを超える出血を覚悟しなくてはいけない場合もある. 前置・癒着胎盤という疾患の問題点を理解しその対策を知ることは, 低リスク症例においては不必要な危惧を減らし, リスクの高い症例においては母児にとって, そして麻酔科医にとっても安全性の高い麻酔を提供することに繋がると考える.

■参考文献

1) 日本産科婦人科学会・日本産婦人科医会. 産婦人科診療ガイドライン―産科編2011. 2011.
2) Obstetrical hemorrhage. In：Cunningham FG, Levono KJ, Bloom SL, et al, editors. Williams Obstetrics. 22 nd ed. New York, McGraw-Hill；2005. p.809-54.
3) Sumigama S, Itakura A, Ota T, et al. Placenta previa increta/percreta in Japan：a retrospective study of ultrasound findings, management and clinical course. J Obstet Gynaecol Res 2007；33：606-11.
4) Silver RM, Landon MB, Rouse DJ, et al. Maternal morbidity associated with multiple repeat cesarean deliveries. Obstet Gynecol 2006；107：1226-32.
5) Wu S, Kocherginsky M, Hibbard JU. Abnormal placentation：twenty-year analysis. Am J Obstet Gynecol 2005；192：1458-61.
6) 村山敬彦. 産科と胎盤異常 当センターで経験した前置癒着胎盤における術中出血量低減に関する手術手技の臨床的検討：従来法の有用性に関する検討と総腸骨動脈Balloon Occlusionを併用したCesarean Hysterectomyの有用性に関する検討. 日本産科婦人科学会雑誌2009；61：2136-48.
7) Comstock CH. The antenatal diagnosis of placental attachment disorders. Curr Opin Obstet Gynecol 2011；23：117-22.
8) Esakoff TF, Sparks TN, Kaimal AJ, et al. Diagnosis and morbidity of placenta accreta. Ultrasound Obstet Gynecol 2011；37：324-7.
9) Derman AY, Nikac V, Haberman S, et al. MRI of placenta accreta：a new imaging perspective. Am J Roentgenol 2011；197：1514-21.
10) 加藤里絵, 照井克生, 横田和美ほか. 当周産期センターにおける癒着胎盤帝王切開の麻酔管理. 麻酔2008；57：1421-6.
11) 荒木義之, 福田 功, 神谷一郎ほか. 全前置胎盤, 癒着胎盤で25500 mlの大量出血を来した帝王切開の麻酔経験. 麻酔2009；58：499-502.

12) Minami K, Iida H, Sakakibara I, et al. A case of cesarean section with a preoperatively undiagnosed placenta percreta. 麻酔と蘇生 2009；45：69-70.
13) Angstmann T, Gard G, Harrington T, et al. Surgical management of placenta accreta：a cohort series and suggested approach. Am J Obstet Gynecol 2010；202：38 e1-9.
14) 大西庸子, 内田加奈子, 天野 完ほか. 前置胎盤, とくに前置癒着胎盤の取り扱い. 日本周産期・新生児医学会誌 2009；45：62-5.
15) Warshak CR, Ramos GA, Eskander R, et al. Effect of predelivery diagnosis in 99 consecutive cases of placenta accreta. Obstet Gynecol 2010；115：65-9.
16) Oyelese Y, Smulian JC. Placenta previa, placenta accreta, and vasa previa. Obstet Gynecol 2006；107：927-41.
17) Langesaeter E, Rosseland LA, Stubhaug A. Haemodynamic effects of repeated doses of oxytocin during Caesarean delivery in healthy parturients. Br J Anaesth 2009；103：260-2.
18) Bakri YN, Amri A, Abdul Jabbar F. Tamponade-balloon for obstetrical bleeding. Int J Gynaecol Obstet 2001；74：139-42.
19) Doumouchtsis SK, Papageorghiou AT, Arulkumaran S. Systematic review of conservative management of postpartum hemorrhage：what to do when medical treatment fails. Obstet Gynecol Surv 2007；62：540-7.
20) Georgiou C. Balloon tamponade in the management of postpartum haemorrhage：a review. BJOG 2009；116：748-57.
21) Albayrak M, Ozdemir I, Koc O, et al. Post-partum haemorrhage from the lower uterine segment secondary to placenta praevia/accreta：successful conservative management with Foley balloon tamponade. Aust N Z J Obstet Gynaecol 2011；51：377-80.
22) Allam MS, C B-L. The B-Lynch and other uterine compression suture techniques. Int J Gynaecol Obstet 2005；89：236-41.
23) Mallappa Saroja CS, Nankani A, El-Hamamy E. Uterine compression sutures, an update：review of efficacy, safety and complications of B-Lynch suture and other uterine compression techniques for postpartum haemorrhage. Arch Gynecol Obstet 2010；281：581-8.
24) Baskett TF. Uterine compression sutures for postpartum hemorrhage：efficacy, morbidity, and subsequent pregnancy. Obstet Gynecol 2007；110：68-71.
25) Alanis M, Hurst BS, Marshburn PB, et al. Conservative management of placenta increta with selective arterial embolization preserves future fertility and results in a favorable outcome in subsequent pregnancies. Fertil Steril 2006；86：1514 e3-7.
26) Timmermans S, van Hof AC, Duvekot JJ. Conservative management of abnormally invasive placentation. Obstet Gynecol Surv 2007；62：529-39.
27) Sentilhes L, Ambroselli C, Kayem G, et al. Maternal outcome after conservative treatment of placenta accreta. Obstet Gynecol 2010；115：526-34.
28) Lee PS, Bakelaar R, Fitpatrick CB, et al. Medical and surgical treatment of placenta percreta to optimize bladder preservation. Obstet Gynecol 2008；112：421-4.
29) The role of emergency and elective interventional radiology in postpartum haemorrhage. 2007. http://www.rcog.org.uk/womens-health/clinical-guidance/role-emergency-and-elective-interventional-radiology-postpartum-haem
30) 阪西通夫, 渡邉順久, 佐藤 聡ほか. 各施設における臨床経験と前置癒着胎盤の取り扱い 両側内腸骨動脈一時的閉鎖術. 産婦人科の実際 2008；57：953-8.
31) Carnevale FC, Kondo MM, de Oliveira Sousa W Jr, et al. Perioperative temporary occlusion of the internal iliac arteries as prophylaxis in cesarean section at risk of hemorrhage in placenta accreta. Cardiovasc Intervent Radiol 2011；34：758-64.
32) Ojala K, Perala J, Kariniemi J, et al. Arterial embolization and prophylactic catheterization for the treatment for severe obstetric hemorrhage. Acta Obstet Gynecol Scand 2005；84：

1075-80.
33) Sivan E, Spira M, Achiron R, et al. Prophylactic pelvic artery catheterization and embolization in women with placenta accreta : can it prevent cesarean hysterectomy? Am J Perinatol 2010 ; 27 : 455-61.
34) Bodner LJ, Nosher JL, Gribbin C, et al. Balloon-assisted occlusion of the internal iliac arteries in patients with placenta accreta/percreta. Cardiovasc Intervent Radiol 2006 ; 29 : 354-61.
35) Shrivastava V, Nageotte M, Major C, et al. Case-control comparison of cesarean hysterectomy with and without prophylactic placement of intravascular balloon catheters for placenta accreta. Am J Obstet Gynecol 2007 ; 197 : 402 e1-5.
36) Thon S, McLintic A, Wagner Y. Prophylactic endovascular placement of internal iliac occlusion balloon catheters in parturients with placenta accreta : a retrospective case series. Int J Obstet Anesth 2011 ; 20 : 64-70.
37) Sadashivaiah J, Wilson R, Thein A, et al. Role of prophylactic uterine artery balloon catheters in the management of women with suspected placenta accreta. Int J Obstet Anesth 2011 ; 20 : 282-7.
38) O'Rourke N, McElrath T, Baum R, et al. Cesarean delivery in the interventional radiology suite : a novel approach to obstetric hemostasis. Anesth Analg 2007 ; 104 : 1193-4.
39) Shih JC, Liu KL, Shyu MK. Temporary balloon occlusion of the common iliac artery : new approach to bleeding control during cesarean hysterectomy for placenta percreta. Am J Obstet Gynecol 2005 ; 193 : 1756-8.
40) Greenberg JI, Suliman A, Iranpour P, et al. Prophylactic balloon occlusion of the internal iliac arteries to treat abnormal placentation : a cautionary case. Am J Obstet Gynecol 2007 ; 197 : 470 e1-4.
41) Sewell MF, Rosenblum D, Ehrenberg H. Arterial embolus during common iliac balloon catheterization at cesarean hysterectomy. Obstet Gynecol 2006 ; 108 : 746-8.
42) Bishop S, Butler K, Monaghan S, et al. Multiple complications following the use of prophylactic internal iliac artery balloon catheterisation in a patient with placenta percreta. Int J Obstet Anesth 2011 ; 20 : 70-3.
43) 遠田 譲, 木村 知, 土谷飛鳥ほか. ハイリスク妊娠に対する内腸骨動脈バルーン閉塞併用帝王切開. IVR会誌 2009 ; 24 : 134-7.
44) Jeffrey A, Clark V. The anaesthetic management of caesarean section in the interventional radiology suite. Curr Opin Anaesthesiol 2011 ; 24 : 439-44.
45) Mayer DC, Smigh KA. Antepartum and postpartum hemorrhage. In : Chestnut DH, Polley LS, Tsen LC, et al, editors. Chestnut's obstetric anesthesia. Philadelphia : Mosby Elsevier ; 2009, p.811-36.
46) 越後谷雄一, 河東 寛, 伊東義忠ほか. 前置胎盤における麻酔管理の検討. 麻酔 2006 ; 55 : 1472-5.
47) 西迫 良, 奥富俊之. 全前置胎盤の帝切は全身麻酔で行う!? LiSA 2009 ; 16 : 318-21.
48) Miller DA, Chollet JA, Goodwin TM. Clinical risk factors for placenta previa-placenta accreta. Am J Obstet Gynecol 1997 ; 177 : 210-4.
49) 埜口千里, 中根正樹, 林 志保ほか. 穿通胎盤合併妊娠において大量出血を来した2症例. 麻酔 2008 ; 57 : 616-20.
50) 小村玲子, 持田 崇, 今井英一ほか. 癒着胎盤妊婦の帝王切開中に大量出血を来した1症例. 麻酔 2009 ; 58 : 215-8.
51) 長谷川明弘, 加藤一朗, 片桐 浩ほか. 内腸骨動脈一時的閉鎖術が有効であった全前置胎盤, 癒着胎盤の1例. 産婦人科の実際 2008 ; 57 : 959-63.
52) 小濱大嗣, 福岡三代子, 野尻剛志ほか. 前置胎盤と癒着胎盤 内腸骨動脈バルーンカテーテル留置による前置癒着胎盤 cesarean hysterectomy. 産婦人科手術 2008 ; 19 : 119-23.

53) 村田寛明, 原　哲也, 澄川耕二. 全身麻酔と硬膜外麻酔を併用した癒着胎盤に対するcesarean hysteretomyの麻酔経験. 麻酔 2009；58：903-6.
54) 河野靖生, 澤田麻衣子, 加納龍彦. 術前に癒着胎盤が疑われ子宮摘出に至った帝王切開症例. 麻酔 2007；56：1425-8.
55) 大江裕美子, 寺嶋克幸, 古市昌之ほか. 異常浸潤性胎盤妊婦の予定帝王切開術における周術期管理2症例と文献的考察. 日臨麻会誌 2009；29：204-13.
56) 神谷一郎, 福田　功, 北井由美子ほか. 硬膜外麻酔による全前置胎盤, 癒着胎盤の帝王切開5症例の麻酔経験. 麻酔 2009；58：1261-5.
57) Fuller AJ, Carvalho B, Brummel C, et al. Epidural anesthesia for elective cesarean delivery with intraoperative arterial occlusion balloon catheter placement. Anesth Analg 2006；102：585-7.
58) Mok M, Heidemann B, Dundas K, et al. Interventional radiology in women with suspected placenta accreta undergoing caesarean section. Int J Obstet Anesth 2008；17：255-61.
59) Hawkins JL, Chang J, Palmer SK, et al. Anesthesia-related maternal mortality in the United States：1979-2002. Obstet Gynecol 2011；117：69-74.
60) Hong JY, Jee YS, Yoon HJ, et al. Comparison of general and epidural anesthesia in elective cesarean section for placenta previa totalis：maternal hemodynamics, blood loss and neonatal outcome. Int J Obstet Anesth 2003；12：12-6.
61) Weiniger CF, Elram T, Ginosar Y, et al. Anaesthetic management of placenta accreta：use of a pre-operative high and low suspicion classification. Anaesthesia 2005；60：1079-84.
62) 福島祐二, 安藤由美, 伊藤宏之ほか. 内腸骨バルーンカテーテルを用いた前置癒着胎盤患者の麻酔管理. 日臨麻会誌 2010；30：64-8.

〈加藤　里絵〉

II. 帝王切開術の麻酔を安全に行う

6 術後鎮痛の新しい考え方と方法

わが国の現状と術後鎮痛の目的

　英国のRoyal College of Anaesthetistsは，帝王切開の術後鎮痛では，①90％以上の患者においてペインスコア3（無痛0～最大疼痛10）以下を得る，②90％以上の患者で満足感が得られる疼痛管理，を提唱している[1]。帝王切開術は，わが国でも年間約20万件行われるが，十分な鎮痛が行われているとは言い難い。その理由は，①大部分が脊髄くも膜下麻酔下に行われるため術後痛が軽視される，②脊髄くも膜下オピオイドによる鎮痛が一般的ではない点にあると思われる。"お産は痛くて当たり前。帝王切開術後の痛みなんてお産の痛みに比べれば大したことない"，といった誤った先入観を持つ医療従事者さえ散見される。しかし，適切な術後鎮痛を受けない症例では，後陣痛と呼ばれる子宮収縮痛（内臓痛）だけでなく，術翌日から子供の世話や授乳時に強い体動時痛を経験する。しかし，正しい知識があれば，大部分の症例に適切な術後鎮痛を提供することは可能である。

　最近，慢性痛の防止の点からも術後鎮痛が重要視されている。術後痛が慢性痛に移行することは以前から知られているが，帝王切開術後の慢性痛への移行が最初に報告されたのは2004年である[2]。これ以降帝王切開術後の慢性痛が注目されており，その頻度は術後6～12カ月において2～12％とされる[2,3]。これは，四肢の切断後や胸部手術における慢性痛の発生が50％以上であることに比べると少ないが，若い女性で多くの手術件数のなかに日常生活に支障を来すほどの中等度から高度の慢性痛が含まれることから，深刻な問題である。激しい術後急性痛は慢性痛発症のリスクの一つであり，この抑制により，アロディニア，痛覚過敏，中枢性感作を機序とする慢性痛を予防できる可能性がある[4]。さらに，妊婦は肺血栓症のリスクが高く，術後早期からの離床と歩行が求められる。慢性痛の予防だけでなく，早期離床を促す点からも帝王切開の術後鎮痛は重要である。

麻酔法別の術後鎮痛法

1 区域麻酔後の鎮痛法

現在，わが国における帝王切開の術後鎮痛法として一般的であるのは，自己調節硬膜外鎮痛法（patient-controlled epidural analgesia：PCEA）によるオピオイドと局所麻酔薬投与である．しかし，PCEAは行動制限，高コスト，硬膜外カテーテル由来の合併症を伴うため，欧米諸国では脊柱管内へのシングルショットのモルヒネ投与が一般的である．

a. 脊髄くも膜下モルヒネ

術後鎮痛にオピオイドを用いる場合，全身投与と比較し，脊髄くも膜下・硬膜外オピオイド投与の優位性が示されている．なかでも脊髄くも膜下モルヒネが世界的に最も普及しており，0.1〜0.2 mgのモルヒネ投与で約24時間の鎮痛効果が得られる．副作用は皮膚の掻痒感が最も多く，嘔気・嘔吐がそれに次ぐ．副作用，鎮痛効果からみて脊髄くも膜下投与の至適投与量は0.1 mg程度である．脊髄くも膜下腔に投与されたオピオイドは脊髄後角膠様質細胞のμ受容体に作用する．脳脊髄液から脊髄後角への吸収は主に脂溶性によって決まる．脂溶性の高いフェンタニルは脊髄への吸収が早いため作用発現は早く，脳脊髄液内濃度の低下が早い．したがって高位中枢への作用である呼吸抑制の可能性は小さい．一方，モルヒネのような脂溶性の低いオピオイドは，脊髄への吸収が遅いため比較的高濃度で脳脊髄液中に留まり，脳脊髄液の流れに乗って三叉神経核のレベルに投与後数時間で達する．そのため遅発性の呼吸抑制が発生しうる．Abouleishは予定帝王切開856名の患者において呼吸抑制（Sp_{O_2}＜85％，呼吸数＜10回/分）を8例（0.93％）に認めたが，いずれも病的肥満患者であったと報告している[5]．最近示された米国のガイドラインでは，脊髄くも膜下モルヒネ投与後24時間はパルスオキシメータ，呼吸数モニターを行うことが推奨されている．呼吸数の低下を認めればナロキソン投与を行う．Kato らによるわが国の報告では，帝王切開術でモルヒネ0.15 mg（150 μg）を脊髄くも膜下投与した場合，ナロキソンによる拮抗が必要であった症例は1915例中1例であった[6]．これから少なくとも肥満例では呼吸抑制に対する術後モニタリングと監視が必要であると思われる．

b. 脊髄くも膜下フェンタニル

脊髄くも膜下フェンタニル10〜20 μgは，術中の後陣痛を抑制し，かつ術中の嘔気・嘔吐の頻度を減らすが，短時間作用性のため，術後鎮痛には有用ではない．表1に脊髄くも膜下麻酔における局所麻酔薬へのモルヒネとフェンタニルの添加方法の一例を示す．

表1 脊髄くも膜下麻酔における局所麻酔薬へのオピオイド添加方法

1. 塩酸モルヒネ10mg（1ml）を生食9mlで合計10mlに希釈する
2. 希釈したモルヒネ溶液10ml中0.1mlを1mlの注射器でひく
3. 0.5％高比重ブピバカイン2.3ml中に希釈したモルヒネ溶液0.1mlを加える
4. さらにこの溶液中にフェンタニル10 μg（0.2ml）を加える
5. オピオイド添加ブピバカイン溶液（ブピバカイン2.3ml＋フェンタニル0.2ml＋希釈モルヒネ様液0.1ml＝2.6ml）をくも膜下に投与する

c. 硬膜外モルヒネ

硬膜外モルヒネ3mgの1回投与は18～26時間と，0.1mgの脊髄くも膜下モルヒネと同等の持続時間・鎮痛効果を示す。硬膜外3mgと脊髄くも膜下0.1mgの比較では，掻痒感，嘔気・嘔吐は脊髄くも膜下投与の方が頻度は低いが，追加の鎮痛薬投与は硬膜外の方が低いことが示されている。

d. 硬膜外フェンタニル

ペインスコア1以下（無痛0～最大疼痛10）を達成するための硬膜外フェンタニルのED50（50％有効量），ED95はそれぞれ33 μg，92 μgであり，臨床的には50～100 μgが投与される。なお，術中のフェンタニルの硬膜外投与量は1 μg/kgとされている。フェンタニルは持続時間が90分から数時間と短いため，局所麻酔薬を併用した持続投与，あるいはPCEAによる投与が望ましい。投与例としては0.1％ロピバカインにフェンタニルを2 μg/mlとなるよう溶解し，ボーラス投与5ml，ロックアウト時間15分，基本持続注入量3ml/hrで投与する。

2 全身麻酔後の鎮痛法

わが国では腹部手術の術後鎮痛法として硬膜外鎮痛法が用いられることが多い。しかし，帝王切開術における全身麻酔は，胎児適応（臍帯脱出や重篤な胎児仮死）や母体適応（子宮破裂など）による超緊急症例，母体の凝固障害により区域麻酔が禁忌である症例に限られるため，ほぼ全ての症例で硬膜外法を術後鎮痛に用いることはできない。

a. 筋注，皮下注

オピオイドやペンタゾシンの筋注・皮下投与は，硬膜外・脊髄くも膜下投与に比べて鎮痛効果は劣るが，経済的で厳密な監視が不要であり，わが国では最も一般的である。しかし，①鎮痛のためのオピオイド必要量には5倍に及ぶ個人差があること，②体重と血中濃度の相関が小さいこと，③血中濃度の増減によって副作用と鎮痛効果の減弱が発現しやすいことが欠点である。

b. 静注自己調節鎮痛法（intra-venous patient-controlled analgesia：IV-PCA）

産褥期においてIV-PCAポンプは児の世話の障害となりうるが，オピオイドの全身投

与を必要とする例で行われている。IV-PCAの最大の利点は血中濃度の変動を最小限にできる点にある。多くの報告で，患者の満足度が高いという理由で筋注よりIVPCAが優れているとしている[7]。

《投与法》

モルヒネのような比較的長時間作用性のオピオイドをIVPCAで用いる場合，持続注入は安全性を損なうおそれがある。すなわち，鎮痛が得られている状態でさらにモルヒネが持続投与されると，呼吸抑制などの副作用の危険性が高まる。一方，モルヒネより半減期の短いフェンタニルをIV-PCAで用いた場合，持続注入を行わないと，追加投与の回数が増しフェンタニル以外の補助鎮痛薬も必要となる[8]。したがって，フェンタニルのIV-PCAでは持続注入が必要である。IV-PCAによるフェンタニル投与方法の一例を示す。持続注入20～30 μg/時，ボーラス投与10 μg，ロックアウト時間15分，ボーラス回数上限3回/hr。

3 区域麻酔・全身麻酔後に共通する鎮痛法

a. 神経ブロック・浸潤麻酔

腹横筋膜面ブロック（transversus abdominis plane block：TAPブロック）はMcdonellらが報告した手技であり，側腹部の内腹斜筋と腹横筋間の筋膜中に局所麻酔薬を投与することにより脊髄神経前枝を遮断し，前腹壁の体性痛をブロックする手技である[9)10]。近年，超音波ガイド下にTAPブロックを施行することが一般的になりつつある。TAPブロックでは主にT10-12レベルの遮断が可能であるため，下腹部横切開あるいは縦切開でも12～24時間持続する，良好な鎮痛効果が得られる。したがって全身麻酔後だけでなく脊髄くも膜下麻酔後の鎮痛法としても有用である。

局所麻酔薬の投与量は，片側当り0.5％ロピバカインで15～20 mlを用いる。

TAPブロック後の局所麻酔薬の血中濃度のピークは，ブロック後約30分である[11]ので，この間は局所麻酔薬中毒の発生に留意する必要がある。

創部への局所麻酔薬の浸潤も体壁痛に対して有効である[12]。横切開では，創部の両端に0.5～1.0％ロピバカインあるいはブピバカインを数cc浸潤させる。メタアナリシスの結果から，これらの神経ブロック・浸潤麻酔はオピオイドの使用量を減少させることが示されている[13]。

b. 非ステロイド性抗炎症薬（nonsteroid anti-inflammatory drugs：NSAIDs）

NSAIDsは，術後鎮痛に広く用いられるが，帝王切開術後では，特に子宮収縮痛（内臓痛）に有効である。NSAIDsには子宮収縮抑制作用があるため，産褥期出血のリスクがある例では慎重に投与する。

4 オピオイドによる鎮痛の限界

周術期鎮痛では，これまでオピオイドが主役であった。しかしオピオイドの大量投与

表2　麻酔法別の術後鎮痛組み合わせ

術後鎮痛法	くも膜下オピオイド	硬膜外オピオイド	静注自己調節鎮痛法	非ステロイド性抗炎症薬	腹横筋膜面ブロック浸潤麻酔硬膜外ブロック
主な鎮痛作用	内臓痛	内臓痛	内臓痛	内臓痛	体性痛
脊髄くも膜下麻酔	○			○	○
硬膜外麻酔		○		○	○
全身麻酔			○	○	○

を行っても完全な除痛は実現できない。これは，術後痛はいくつかの痛みの成分からなり，オピオイドがすべての痛みに有効でないことに起因する。痛みを伝える一次求心性ニューロンのうち，体性痛（鋭い痛み）はAδ線維を伝導する。一方，内臓痛（鈍い痛み）はC線維を伝導する。脊髄後角のμオピオイド受容体を介するオピオイドの鎮痛作用は，Aδ線維を介する体性痛よりC線維を介する内臓痛をより強く抑制する[8]。したがってオピオイドの鎮痛は，C線維を介する内臓痛には効果が強いが，Aδ線維を介する体性痛には効果が小さい。このようにオピオイド単独では体性痛の鎮痛に限界がある。

　最近，術後痛を体性痛と内臓痛に分け，それぞれを異なる鎮痛法で対処するという考え方が出てきた[13]。帝王切開術の場合，体性痛は腹壁の創部痛（主に体動時痛），内臓痛は"後陣痛"と呼ばれる子宮収縮に伴う痛みである。この両者の違いは，前述したように一次求心性ニューロンの種類と神経の通過経路が異なる点にある。体性痛は，前腹壁に分布する脊髄神経前枝に含まれる有髄性のAδ線維を介して脊椎後角に入力する。オピオイドの効果が小さい体性痛（創部痛）に対してはこれらの神経を局所麻酔薬の浸潤，腹横筋膜面ブロック，腸骨鼠径神経ブロックあるいは硬膜外ブロックで遮断することにより，有効な鎮痛が得られる。一方，子宮体部・頸部からの内臓痛を伝える無髄性のC線維を主とする求心性神経線維は，下腹神経を経て腰部交感神経に入り，T10からL1のレベルで脊髄に入力し，上位中枢へ伝わる。このように内臓痛と体性痛の経路は異なるため，体性痛に対する末梢神経ブロックは内臓痛には無効である。内臓痛に有効な鎮痛手段は，前述した，オピオイド，特に脊髄くも膜下・硬膜外モルヒネとNSAIDsを中心とする鎮痛薬である。したがって，有効な術後鎮痛を得るためには，表2に示すように，体性痛と内臓痛に対する鎮痛方法を組み合わせることが必要である。

鎮痛薬と母乳

　母乳栄養は，乳児だけでなく母体にとっても有益である。医薬品の添付文書の多くは妊婦・授乳婦に対して，「投与しない，あるいは安全性が確立されていない」と記載されており，鎮痛薬についても同様である。しかし，鎮痛薬についても基本的な事項さえ守れば，多くは授乳中も投与可能である。

　鎮痛薬の乳汁移行は，胎盤移行と同様に，①分子量が小さく（1000ダルトン以下），②

脂溶性が高く，③蛋白結合が低く，④非イオン化型の薬剤が移行しやすい。さらに，母体における血中半減期が長い薬剤は，母体血漿濃度が高い時間が持続するため母乳に多く移行する。母乳には分泌後に乳腺に蓄えられる成分と授乳時に産生される成分があるが，大部分は後者のため，授乳時の母体血中濃度が高ければ，乳児の薬物摂取量も多くなる。したがって，半減期の長い薬物や，薬物の摂取直後の授乳を避けることが乳児の薬物曝露を最小限にするコツである。一般に薬剤の乳汁への移行はM/P比（milk/plasma ratio）で示される。M/P比は薬剤の母乳中濃度/母体血漿濃度比であり，この値が高いことが血漿から乳汁への薬剤移行のしやすさを表す。M/P比が1以下は母乳への移行が少なく，M/P比が1～5では母乳への移行が多いとされる[14)15)]。

しかし，乳児への影響を考えた場合，M/P比だけでなく乳児が経口摂取した薬物の生体利用率も重要である。すなわち，乳児が薬物を含んだ乳汁を摂取した場合，腸管からの吸収，肝臓での分解等による生体利用率が低下すると，薬剤の乳児への影響はより小さくなる。

a. オピオイド

フェンタニルのM/P比は，2.1，モルヒネは2.45であり，両者とも母乳に移行しやすい。しかし，フェンタニル2 μg/kgの静脈内投与後10時間で検出不可能なレベルにまで低下する。オピオイドによる呼吸抑制は成人より乳児の方が低い血中濃度で発生するが，経口摂取のフェンタニルの生体内利用率は0～49％である。母乳中のフェンタニル濃度が1ng/ml，母乳量100ml，乳児体重3kg，生体内利用率49％とした場合，乳児へのフェンタニル投与量は16ng/kgと非常に低濃度である[15)]。これらの点から，全身麻酔でのフェンタニル投与，あるいは術後鎮痛のための持続投与中であっても，母乳栄養は中断する必要はない。

b. 鎮痛解熱薬

ほとんどの解熱鎮痛薬はわずかしか乳汁に移行しない。アセトアミノフェンは安全に使用できる。NSAIDsではアスピリンは乳児の代謝性アシドーシスの報告（1例の症例報告）により，慎重投与となっているが，イブプロフェン，ジクロフェナクは乳汁分泌量が少なく，使用可能と考えられる。

■参考文献

1) Pickering E, Holdcroft E. Obstetric Services. Section 8.9；Pain relief after caesarean section. In：Kinsella M, ed. Raising the Standard. 2nd edition. London Royal College of Anaesthesists, 2006.
2) Nikolajsen L, Sorensen HC, Jensen TS, et al. Chronic pain following Caesarean section. Acta Anaesthesiol 2004；48：111-6.
3) Kainu JP, Sarvela J, Tiippana E, et al. Persistent pain after caesarean section and vaginal birth：a cohort study. Int J Obstet Anesth 2010；9：4-9.
4) Lavand'homme P, Waterloos H. Intraoperative epidural analgesia combined with ketamine provides effective preventive analgesia in patients undergoing major digestive surgery.

Anesthesiology 2005 ; 103 : 813-20.
5) Abouleish E, Rawal N, Rashad MN. The addition of 0.2 mg subarachnoid morphine to hyperbaric bupivacaine for cesarean delivery : a prospective study of 856 cases. Reg Anesth 1991 ; 16 : 137-40.
6) Kato R, Shimamoto H, Terui K, et al. Delayed respiratory depression associated with 0.15 mg intrathecal morphine for cesarean section : a review of 1915 cases. J Anesth 2008 ; 22 : 112-6.
7) Howel PR, Gambling DR, Pavy T, et al. Patient-controlled analgesia following caesarean section under general anesthesia : a comparison of fentanyl with morphine. Can J Anaeth 1995 ; 42 : 41-5.
8) Pirec V, Laurito CE, Lu Y, et al. The combined effects of N-type calcium channel blockers and morphine on Aδ versus C fiber mediated nociception. Anesth Analg 2001 ; 92 : 239-43.
9) McDonnell JG, O'Donnell B, Curley G, et al. The analgesic efficacy of transverses abdominis plane block after abdominal surgery : a prospective randomized controlled trial. Anesth Analg 2007 ; 104 : 193-7.
10) McDonnell JG, Curley G, Carney J, et al. The analgesic efficacy of tnransversus abdominis plane block after cesarean delivery : a randomized controlled trial. Anesth Analg 2008 ; 106 : 186-91.
11) Griffiths JD, Barron FA, Grant S, et al. Plasma ropivacaine concentrations after ultrasound-guided transversus abdominis plane block. Br J Anaesth 2010 ; 105 : 853-6.
12) Bamigboye AA, Hofmeyr GJ. Local anaesthetic wound infiltration and abdominal nerves block during caesarean section for postoperative pain relief. Cochrane Database Syst Rev 2009 ; 8 : CD006954.
13) 佐藤祐子, 小松 徹. 全身麻酔に区域麻酔がなぜ必要か？小松 徹, 佐藤 裕, 瀬尾憲正ほか編. 超音波ガイド下区域麻酔法. 東京：克誠堂出版；2007. p.3-10.
14) 水島章郎. 難てったって小児麻酔 妊娠と母乳と麻酔関連薬. 小児看護 2008 ; 31 : 377-85.
15) 水野克己. 授乳中によく用いられる薬剤 その1. 小児看護 2008 ; 31 : 1444-8.
16) Steer PL, Biddle CJ, Marley WS, et al Concentration of fentanyl in colostrums after analgesic dose. Can J Anesth 1992 ; 39 : 231-5.

〔上山　博史〕

II. 帝王切開術の麻酔を安全に行う

7 抗リン脂質抗体症候群

はじめに

　抗リン脂質抗体症候群（antiphospholipid syndrome：APS）は後天性血栓性素因を主とする比較的新しい疾患概念であるが，近年特に産科領域の不育症との関連から認知度が高くなってきた。各種血栓症の病態は臨床的に重要であり，麻酔を実施する際に正しい知識が求められる。本項では主に妊産婦におけるAPSの病態について概説し，検査や診断および治療法の実際を解説する。

病　態

　APSは，抗カルジオリピン抗体やループスアンチコアグラント（lupus anticoagulant）などの抗リン脂質抗体が認められ，動静脈血栓や流早産などの妊娠合併症を来す自己免疫性血栓性疾患群と定義される。臨床症状は多様であり，中枢神経，腎，心肺，皮膚，胎児胎盤系など各種臓器にさまざまな病態を示すが，そのほとんどは反復性の血栓症で説明できる[1]（表1）。凝固機能亢進に伴う静脈でのフィブリン血栓だけでなく，血流の速い動脈における血小板血栓も来すことがAPSの血栓の特徴である。抗リン脂質抗体による血栓形成機序は血管内皮細胞や単球における組織因子の発現，リン脂質膜での凝固活性促進作用，血小板の活性化促進作用，活性化プロテインC系凝固制御機構に対する阻害作用や補体活性作用などが挙げられている[2]。

　APSを合併した妊婦は肺血栓塞栓症/深部静脈血栓の最高リスク群であり，肺高血圧症，脳血栓，血小板減少症などの危険性も認識する必要がある。母体の血栓症を認めない場合でも脱落膜の血管障害や胎盤梗塞，子宮内胎児発育不全（intrauterine growth restriction：IUGR），早期発症の子癇，胎児死亡などの妊娠合併症を来す頻度が高い。

　胎盤での血栓形成は前述した抗リン脂質抗体の直接作用のほかに，リン脂質結合蛋白を介した間接作用も推察されている。胎盤の合胞体性栄養膜細胞の膜表面にはβ_2-glycoprotein Iやannexin Vなどのリン脂質結合蛋白が高濃度で存在し，細胞膜表面を覆ってリン脂質基底膜の露出を防いでいるとされる。Randらは抗リン脂質抗体がこれらβ_2-glycoprotein Iやannexin Vの基底膜シールド作用を破綻する機序を提唱している[3]。基底膜

7. 抗リン脂質抗体症候群

表1 抗リン脂質抗体症候群の臨床症状

中枢神経	一過性脳虚血, 脳梗塞, 痙攣, 痴呆
循環器	心筋梗塞, 弁膜疾患
呼吸器	肺血栓塞栓症, 肺高血圧症
腎臓	腎動静脈血栓, 腎性高血圧
消化管	Budd-Chiari症候群, 腸間膜動脈血栓
皮膚	網状皮斑, 血栓性静脈炎,
眼	網膜動静脈血栓, 網膜炎, 一過性黒内障
血液	血小板減少症, 溶血性貧血,
周産期障害	習慣流産, 子宮内胎児死亡, 子癇
その他	Addison病, 無菌性骨壊死, 鼻中隔穿孔

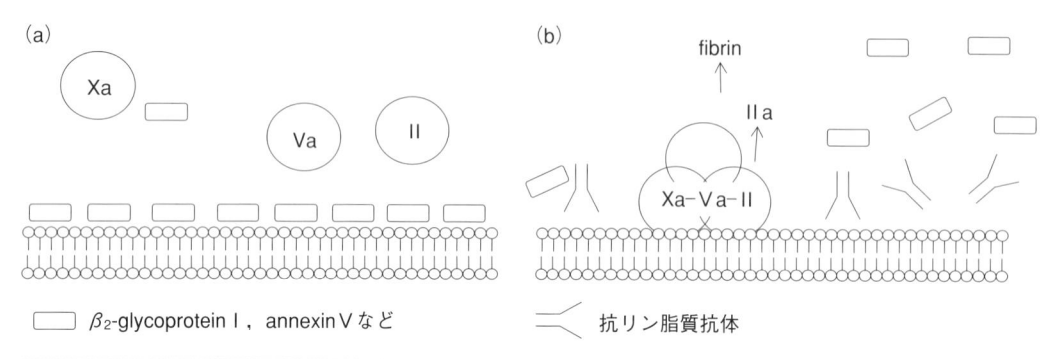

図1 胎盤における抗リン脂質抗体の作用

(a) 合胞体性栄養膜細胞の膜表面にはβ_2-glycoprotein I やannexin Vなどのリン脂質結合蛋白が高濃度で存在し,これら蛋白が細胞膜表面を覆ってリン脂質基底膜の露出を防いでいる。
(b) 抗リン脂質抗体の存在で,β_2-glycoprotein I やannexin Vのリン脂質基底膜保護作用が破綻する。その結果,凝固因子が基底膜リン脂質上に結合しやすくなり,三量体(Xa–Va–Ⅱ複合体など)のクラスターを形成して凝固活性が飛躍的に促進する。

のリン脂質が露出した部位では凝固因子の結合が容易になる。結合した凝固因子はリン脂質基底膜表面でⅨa–Ⅷa–Ⅹ複合体(tenase complex)やXa–Va–Ⅱ複合体(prothrombinase complex)などの三量体をクラスター形成し凝固反応速度が飛躍的に加速すると考えられる[4](図1)。

胎盤で血栓が形成されやすい物理的な因子として高圧の絨毛動脈(らせん動脈)が低圧の絨毛間腔へ直接噴出するという血流の特殊性が挙げられる。強い血流によるずり応力で血小板の活性化を来す機序が推察される[5]。

診 断

動静脈血栓,IUGR,早期発症妊娠高血圧症候群,あるいは3回以上の流産歴のある患者については,ループスアンチコアグラント,抗カルジオリピン抗体,β_2-glycoprotein I 依存性の抗カルジオリピン抗体の検査を行い,これらのうちいずれかが複数回陽性を示せばAPSと診断される(表2)[6]。この診断基準に含まれていないが,日本産科婦人科学会

表2 抗リン脂質抗体症候群の診断基準

臨床基準
1. 血栓症：
   1回以上の動脈もしくは静脈血栓症の臨床的エピソード。血栓症は画像診断，ドプラ検査，または病理学的に確認されたもの。
2. 妊娠合併症：
   a) 妊娠10週以降で他に原因のない正常形態胎児の死亡。または，
   b) 重症妊娠高血圧症候群，子癇または胎盤機能不全による妊娠34週以前の形態異常のない胎児の1回以上の早産。または，
   c) 3回以上つづけての，妊娠10週以前の原因不明の流産。

検査基準
1. ループスアンチコアグラントが12週以上の間隔をあけて2回以上陽性（国際血栓止血学会のガイドラインに沿った測定法による）
2. 抗カルジオリピン抗体（IgG型またはIgM型）が12週以上の間隔をあけて2回以上中等度以上の力価で検出される（標準化されたELISA法による）
3. 抗カルジオリピン β_2-glycoprotein I 抗体（IgG型またはIgM型）が2週以上の間隔をあけて2回以上検出される（標準化されたELISA法による）。

臨床基準が1つ以上，かつ検査基準を1つ以上満たした場合抗リン脂質抗体症候群と診断する。

（日本産科婦人科学会．CQ204反復・習慣流産患者の診断と取り扱い．日本産科婦人科学会，日本産婦人科医会編．婦人科診療ガイドライン産科編2011．東京：杏林舎；2011. p.76-81より引用）

は初期習慣流産など不育症に対する一次スクリーニングとして抗ホスファチジルエタノラミン抗体も項目に挙げていた。しかし2011年のガイドライン改訂で，その臨床的有用性について否定的な表現に変更されている[6]。

1 抗カルジオリピン抗体

　カルジオリピンを抗原として用いた梅毒血清反応は抗リン脂質抗体を検出する検査法であったが，全身性エリテマトーデス（systemic lupus erythematosus：SLE）など自己免疫疾患の患者で高頻度に生物学的偽陽性が認められてきた。その後，この抗体が血栓性素因や不育症などと関連することが判明し，抗カルジオリピン抗体として臨床的意義を得た。最近になってAPSで認められる抗カルジオリピン抗体の主な対応抗原がリン脂質ではなく，リン脂質結合蛋白の β_2-glycoprotein I であることが明らかになったが，これも含めて抗リン脂質抗体と総称している。なお梅毒感染による抗カルジオリピン抗体はリン脂質自体を認識するものであり，血栓症などの病原性は認められない。

　抗カルジオリピン抗体は精製またはリコンビナントのリン脂質やリン脂質結合蛋白を用いたELISA法で測定されるため感度が高く特異性もよい。現在では β_2-glycoprotein I 依存性の抗カルジオリピン抗体のみを測定できるようになっている。

2 ループスアンチコアグラント

ループスアンチコアグラントはSLEの患者血漿から見いだされた抗リン脂質抗体で，*in vitro*でのリン脂質依存性凝固を阻害する循環抗凝血素（inhibitor）である。患者血漿に含まれるループスアンチコアグラントは，検体の凝固因子と試験管内に添加されたリン脂質のリポソーム（人工二重膜）の結合を阻害して凝固時間を延長する。診断基準に記載されている国際血栓止血学会のガイドラインでは，①凝固時間延長の確認，②健常人血漿を用いた混合試験（mixing test）で凝固時間の変化パターンがインヒビター（anti-coagulant）であることの確認，③過剰のリン脂質を添加してこのインヒビター作用が消失することの確認，などの条件が求められている。ループスアンチコアグラントの検査手技は難しく，検出に用いられる試薬の種類によって感度が異なるなどの問題もあり日本血栓止血学会で標準化が進められつつある[7]。

産科管理

習慣流産の治療として低用量アスピリン（75〜100 mg/day）または低用量アスピリン＋ヘパリン（5,000〜10,000単位/day）投与によって胎児生存率と母体血栓予防効果の改善が期待できる[6]。

低用量のアスピリンはアラキドン酸からトロンボキサンA_2への変換を阻害するが，プロスタサイクリン産生阻害は少ない。結果としてプロスタグランジンによる血小板凝集作用や血管収縮作用が抑制される[2]。ヘパリンはアンチトロンビンIII（antithrombin III：AT III）と結合して凝固因子XaおよびプロトロンビンII）に作用して凝固を抑制する。またヘパリンは合胞体性栄養膜上のβ_2-glycoprotein Iと結合し，抗カルジオリピン抗体やループスアンチコアグラントなどの抗リン脂質抗体の作用を阻害すると考えられている。ヘパリンによる副作用としてヘパリン起因性血小板減少症（heparin-induced thrombocytopenia：HIT），骨粗鬆症などが挙げられる。

ステロイド療法は骨粗鬆症のほか，糖尿病，創傷遅延などの合併症が問題となるため通常は行われない。しかしSLEに続発したAPSでは症状の憎悪を抑える量のプレドニゾロンを投与する必要がある。免疫グロブリン療法はアスピリンとヘパリン併用療法に比べて母体の有効性が認められなかったが，新生児のNICUにおける治療日数が少なかったという報告がある[8]。IgGの抗リン脂質抗体が胎盤移行して胎児に影響している場合には免疫療法は有効かもしれないが，現時点では多大な費用負担も問題である。

麻酔管理

過去の報告ではaPTTが明らかに延長していたAPS症例の手術において，出血量も多く

なく硬膜外麻酔実施も問題なかったことが示されている[9]。しかしまれではあるが抗リン脂質抗体による凝固因子低下や血小板減少を合併することがあり，この場合は出血のリスクが高いと判断する必要がある。

前述したようにAPSは*in vivo*では過凝固の状態でありながら，血液凝固検査で凝固時間の延長を示すため血液凝固機能の評価は困難である。トロンボエラストグラフィ（thromboelastography：TEG）を用いてAPS症例の血液過凝固−凝固抑制の状態を評価した報告があるが，①あくまでも*in vitro*のテストであること，②得られた結果と硬麻脊麻の安全性について検証されておらず，③臨床現場ですぐには行いにくい検査であることなどが問題である[10]。

血栓予防薬と麻酔法の選択：大規模な臨床研究の結果から低用量のアスピリン単独であれば脊髄くも膜下穿刺による麻酔は安全だと考えられている[10]。ただし出血傾向の有無について注意深い患者観察が不可欠である。血栓予防薬として未分画ヘパリンを投与されている症例に区域麻酔を実施する場合は最終投与から4時間以上，予防量の低分子ヘパリンの場合は12時間以上，高用量の低分子ヘパリンの場合は24時間以上の間隔をあける必要がある。

母体の動静脈血栓既往がなく妊娠合併症が主体のAPSの場合，アスピリンは妊娠36週ごろに中止し，ヘパリンは分娩準備段階で投与を終了する。しかし動静脈血栓症の既往があるAPSの場合，無治療では血栓の再発率は半年以内に50％，2年以内に80％と高いため抗血栓療法の継続は不可欠となる[7]。肺梗塞の疑いがある症例は造影胸部CTによるスクリーニングが望ましい。妊娠継続中に再発すれば母体優先の治療を行いながら帝王切開術が必要となる場合もある。このような症例で帝王切開術を行う際は全身麻酔が推奨される。また観血的動脈圧，中心静脈圧，心超音波検査などの準備が望ましい。帝王切開術後では12時間後より，経腟分娩後では6時間後よりヘパリンを再開し，6〜8週間にワルファリンに切り替える。動静脈血栓症の急性期であれば，その状況に応じ母体生命を優先した管理が必要になる。

SLEに続発するAPS症例も多いが，その場合は心筋障害や心膜炎による心筋予備力の低下，腎予備力の低下，顎関節の関節炎，間質性肺炎などへの配慮も必要になる。

おわりに

抗リン脂質抗体症候群の歴史は浅く不明な点が多いが，産科領域で扱われる患者数は今後着実に増加すると思われる。血液凝固能の評価が難しく，区域麻酔を実施する際は個々の症例を十分に観察して判断することが重要である。

■参考文献

1) Levine JS, Branch DW, Rauch J. The antiphospholipid syndrome. N Engl J Med 2002；346：752-63.
2) Cunningham FG, Leveno KJ, Bloom SL, et al. Connective-tissue disorders. Williams obstetrics. 23 rd ed. New York：McGraw-Hill；2010. p.1145-63.
3) Rand JH, Wu XX, Andree HA, et al. Pregnancy loss in the antiphospholipid-antibody syn-

drome—a possible thrombogenic mechanism. N Engl J Med 1997；337：154-60. Erratum in：N Engl J Med 1997；337：1327.

4) Hoffman M, Monroe DM 3rd. A cell-based model of hemostasis. Thromb Haemost 2001；85：958-65.

5) 杉村 基. 産科領域における抗血栓療法の特殊性. 血栓止血誌 2008；19：745-9.

6) 日本産科婦人科学会. CQ204 反復・習慣流産患者の診断と取り扱い. 日本産科婦人科学会, 日本産婦人科医会編. 婦人科診療ガイドライン産科編2011. 東京：杏林舎；2011. p. 76-81.

7) 鏑木潤一. 抗リン脂質抗体症候群における臨床像と治療. 日臨免疫会誌 2008；31：152-8.

8) Branch DW, Peaceman AM, Druzin M, et al. A multicenter, placebo-controlled pilot study of intravenous immune globulin treatment of antiphospholipid syndrome during pregnancy. Am J Obstet Gynecol 2000；182：122-7.

9) Ralph CJ. Anaesthetic management of parturients with the antiphospholipid syndrome：a review of 27 cases. Int J Obstet Anesth 1999；8：249-52.

10) Reid RW. Autoimmune disorders. In：Chestnut DH, editor. Chestnut's obstetric anesthesia. 4th ed. Philadelphia：Mosby Elsevier；2009. p. 869-80.

〔福光　一夫〕

II. 帝王切開術の麻酔を安全に行う

8 心疾患合併妊婦の帝王切開術の麻酔管理

はじめに

　心疾患合併妊婦に遭遇する機会は年々増加している。特に先天性心疾患術後症例は心臓手術の技術進歩により生存率だけでなく，術後の心機能も向上し，妊娠出産することも珍しくない。また，Fontan，Rastelli手術のような高度な手術を受けた症例も妊娠出産するに伴い麻酔管理を経験する機会もある。

総　論

1 妊婦の心疾患罹患率

　妊婦の心疾患罹患率は0.4～4.1％で，死亡率はNYHAクラスⅠ，Ⅱでは0.4％，NYHAクラスⅢ，Ⅳでは6.8％である[1]。心臓の予備能力を予測することは難しいが，NYHA分類は心予備能を予測するうえで簡便であり参考になる（表1）。胎児死亡率もNYHA分類に影響を受け，クラスⅣでは母体死亡率を大きく上回り30％となる。

2 妊娠出産の重症の基準

　心疾患患者の妊娠・出産の適応，管理に関するガイドライン2005[2]には，妊娠出産の重症の基準（表2）が示されているが，妊娠前に基準内の症例でも循環動態や状態が悪化して基準を逸脱することもあり，ガイドラインによる基準を辛うじて満たした産婦が帝王切開術の適応となる場合には重症症例である確率が多くなる。

3 帝王切開術の施行時期

　妊娠経過によって心不全が増悪したり，経腟分娩による出産では危険が大きい場合，正期産となるのを待たずに帝王切開術を選択する。予定帝王切開術を計画してもその前

表1 New York Heart Association (NYHA) 分類と可能な活動の程度

NYHA分類		可能な活動の程度
クラスI	症状なし	＞7METS
クラスII	運動で症状出現	5〜7METS
クラスIII	日常生活で症状出現	2〜4METS
クラスIV	安静時でも症状出現	＜2METS

METS：安静時の1kg当たりの基礎代謝量．目安として1METS；身の回りのこと（食事，着替え，トイレ）ができる．4METS；家の中の軽労働，平地を早歩き（6.4km/時）できる．

表2 妊娠の際厳重な注意を要するあるいは妊娠を避けるべき心疾患

1. 肺高血圧（Eisenmenger症候群）
2. 流出路狭窄（大動脈弁高度狭窄，＞40〜50mmHg）
3. 心不全（NYHAクラス3以上，LVEF＜35〜40％）
4. マルファン症候群（大動脈拡張期径＞40mm）
5. 人工弁
6. チアノーゼ性疾患（酸素飽和度：＜85％）

〔中澤 誠,青見茂之,赤木禎治ほか.循環器病の診断と治療に関するガイドライン（2003-2004年度合同研究班報告）心疾患患者の妊娠・出産の適応,管理に関するガイドライン．Circulation Journal 2005；69 Suppl IV：1267-328より引用〕

に陣痛が発来すると危険なために，妊娠週数が早い時期に帝王切開術を施行することが多い．

4 出産時，帝王切開術時の循環動態

経腟分娩時に起こる循環動態の変化は，1．陣痛により交感神経が有意になり，心筋収縮力，全身血管抵抗，静脈還流量が増大する，2．子宮収縮により循環血液量が300〜500ml増える結果，心拍出量は15〜25％増加する，3．一過性に心拍数や血圧は上昇する．また，分娩に掛かる時間も長時間であり，心血管系に与える影響は大きい[3]．

一方，帝王切開術では，これらの循環動態の変動が抑えられるが，娩出後には子宮による下大静脈圧迫が解除され，また子宮収縮により子宮を灌流していた血液が体循環に再分布し，静脈還流が一時的に大きく増加するため，帝王切開術においても循環動態の変化は少なくない．脊髄くも膜下麻酔で帝王切開術を施行した場合，心拍出量は52％増加し，心拍数は11％低下，1回拍出量は67％増加する[4]．

5 心疾患合併妊婦の麻酔管理の特徴

a. 妊婦の特徴

①抗凝固療法

血栓症や血栓塞栓症を予防するために投与されていることが多い。ヘパリンは胎盤を通過しない。

②凝固機能の亢進

凝固機能が亢進しているため血栓塞栓ができやすい。術前の血栓検索や術中，術後の血栓症の予防を積極的に行う。離床時の肺塞栓症の危険性にも留意する。

③仰臥位低血圧症候群

静脈還流低下により循環動態に大きな影響を及ぼす。

b. 麻酔管理の注意点

①喉頭展開，気管挿管，抜管時のバッキング

循環動態に大きな影響を及ぼしうるため，事前にその影響を考慮する。

②陽圧換気

陽圧換気による静脈還流低下とそれに伴う心拍出量の低下，換気/血流比の変化，シャント方向の変化を来すおそれがある。肺血流を保つためには呼気時間を長くするとよい。

③肺血管抵抗増強因子

低酸素症，高二酸化炭素血症，低体温，アシドーシス，α刺激薬の投与，喉頭展開，気管挿管などは肺血管抵抗を増強させる。

④奇異性塞栓症（右心系の塞栓物質がシャントを通して左心系に移行し塞栓症を引き起こす）

静脈路内に気泡の混入を避ける。同様に硬膜外麻酔開始時の抵抗消失法に空気を用いることは，血管内に迷入した時に空気が入る危険性があるため避ける。

⑤感染性心内膜炎の予防

診療科と相談の上，抗生物質の予防投与などが必要である。

c. 使用薬剤の特徴

①フェンタニル

麻酔導入にフェンタニルを5 μg/kg静脈内投与すると，新生児の1分後のアプガースコアは対照群より低くなる。フェンタニルの臍帯静脈/母体静脈比は0.44（0.08～1.00）である[5]。フェンタニル1 μg/kgとミダゾラム0.02 mg/kgの静脈内投与では，新生児の抑制は見られない[6]。

②フェニレフリン

頻脈にせずに昇圧すべき病態である頻脈性不整脈，閉塞性肥大型心筋症，大動脈弁狭窄症，急性心筋梗塞やEisenmenger症候群（末梢血管抵抗低下がシャントを増強）な

どに有効である。
③オキシトシン
大量投与では末梢血管抵抗が低下して血圧低下を来す。

各　論

1 先天性心疾患

新生児の約0.8％が先天性心疾患を有するとされる。頻度が高い順に挙げると，心室中隔欠損症（VSD），心房中隔欠損症（ASD），動脈管開存症（PDA），肺動脈弁狭窄症である[7]（表3）。チアノーゼ性，非チアノーゼ性ごとに，肺血流量の増減により分類すると理解しやすい（表4）。

2 非チアノーゼ性（左右シャント）

先天性心疾患術後症例で遺残症がない場合には，通常の管理でよい。未手術症例や遺残症によってシャントがある場合には，出産時の出血によってシャント血流は大きく変化する。出血により体血管抵抗（SVR）は一時的に低下し，右左シャントが起こる可能性があり，その後は末梢血管が収縮することにより体血管抵抗は増加し，シャント血流は増える。循環動態の変動はもとより，奇異性塞栓症の予防に心がけることも必要である。

a. Ebstein奇形

妊娠によって循環血液量の増加が起こり，右心機能低下が顕著になると上室性不整脈を来しやすい。

3 チアノーゼ性（右左シャント）

チアノーゼ性先天性心疾患修復術後症例においても妊娠年齢に到達し，ファロー四徴症術後，Fontan術後はもちろんのこと，近年ではJatene術後やRastelli術後症例の妊娠出産も行われる。

a. ファロー四徴症術後

多くの術後症例は通常と同じ麻酔管理でよい。遺残症がある場合には，右室流出路狭窄，肺動脈弁閉鎖不全，右心機能不全，右左シャントを術前に評価する。手術時に刺激伝導系が障害されたことによる頻脈性不整脈の頻度が高い。
《妊娠出産の危険因子[8]》
高度肺動脈弁閉鎖不全による右室機能不全，左室機能不全，肺高血圧症は妊娠出産す

表3 先天性心疾患の頻度

非チアノーゼ性	発生率（%）	チアノーゼ性	発生率（%）
心室中隔欠損症	35	ファロー四徴症	5
心房中隔欠損症	9	大血管転位症	4
動脈管開存症	8		
肺動脈狭窄症	8		
大動脈狭窄症	6		
大動脈縮窄症	6		
房室中隔欠損症	3		

（Mushli PS, Davidson KM. 妊娠中の心血管系疾患. Datta S編. ハイリスク妊婦の産科的・麻酔科的管理. 東京：シュプリンガー・ジャパン；2008. p.173より引用改変）

表4 先天性心疾患の分類

	非チアノーゼ性（左右シャント）	チアノーゼ性（右左シャント）
肺血流増加	心房中隔欠損症 心室中隔欠損症 房室中隔欠損症 動脈管開存症 部分肺静脈還流異常症	総肺静脈還流異常症 完全大血管転位（Ⅰ型，Ⅱ型） 左心低形成症候群 総動脈幹症 三尖弁閉鎖症（肺動脈狭窄なし） 単心室（肺動脈狭窄なし）
肺血流正常	大動脈縮窄症 大動脈狭窄症	
肺血流減少		ファロー四徴症 肺動脈狭窄症 完全大血管転位症（Ⅲ型） 三尖弁閉鎖症（肺動脈狭窄あり） 単心室（肺動脈狭窄あり） Ebstein奇形（心房中隔欠損，三尖弁逆流あり）

るにあたり危険因子となるため，妊娠前から継続的に評価が必要になる．この中でも肺高血圧は合併すると，母児ともにリスクが非常に高くなる．

《麻酔管理のポイント》

・高度右室流出路狭窄遺残，高度肺動脈弁閉鎖不全，右心不全症例では，容量負荷により右心不全の増悪，頻脈性不整脈を生じうる．

・血管内容量と静脈還流を維持することは，右室機能が低下している場合に肺血流を確実に維持するために必須である．

・脊髄くも膜下麻酔は体血管抵抗を急激に下げるため，右左シャントを悪化させ低酸素症を引き起こしやすい．

b. Fontan術後（total cavopulmonary bypass：TCPC）（図1）

三尖弁閉鎖症，左心低形成症候群，単心室症など機能する心室がひとつの場合に行う

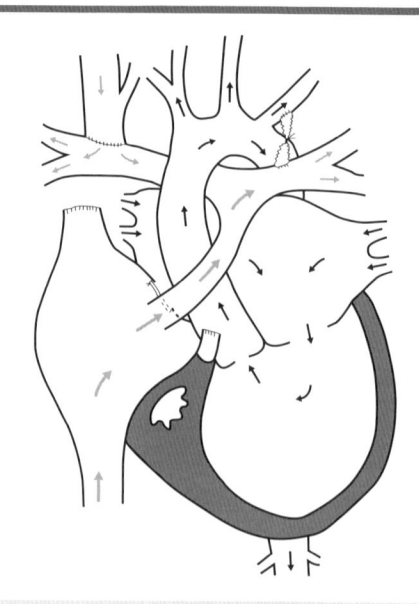

図1 Fontan循環図
三尖弁閉鎖症例における，Glenn術後のFontan手術
（高橋長裕．図解先天性心疾患―血行動態の理解と外科治療．東京：医学書院；1997. p.125より引用）

手術である。通常，段階的な手術（Blalock-Taussigシャント術，Glenn手術）のあとに施行される。上大静脈，下大静脈を肺動脈につなぐ手術であり，全身への血流を駆出する体心室はあるが肺血流を駆出する心室はない。静脈圧を下げるためにフェネストレーションを作製すると，チアノーゼが軽度残存することがある。

《麻酔管理のポイント》
・中心静脈圧は高く，肺血管抵抗は低く保つ必要があるが，容量負荷に対応する予備能が低い。
・上室性頻拍が起こりやすく，また頻脈に対する耐容能が低い。
・単心室症例では全身麻酔薬による心筋抑制がより強く起こる。
・十分な輸液をするとともに，出血に対しては必要量の輸血を迅速に行う。
・肺血流は右室を介さないため拍動流ではなく，加えて妊娠により凝固能が亢進していることからも血栓ができやすい。

c. Senning, Mustard手術

完全大血管転位における心房内転換術であるため，右室が機能的左室のままであることが特徴であり，三尖弁逆流や右室機能不全，上室性不整脈や洞不全症候群の頻度が極めて高い。

《麻酔管理のポイント》
・次に述べる大血管転換術が施行できない症例に適応となるため，三尖弁逆流や右室機能不全を来すことが多い。このため，心機能低下によって帝王切開術を選択せざるを得ない場合も多く十分な準備が必要である。

- 右室（機能的左室）機能や心拍出量，血液量を含めた循環動態の把握が大切であり，三尖弁逆流の増悪が心機能低下を助長する因子である。
- 上室性不整脈や洞不全症候群が高頻度で起こるため，除細動やペーシングできる環境での手術が望ましい。

d. Jatene手術（図2）

完全大血管転位の I 型，II 型に施行される大血管レベルで血流転換する大血管転換術であり，大動脈と肺動脈をスイッチし，冠動脈も移植する。解剖学的にも，血行動態的にも修復される術式である。

《麻酔管理のポイント》
- 心機能はよく，不整脈も比較的少ないが，スイッチした大動脈，肺動脈の狭窄や逆流，冠動脈の状態に応じた管理を行う。

e. Rastelli手術（図3）

完全大血管転位 III 型，ファロー四徴症，総動脈幹症，肺動脈閉鎖などに行われる心室レベルで血流転換する術式で，右室を人工血管や心膜など用いて流出路導管を作製して肺動脈につなぐ手術である。

《麻酔管理のポイント》
- 心機能がよく，右室流出路狭窄が高度でない場合は，リスクは高くない。
- 右室流出路導管機能（狭窄・逆流），肺高血圧，右室機能，左室流出路，不整脈の状態を確認する。

4 虚血性心疾患

妊娠中の心筋梗塞は1/10,000と非常にまれであるが，分娩前後に起こった場合の死亡率は21〜50％と高い[9]。他の虚血性疾患としては冠動脈炎，塞栓，先天性冠動脈奇形などがある。

5 弁疾患

弁疾患で高リスクとなるのは，左室機能低下（LVEF＜40％），NYHA III，IV，大動脈狭窄で収縮期圧較差＞40〜50mmHg，僧帽弁狭窄で弁口面積＜1.5cm^{2}や肺高血圧症を伴うものである[10]。これらの麻酔管理は，非妊婦の弁疾患症例に準ずる。

6 肥大型心筋症（hypertrophic obstructive cardiomyopathy：HOCM）

左室流出路狭窄が悪化する因子として，左室容量の低下，頻脈，不整脈，左室収縮力増加，体血管抵抗低下が挙げられる。

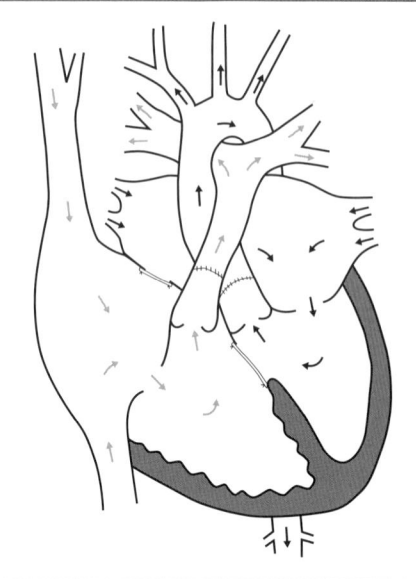

図2　Jatene手術の循環図
完全大血管転位に施行した大血管転換術
(高橋長裕．図解先天性心疾患―血行動態の理解と外科治療．東京：医学書院；1997．p.99より引用)

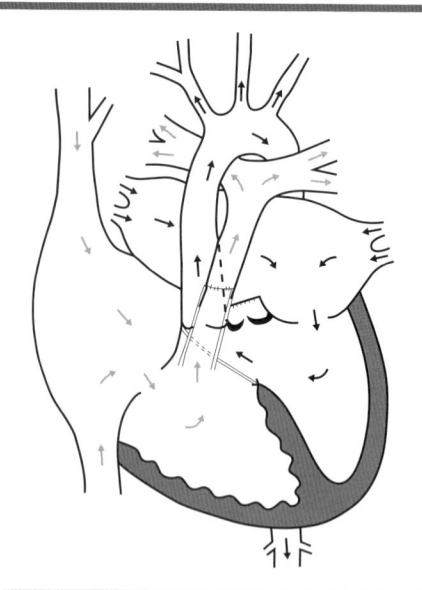

図3　Rastelli手術の循環図
ファロー四徴に施行したRastelli手術
(高橋長裕．図解先天性心疾患―血行動態の理解と外科治療．東京：医学書院；1997．p.100より引用)

《麻酔管理のポイント》
・頻脈を避ける。
・末梢血管抵抗により，血管内容量を維持する。
・脊髄くも膜下麻酔は，末梢血管抵抗を下げるため左室流出路の狭窄が悪化することが危惧されるが，等比重ブピバカインやフェンタニルを併用することにより管理は可能である。
・昇圧薬は，フェニレフリンが頻脈とならず末梢血管抵抗を上げるために良い。
・子宮収縮薬は，メチルエルゴメトリンが頻脈を起こしにくく，血圧上昇を来すために好まれる。

7 肺高血圧症

a. 原発性肺高血圧症

母体死亡率は50％を超え，術後にも循環動態の悪化が起こる[11]。右室からの駆出制限があるため，心拍出量は心拍数に依存するという循環動態の特徴を持つ。

《麻酔管理のポイント》
・右心機能を維持することに尽きる。
・肺血流が心拍出量に直接影響するため，出血による静脈還流低下は致命的となる。

b. 続発性肺高血圧症（Eisenmenger症候群）

妊娠を続行した場合の母体死亡率は30～70％にも上り，母体死亡は，主に出産後数日

以内から1カ月以内に起こる[12]。肺動脈血栓，出産時多量出血による循環血液量減少，チアノーゼの急激な増悪などが原因である。帝王切開術は，経腟分娩と比べ死亡率が高い。一酸化窒素使用は有効性が認められていない。

《麻酔管理のポイント》
・硬膜外麻酔が第一選択である。
・脊髄くも膜下麻酔は，急激な末梢血管抵抗低下を来し，右左シャントを悪化させる可能性がある。
・全身麻酔は，末梢血管抵抗低下とともに，心収縮力を低下させ，陽圧換気により静脈還流が低下する。
・肺動脈カテーテル挿入は一般に勧められない。なぜなら，肺動脈に留置が難しく（シャントがあるため），不整脈を惹起しやすく，肺動脈損傷の可能性がある。また，重症であれば肺血管抵抗は一定であり右室圧は左室圧と同圧であり右室圧測定を測定する必要がない。加えて，シャントにより心拍出量測定値が不正確であるからである。

8 不整脈

心疾患を持つ症例の帝王切開術では，麻酔管理に抗不整脈薬が必要となる機会が多い。比較的使用頻度の高い薬剤の特徴を述べる。
①βブロッカー：胎盤を容易に通過するため，胎児徐脈に注意する。
②プロカインアミド，リドカイン：安全に使用できる。
③カルシウム拮抗薬：弛緩出血の危険性を高めることに注意する。
④除細動：胎児への悪影響は報告されていないので，必要であれば使用をためらうことはない。

9 Marfan症候群

妊娠中はエストロゲンの作用により大動脈径やコンプライアンスが増加する。また，妊娠中の心拍出量増大，分娩時の循環動態の変動は大動脈への負担が大きい。大動脈拡張期径が40mmを超える症例は厳重な管理が必要である[13]が，大動脈解離は拡張なく起こりうる[14]。

《麻酔管理のポイント》
・厳重な血圧管理をすること。

おわりに

心疾患を持つ妊婦を安全に管理するためには，循環動態と心予備能を正確に予測することが大切である。このためには，妊娠前からの経過を把握した上での麻酔管理が求められる。

■参考文献

1) Sullivan JM, Ramanathan KB. Management of medical problems in pregnancy—severe cardiac disease. N Engl J Med 1985 ; 313 : 304-9.
2) 中澤 誠, 青見茂之, 赤木禎治ほか.【循環器病の診断と治療に関するガイドライン (2003-2004年度合同研究班報告)】心疾患患者の妊娠・出産の適応, 管理に関するガイドライン. Circulation Journal 2005 ; 69 Suppl IV : 1267-328.
3) Perloff JK, Koos B. Pregnancy and congenital heart disease : the mother and the fetus. In : Perloff JK, Child JS, editors. Congenital heart disease in adults. 2nd ed. Philadelphia : WB Saunders ; 1998. p.144-64.
4) Ueland K, Gills RE, Hansen JM. Maternal cardiovascular dynamics. I. Cesarean section under subarachnoid block anesthesia. Am J Obstet Gynecol 1968 ; 100 : 42-54.
5) Meyer-Breiting P, Leuwer M. Use of fentanyl for anesthesia induction in cesarean section. Pharmacokinetics and pharmacodynamics in mother and child. Anaesthesist 1990 ; 39 : 144-50.
6) Frolich MA, Burchfield DJ, Euliano TY, et al. A single dose of fentanyl and midazolam prior to Cesarean section have no adverse neonatal effects. Can J Anaesth 2006 ; 53 : 79-85.
7) Mushli PS, Davidson KM. 妊娠中の心血管系疾患. Datta S編. 竹田 省ほか監訳. ハイリスク妊婦の産科的・麻酔科的管理. 東京 : 丸善出版 ; 2008. p.173.
8) Oakley C, Child A, Jung B, et al. Expert consensus document on management of cardiovascular diseases during pregnancy. Eur Heart J 2003 ; 24 : 761-81.
9) Ginz B. Myocardial infarction in pregnancy. J Obstet Gynaecol Br Commonw 1970 ; 77 : 610-5.
10) ACC/AHA guidelines for the management of patients with valvular heart disease. A report of the American College of Cardiology/American Heart Association. Task force on practice guidelines (Committee on management of patients with valvular heart disease). J Am Coll Cardiol 1998 ; 32 : 1486-588.
11) Gonzalez Maqueda I, Armada Romero E, Diaz Recasens J, et al. Practice guidelines of the Spanish Society of Cardiology for the management of cardiac disease in pregnancy. Rev Esp Cardiol 2000 ; 53 : 1474-95.
12) Weiss BM, Zemp L, Seifert B, et al. Outcome of pulmonary vascular disease in pregnancy : a systematic overview from 1978 through 1996. J Am Coll Cardiol 1998 ; 31 : 1650-7.
13) Lupton M, Oteng-Ntim E, Ayida G, et al. Cardiac disease in pregnancy. Curr Opin Obstet Gynecol 2002 ; 14 : 137-43.
14) Lipscomb KJ, Smith JC, Clarke B, et al. Outcome of pregnancy in women with Marfan's syndrome. Br J Obstet Gynaecol 1997 ; 104 : 201-6.

〈高木 俊一〉

II. 帝王切開術の麻酔を安全に行う

9 腎疾患合併妊婦の帝王切開術の麻酔管理

はじめに

腎疾患合併妊婦は年々増加している[1]。加えて，透析技術の進歩や腎移植症例の増加により，これらの妊婦，出産は確実に増加している。透析や腎移植後の病態は，帝王切開術症例における麻酔法の選択や腎機能に対する配慮など麻酔管理に特徴がある。

総論

1 慢性腎臓病の定義

慢性腎臓病（chronic kidney disease：CKD）（表1）は，糸球体濾過量（glomerular filtration rate：GFR）で表される腎機能の低下があるか，腎臓の障害を示唆する所見が慢性的に持続する病態をすべて含む概念である[2]。GFRは，2009年に日本腎臓学会が発表した日本人のGFR推算式＝eGFR（estimated glomerular filtration rate）を用いることができ，血清クレアチニン値と年齢から算出する（表2）[3]。

2 妊婦の腎疾患罹患率

米国の統計では腎不全合併妊娠は，1998～1999年に比べて，2004～2005年には，21％も増加している（出産1000当たり0.23から0.28へ増加）[1]。

3 妊娠基準

血清クレアチニン値を一つの指標とすると，1.4mg/dl以上の場合，妊娠による急激な腎機能悪化の危険性が高いので，この値以下を基準とするとよい[4]。2.5mg/dl以上では妊娠は勧められず，3.0mg/dl以上では妊娠しないことが多いだけでなく妊娠しても流産する危険性が高い[5]。

表1 慢性腎臓病（CKD）の定義

①尿検査，画像診断，血液検査，病理所見で腎障害の存在が明らかである（特に蛋白尿の存在が重要）
② eGFR＜60 ml/min/1.73 m²
①，②のいずれか，または両方が3カ月以上持続する

(Levey AS, Eckardt KU, Tsukamoto Y, et al. Definition and classification of chronic kidney disease : a position statement from Kidney Disease : Improving Global Outcomes (KDIGO). Kidney Int 2005 ; 67 : 2089-100 より改変引用)

表2 日本人のGFR推算式（eGFR）

男性：eGFR (ml/min/1.73 m²) = 194×血清クレアチニン値$^{-1.094}$×年齢$^{-0.287}$
女性：eGFR (ml/min/1.73 m²) = eGFR（男性）× 0.739

(日本腎臓学会編. エビデンスに基づくCKD診療ガイドライン2009より引用)

腎移植後は一般には移植後2年以上経過し，移植腎機能が安定していれば妊娠が許諾される。腎機能の安定とは，クレアチニン値が上記CKDと同様の妊娠基準内であり，加えて拒絶反応を疑う所見がなく，高血圧があったとしても容易にコントロールできることである。

4 妊娠による正常腎機能の変化

腎血流量（renal blood flow：RBF）とGFRは妊娠早期に上昇し始め，妊娠16週で50％増加するが，その後軽度減少する[6]。RBFとGFRが高いためにクレアチニンクリアランスは増加する。このため，クレアチニン値は妊娠正期には0.5～0.6 mg/dl，血液尿素窒素値は第1三半期の終わりには8～9 mg/dlとなる。これらの値が非妊時の正常値である場合には腎機能低下が疑われる。

5 妊娠による腎機能への影響

CKDの病期ステージ（表3）によって妊娠，出産による腎機能への影響は異なり，ステージ1，2で妊娠前に蛋白尿がわずかであり，高血圧がないかコントロール良好である場合は，妊娠による腎機能への影響はわずかであるか起こらない。しかし，ステージ3，4，5の場合は血清クレアチニン値が1.4 mg/dl以上であると43％は腎機能が悪化する。高度に腎機能が低下している症例では妊娠によって腎機能が悪化するリスクが高くなり，35％が末期腎不全となる[7]。

移植腎への影響は15年の長期調査から，腎機能への悪影響はないとされる[8]。

6 胎児の発育と帝王切開術の時期

CKD妊婦の早産率は60％，妊娠高血圧腎症発症は40％，帝王切開率は52％である[9]。

表3 慢性腎疾患のステージ分類

病期ステージ	重症度の説明	GFR (ml/min/1.73 m²)
1	腎障害は存在するが，GFRは正常または亢進	≧90
2	腎障害が存在し，GFR軽度低下	60〜89
3	GFR中等度低下	30〜59
4	GFR重度低下	15〜29
5	腎不全	<15

透析患者（血液透析，腹膜透析）の場合にはD，移植患者の場合にはTをつける。

（日本腎臓学会編．エビデンスに基づくCKD診療ガイドライン2009より引用）

これが，血液透析となると早産率は80％と高くなり，平均妊娠週数は32週である。加えて，妊娠高血圧症候群，妊娠高血圧腎症発症，子宮内胎児発育遅延（intrauterine growth retardation：IUGR），新生児死亡を合併する確率も高い[10]。また，腎移植後では早産率50％（合併症なしの妊娠では5％），妊娠高血圧症候群30％，IUGR25％である[11]。CKDや腎移植後では満期を待たずに帝王切開術とすることが多くなる。

7 腎疾患合併妊婦の麻酔管理の特徴

a. 妊婦の特徴と麻酔管理の注意点

①凝固機能異常

　尿毒素によって血小板機能は低下する。

②貧血

　クレアチニンクリアランスが30 ml/min未満では腎性貧血が高率に起こる。

③心機能変化

　心嚢液貯留やうっ血性心不全を来しやすい。

④フルストマック

　胃内容物停滞，胃酸分泌が増加することから誤嚥に注意する。

⑤血液，電解質異常

　低蛋白血症，高カリウム血症，低カルシウム血症，高マグネシウム血症，代謝性アシドーシスを来しやすい。

⑥過換気

　酸素解離曲線を左方移動させるため，重症の貧血がある場合には組織の酸素供給能を低下させる。

⑦尿毒症は，局所麻酔薬の感受性を亢進させる。

b. 使用薬剤の特徴

①フェンタニル

静脈内投与した場合，CKDによる母体の薬物動態の変化はほとんどないが，持続投与により鎮静が遷延することがある[12]。新生児は低出生体重児であることが多いため，胎盤移行による呼吸抑制に対する注意が必要である。

②レミフェンタニル

血液中および組織内の非特異的エステラーゼによって代謝されるため，腎機能に影響を受けない[13]。

③モルヒネ

静脈内投与は，そのモルヒネの代謝産物であるmorphine-6-glucuronide（M6G）が腎排泄することにより血清クレアチニン値が2.0 mg/dl以上では作用が遷延するため使用すべきでない[14]。くも膜下投与の安全性に関する報告はない。

④バルビタール

低蛋白血症により，遊離体が増え効果が増強するため減量する。

⑤スキサメトニウム

血清カリウム値の上昇（0.5〜0.7 mEq/l）は腎不全の有無に影響を受けないが，麻酔導入時に血清カリウム値が5.0 mEq/l以上の症例では使用を控える[15]。

⑥非脱分極性筋弛緩薬（ロクロニウム，ベクロニウム）

臍帯静脈/母体静脈比はベクロニウムでは0.11，ロクロニウムでは0.16とわずかだが胎盤通過性がある[16][17]。ロクロニウムはベクロニウムに比べて力価が1/6であるため投与量が6倍多いので，米国では帝王切開術のrapid sequence inductionに対する使用は推奨されていない。ヨーロッパでは，0.6 mg/kgの使用が推奨されている。胎児は筋弛緩薬に対する感受性が高いために注意が必要である。

⑦ネオスチグミン

腎排泄するため作用は遷延する。しかし，分布容積は腎不全でも変わらず，投与量は腎不全の有無で変更する必要はない。

⑧スガマデクス

腎機能低下症例では排泄が遅延する。クレアチニンクリアランスが低下するとそれに従いスガマデクスの血漿クリアランスは低下する。血液透析では透析膜によってスガマデクスの除去率は変化し，low-flux膜ではほとんど除去できないが，high-flux膜を用いた4時間の通常血液透析で濃度は約40％減少する。

⑨オキシトシン

大量投与では末梢血管抵抗が低下して血圧低下を来す。

各 論

1 血液透析

　一般に卵巣機能が低下しているため妊娠率が低く，妊娠した場合にも20〜25週で切迫流早産を来しやすいため，多くは低出生体重児である。妊娠週数が進むと連日の透析が必要となるが，羊水過多やIUGRにより早い時期に緊急帝王切開術となることが多い。

《麻酔管理のポイント》

- 術前透析
　血液透析直後は循環動態が安定しないので手術前日に透析するのがよい。
- 循環系予備能力の低下
　循環動態は，動静脈シャントや貧血により，末梢血管抵抗が低下し，心拍出量が増加しているためhyperdynamicとなる。血圧低下により，心筋虚血や心機能代償不全を生じやすい。一方で，輸液負荷を行うと，肺水腫の危険性が増大する。
- 出血傾向（血小板の凝固機能低下，透析時の抗凝固薬使用）
　抗凝固療法を行っていなくて，凝固機能検査上にも異常がない場合にも，尿毒素によって血小板機能が低下して出血傾向がみられる。血小板機能低下は尿毒素による可逆性変化であるため透析によって改善する[18]。
- 電解質異常
　血清カリウム値が5.0mEq/l以上の場合にはスキサメトニウムを使用しない。子癇の予防に硫酸マグネシウムを投与されている場合は術中も継続投与する。高マグネシウム血症では，非脱分極性筋弛緩薬の作用が遷延することがある。
- 動静脈シャントの保護
　末梢静脈ライン，動脈ライン留置およびマンシェット装着はシャントがない四肢にする。
- 麻酔法
　全身麻酔を選択するのが良いが，全身麻酔が選択できない場合においてのみ，脊髄くも膜下麻酔を検討する。硬膜外麻酔は推奨されない。

2 腹膜透析

　血液透析に比べ，抗凝固薬の使用や血液透析による血行動態の変化を避けられることや自宅で管理できる利点はあるが，高血圧，貧血，胎盤早期剥離，早産，子宮内胎児発育遅延，子宮内死亡の頻度が高い。また，胎児が大きくなると透析液を貯留するためのスペースがなくなり，途中で血液透析に移行しなければならないため症例数は非常に少ない。

《麻酔管理のポイント》
・腎機能に応じた麻酔管理を行い，血液透析をしている場合には前項を参照とする。

3 腎移植後

　腎移植後の症例で，腎機能障害や高血圧がない場合には，通常の麻酔管理と同じでよい。移植後の妊娠，出産の成功率は80％を超えている。

《麻酔管理のポイント》
・免疫抑制薬
　使用頻度が高いのは，カルシニューリン阻害薬：タクロリムス（プログラフ®），シクロスポリン（ネオーラル®），代謝拮抗型免疫抑制薬：ミゾリビン（ブレディニン®），ミコフェノール酸モフェチル（セルセプト®），アザチオプリン（アザニン®，イムラン®），副腎皮質ステロイド：メチルプレドニゾロン（メドロール®）などである。一般にカルシニューリン阻害薬から1剤，代謝拮抗型免疫抑制薬から1剤，そして副腎皮質ステロイドのあわせて3剤を内服する。
・ステロイドカバー
　ステロイドの内服を継続している場合には，ステロイドの追加投与は必要としないことが多いが，内服できない場合には点滴静注を検討する。
・移植腎は一般に右の腸骨窩に移植される。移植腎は妊娠子宮だけでなく，手術操作によって圧迫され水腎症となることがある。このため，術中は尿量の変化に留意し，無尿や尿の流出が悪い場合には原因を検索する。
・麻酔法
　免疫抑制薬の副作用として免疫力低下があるが，脊髄くも膜下麻酔や硬膜外麻酔の禁忌にはならない。

おわりに

　透析管理の技術向上は，妊婦・出産への希望となる。また，改正臓器移植法が2010年7月に施行され，腎移植術を受ける患者も全国的に増えると考えられる。現在は腎疾患合併妊娠の帝王切開術が施行される施設に偏りが見られるが，今後は経験する機会も増えるであろう。

■参考文献

1) Kuklina EV, Meikle SF, Jamieson DJ, et al. Severe obstetric morbidity in the United States：1998-2005. Obstet Gynecol 2009；113：293-9.
2) Levey AS, Eckardt KU, Tsukamoto Y, et al. Definition and classification of chronic kidney disease：a position statement from Kidney Disease：Improving Global Outcomes（KDIGO）. Kidney Int 2005；67：2089-100.
3) 社団法人日本腎臓学会編. エビデンスに基づくCKD診療ガイドライン2009. p.1.
4) Hou S. Pregnancy in chronic renal insufficiency and end-stage renal disease. Am J Kidney Dis

1999 ; 33 : 235-52.
5) Gabert HA, Miller JM Jr. Renal disease in pregnancy. Obstet Gynecol Surv 1985 ; 40 : 449-61.
6) Sturgiss SN, Dunlop W, Davison JM. Renal haemodynamics and tubular function in human pregnancy. Baillieres Clin Obstet Gynaecol 1994 ; 8 : 209-34.
7) Williams D, Davison J. Chronic kidney disease in pregnancy. BMJ 2008 ; 336 : 211-5.
8) Sturgiss SN, Davison JM. Effect of pregnancy on the long-term function of renal allografts : an update. Am J Kidney Dis 1995 ; 26 : 54-6.
9) Ramin SM, Vidaeff AC, Yeomans ER, et al. Chronic renal disease in pregnancy. Obstet Gynecol 2006 ; 108 : 1531-9.
10) Reddy SS, Holley JL. Management of the pregnant chronic dialysis patient. Adv Chronic Kidney Dis 2007 ; 14 : 146-55.
11) Davison JM. Dialysis, transplantation, and pregnancy. Am J Kidney Dis 1991 ; 17 : 127-32.
12) Davies G, Kingswood C, Street M. Pharmacokinetics of opioids in renal dysfunction. Clin Pharmacokinet 1996 ; 31 : 410-22.
13) Hoke JF, Shlugman D, Dershwitz M, et al. Pharmacokinetics and pharmacodynamics of remifentanil in persons with renal failure compared with healthy volunteers. Anesthesiology 1997 ; 87 : 533-41.
14) Sear JW, Hand CW, Moore RA, et al. Studies on morphine disposition : influence of renal failure on the kinetics of morphine and its metabolites. Br J Anaesth 1989 ; 62 : 28-32.
15) Miller RD, Way WL, Hamilton WK, et al. Succinylcholine-induced hyperkalemia in patients with renal failure ? Anesthesiology 1972 ; 36 : 138-41.
16) Dailey PA, Fisher DM, Shnider SM, et al. Pharmacokinetics, placental transfer, and neonatal effects of vecuronium and pancuronium administered during cesarean section. Anesthesiology 1984 ; 60 : 569-74.
17) Abouleish E, Abboud T, Lechevalier T, et al. Rocuronium (Org 9426) for caesarean section. Br J Anaesth 1994 ; 73 : 336-41.
18) Marcus AJ. Platelet function. N Engl J Med 1969 ; 280 : 1278-84.

(高木　俊一)

II. 帝王切開術の麻酔を安全に行う

10 病的肥満

肥満が妊娠に与える影響

　妊娠肥満は，産科的，麻酔管理上常にハイリスク状態であると言える。通常の妊婦と比較して肥満妊婦は不妊の罹患率が高く，早期に流産になる率も高くなり，胎児の神経管閉鎖障害のような先天異常の率も高くなる[1)2)]。妊娠以前からの高血圧や糖尿病の合併とは独立して，肥満妊婦は，高血圧，妊娠高血圧症候群，妊娠糖尿病，尿路感染，巨大児および肩甲難産，過期妊娠，分娩時間の延長，緊急分娩，帝王切開術の上昇，産褥出血，産褥心筋症，新生児外傷，集中治療室入室の増加，病院滞在日数の増加，医療費の増加などを引き起こす[3)〜6)]。肥満を合併した妊婦から生まれた新生児は巨大児になる確率が高いだけではなく，これらの新生児は将来思春期，成人になったときに肥満に罹患しやすくなる[6)〜8)]。肥満は麻酔が関与する母体の死亡の重要な要因である。The Confidential Enquiry into Maternal and Child Health（CEMACH）の報告においては2000〜2002年における母体の死亡の30％は肥満を伴っており，2003〜2005年においては，母体の死亡の50％は肥満を伴っていた[9)10)]。

肥満の定義と成人女性における体重の動向

　肥満の定義には体格指数（body mass index：BMI）が一般に使用されている。BMIは体重（kg）/身長（m）の二乗で定義される。1997年と2000年に世界保健機構（WHO）から発表された基準では，BMIで18.5未満を低体重，18.5から25.0未満を標準，25.0から30.0未満を過体重，30.0から35.0未満をClass Iの肥満，35.0から40.0未満Class IIの肥満，40以上がClass IIIの極端な肥満としている[11)]。WHOは30以上のClass III肥満をさらに，35.0もしくは40.0以上をmorbid obesity病的肥満，45.0もしくは50以上をsuper obeseと分類している[12)]。日本では日本肥満学会の判定基準に従い，BMI 18.5未満を低体重「やせ」，18.5以上25.0未満を「ふつう」，25.0以上を「肥満」とする。さらに1999年に日本肥満学会「東京宣言」において25以上30未満が肥満1度，30以上35未満が肥満2度，35以上40未満なら肥満3度，40以上なら肥満4度と分類された。世界的には，BMI25以上を過体重（overweight），30以上を肥満（obesity）と呼んでいる。

世界的に肥満の増加が問題となっているが，日本においては20歳代および30歳代女性における体格区分の分布は他の世界の動向と違った方向に大きく動いている。低体重（やせ）の者（BMI＜18.5）の割合は，1983（昭和58）年で20歳代女性14.6％，30歳代女性7.8％であったのが，2003（平成15）年では20歳代女性23.4％，30歳代女性14.7％と増加している。一方，肥満の者の割合（BMI≧25.0）は，1983（昭和58）年で20歳代女性8.7％，30歳代女性13.5％，2003（平成15）年では20歳代女性8.1％，30歳代女性12.6％とほぼ横ばいの状況にある。経済協力開発機構（OECD）2009年の発表によると，OECD加盟国の女性に限らない人口全体における，体格指数（BMI）が30以上の肥満者の割合の平均は15.4％。日本は3.4％と最少で，次いで少ないのは韓国の3.5％だった。米国においては日本の10倍に当たる34.3％であった。特に米国での妊娠中の肥満の合併頻度は約6〜22％であり，過去10年の間に2倍となっている[3]。日本で麻酔科医が肥満妊婦を扱う確率は，米国に比較して非常に低いが，それゆえに肥満の妊婦の扱いに慣れていないということでもある。

妊娠肥満が起こす生理的変化

　肥満と妊娠はどちらも生理的な変化を起こし，その変化はよく似ている。最も重要な変化は気道，呼吸，心臓血管系の変化であり，妊娠と肥満が起こす生理的変化は相加的に作用し，顕著に機能的変化をもたらし，生理的許容量を減少させ，麻酔と産科的リスクの両者を上昇させる。

気道に与える影響

　妊娠中の浮腫による気道の解剖学的変化，妊娠による乳房の増大，脂肪の気道への付着などから，肥満の患者は妊娠によってさらに挿管困難の状態となる。妊娠だけの要因によっても，Mallampati分類は上昇し，妊娠により通常の外科手術と比較して約8倍挿管困難率が上昇するとしている[13]（図1）。Boutonnetらの報告によると妊娠によりMallampati分類Ⅲ〜Ⅳになる率が妊娠前と比較して有意に増加しさらに分娩後48時間継続する[14]。BMIが35以上の肥満では15.5％の割合で挿管ができなかったとの報告がある[15]。他のいくつかの報告では高度肥満妊婦において挿管困難の割合は33％に達するとある[16)17]。術前もしくは分娩ユニットに入室した際の気道評価は非常に重要である。気道評価方法としてはMallampati分類，甲状切痕頤間距離，頸部伸展試験，開口試験などがある。Merahらは肥満患者においてMallampati分類と甲状切痕頤間距離の組み合わせてsensitivity100％，positive predictive value 61.5％で挿管困難を予測できるとしている[18]。画像診断を含めた追加診断は挿管困難の予測率をわずか0.04％上昇させるにどどまり，有効性はないと思われる[19]。首周りの測定は，BMIとは独立して，肥満における挿管困難の予測に有効であるという報告がある[20]。

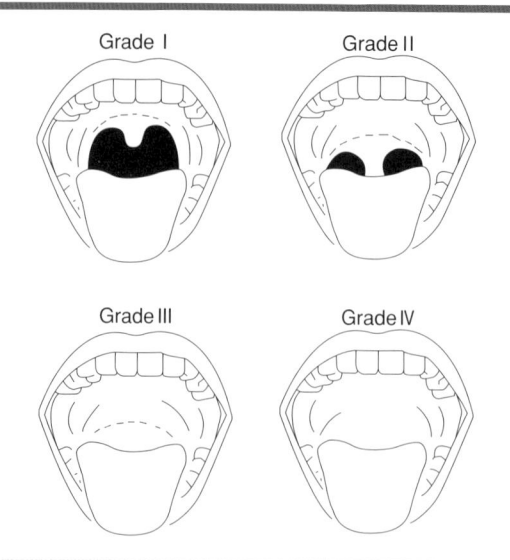

図1 Mallampati 分類

坐位で開口した状態で診察。
Grade Ⅰ：軟口蓋，口蓋垂，扁桃が見える。
Grade Ⅱ：硬口蓋，軟口蓋と一部の口蓋垂が見える。
Grade Ⅲ：硬口蓋と軟口蓋のみ見える。
Grade Ⅳ：硬口蓋のみ見える。

　肥満における挿管困難の発生は骨格の違いから来るものではなく，脂肪組織の付着，軟組織の変化によるものであり，これらにより，挿管時に理想的な頭位を取ることや輪状軟骨圧迫を有効に加えることなどが難しくなり，また，マスクが必要な場合にマスク換気が困難になることなどにより，挿管困難が高率に起きる。挿管の際，毛布などを肩の下などに使用して咽頭，喉頭，気管の軸を一直線上に一致させる，短いハンドルの喉頭鏡を用いる，挿管に切り替えることのできるラリンジアルマスクや気管支ファイバーなどを備えた挿管困難カートを常備しておき，挿管困難に備え，最も慣れた挿管方法を用いることが重要である[21)〜23)]。肥満患者におけるラリンジアルマスクの有用性も報告されている[23)]。しかしながら妊婦はフルストマックでありラリンジアルマスクでの気道確保では誤嚥の危険性は回避できない。挿管にすぐに切り替えることのできる挿管用ラリンジアルマスク・ファストラック，胃管を挿入できるラリンジアルマスク・プロシール等を使用すべきである。ビデオ喉頭鏡の肥満患者における有効性は証明されている[24)]。産科麻酔，迅速導入でのビデオ喉頭鏡の研究はないが，操作上迅速導入に使用しても問題はないと思われる。

　妊娠中，誤嚥の危険性は高まり，誤嚥性肺炎を引き起こすリスクが高くなる。しかしながら妊娠と肥満の合併が誤嚥の危険性をさらに引き上げるかどうかについての結論はついていない。最近の研究では300mlの清澄水を肥満群で摂取した場合でも6時間絶食した群と比較しても胃内容物量およびpHに変化はみられなかったとされている[25)]。同様の報告で，肥満群と正常体重群を比較した場合でも，胃内容物量およびpHに変化はみられなかったとしている[26)]。他の研究では肥満の満期妊婦において300mlの水の摂取は50mlの摂取と比較して胃内容排出時間に有意差はみられなかったとしている[27)]。これらの結

果から，術前の絶食時間の取り扱いに関して，肥満妊婦は正常妊婦と同様の扱いをしてよいといえる。しかしながら，肥満患者は裂孔ヘルニア，胃食道逆流症の合併は正常妊婦と比較して有意に高く，胃内圧は上昇している[26)28)]。肥満は糖尿病のリスク因子であり，糖尿病に伴う自律神経障害により胃内容排出時間は遅れ，誤嚥の危険性は高まる。肥満により脂肪組織の増大からマスク換気困難，挿管困難のため，胃内容物停滞因子とは独立して，誤嚥の危険性は高い[27)]。スキサメトニウムによる迅速導入は帝王切開術おける基本である。誤嚥に対する前投与として，クエン酸ナトリウム，ヒスタミンH_2受容体拮抗薬，メトクロプラミドの肥満妊婦への使用も必ず行うべきである。

呼吸機能に与える影響

妊娠は酸素化と換気の両方に変化を与える。子宮の増大に伴い呼気予備量（expiratory reserve volume：ERV），残気量（residual volume：RV），機能的残気量（functional residual capacity：FRC）が有意に減少する，肥満によっても体重の増加と胸壁のコンプライアンスの減少によりERVとFRCが有意に減少する。増大した子宮による横隔膜の頭位側への移動により，肥満と妊娠の合併では有意なFRCの減少が起こりクロージングキャパシティはFRCを超えてしまい気道閉塞が起こる[29)～31)]。

肥満患者が妊娠した場合，特にFRCを含めた呼吸機能が一部改善する[32)]。ホルモンの変化が気道内圧を減少させ，プロスタグランジンの平滑筋弛緩作用により，肥満における呼吸機能にあたえる影響を改善させる[33)]。肥満妊婦における呼吸機能に与える影響は坐位で軽減されるという研究がある。一方，全身麻酔の麻酔導入時における仰臥位ではFRCがさらに減少し，FRCがクロージングキャパシティ以下に低下することにより気道閉塞が起り，シャント増加する。呼吸仕事量も仰臥位では胸壁が重くなることによる肥満妊婦で増加する。

Dempseyらは体重の増加が酸素消費の増加およびCO_2産生と正の相関関係上に増加することを証明している[34)]。体重が2倍になれば酸素消費とCO_2産生は2倍になる。このような変化により肥満妊婦は全身麻酔導入時に短時間で急激に低酸素が起こりやすくなる。十分な酸素の前投与は大変重要である。

心肺機能に与える影響

妊娠自体が心血管機能を生理的に大きく変化させる。肥満は心血管機能，血管内皮，血管機能に大きな変化を与える。肥満と妊娠の組み合わせは，呼吸機能においては妊娠自体が肥満に対して一部よい影響を与えるが，心血管機能に関してはそのような利点はなく，妊娠と肥満は互いに心血管機能に負荷を与えるだけである[35)36)]。妊娠は心拍出量を上昇させる。この心拍出量の上昇は分娩直後に最高値に達し，妊娠前と比較して最高75％まで心拍出量は上昇する[37)]。100gの脂肪増加につき心拍出量は最高50ml/min上

昇する[38]。妊娠における循環血液量の増加は妊婦が肥満であればさらに増加する。非肥満妊婦の場合，妊娠に伴い後負荷は著しく減少する。しかしながら妊娠に肥満が加わると，肥満に伴う血管抵抗の上昇のため，妊娠に伴う後負荷の減少は著しく障害される[39]。容量負荷は最初に左心肥大を引き起こし，引き続き心筋は圧負荷の増加に抵抗し伸長し，心臓の収縮（期）不全が起る。肥満患者の妊娠前の高血圧は妊娠によりいっそう悪化し，妊娠における心拍出量上昇のためにより心拍は増加し，拡張（期）不全が起る。肺血流は心拍出量の上昇に伴って上昇し，肺高血圧，右心不全が引き起こされる。これらの現象は仰臥位，気道閉塞，睡眠時無呼吸症候群，低酸素によってさらに悪化する。

　妊娠中，肥満の心血管に与える障害は，ホルモンの影響で増大する。高インスリン血症とともにインスリン抵抗性が起り脂肪組織沈着が起こる。脂肪沈着が心臓組織に起った場合，伝導障害，収縮障害を引き起こす[37,39]。高度肥満患者はより重篤な不整脈を合併する。軽度もしくは境界上限のQ-T延長であっても突然死につながる危険性がある。Q-T間隔を延長させる薬剤は肥満妊婦においては使用を避けなければならない。肥満は血管内皮障害を起こし，血管内皮障害は妊娠高血圧を引き起こす[36]。加えて，肥満そのものが高血圧，糖尿病，高脂血症，心臓機能障害と深く関与しており，冠動脈疾患，脳血管疾患のリスク因子である[40]。

　肥満妊婦においては体位も循環動態に大きな影響を与える。重度肥満症例において大動静脈の圧迫による仰臥位低血圧症候群により突然死した2症例の報告がある[41]。仰臥位で増大した子宮による大動静脈の圧迫が起こるうえに，巨大腹部脂肪組織塊がさらに加わることにより，肥満妊婦では仰臥位低血圧症候群がより重度化する。事実，肥満妊婦では平静時に坐位での心拍数の増加が，側臥位で解除されることがみられる[42]。仰臥位低血圧症候群予防のための左側傾斜体位は非常に重要である。

麻酔薬の薬物動態に対する影響

　肥満患者は除脂肪体重と脂肪組織の両方が増加しているが，脂肪組織の増加の割合がより大きい[43]。脂肪組織は血流が少なく心拍出量の5％にすぎない。内臓は心拍出量の73％，除脂肪組織は22％を必要とする[44]。体内の血液量は体重に比例して増加するため，肥満患者では心拍出量が増加し，内臓は比較的よく循環されている[45,46]。この事実は麻酔薬の薬理作用に影響している。しかしながら肥満患者における麻酔薬の薬理作用に関する研究は多くはない。血清コリンエステラーゼの活性の上昇と細胞外液の増加による薬物分布容積の拡大から，肥満患者ではスキサメトニウムの必要量が増える[47,48]。帝王切開術で肥満妊婦に使用する場合には1.0〜1.5mg/kg，最大200mgで投与すればよい。非脱分極性筋繊約弛緩薬は親水性薬剤であり，導入時においてはあまり体重に影響されないが，肥満患者で効果が遷延するため注意が必要である。肥満患者においては標準体重（ideal body weight：IBW*）から投与量を決定すればよいとの報告もある[49]。導入薬についてはチオペンタール，プロポフォールで導入する場合，測定体重（total body weight：TBW）から計算して導入量を決定すればよいとされている[49]。プロポフォール

の薬理作用は肥満によって比較的影響されにくい。肥満患者でよく使用されているレミフェンタニルについてはIBWに基づいて導入すればよいとある[49)50)]。吸入麻酔薬に関しては，肥満が最小肺胞濃度に影響を与えるという報告はない。

*IBW（kg）＝男性：49.9＋0.89×（身長cm－152.4），女性：45.4＋0.89×（身長cm－152.4）

陣痛に対する麻酔管理

妊娠肥満は巨大児および肩甲難産などの分娩異常を引き起こし，これらにより分娩はより困難で陣痛は増強すると予想される[61)]。しかしながら肥満が陣痛の増強因子かどうかの結論は出ていない。MelzackらはBMIと分娩痛の相関を報告したが，Rantaらはこの相関を否定している[52)53)]。

陣痛に対する区域麻酔の有効性は証明されており，さらに肥満妊婦では有効な除痛が母体の呼吸機能を改善させ，区域麻酔がもたらす交感神経ブロックが，交感神経の心血管作用にもたらす影響を軽減し，特に肥満妊婦が区域麻酔から受ける恩恵は大きいとされている[54)55)]。帝王切開術になる率は肥満患者で有意に上昇する[2)56)]。前述のように妊娠自体，さらに肥満によるよる挿管困難，誤嚥の危険性から全身麻酔はできる限り回避しなければならない[57)]。肥満妊婦に早期の段階に無痛分娩のための区域麻酔用のカテーテルを挿入することにより，可能性のある緊急帝王切開術に備えておくと，全身麻酔を回避することができる。

さらに，区域麻酔は肥満患者で技術上より困難となる。そこで妊婦の陣痛が比較的穏やかでその間隔の長い早期に手技を行うことで手技的に難易度を下げることもできる。ASAのガイドラインも全身麻酔の必要性を減らすために婦人科的，麻酔科的リスクのある患者の無痛分娩麻酔において，通常より，よりカテーテル留置を勧めている[58)]。

BMIの上昇とともに硬膜外腔に到達する深度が上昇するとされており，75％の重度肥満患者では数回の硬膜外穿刺が必要であり，14％の患者では3回以上の穿刺の施行が必要であったとしている[59)60)]。しかしながら，硬膜外腔への到達する深度は体重とBMIとともに増えるといえども8cmを超えることは非常にまれであるとされている[61)]。

肥満に伴い正中線の確認は，棘突起を触知できないことなどから難しくなる。穿刺体位に関しては静脈鬱血を防ぎ静脈内へのカテーテル誤挿入を防ぐ目的で頭低位にした側臥位を推奨する見解がある一方，正中線が認識しやすくなるという意味で坐位を好む意見もある[61)]。Hamzaらは，重力が脂肪組織塊を穿刺位置から取り除くため，硬膜外腔への到達する深度は坐位でより浅くなるとしている[62)]。このことは非妊婦を対象とした画像診断でも証明されている[63)]。このように坐位は肥満妊婦の穿刺体位として有効である。近年，超音波診断装置を使用して正中線，硬膜外腔への到達する深度を確認する方法が報告されている[64)～66)]。脂肪組織の増加に伴い画像解像度は落ちるが，有効な方法であると思われる。肥満妊婦では硬膜外カテーテルの位置は脂肪組織に引っ張られることにより容易に移動し，体位変換により最大2cm移動するという報告がある[67)68)]。このことは硬膜外カテーテル挿入時に考慮せねばならず，帝王切開術になる場合を考え，硬膜外カ

> **表　持続的髄内腔ブロック麻酔薬の処方内容**
>
> - 初回投与：0.25％ブピバカイン1ml＋フェンタニル10〜25μg脊髄くも膜下腔内投与
> - 持続投与：0.0625％ブピバカイン＋フェンタニル2μg/ml＋1.25μg/mlアドレナリンを1〜2ml/hrの速度で髄腔内持続投与
> - 追加投与：0.25％ブピバカイン2ml
> - 帝王切開術に変更した場合，脊髄くも膜下麻酔と同量の麻酔薬をカテーテルから注入。

テーテル先端が移動していないかを随時確認し，麻酔が不完全であると思われるならただちに再挿入することが大切である。

区域麻酔法の開始時期は帝王切開術率に影響はないとされており，ASAガイドラインでは分娩早期の患者に対して区域麻酔法開始時期を子宮頸部の開大度で判断すべきではなく産科医の内診と静脈ライン確保後であれば，患者が必要とした時いつでも開始可能とされている[58)69)]。

この際，脊髄くも膜下硬膜外併用麻酔（combined spinal-epidural anesthesia：CSEA）を行うと，脊髄くも膜下麻酔により硬膜外カテーテルの有用性を確認できないため，いざ帝王切開術が必要になった際にカテーテルからの硬膜外麻酔が効いていないという事態が起こる可能性がある。ハイリスク患者に対しては硬膜外麻酔を第一選択とするべきかもしれない。肥満妊婦に対する区域麻酔法の選択として持続脊髄くも膜下麻酔も選択の一つとなる。全身麻酔を避ける目的で帝王切開術に備えるためには確実な区域麻酔の用意が必要である。この麻酔法の利点は，硬膜外カテーテル留置法のように一定の確率で不完全麻酔が生じてしまうことがないことである。麻酔薬の投与例を表に示す。帝王切開術に対する麻酔に変更する場合，脊髄くも膜下麻酔と同量の麻酔薬をカテーテルから注入する。無痛分娩目的で硬膜外カテーテル留置を試みて硬膜穿刺になってしまった場合には再穿刺はせずそのままカテーテルを脊髄くも膜下腔に留置し，持続的髄腔内ブロックを行うことが適切である。

硬膜外腔周囲の脂肪組織の増加，大動静脈圧迫による硬膜外腔内の静脈鬱血により，局所麻酔薬の分布が増大するため，肥満妊婦では，より低血圧や呼吸機能障害が起こりやすくなる。肥満患者の区域麻酔においては麻酔薬の投与量の減量が必要である（図2)[70)]。体重に比例させて局所麻酔薬を投入してはならない[71)]。

帝王切開術における麻酔管理

予定帝王切開術の場合は常に区域麻酔を使用することが奨励される。非肥満妊婦の場合，予定帝王切開術における区域麻酔方法としては脊髄くも膜下腔麻酔が一般的である。前述のように区域麻酔においては麻酔薬の投与量の減量が必要である[70)71)]。ただし肥満妊婦では脊髄くも膜下腔麻酔における麻酔薬の投与量が予測しにくく，脂肪組織による要因や巨大児の合併などから手術時間の延長が常に予想される。これらのことから，無

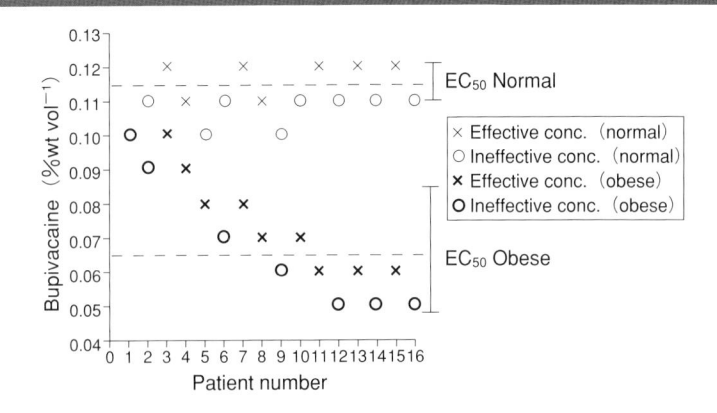

	BMI＞30	BMI 30	P-value
BMI (kg m^{-2})	39.5 (7.0)	26.3 (3.7)	＜0.001
Height (m)	1.62 (0.05)	1.66 (0.09)	＞0.20
Weight (kg)	104.2 (20.4)	72.4 (12.1)	＜0.001
Age (yr)	28.1 (6.0)	24.8 (6.1)	＞0.20
Cervical dilatation (cm)	3.8 (1.0)	4.2 (1.4)	＞0.20
Pain scores (mm)	79 [68, 88]	75 [48, 87]	＞0.20
Block height	T8 [T6, T10]	T10 [T10, T12]	0.0016

図2 肥満妊婦と正常体重妊婦での比較

MLAC測定方法により32人の妊婦を肥満妊婦（BMI＞30）と正常妊婦（BMI＜30）の群でブピバカインの必要量を比較した。肥満妊婦においては硬膜外麻酔に要するブピバカインの必要量が有意に少なく，また肥満妊婦では麻酔が高位まで上がることが示されている。

（Panni MK, Columb MO. Obese parturients have lower epidural local anaesthetic requirements for analgesia in labour. Br J Anaesth 2006；96：106-10 より引用）

痛分娩に対するCSEAの使用は議論の余地があるが，帝王切開術に対してはCSEAの使用がより有効である。

　帝王切開術になる確率は肥満患者で有意に上昇する[2)56)]。帝王切開術に伴う妊婦の死亡率，帝王切開術に伴う合併症の罹患率も肥満妊婦で有意に上昇する[2)]。産科的にリスクが増加されるだけではなく麻酔に関連するリスクも同時に上昇する。Hawkisnsらによれば1985年から1990年における帝王切開術中の全身麻酔による死亡率は局所麻酔に比較して16.7倍であり，挿管困難，誤嚥が依然母体の死亡原因の1位を占めている[72)]。加えて肥満自体が母体の死亡率を増加させるといういくつかの結果が存在する[9)10)]。前述のように肥満と妊娠の組み合わせは，挿管困難のリスクを有意に上昇させる。全身麻酔を回避するためには，早期の区域麻酔カテーテルの挿入が最も有効な方法である。その実現には，産科医，助産婦，麻酔科医のコミュニケーションが最も大切である。全身麻酔が回避できない場合，前述のような誤嚥対策，体位に対する注意，挿管困難への対策を怠ることはできない。

まとめ

　肥満妊婦は常にハイリスク状態であり，挿管困難の割合が非常に多く，麻酔が関与する母体の死亡の重要なリスクである。肥満と妊娠の組み合わせは，呼吸機能においては妊娠自体が肥満に対して一部によい影響を与えるが，心血管機能に関しては心血管機能により重いストレスを与える。妊娠と肥満による挿管困難，誤嚥の危険性から全身麻酔はできる限り回避しなければならない。肥満妊婦に早期の段階に区域麻酔に使用できるカテーテルを挿入することにより，緊急帝王切開術に備え，全身麻酔を回避することが可能である。硬膜外麻酔以外には持続脊髄くも膜下麻酔が選択の一つとなる。肥満妊婦における区域麻酔においては麻酔薬の投与量の減量が必要である。全身麻酔を回避できない場合，麻酔科医は，誤嚥，挿管困難，死亡のリスクについて十分に認識したうえで，導入方法，挿管方法を選択しなければならない。

■参考文献

1) Ray A, Hildreth A, Esen UI. Morbid obesity and intra-partum care. J Obstet Gynaecol 2008；28：301-4.
2) Dixit A, Girling JC. Obesity and pregnancy. J Obstet Gynaecol 2008；28：14-23.
3) Usha Kiran TS, Hemmadi S, Bethel J, et al. Outcome of pregnancy in a woman with an increase body mass index. BJOG 2005；112：768-72.
4) Burt J. Worth the weight pregnancy after gastric bypass surgery. Adv Nurse Pract 2005；13：45-7.
5) Galtier-Dereure G, Montpeyroux F, Boulot P, et al. Weight excess before pregnancy：complications and cost. Int J Obes Relat Metab Disord 1995；19：443-8.
6) Sapathy HK, Fleming A, Frey D, et al. Maternal obesity and pregnancy. Postgrad Med 2008；120：E01-9.
7) Ogden CL, Carroll MD, McDowell MA, et al. Obesity among adults in the United States：no change since 2003-2004. NCHS data brief 2007；1：1-8.
8) Flegal KM, Carroll MD, Ogden CL, et al. Prevalence and trends in obesity among US adults, 1999-2000. JAMA 2002；288：1723-7.
9) Lewis G. The confidential enquiry into maternal and child health (CEMACH). Why mothers die 2000-2002. The sixth report of confidential enquiry into maternal death in the United Kingdom. London：RCOG；2004.
10) Lewis G. The confidential enquiry into maternal and child health (CEMACH). Saving mother's lives：reviewing maternal deaths to make motherhood safer：2003-2005. The seventh report on confidential enquiries into maternal deaths in the United Kingdom. London：CEMACH；2007.
11) WHO. Obesity：preventing and managing the global epidemic. Report of a WHO consultation. World Health Organ Tech Rep Ser 2000；894：i-xii, 1-253.
12) Sturm R. Increases in morbid obesity in the USA：2000-2005. Public Health 2007；121：492-6.
13) Pilkington S, Carli F, Dakin MJ, et al. Increase in Mallampati score during pregnancy. Br J Anaesth 1995；74：638-42.
14) Boutonnet M, Faitot V, Katz A, et al. Mallampati class changes during pregnancy, labour, and

after delivery : can these be predicted? Br Anaesth 2010 ; 104 : 67-70.
15) Rahman K, Jenkins JG. Failed tracheal intubation in obtetrics : no more frequent but still badly managed. Anaesthesia 2005 ; 60 : 168-71.
16) D'Angelo R, Dewan DD. Obesity. In : Chestnut DH, editor. Obstetric anaesthesia : principles and practice. 3rd ed. Philadelphia : Elsevier Mosby ; 2004. p. 893-903.
17) Hood DD, Dewan DM. Anesthetic and obstetric outcome in morbidly obese parturients. Anesthesiology 1993 ; 79 : 1210-8.
18) Merah NA, Foulkes-Crabbe DJ, Kushimo OT, et al. Prediction of difficult laryngoscopy in a population of Nigerian obstetric patients. West Afr J Med 2004 ; 23 : 38-41.
19) Naguib M, Malabarey T, Alsatli RA, et al. Predictive models for difficult laryngoscopy and intubation. A clinical, radiologic and three-dimensional computer imaging study. Can J Anesth 1999 ; 46 : 748-59.
20) Juvin Ph, Lavaut E, Dupont H, et al. Difficult tracheal intubation is more common in obese than in lean patients. Anesth Analg 2003 ; 97 : 595-600.
21) Bell RL, Rosenbaum SH. Postoperative considerations for patients with obesity and sleep apnea. Anesthesiol Clin N Am 2005 ; 23 : 493-500.
22) Siddiqui AK, El-Saleh AR, Zahran FB, et al. Anesthetic management of a morbidly obese patient using laryngeal mask airway. Saudi Med J 2006 ; 27 : 280-2.
23) Combes X, Sauvat S, Leroux B, et al. Intubating laryngeal mask airway in morbidly obese and lean patients : a comparative study. Anesthesiology 2005 ; 102 : 1106-9.
24) Maassen R, Lee R, Hermans B, et al. A comparison of three videolaryngoscopes : the Macintosh laryngoscope blade reduces, but does not replace, routine stylet use for intubation in morbidly obese patients. Anesth Analg 2009 ; 109 : 1560-5.
25) Maltby JR, Pytka S, Watson NC, et al. Drinking 300 ml of clear fluid two hours before surgery has no effect on gastric fluid volume and pH in fasting and nonfasting obese patients. Can J Anaesth 2004 ; 51 : 111-5.
26) Juvin P, Fevre G, Merouche M, et al. Gastric residue is not more copious in obese patients. Anesth Analg 2001 ; 93 : 1621-2.
27) Wong CA, McCarthy RJ, Fitzgerald PC, et al. Gastric emptying of water in obese pregnant women at term. Anesth Analg 2007 ; 105 : 751-5.
28) Barak N, Ehrenpreis ED, Harrison JR, et al. Gastro-oesophagal reflux disease in obesity : pathophysiological and therapeutic considerations. Obes Rev 2002 ; 3 : 9-15.
29) Fox GS. Anaesthesia for intestinal short circuiting in the morbidly obese with reference to the pathophysiology of gross obesity. Can Anaesth Soc J 1975 ; 22 : 307-15.
30) Patel J. Anaesthesia for LSCS in a morbidly obese patient. Anaesth Intensive Care 1999 ; 27 : 216-9.
31) Gautam PL, Kathuria S, Kaul TK. Infiltration block for caesarean section in a morbidly obese parturient. Acta Anaesthesiol Scan 1999 ; 43 : 580-1.
32) Eng M, Butler J, Bonica JJ. Respiratory function in pregnant obese women. Am J Obstet Gynecol 1975 ; 123 : 241-5.
33) Unterborn J. Pulmonary function testing in obesity, pregnancy and extremes of body habitus. Clin Chest Med 2001 ; 22 : 759-67.
34) Dempsey JA, Reddan W, Rankin J, et al. Alveoalr arterial gas exchange during muscle work in obesity. J Appl Physiol 1996 ; 21 : 1807-14.
35) Soens MA, Birnbach DJ, Ranasinghe JS, et al. Obstetric anaesthesia for the obese and morbidly obese patient : an ounce of prevention is worth more than a pound of treatment : review article. Acta Anaesthesiol Scand 2008 ; 52 : 6-19.
36) Saravanakumar K, Rao SG, Cooper GM. Obesity and obstetric anaesthesia : review article.

Anaesthesia 2006 ; 61 : 36-48.
37) Chang AB. Physiologic changes of pregnancy. In : Chesthut DH, editor. Obstetric anesthesia : principles and practice. 3rd ed. Philadelphia : Elsevier Mosby ; 2004. p.15-36.
38) Veille JC, Hanson R. Obesity, pregnancy, and left ventricular functioning during the third trimester. Am J Obstet Gynecol 1994 ; 171 : 980-3.
39) Vasan RS. Cardiac function and obesity. Heart 2003 ; 89 : 1127-9.
40) Tomoda S, Tamura T, Sudo Y, et al. Effects of obesity on pregnant women : maternal hemodynamic change. Am J Perinat 1996 ; 13 : 73-8.
41) Tseuda K, Debrand M, Zeok SS, et al. Obesity supine death syndrome : reports of two morbidly obese patients. Anesth Analg 1979 ; 58 : 345-7.
42) Carson MP, Powrie RO, Rosene-Montella K. The effect of obesity and position on heart rate in pregnancy. J Matern Fetal Neonatal Med 2002 ; 11 : 40-5
43) Cheymol G. Effects of obesity on pharmacokinetics implications for drug therapy. Clin Pharmacokinet 2000 ; 39 : 215-31.
44) Rowland M, Tozer TN. Clinical pharmacokinetics : concepts and applications. 3rd ed. Baltimore : Williams & Wilkins ; 1995. p.137-55.
45) Reisin E, Tuck ML. Obesity-associated hypertension : hypothesized link between etiology and selection of therapy. Blood Press Monit 1999 ; 4 Suppl 1 : S23-6.
46) Messerli FH, Christie B, DeCarvalho JG. Obesity and essential hypertension. Hemodynamics, intravascular volume, sodium excretion, and plasma renin activity. Arch Intern Med 1981 ; 141 : 81-5.
47) Viby-Mogensen J. Correlation of succinylcholine duration of action with plasma cholinesterase activity in subjects with the genotypically normal enzyme. Anesthesiology 1980 ; 53 : 517-20.
48) Bentley JB, Borel JD, Vaughan RW, et al. Weight, pseudocholinesterase activity, and succinylcholine requirement. Anesthesiology 1982 ; 57 : 48-9.
49) Casati A, Putzu M. Anesthesia in the obese patient : pharmacokinetic considerations. J Clin Anesth 2005 ; 17 : 134-45.
50) Egan TD, Huizinga B, Gupta SK, et al. Remifentanil pharmacokinetics in obese versus lean patients. Anesthesiology 1998 ; 89 : 562-73.
51) Hess PE, Pratt SD, Luca TP, et al. Predictors of breakthrough pain during labour epidural analgesia. Anesth Analg 2001 ; 93 : 414-8.
52) Melzack R, Kinch R, Dobkin P, et al. Severity of labour pain : influence of physical as well as physiologic variables. Can Med Assoc J 1984 ; 130 : 579-84.
53) Ranta P, Jouppila P, Spalding M, et al. The effect of maternal obesity on labor and labor pain. Anaesthesia 1995 ; 50 : 322-6.
54) Howell CJ. Epidural versus nonepidural analgesia for pain relief in labour. Cochrane Database Syst Rev 2000 ; 2 : CD000331.
55) von Ungern-Sternberg BS, Regli A, Bucher E, et al. The effect of epidural analgesia in labour on maternal respiratory function. Anaesthesia 2004 ; 59 : 350-3.
56) Heslehurst N, Simpson H, Ells LJ, et al. The impact of maternal BMI status on pregnancy outcomes with immediate short-term obstetric resource implications : a meta-analysis. Obes Rev 2008 ; 9 : 635-83.
57) Cooper GM, McClure JH. Anaesthesia chapter from saving mothers' lives : reviewing maternal deaths to make pregnancy safer. Br J Anaesth 2008 ; 100 : 17-22.
58) Practice guidelines for obstetrical anesthesia : a report by the American Society of Anesthesiologists task force on obstetrical anesthesia. Anesthesiology 1999 ; 90 : 600-11.
59) Clincksales CP, Greenfield MLVH, Vanarase M, et al. An observational study of the relation-

ship between lumbar epidural space depth and body mass index in Michigan parturients. Int J Obstet Anesth 2007 ; 16 : 323-7.
60) Jordan H, Perlow MD, Mark A, et al. Massive maternal obesity on perioperative cesarean morbidity. Am J Obstet Gynecol 1994 ; 170 : 560-5.
61) Bahar M, Chanimov M, Cohen ML, et al. The lateral recumbent head-down position decreases the incidence of epidural venous puncture during catheter insertion in obese parturients. Can J Anaesth 2004 ; 51 : 577-80
62) Hamza J, Smida H, Benhamou D, et al. Parturient's posture during epidural puncture affects the distance from skin to epidural space. J Clin Anaesth 1995 ; 7 : 1-4.
63) Bahk JH, Kim JH, Lee JS, et al. Computed tomography study of the lumbar (L3-L4) epidural depth and its relationship to physical measurements in young adult men. Reg Anaesth Pain Med 1998 ; 23 : 262-5
64) Grau T, Bartusseck E, Conradi R, et al. Ultrasound imaging improves learning curves in obstetric epidural anesthesia : a preliminary study. Can J Anesth 2003 ; 50 : 1047-50.
65) Grau T, Leoplod RW, Horter J, et al. The lumbar epidural space in pregnancy : visualisation by ultrasonography. Br J Anaesth 2001 ; 86 : 798-804.
66) Carvalho JCA. Ultrasound-facilitated epidurals and spinals in obstetrics. Anesthesiol Clin 2008 ; 26 : 145-58.
67) Wasson C. Failed epidural in an obese patient : blame it on Pythagoras. Anaesthesia 2000 ; 56 : 585-610.
68) Faheem N, Sarwar N. Sliding of the skin over subcutaneous tissue is another important factor in epidural catheter migration. Can J Anesth 2002 ; 49 : 634.
69) Marucci M, Cinnella G, Perchiazzi G, et al. Patient-requested neuraxial analgesia for labor : impact on rates of cesarean and instrumental vaginal delivery. Anesthesiology 2007 ; 106 : 1035-45.
70) Panni MK, Columb MO. Obese parturients have lower epidural local anaesthetic requirements for analgesia in labour. Br J Anaesth 2006 ; 96 : 106-10.
71) Passannante AN, Rock P. Anesthetic management of patients with obesity and sleep apnea. Anesthesiol Clin North America 2005 ; 23 : 479-91.
72) Hawkins JL. Anaesthesia-related maternal mortality. Clin Obstet Gynecol 2003 ; 46 : 679-87.

〈大瀧　千代〉

II. 帝王切開術の麻酔を安全に行う

11 挿管困難の対処

はじめに

　妊婦はマスク換気困難，挿管困難の頻度が高く，また誤嚥性肺炎のリスクが高い。さらに機能的残気量の減少や酸素消費量の増加により，無呼吸や低換気時に低酸素血症が速やかに進行するため，気道管理に難渋した際の余裕がない。全身麻酔による帝王切開術では緊急手術が多くを占め，麻酔や気道管理が母体のみならず胎児の予後にも影響してくるなど，妊婦の気道管理は麻酔科医にとって非常にストレスの大きいものである。
　近年，麻酔に関連した妊婦死亡率は減少しているものの，産科麻酔領域での母体死亡の多くは依然として気道管理に関連する合併症が原因となっている[1)2)]。麻酔導入後，マスク換気も挿管もできない危機的状態CVCI（cannot ventilate, cannot intubate）を絶対に回避するために，妊婦の生理的変化や特殊性を理解したうえでの適切な気道管理を行うことが非常に重要である。

妊婦の気道

　妊婦は，プロゲステロン増加に伴う体液貯留や循環血液量の増加などにより，上気道浮腫が生じており，非妊婦に比べて上気道内腔が狭い，すなわち上気道の閉塞性が高い状態である。特に，妊娠高血圧症候群（pregnancy-induced hypertension：PIH）や妊娠高血圧腎症患者では，この傾向はより顕著であり[3)]，これらは上気道感染や輸液負荷により増強する。Tagaitoらの報告によると，上気道の開存性は肺容量の大きさに依存し[4)]，妊娠に伴う機能的残気量の低下は上気道の閉塞性増大に働き，さらに肥満を合併するとその影響は大きい。妊婦は非妊婦に比べ，いびきや睡眠時呼吸障害の頻度が高く，これは妊娠による前述の上気道変化が大きな原因であると考えられる[5)6)]。母体のいびきや睡眠時呼吸障害は，PIHや妊娠高血圧腎症のリスクファクターであるとともに，胎児の発育遅延などのリスクも高まることが示されている[5)]。つまり肥満，PIH，妊娠高血圧腎症合併などのハイリスク妊婦は，緊急帝王切開術の適応となることが多いうえに，上気道が狭くて閉塞しやすく，周術期の気道に関連した合併症が起きるリスクが非常に高いといえる。

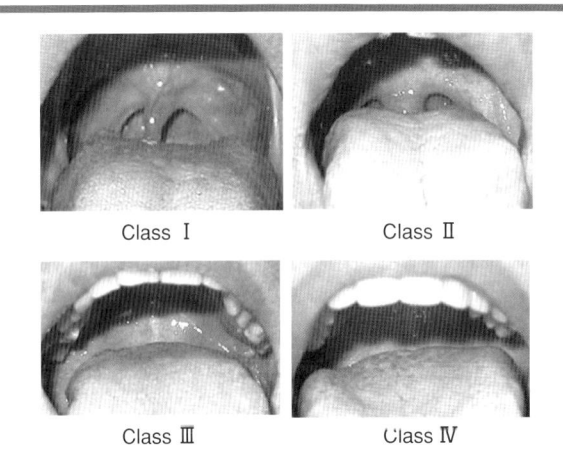

図1　Mallampati 分類
正面を向いて大きく開口させ，舌を前にできるだけ突き出させて評価する。頭部を後屈させず，声を出さないことが大切である。口腔内の広さに対する相対的な舌の大きさを評価する。
　Class Ⅰ：軟口蓋，口蓋垂，口峡，口蓋弓が見える。Class Ⅱ：軟口蓋，口峡，口蓋垂の一部が見える。Class Ⅲ：軟口蓋，口蓋垂の基部のみ見える。Class Ⅳ：軟口蓋も見えない。

気道評価

　気道管理をするうえで，マスク換気困難の予測および挿管困難の予測を適切に評価することが非常に重要であり，これに基づいて麻酔および気道管理の計画を立てる。緊急手術で時間が限られた状況でも，気道の評価は短時間で可能であり必ず行うべきである。

1 妊婦における Mallampati 分類

　気道評価法のひとつとして有名なMallampati分類（図1）[7]は口腔内の広さに対する相対的な舌の大きさを評価するものであり，挿管困難の予測法として広く用いられているが，近年そのグレードが閉塞性睡眠時無呼吸の存在やその重症度と相関することが示されており，Mallampati分類のクラスが高い患者では重症の閉塞性睡眠時無呼吸が予測される（図2）[8]。妊婦では，妊娠経過とともにMallampati分類が見えにくい方へ変化し，妊娠初期に比べて妊娠満期ではクラスが悪化することが示されている[9]。
　さらに，同一の妊婦にて分娩前後で評価を行ったKodaliらの報告では，分娩前に比べ分娩直後でクラスが上がる傾向があり，およそ半数の妊婦でClass ⅢまたはⅣという結果であった[10]。これにはおそらく分娩時の強いいきみが関係していると思われる。
　これらのことから，Mallampati分類は，前述した妊婦の上気道変化や睡眠時呼吸障害の程度を評価し得るものであり，マスク換気困難，挿管困難，術後の上気道閉塞を含めた周術期の気道合併症リスクを予測する方法として有用であるとともに，分娩経過に伴って悪化し得ることを念頭に置くことが大切である。

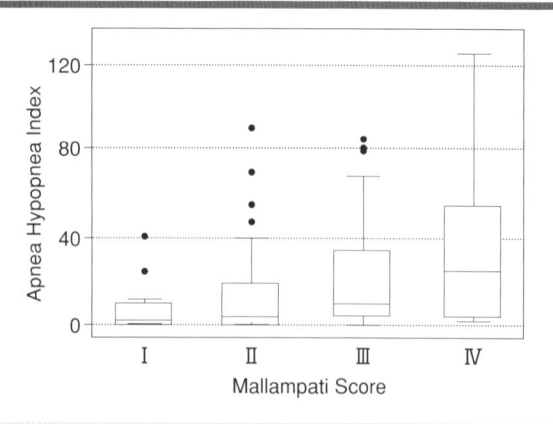

図2 Mallampati分類と閉塞性睡眠時無呼吸 (obstructive sleep apnea：OSA) の関係

OSA患者のMallampati分類評価とApnea Hypopnea Index (AHI) を示したもの。Mallampati分類のクラスとOSAの重症度に相関があることがわかる。

AHI：無呼吸低呼吸指数＝時間当たりに生じた無呼吸（10秒以上の気流停止）あるいは低呼吸（10秒以上換気量が50％以下の低下）の回数。ポリソムノグラフィー検査から得られ，OSAの重症度診断に用いる。〈軽症＝AHI 6〜20, 中等度＝AHI 21〜40, 重症＝AHI＞40〉

(Nuckton TJ, Glidden DV, Browner WS, et al. Physical examination：Mallampati score as an independent predictor of obstructive sleep apnea. Sleep 2006；29：903-8より引用)

表1 妊婦におけるマスク換気困難の危険因子

・習慣性のいびき	・下顎前方移動の制限
・睡眠時無呼吸の指摘	・頭部後屈制限
・肥満	・開口制限
・鼻づまり	・Mallampati分類 ⅢおよびⅣ

Kheterpalらの報告をもとに，妊婦に該当するマスク換気困難を予測する因子を示した。

(Kheterpal S, Han R, Tremper KK, et al. Incidence and predictors of difficult and impossible mask ventilation. Anesthesiology 2006；105：885-91より作成)

2 マスク換気困難の予測（表1）

　マスク換気困難とはマスクでの用手換気にて上気道の開存を保つことが困難な状況，すなわち，上気道閉塞が生じやすい患者である。前述したように妊婦は上気道の閉塞性が高く，とりわけ肥満や重症の睡眠時無呼吸，妊娠高血圧腎症を有する妊婦はマスク換気困難が予測される。

　しかしながらマスク換気困難であっても，適切な気道確保を行うことにより，上気道の開存性は高まる。この方法はtriple airway maneuver（図3）といい，両手でマスクを顔に密着させ，①下顎挙上，②頭部後屈，③開口を行う。換気は他の者あるいは人工呼吸

開口　　　　　　　下顎挙上　　　　頭部後屈

"両手"を用いて
　　気道確保を行う

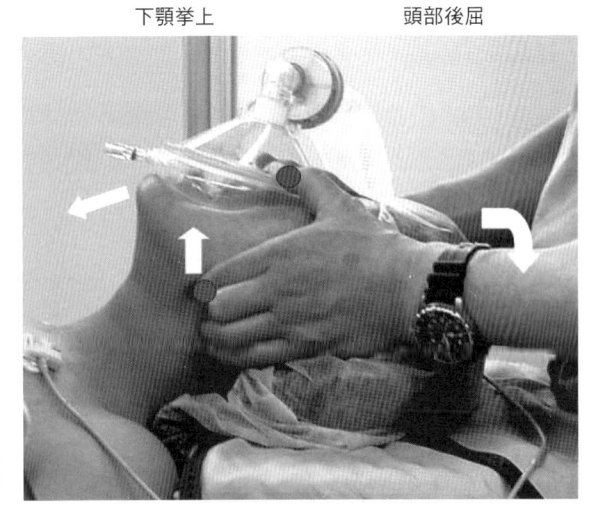

図3　Triple airway maneuver
両手を用いて気道確保を行う。母指でマスクを押さえ，示指にて下顎を持ちあげる。

表2　喉頭展開困難を予測する因子

気道評価因子	所見
Mallampati分類	Class ⅢまたはⅣ
甲状切痕−頤間距離（thyromental distance）	60 mm以下
最大開口時の切歯間距離	35 mm以下
頸部の可動制限	頭部の後屈制限，頸部皮膚の可動性制限（放射線治療後，頭頸部術後，やけどなどに注意），頸椎症
小顎	下顎の後退，歯列不整（顎が小さく歯が並びきらない）など
Upper lip bite test（図4）	Ⅰ：上唇が完全に隠れる　Ⅱ：部分的に隠れる　Ⅲ：上唇を噛めない Ⅲ以上で挿管困難のリスクが高い
特殊疾患	関節リウマチ，先端肥大症，21トリソミー，Pierre Robin症候群，Treacher Collins症候群など

器にて行う。頸椎症や関節リウマチなどによる頸部の可動性制限や顎関節症などでこの手技が行えない患者は，マスク換気不可能が予測される。また，上気道に及ぶ腫瘍や外傷で，覚醒時に呼吸苦の訴えや，吸気時の気道狭窄音がある患者は，上気道狭窄が非常に高度であり，鎮静や全身麻酔導入で，完全気道閉塞が生じCVCIとなり得るため，意識下挿管や気管切開が必要である。

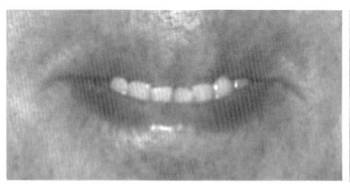

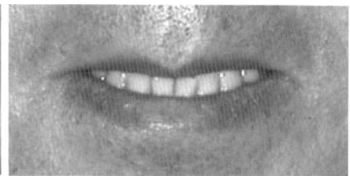

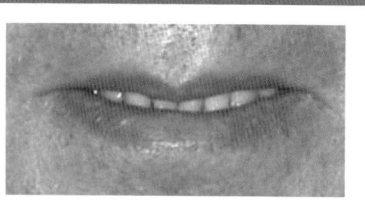

11. 挿管困難の処処

Class I	Class II	Class III
上唇がすべて隠れる	上唇が部分的に隠れる	上唇を噛めない

図4　Upper lip bite test

患者に上唇を噛んでもらい，下顎がどれくらい前方に出るかを判断する。
(磯野史朗. 術前気道評価にもとづく周術期気道管理：個人的見解と提言. 日本麻酔科学会 教育委員会・安全委員会. JSAリフレッシャーコース 2006. 東京：メディカル・サイエンス・インターナショナル；2007. p.151-63より引用)

表3　困難気道カートの内容

- 各種・各サイズの硬性喉頭鏡ブレード
- 各サイズの気管チューブ（特に細いサイズのチューブ）
- 各サイズのオーラルエアウェイ
- 気管チューブ誘導器具
    スタイレット，換気可能なチューブエクスチェンジャー，ガムエラスティックブジー，ライトワンド（トラキライト），気管チューブ先端誘導用の鉗子など
- 各サイズの声門上器具
    ラリンジアルマスク（LMA），i-gel™，air-Q™，挿管用ラリンジアルマスク（LMA-Fastrach™）・プロシール（LMA-Proseal™）など
- 通常の硬性喉頭鏡以外の気管挿管用デバイス（エアウェイスコープ，エアトラックなど）
- 気管支ファイバースコープ
- 逆行性挿管用器具
- ディスポメス円刃（気管切開用）
- 緊急の外科的気道確保器具
    緊急用輪状甲状靱帯穿刺キット，緊急用気管切開キットなど
- 呼気二酸化炭素検出器

＊困難気道カートの内容は各施設における必要性，麻酔科医の技能に応じてカスタマイズする。

3 気管挿管困難（喉頭展開困難）の予測

　気管挿管困難を確実に予測することは難しいが，報告されている種々のスクリーニング法を組み合わせ総合的に評価することによって，陽性尤度は高まる。
　表2に示した項目が喉頭展開困難の予測に役立つ。Mallampati分類（図1）は，坐位で正面を向かせて大きく開口させ，舌を前にできるだけ突き出させて（この際声を出さない）評価する。Thyromental distanceは舌を収納するスペースである下顎の大きさを見るものであり，口を閉じて可能な限り後屈させて，頤から甲状切痕までの距離を計測する。Upper lip bite test[12]（図4）は下顎の亜脱臼と上切歯の前突の程度を同時に評価できるとされており，下顎を突き出し，上唇を下の前歯で噛み，どこまで上唇が隠れるかを評価する。

困難気道カートの整備

各施設で,緊急の気道確保に必要な器具を備えたカートやボックスの準備が望ましい。表3は米国麻酔科学会(ASA)の「困難気道の管理に関する実践ガイドライン(Practice guideline for management of the difficult airway)」[14]を基に作成された一般的な困難気道カートの内容である。これを参考に各施設での気道管理アルゴリズムに沿った器具・機材を整えておく。当然,困難気道カートに備えられた器具すべてについて,使用方法を十分習得し,さまざまなテクニックを日頃から身につけておかなければならない。緊急時にいつでも使用可能なように日常のメンテナンスを行う必要がある。

気管挿管の実際

喉頭鏡を用いた気管挿管の要点を挙げる。

1 正しいポジション

頸部を屈曲し頭部を伸展するsniffing positionを正しくとることにより,気道の開通性が改善し,気道確保および気管挿管が容易になる。肥満妊婦では,頭部の下に枕を置いたのみでは頭部が屈曲した状態となり,気道確保が難しくなるほか,発達した大きな乳房が喉頭鏡操作の妨げとなる。図5に示すように,肩枕などを用いて背中の下から徐々に頭部が上がるような,正しいsniffing positionをとることが重要である[15]。

2 前酸素化

気道管理に難渋した際の無呼吸や低換気に備えて十分な前酸素化が必要である。妊娠正期の妊婦は機能的残気量がおよそ20％低下しており,これは仰臥位にてさらに顕著となる。また,酸素消費量は約50％増加しており,無呼吸により酸素飽和度は非常に早く低下する。

前酸素化の方法は,通常,最低3分間,マスクをしっかり密着させて100％酸素吸入を行う。適切に前酸素化が行われた場合,健康成人ではおよそ8分間の無呼吸に耐えられるとされているが,肥満患者では約3分,妊婦では約2分と極めて短い[16]。妊婦とりわけ肥満を有する患者では,少しでも機能的残気量を大きくすることにより無呼吸に耐えられる時間を延長させる工夫が必要である。この方法のひとつとして,坐位での麻酔導入がある。極度の肥満患者において,仰臥位ではSpO_2が90％まで低下するのに3分間もたないが,坐位ではおよそ210秒に延長する[17]。また,導入時のCPAPも無呼吸に耐えられる時間を延長するとされている[18]。緊急手術時,時間に余裕がないときの方法として,純酸素を30秒間で4回の深呼吸,あるいは60秒で8回の深呼吸方法があるが,妊婦での有

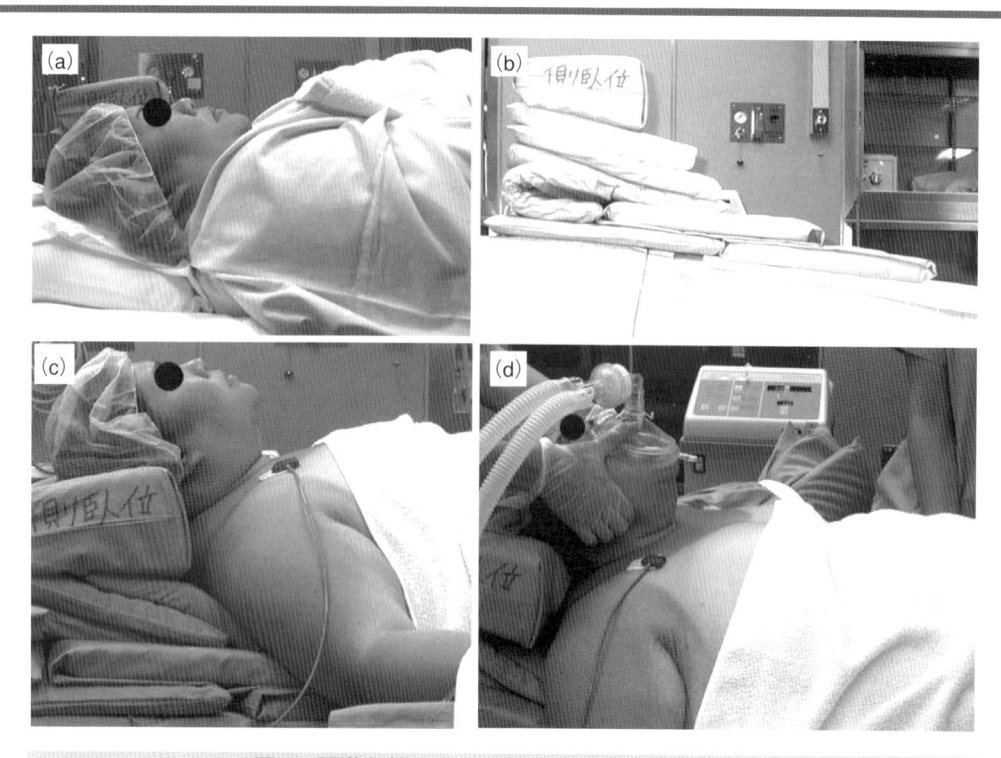

図5 肥満患者における正しいsniffing position
(a) 通常の枕では"嗅ぐ姿勢 sniffing position"にならない。(b) 背中から肩にかけて段階的に枕を高くする。(c) 正しいsniffing position。(d) 両手を用いた triple airway maneuver 施行。
(Isono S. Optimal combination of head, mandible and body position for pharyngeal airway maintenance during perioperative period: lesson from pharyngeal closing pressures. Seminars in Anesthesia, Perioperative and Pain 2007; 26: 83-93 より引用)

効性についてはさまざまな報告があり確かではない[19)～21)]。

3 細めの気管チューブ，短い喉頭鏡ハンドル

上気道浮腫および挿管困難のため，通常よりもワンサイズ細い気管チューブ（内径6.5 mmまたは6.0 mm）を用いる。また，大きな乳房が喉頭鏡操作の妨げとなることがあるため，短い喉頭鏡ハンドルを用いる。

4 外部喉頭圧迫

喉頭展開の視野が悪く，チューブの挿入が困難なときに，外部から頸部を圧迫するBURP法が有効である。この手技は甲状軟骨部分を背側（backward：B），頭側（upward：U），右側（rightward：R）に圧迫（pressure：P）を加える。この操作により，喉頭展開所見の評価であるCormack分類のグレードがI度改善するといわれている[22)]。

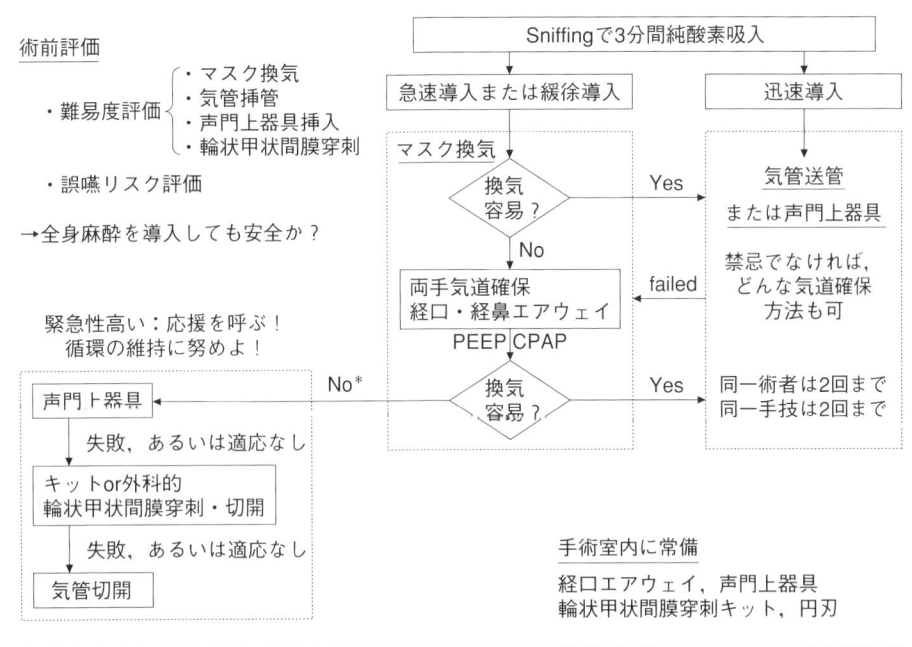

図6 千葉大学気道管理アルゴリズム
*気管挿管試みていなければ，一度は試みても良い

5 輪状軟骨圧迫（cricoid pressure）

誤嚥予防に対するcricoid pressureに関しては，誤嚥の発生率を低下させる十分なエビデンスに乏しく，近年その是非については議論が多いところである。Cricoid pressureを用いた場合，喉頭の解剖学的な位置変化により，喉頭展開や気管チューブの挿入が難しくなる可能性があることを知っておく必要がある。

妊婦の気道管理アルゴリズム

一般的な気道管理アルゴリズムを図6に示す。このアルゴリズムを基に，妊婦ではその特殊生を踏まえて対応する必要がある。妊婦における気道管理の要点は，①多くは緊急手術である，②常に誤嚥のリスクを伴う，③無呼吸に耐えられる時間が極めて短い，④母体および胎児の両方を評価し考慮しなければならない。

いかなるステップにおいても母体の気道評価とともに胎児の状態（胎児機能不全の有無）を評価し，迅速な娩出が必要か否か適宜判断する。

1 困難気道（CVCIになる可能性が高い）が予測される場合

挿管困難が予測されても，適切なマスク換気が可能であれば，全身麻酔導入後でも，マスク換気で酸素化を維持しながら，さまざまな挿管方法を駆使しての気道確保を試み

ることが可能である。しかしながら，マスク換気が不可能あるいは極めて困難であると予測される症例では，全身麻酔導入後CVCIに陥る可能性が極めて高い。このような症例で重要なことは，意識レベルを保ち，自発呼吸を維持することである。脊髄くも膜下麻酔や硬膜外麻酔などの区域麻酔で行うか，あるいは意識下挿管を選択する。

緊急性の高い帝王切開術においても，母体の血液凝固機能障害などによる区域麻酔の禁忌でないかぎり，区域麻酔での迅速な麻酔の確立は可能であり，特に困難気道が強く予測される症例では，区域麻酔のメリットは大きい。

2 予期せぬ困難気道

妊婦は誤嚥のリスクが高いため，多くの症例では最急速導入が選択される。挿管困難や挿管の失敗における最初のステップは，マスク換気にて酸素化と換気を維持することである。経口エアウェイの使用や，前述したtriple airway maneuverを行い，上気道閉塞を解除する努力を行う。マスク換気にて酸素化が維持できない（$SpO_2>90\%$が保てない）危機的状況では，声門上器具（supraglottic airway devices：SGA）挿入を試み，さらに必要ならば，輪状甲状間膜切開あるいは気管切開といった外科的気道確保へのステップへ進む。一般的には，マスク換気にて酸素化が維持できる限り，さまざまな挿管方法による気管挿管を試みることが可能であるが，妊婦においては，迅速に胎児を娩出する必要性の高い場合，時間を要する挿管操作を何度も繰り返さずに，マスク換気あるいはSGAで酸素化を保った状態で胎児娩出を遂行する。

妊婦の声門上器具（SGA）使用について

誤嚥のリスクが高い妊婦に対しSGAを用いるかどうかは意見が分かれる。低リスクの予定帝王切開術においてはSGAの有用性および安全性の報告があるものの[23]，緊急手術や挿管困難の頻度が高い肥満妊婦，PIHなどのハイリスク妊婦における安全性は確立されていない。

しかしながら，妊婦で気道確保が難渋した危機的状況ではSGAによって有効な気道確保が行われた報告が多くなされており[24)～27)]，CVCIを回避する手段としては躊躇せずに用いるべきである。その際，胃管が挿入可能で，咽頭への密着性が高く陽圧換気に適したLMA-Proseal™やLMA-Supreme™，i-gel™の使用，あるいは挿管用LMA（LMA-Fastrach™）を挿入してその後気管挿管を試みるなどの方法がより適切であろう。

術後管理

気道管理においては，術前・術中のみならず，麻酔覚醒時や術後の管理が非常に重要である。近年米国ミシガン州で行われた調査では，麻酔に関連した母体死亡例の大半は

気道に関する合併症によるものであり、それらすべてが麻酔導入時ではなく、覚醒時や抜管後に起こっていた[28]。度重なる挿管操作による喉頭浮腫や出血、誤嚥などの発生に注意し、抜管の時期を遅らせる必要性も考慮する。抜管前には、気管チューブのカフを脱気させてリークがあることを確認する。再挿管が極めて困難であることや抜管後の上気道閉塞のリスクが高いことから、換気可能なチューブエクスチェンジャーを気管チューブに挿入し、これを気管内へ残した状態で抜管、再挿管となる際のガイドとして用いたり、いざという時にコネクターを付けて換気する方法が有効である[28]。また、気道管理に難渋した詳細を麻酔記録やカルテへ記載するとともに、外科医および本人にそれら情報を提供し、今後の手術時や、気管挿管が必要となったときに役立てることも大切である。

おわりに

日頃から術前の気道評価をきちんと行い、適切な困難気道アルゴリズムに沿った気道管理を徹底することが大切である。さらにさまざまな挿管方法やデバイスの使用方法の技術を身につけるための教育やトレーニングを積んで、気道管理に対する総合的な能力を向上させ、個々の麻酔科医の危機管理能力を高めることが重要である。

■引用文献

1) Clyburn PA. Early thoughts on "Why Mothers Die 2000-2002". Anaesthesia 2004；59：1157-9.
2) Lewis G. Confidential enquiry into maternal and child health (CEMACH). Why mothers die 2000-2002—The sixth report of confidential enquiries into maternal deaths in the United Kingdom. London：RCOG Press；2004.
3) Izci B, Riga RL, Martin SE, et al. The upper airway in pregnancy and pre-eclampsia. Am J Respir Crit Care Med 2003；167：137-40.
4) Tagaito Y, Isono S, Remmers JE, et al. Lung volume and collapsibility of the passive pharynx in patients with sleep-disordered breathing. J Appl Physiol 2007；103：1379-85.
5) Franklin KA, Holmgren PA, Jonsson F, et al. Snoring, pregnancy-induced hypertension, and growth retardation of the fetus. Chest 2000；117：137-41.
6) Guilleminault C, Querra-Salva M, Chowdhuri S, et al. Normal pregnancy, daytime sleeping, snoring and blood pressure. Sleep Med 2000；1：289-97.
7) Mallampati SR, Gatt SP, Guigino LD, et al. A clinical sign to predict difficult tracheal intubation：a prospective study. Can Anaesth Soc J 1985；32：429-34.
8) Nuckton TJ, Glidden DV, Browner WS, et al. Physical examination：mallampati score as an independent predictor of obstructive sleep apnea. Sleep 2006；29：903-8.
9) Pilkington S, Carli F, Dakin MJ, et al. Increase in mallampati score during pregnancy. Br J Anaesth 1995；74：638-42.
10) Kodali BS, Chandrasekhar S, Bulich LN, et al. Airway changes during labor and delivery. Anesthesiology 2008；108：357-62.
11) Kheterpal S, Han R, Tremper KK, et al. Incidence and predictors of difficult and impossible mask ventilation. Anesthesiology 2006；105：885-91.
12) Khan ZH, Kashfi A, Ebrahimkhani E. A comparison of the upper lip bite test（a simple new

technique) with modified Mallampati classification in predicting difficulty in endotracheal intubation：a prospective blinded study. Anesth Analg 2003；96：595-9.
13) 磯野史朗. 術前気道評価にもとづく周術期気道管理：個人的見解と提言. 日本麻酔科学会教育委員会・安全委員会. JSAリフレッシャーコース 2006. 東京：メディカル・サイエンス・インターナショナル；2007. p.151-63.
14) Practice guidelines for management of the difficult airway：an updated report by the American Society of Anesthesiologists task force on management of the difficult airway. Anesthesiology 2003；98：1269-77.
15) Isono S. Optimal combination of head, mandible and body position for pharyngeal airway maintenance during perioperative period：lesson from pharyngeal closing pressures. Seminars in Anesthesia, Perioperative and Pain 2007；26：83-93.
16) Tanoubi I, Drolet P, Donati F. Optimizing preoxygenation in adults. Can J Anesth 2009；56：449-66.
17) Altermatt FR, Munoz HR, Delfino AE, et al. Pre-oxygenation in the obese patient：effects of position on tolerance apnoea. Br J Anaesth 2005；95：706-9.
18) Cressey DM, Berthoud MC, Reilly CS. Effectiveness of continuous positive airway pressure to enhance pre-oxygenation in morbidly obese women. Anaesthesia 2001；56：680-4.
19) Russell GN, Smith CL, Snowdon SL, et al. Pre-oxygenation and the parturient patient. Anaesthesia 1987；42：346-51.
20) Norris MC, Dewan DM. Preoxygenation for cesarean section：a comparison of two techniques. Anesthesiology 1985；62：827-9.
21) Chiron B, Laffon M, Ferrnadiere M, et al. Standard preoxygenation technique versus two rapid techniques in pregnant patients. Int J Obstet Anesth 2004；13：11-4.
22) Takahata O, Kubota M, Mamiya K, et al. The efficacy of the "BURP" maneuver during a difficult laryngoscopy. Anesth Analg 1997；84：419-21.
23) Han TH, Brimacombe J, Lee EJ, et al. The laryngeal mask airway is effective (and probably safe) in selected healthy parturients for elective Cesarean section：a prospective study of 1067 cases. Can J Anaesth 2001；48：1117-21.
24) Awan R, Nolan JP, Cook TM. Use of a ProSeal laryngeal mask airway for airway maintenance during emergency Caesarean section after failed tracheal intubation. Br J Anaesth 2004；92：144-6.
25) Keller C, Brimacombe J, Lirk P, et al. Failed obstetric tracheal intubation and postoperative support with the ProSeal laryngeal mask airway. Anesth Analg 2004；98：1467-70.
26) Anderson KJ, Quinlan MJ, Popat M. Failed intubation in parturient with spina bifida. Int J Obstet Anesth 2000；9：64-8.
27) McDonnell NJ, Paech MJ, Clavisi KL, et al. Difficult and failed intubation in obstetric anaesthesia：an observational study of airway management and complications associated with general anaesthesia for caesarean section. Int J Obstet Anesth 2009；17：292-97.
28) Mhyre JM, Risener MN, Polley LS, et al. A series of anesthesia-related maternal deaths in Michigan, 1985-2003. Anesthesiology 2007；106：1096-104.
29) Mort TC. Continuous airway access for the difficult extubation：the efficacy of the airway exchange catheter. Anesth Analg 2007；105：1357-62.

（佐藤　由美，磯野　史朗）

II. 帝王切開術の麻酔を安全に行う

12 胎児機能不全の麻酔と緊急子宮弛緩

はじめに

帝王切開術の適応のうち、胎児適応で最も多いのが「胎児機能不全」であろう。本項ではこの胎児機能不全について解説し、その麻酔法について述べる。また、エビデンスが確立されていないものの、以前より臨床現場で用いられてきた緊急子宮弛緩についても言及する。

胎児機能不全

胎児機能不全とは、「妊娠中あるいは分娩中に胎児の状態を評価する臨床検査において"正常ではない所見"が存在し、胎児の健康に問題がある、あるいは将来問題が生じるかもしれないと判断された場合をいう」と定義された用語である。すなわち、胎児の酸素化が十分でない状態をすべて包含し、それに伴う循環不全など多くの生理学的・生化学的な変化を示唆するものとなる。これは、胎児機能不全の病態には軽症から重症までかなりの幅があることを意味する（図1）。

なぜ、このようなことになったのか。その背景には、「胎児仮死」あるいは「胎児ジストレス」の用語が、医療側と患者側に病態に対する認識の差を招き、さまざまな問題を

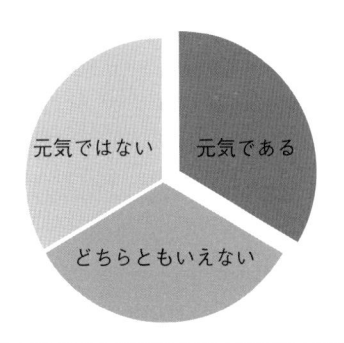

図1 胎児状態の評価についての概略図
Non-reassuring fetal statusとは上図の「元気である」以外の部分すべてを含む。

引き起こしてきたという過去があった．そのため，2006年に日本産科婦人科学会は，欧米におけるnon-reassuring fetal statusに相当する日本語として「胎児機能不全」を使用することにしたのである．

診断特異度の問題

胎児機能不全のもととなった欧米のnon-reassuring fetal statusという用語はnon-reassuring fetal heart rate patternともいわれるように，特に分娩時はFHR (fetal heart rate) monitoringの所見によって診断される．FHR monitoring上，正常所見以外はすべて胎児機能不全ということになる（FHR monitoringの判読については日本産科婦人科学会の委員会報告[1)2)]を参照）．

ここで問題となるのは，胎児機能不全の診断特異度が低いという事実で，臨床現場においてしばしば実感されることである．胎児状態が悪化したと判断し急速遂娩（帝王切開術を含む）を施行したものの，新生児が元気でアシドーシスもないことはよく経験される．実際，胎児機能不全を示すFHR所見は全分娩の約30％にみられ，これらのうち，臍帯動脈血pHが7.10未満であることは10％，7.00未満であることは1％，そして分娩時低酸素が原因で脳性麻痺となる率は0.1％であるとされる．一方，胎児機能不全がないと診断された場合には，そのほとんどで胎児にアシドーシスがないということもわかってきた．

もう一つの特徴として，時間的変化が著しいことが挙げられる．同じ患者のFHR monitoringにおいて，胎児機能不全を示す所見と胎児が健康である所見が繰り返し起こることがある．また，ある時点まで全く健康なFHR所見であったにもかかわらず，突然高度な胎児徐脈を来すこともある．これは原因を考えると納得しやすい．

胎児機能不全の原因

胎児機能不全をきたす原因は，①母体因子，②胎児因子，③胎盤因子，④臍帯因子の4つにわけることができる（表1）．

これらの因子は互いに絡み合い重複しながら，結果的に胎児低酸素症や胎児アシドーシスへと病態を悪化させていく．また，突然発症する胎児機能不全の原因としては，臍帯圧迫に関するものが最も頻度が高いと考えられる．

麻酔法の選択

前述のごとく胎児機能不全という診断がなされても，その病態にはかなりの幅があるため，緊急帝王切開術の緊急度も症例ごとに異なり，その対応もさまざまである（表2）．

表1 胎児機能不全の原因

母体因子	母体基礎疾患による低酸素症	心疾患，気管支喘息，てんかんなど
	母体低血圧	出血，仰臥位低血圧症候群，麻酔による低血圧など
	母体貧血	
胎児因子	子宮内胎児発育遅延	
	先天異常	中枢神経系，先天性心疾患，染色体異常など
	胎内感染，胎児貧血	
胎盤因子	常位胎盤早期剥離	
	胎盤位置異常	前置胎盤（低置胎盤）
	胎盤機能不全	
臍帯因子	臍帯異常	臍帯脱出，臍帯巻絡，臍帯真結節，臍帯捻転異常，臍帯長異常など
	臍帯付着部位異常	辺縁付着，卵膜付着，前置血管など
	子宮過収縮	

表2 胎児機能不全の緊急度による麻酔法の選択

緊急度	病態	麻酔法
超緊急	臍帯脱出 持続性高度徐脈	全身麻酔*
緊急	やや時間的に猶予がある	硬膜外麻酔 脊髄くも膜下麻酔
予定外	十分な時間的猶予がある	硬膜外麻酔 脊髄くも膜下麻酔

*明らかにフルストマック（飲食直後）の場合や硬膜外無痛分娩中の場合は，全身麻酔に固執する必要はない。

このとき，緊急度を把握することが最も重要な課題となる。実際，時間的余裕がなく，全身麻酔を必要とする超緊急帝王切開術は全分娩の1％未満であると推定される。

麻酔法の選択に関しては，FHR monitoringによる胎児機能不全の診断的特徴である時間的変化に着目して考えていくとよいであろう。ポイントは，胎児状態の正確な診断はできないという認識を持つことである。分娩後に分娩経過を後方視的にみれば簡単に判断できる場合でも，その経過中に適切な判断をすることが難しいケースは多い。実際には産科医師の判断を尊重し，麻酔科医としてのベストを尽くすことが賢明であると考えられる。そして，術後に症例ごとの検討を行い，施設内での緊急帝王切開術への対応を

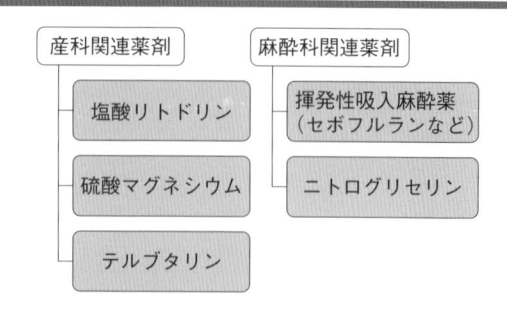

図2 緊急子宮弛緩（rapid tocolysis）に用いる薬剤の分類
副作用の観点から，最近はニトログリセリンが第一選択となっている。

確立していくべきであると考える。この繰り返しにより，チームとしての緊急時への対応が熟成していく。一方で，実際に選択される麻酔法は麻酔科医個人のスキルや施設力に左右されうることも無視できない（それぞれの麻酔法の詳細については別節を参照）。

緊急子宮弛緩（rapid tocolysis）

　Rapid tocolysisとは子宮筋弛緩作用のある薬剤（tocolytics）を用いて，子宮筋を速やかにかつ一時的に弛緩させることである。Tocolyticsには，産科関連薬剤として塩酸リトドリン，硫酸マグネシウムなどがあり，麻酔科関連薬剤としてニトログリセリン，揮発性吸入麻酔薬（代表：セボフルラン）などがある（図2）。実際，rapid tocolysisが胎児機能不全に対する子宮内胎児蘇生にはじめて応用されたのが，1960年代である。1980年代には塩酸リトドリンやテルブタリンなどのβ受容体刺激薬での報告が相次ぎ，1990年代に入りニトログリセリンでの報告が散見されるようになった。特に分娩時のFHR monitoring異常に対しての効果を報告したMercierら[3]は，今日のrapid tocolysisの応用に大きな影響を与えた。わが国でも子宮過収縮により胎児機能不全を来している場合にrapid tocolysisが効果的であると報告されている[4]が，エビデンスレベルとしては低い。Rapid tocolysisによりFHR monitoring所見の改善が認められれば，全身麻酔を回避することができるかもしれない。

　具体的には，子宮過収縮により胎児機能不全を認めた場合，ニトログリセリンを0.1～0.2mg静脈内投与すると，60秒以内に子宮筋が弛緩し，FHR monitoring所見の改善が認められることがある。ただし，副作用に血圧の低下があるため，塩酸エフェドリンや塩酸フェニレフリンなど昇圧薬を準備しておく必要がある。子宮筋の弛緩効果は約60秒程度であるため，弛緩出血を引き起こす可能性は非常に低い。ただし，rapid tocolysisは母体出血性疾患である常位胎盤早期剥離や前置胎盤の出血のケースなどでは，子宮胎盤循環を減少させるため禁忌と考えられる。

おわりに

　本項では，胎児機能不全の麻酔，緊急子宮弛緩について解説した．このようにバリエーションの多い状況において重要なことは，選択した各麻酔法をやり抜くスキルと関連科医師とのコミュニケーション・スキルであると考える．十分な知識を習得したからといって，達成できるものではない．

■参考文献

1) 周産期委員会．胎児心拍数図の用語及び定義検討小委員会．日産婦誌 2003；55：1205-16.
2) 周産期委員会．胎児機能不全の診断基準の作成と検証に関する小委員会報告．日産婦誌 2008；60：1220-1.
3) Mercier FJ, Dounas M, Bouaziz H, et al. Intravenous nitroglycerin to relieve intrapartum fetal distress related to uterine hyperactivity：a prospective observational study. Anesth Analg 1997；84：1117-20.
4) 入駒慎吾，鈴木清由，小倉冨美子ほか．正期産超緊急帝王切開術における子宮内胎児蘇生としての緊急子宮弛緩の検討．周産期シンポジウム 2006；24：41-5.

〈入駒　慎吾〉

III

無痛分娩を効果的に行う

III. 無痛分娩を効果的に行う

1 硬膜外無痛分娩の基礎

はじめに

わが国では，精神予防性無痛分娩，ラマーズ法，ソフロロジー法，水中出産などの薬物を使用しない和痛分娩に対する関心が高いが，確実性に乏しく，そのような意味で，硬膜外鎮痛法は，無痛分娩を行う際に非常に有効な手段である[1]。

昭和45年くらいまでは，無痛分娩といえば，吸入麻酔薬や静脈麻酔薬などを用いた全身麻酔が主流であったが，やがて分娩第1期に硬膜外麻酔法を，分娩第2期には全身麻酔を使う方法へと徐々に変わっていった。さらに吸入麻酔薬や静脈麻酔薬といった全身麻酔薬の胎盤通過性，それによる児への影響が明らかになるにつれ，昭和60年以降，現在までも，分娩の全経過を通じて硬膜外鎮痛法を主体とした方法が主流となっている[2]。

硬膜外鎮痛法を用いれば，母体血中のカテコラミン値は減少し[3]，子宮胎盤血流が改善する[4,5]。一般的に，陣痛によって母体過呼吸，呼吸性アルカローシス，酸素ヘモグロビン解離曲線の左方移動，胎児への酸素供給率の減少，さらにその過呼吸による低二酸化炭素血症が子宮収縮間欠期における低換気を惹起することで低酸素血症を引き起こしやすいとされる[6]が，硬膜外鎮痛法はこれらの生理学的な悪影響を改善する利点を持つ。

そのような手段を用いて，より有効かつ安全に無痛分娩を効果的に行うためには，陣痛のメカニズムを知ったうえで，硬膜外鎮痛法を行う際に必要な解剖学，生理学，薬理学，さらには臨床上必要な技術，副作用・合併症対策などを知っておく必要がある。

陣痛のメカニズム

陣痛は分娩第1期の痛みは子宮収縮に伴う内臓痛が主であり，この求心路は，下下腹壁神経叢を形成，さらに下腹壁神経として縦走し，上腹壁神経と交通し，大動脈神経叢を介して交感神経とともに脊髄の胸髄T10から腰髄L1レベルに達する。一方，分娩第2期の痛みはこれに骨盤底の伸展による体性痛が加わるため，その求心路は仙髄S2-4からの線維も関与し，それらはぞれぞれの後根神経節から後角細胞ニューロンを経由し，外側脊髄視床路を経て大脳に伝わるとされている。そのためにこの部分を分節に神経遮断することで効果的な鎮痛が図れる[7]。これが，硬膜外鎮痛法が今でも無痛分娩のスタン

ダードな方法として用いられている理由である。

妊娠と硬膜外腔

　硬膜外腔は，前方は後縦靱帯，後方は黄靱帯，外側は椎弓根，脊柱骨膜，上方は大後頭孔で骨膜に繋がっており，下方は仙骨尾骨靱帯に繋がった部位である。妊娠中は子宮自体が増大するので下大静脈が圧迫され，その結果，硬膜外腔の静脈が怒張する[8)9)]。そのために妊婦では，非妊婦より意図せず血管内にカテーテルが迷入したり，局所麻酔薬が入りやすい。また硬膜外腔の静脈の一部は椎間孔に接しているため，その血管の怒張が起こると，そのことが局所麻酔薬の椎間孔からの漏出を妨げる[10)]。このため硬膜外腔の薬剤が頭尾側方向に広がりやすい。またホルモンの影響で靱帯の密度が少なく柔軟になるために硬膜外麻酔を施行する際の抵抗消失法に重要な黄靱帯の抵抗が非妊婦と比べて分かりにくくなる。骨盤は妊娠とともに回転するために腸骨稜を結んだ線はL3-4棘突起間，あるいはそれより頭側を通過，棘間も狭くなる。さらには陣痛が開始すると理想体位を維持しにくくなる。

硬膜外穿刺の体位

　手術室で日頃麻酔を行っている麻酔科医は，通常硬膜外麻酔を行う際には側臥位で穿刺することが多い。それに対して，海外の分娩室では硬膜外鎮痛を行う際に坐位で穿刺することがしばしば見受けられる。これは，妊婦は皮下脂肪が多いため坐位の方が，穿刺が容易であるためであるというのが一つの理由である。肥満妊婦では確かに棘間が分かりづらく，坐位で左右の中点から穿刺した方が，針が誤って側方へずれることなく硬膜外穿刺が可能である。手技に要する時間も坐位の方が短い。また皮膚から硬膜外腔までの距離も坐位の方が短くてすむ[11)]。このことは長い硬膜外針を用いる必要性が減ること，硬膜外腔までの距離が短いほど仮に針先が側方へずれても，ずれ幅が少ないという長所もある。しかし一方で坐位は欠点がないわけではない。穿刺部位での脳脊髄液圧は坐位の方が高く，硬膜が硬膜外腔の方に張り出しやすいので，硬膜外カテーテル挿入が側臥位と比較して難しく，意図しない硬膜誤穿刺の可能性は高くなる。また静脈叢が怒張しやすいので硬膜外カテーテル挿入に伴う血管穿刺の可能性も高い[12)]。したがって，これらの利点欠点を踏まえて体位を決める必要がある。近年，穿刺困難な症例に対して，超音波装置を用いて，穿刺予定部位からの画像により，関節突起，横突起，黄靱帯，硬膜，椎体などを同定し，硬膜外腔までの方向と深さを計測しておくことが有用であると言われている[13)〜15)]。ただし多くの場合，血管穿刺や末梢神経ブロックのように超音波画像をリアルタイムで描出しながら穿刺することは困難であるという弱点もある。

硬膜外鎮痛法に用いる器材・技術

　通常，硬膜外鎮痛法では持続注入を行うためのカテーテルを留置することが前提となる（そうでない場合は，脊髄くも膜下鎮痛法の方が簡便で確実である）。ポリアミドまたはポリウレタン素材が基本であるが，ワイヤーが埋め込まれたカテーテルの方が，挿入時の放散痛が少なく，血管内注入が少ないという理由で好む人もいる[12]。開口部は単一孔のものと複数孔（多孔式）のものがあり，前者は解剖学的に硬膜外腔とは異なる部位（たとえば脊髄くも膜下腔，あるいは血管内など）に注入することが少ないという長所がある反面[12)16]，効果が不均一になる可能性が後者より高い。

　硬膜外腔の確認には懸垂法と抵抗消失法があるが，後者が一般的である。以前はガラスシリンジが用いられていたが，滅菌の手間や各種器材のディスポーザブル化の流れから現在ではプラスチック製のシリンジが普及してきた。シリンジの内容に何を用いるかは今なお議論されている[17]。硬膜外鎮痛の効果に大きな差があるわけではないが[18]，多量の空気を用いれば効果がまばらになったり[19]，さらには脊髄くも膜下腔に空気が入れば激しい頭痛の原因となることが知られているため[20]，生食を勧める人も多い。硬膜外カテーテルを留置する前に硬膜外針から生食などの溶液を注入するとカテーテルの血管内迷入を少なくすることも示唆されている[19]が，一定の結果は得られていない。硬膜外カテーテルは留置しようとする長さより2～3cm長く硬膜外針より突出させ，硬膜外針抜去後に引き戻すのが一般的な方法であろう。カテーテルの留置長は体位変換によって変わる[21]ので，それらを念頭に留置長を決定する。穿刺の際に硬膜外針の開口部を脊柱管の軸に平行に穿刺し，カテーテルを入れるときに90度回転させることは意図しない硬膜穿刺が増える可能性があり批判的な意見も多い。理論的には，硬膜外カテーテルにバクテリアフィルターを接続して薬液を注入すると感染が減る可能性はあるが，実際に産科麻酔の症例でそれを示す結果は得られておらず[22]，フィルターの抵抗が大きいために吸引試験の効果を誤診断する可能性もある[23]。硬膜外腔の確認後，最初の局所麻酔薬を硬膜外針から直接注入して作用発現を早めようという試みもあるが，無痛分娩では硬膜外カテーテルを適切な位置になるべく短時間で留置する技術の方が重要である。

テストドース

　妊婦の硬膜外鎮痛に際し，血管穿刺は10～20％[24]，血管内カテーテル留置も7～8.5％と高率に発生するとされている。これを見過ごして局所麻酔薬を注入すれば中枢神経/心毒性を呈し，最悪には死に至る。一般手術患者では，通常15μgのアドレナリンが用いられ，妊婦では非妊婦よりやや遅く60秒以内に20～30回/分の心拍数の増加があれば血管内注入が疑われるが，非妊婦ほど感度，特異度とも高くない。妊婦ではこの時にα受容体作用による子宮血管収縮の結果，子宮胎盤血流の低下を懸念する人もいるが，動物実験の結果からは，それは一過性で子宮収縮時と同程度であり[25)26]，高血圧やもともと子

宮胎盤血流の悪い妊婦でなければ問題とならない。逆に，テストドースでしばしば用いられるアドレナリンが添加された局所麻酔薬が正しく硬膜外腔に注入された場合，アドレナリンのβ作用により子宮筋が弛緩し分娩が遷延する可能性も示唆されている[27]。

したがって，特に無痛分娩に際してはこのような一般手術の麻酔に際してのテストドースにこだわるよりも，むしろ局所麻酔薬の注入に際し慎重な吸引を繰り返した後，ゆっくりと5ml以下の少量分割投与をしながら麻酔域を調節する方が大切であると考える。

薬剤の選択

理想的な使用薬剤は，作用発現が早く，運動神経遮断が少なく，毒性も少なく，子宮収縮や子宮胎盤血流に影響のないもの，さらに胎盤通過性が少ないために胎児への影響がないものということになる。作用時間は長い方が望ましい。これらの候補として，ブピバカイン，ロピバカイン，レボブピバカインがあげられる。ブピバカインやレボブピバカインでは0.0625～0.25％程度，ロピバカインでは0.08～0.375％程度で使用する。ロピバカイン，レボブピバカインは従来のR(＋)体とS(－)体からなるラセミ体のブピバカインとは異なり，S(－)体のみからなる局所麻酔薬であり，心循環系や神経系に対する毒性が低いので，安全性が高いとされている。さらに現在では，局所麻酔薬の欠点を補う意味で現在では脂溶性のオピオイドの併用（わが国では多くはフェンタニルを1～2μg/ml）がしばしば行われている。

いずれの麻酔薬を用いても，無痛分娩の開始時には総量8～12mlの麻酔薬を分割投与して，鎮痛を確立させた後に，1時間当たり8～12mlで単回投与または持続投与を行う。

単回投与を繰り返すと仙骨領域の鎮痛が改善する[28]。この時に注入時の体位は大きな影響がないことが示されている[29]。しかしこの方法は投与の度に局所麻酔薬中毒のリスクがある上に，妊婦の要求があってから医師による薬剤投与までの時間がかかり，妊婦は疼痛を頻回に経験することになる可能性がある。それと比較して持続投与の場合には，最低限の安定した鎮痛効果が維持できる。母体低血圧や胎児心拍数異常の頻度も少なく[30]，母体の満足度も高いとの報告もある[30)31]。ただし薬剤の総投与量は多くなる可能性がある[30)31]。最近では定時的単回投与のメリットを生かしながら不足分を妊婦の要求に応じて追加投与する方法も注目されている。

硬膜外鎮痛法による無痛分娩の副作用

分娩時に区域麻酔を開始して発生する<u>低血圧</u>の頻度はおよそ10％程度と報告されている[32]。一般的には鎮痛開始前に0.5～1.5lの輸液をすることで低血圧を予防するが，この効果はそれほど大きくない。治療は子宮左方転位の体位を確認し，輸液を負荷して改善がみられない場合には古典的にはエフェドリンを5mgずつ静注する。帝王切開術においてはフェニレフリンを推奨する報告が相次いでいるが，無痛分娩においてはどちらも選

択可能である。

　副作用としての掻痒感は，オピオイドを用いた場合は脊髄くも膜下鎮痛ほどでないが硬膜外鎮痛でも見られ，用量依存性である[33]。機序は明らかでないが，ヒスタミンを介するものというよりむしろオピオイドが脊髄後角や三叉神経核に及びμ受容体を介して発生すると考えられている[34][35]。

　嘔気嘔吐が分娩中みられるが，これが鎮痛法によるものかどうかは判定が難しい。数パーセントの頻度で鎮痛法と関係する嘔気嘔吐が発生し[36]，多くは低血圧に伴い起こる。

　分娩が遷延すると体温上昇が起こることが報告されている。38℃以上の熱発は15％以下である[37]。炎症反応の現れであることが示唆されている[38]が，現時点では，新生児の菌血症との関連は見られていない[39][40]。

　シバリングが20％弱の妊婦に見られるが，機序は不明である。

　膀胱と尿道括約筋は下部胸髄，上部腰髄の交感神経と，仙髄の副交感神経の支配を受けているため無痛分娩により尿閉を起こしやすい[41]。

硬膜外鎮痛法による無痛分娩の合併症

1 不適切な鎮痛

　硬膜外カテーテル留置の場合に，鎮痛失敗率は5〜13％である[42]。これには，鎮痛効果発現なし・不十分，針またはカテーテルによる硬膜穿刺，血管内留置，その他カテーテルの再留置必要例などが含まれる。不十分な鎮痛に対しては，膀胱充満，子宮破裂がないかを評価し，硬膜外腔以外の場所へのカテーテル留置を否定した場合には，カテーテルの留置長，薬剤の濃度と量を加減して対処する。

2 意図しない硬膜穿刺

　PDPHの項参照

3 呼吸抑制

　オピオイドを用いた場合にはリスクがある。投与ルート，オピオイドの種類，他の薬剤との相互作用などが影響して発症する。

4 局所麻酔薬の血管内注入

　頻度は数千件に1例程度であるが，発生した場合には適切に対処する必要がある。中枢神経毒性の症状としては落ち着きのなさ，めまい，耳鳴り，口腔周囲のしびれ，会話不能，痙攣，意識消失が起こる。心毒性の症状としては血圧上昇，徐脈，心室機能抑制，

心室頻拍・細動などがある。妊婦ではブピバカインの心毒性は重篤である。
　痙攣，低酸素，アシドーシスの予防に努める。そのためには呼吸・循環管理が基本となる。20％脂質投与も考慮する[43]。場合によっては緊急胎児娩出（急速遂娩）が必要となる。

5 高位ブロックまたは全脊麻

　脊髄くも膜下腔または硬膜下腔に局所麻酔薬が注入されると発症する。数千件に1例程度である。管理の基本は呼吸・循環管理である。

6 広範囲の運動神経遮断

　反復投与または長時間持続投与で起こりやすい。起こった場合には，特に分娩第2期での児回旋，努責に影響し，器械分娩となりやすい。もし強い運動神経遮断がスムーズな分娩遂行を妨げている可能性がある場合には鎮痛効果とのバランスをとりながら一時的に濃度や流量を減らす，または持続を中断することも考慮する。

7 神経遮断の遷延

　高濃度の局所麻酔薬，またはアドレナリンの添加により起きやすい。極めてまれではあるが，神経損傷や硬膜外血腫，硬膜外膿瘍を除外診断する必要もある。血腫や膿瘍に対しては適切な処置が必要である。

8 腰　痛

　妊娠前に腰痛の既往があったり，分娩後に妊娠前の体重に戻らない女性では，リスクが高く，全体で約50％近い妊婦が腰痛を訴える[44]。分娩直後の腰痛には穿刺自体やカテーテル留置による組織損傷の可能性もあるが，長期的に経過観察してみると無痛分娩をしたから腰痛の発生が増えるというエビデンスは少ない[45]。

9 骨盤底障害

　分娩後に，腹圧性尿失禁，肛門失禁，腟脱の可能性があるが，硬膜外鎮痛との関連性はほとんどない[46]。器械分娩がこれらのリスクを増やす可能性はある。

硬膜外鎮痛法による無痛分娩が分娩進行に及ぼす影響

1 帝王切開率

無作為コントロール研究，メタ分析研究でも，硬膜外鎮痛法による無痛分娩が帝王切開率に及ぼす影響は否定的である[47)48)]。

2 器械分娩率

分娩第2期の鎮痛の質，器械分娩の適応などのバイアスが大きく影響するため，明らかな結論は出せないが[47)48)]，一般的には，硬膜外鎮痛法による無痛分娩では器械分娩率が高い[47)]。特に，高濃度の局所麻酔薬を用いた硬膜外鎮痛法では骨盤底筋群の弛緩により児頭の回旋が悪くなったり，麻酔により努責力が弱くなる可能性がある。しかし適切に管理されていればそれらが児に悪影響を及ぼすことは少ない。

3 分娩時間

a. 分娩第1期

一般に内診間隔は通常1～2時間と幅があるため，分娩第1期の終了をどのように診断するかは難しく，直腸の圧迫感により初めて診察をするような場合では，硬膜外鎮痛時はこの感覚が鈍いので診察が遅れる可能性もある。研究結果からは分娩第1期遷延は明らかではない。胎児への悪影響も明らかでないので，分娩遷延時自体は大きな問題ではない。

b. 分娩第2期

努責が弱いと妊婦の消耗は少ないが，分娩第2期が遷延する可能性がある。あるいは娩出を急げば器械分娩率が上昇する。メタ分析研究では分娩第2期は一般的に，数十分遷延するとの結果がでている[47)]が，通常胎児心拍数に異常がみられず，母体の鎮痛が十分で，児頭の下降が徐々にでも進んでいれば問題ないとさている。

硬膜外鎮痛法による無痛分娩が新生児に及ぼす影響

1 直接的な影響

麻酔薬のほとんどが胎盤を通過するため，血中に吸収された薬物は直接胎児に影響を

及ぼす可能性は否定しきれない。ただし現在のような低濃度にオピオイドを添加した薬物を用いた区域麻酔では血中薬物濃度は低く直接的な影響はほぼないと考えられている。

2 間接的な影響

胎児の一過性徐脈が起こる可能性がある。これはカテコールアミン,特にアドレナリンの β_2 作用の急激な減少により子宮収縮増強が生じ,それに伴う子宮胎盤血流の減少[49],胎児低酸素によるものと推測されている。ただし適切に管理(子宮左方転位,オキシトシンの中止,酸素投与,子宮収縮抑制薬の投与など)されれば緊急で児娩出を行う必要性はない。

おわりに

わが国では,陣痛は文化的に受容されてきた。ところが最近は,医療の介入により,陣痛が安全かつ有効に軽減でき,児に影響がなければ一般の手術同様に受け入れようとする女性が増えていることは確かである。心循環系その他,子宮胎盤血流の低下している妊婦,また帝王切開術のリスクが高い妊婦などでは利点も大きい。しかし,これらを安全かつ効果的に行うためには,周産期医療従事者のマンパワー,受け入れ施設,設備機器はもちろん,それを行う麻酔科医に周産期麻酔の知識と技術が必要である。無痛分娩は手術麻酔とは違い,ただ鎮痛を図るだけでは妊婦,その家族,妊娠を管理する産科医や助産師の満足は得られない。個々の妊婦にどの程度の鎮痛がその時点で必要かを判断し,有効性と副作用・合併症によるバランスを考慮したうえで方法と薬剤が選択されるべきである。

■参考文献

1) Howell CJ, Chalmers I. A review of prospectively controlled comparisons of epidural with non-epidural forms of pain relief during labour. Int J Obstet Anesth 1992 ; 1 : 93-110.
2) 奥富俊之."バランス麻酔"から硬膜外,そしてCSEによる無痛分娩へ.麻酔 2010 ; 59 : 319-27.
3) Shnider SM, Abboud TK, Artal R, et al. Maternal catecholamines decrease during labor after lumbar epidural anesthesia. Am J Obstet Gynecol 1983 ; 147 : 13-5.
4) Hollmén AI, Jouppila R, Jouppila P, et al. Effect of extradural analgesia using bupivacaine and 2-chloroprocaine on intervillous blood flow during normal labour. Br J Anaesth 1982 ; 54 : 837-42.
5) Jouppila P, Jouppila R, Hollmén A, et al. Lumbar epidural analgesia to improve intervillous blood flow during labor in severe preeclampsia. Obstet Gynecol 1982 ; 59 : 158-61.
6) Levinson G, Shnider SM, DeLorimier AA, et al. Effects of maternal hyperventilation on uterine blood flow and fetal oxygenation and acid-base status. Anesthesiology 1974 ; 40 : 340-7.
7) Eltzschig HK, Lieberman ES, Camann WR. Regional anesthesia and analgesia for labor and delivery. N Engl J Med 2003 ; 348 : 319-32.
8) Igarashi T, Hirabayashi Y, Shimizu R, et al. The fiberscopic findings of the epidural space in pregnant women. Anesthesiology 2000 ; 92 : 1631-6.

9) Hirabayashi Y, Shimizu R, Fukuda H, et al. Effects of the pregnant uterus on the extradural venous plexus in the supine and lateral positions, as determined by magnetic resonance imaging. Br J Anaesth 1997；78：317-9.
10) Takiguchi T, Yamaguchi S, Tezuka M, et al. Compression of the subarachnoid space by the engorged epidural venous plexus in pregnant women. Anesthesiology 2006；105：848-51.
11) Hamza J, Smida M, Benhamou D, et al. Parturient's posture during epidural puncture affects the distance from skin to epidural space. J Clin Anesth 1995；7：1-4.
12) Mhyre JM, Greenfield ML, Tsen LC, et al. A systematic review of randomized controlled trials that evaluate strategies to avoid epidural vein cannulation during obstetric epidural catheter placement. Anesth Analg 2009；108：1232-42.
13) Grau T, Leipold RW, Conradi R, et al. Efficacy of ultrasound imaging in obstetric epidural anesthesia. J Clin Anesth 2002；14：169-75.
14) Arzola C, Davies S, Rofaeel A, et al. Ultrasound using the transverse approach to the lumbar spine provides reliable landmarks for labor epidurals. Anesth Analg 2007；104：1188-92.
15) Balki M, Lee Y, Halpern S, et al. Ultrasound imaging of the lumbar spine in the transverse plane：the correlation between estimated and actual depth to the epidural space in obese parturients. Anesth Analg 2009；108：1876-81.
16) Jaime F, Mandell GL, Vallejo MC, et al. Uniport soft-tip, open-ended catheters versus multiport firm-tipped close-ended catheters for epidural labor analgesia：a quality assurance study. J Clin Anesth 2000；12：89-93.
17) Shenouda PE, Cunningham BJ. Assessing the superiority of saline versus air for use in the epidural loss of resistance technique：a literature review. Reg Anesth Pain Med 2003；28：48-53.
18) Segal S, Arendt KW. A retrospective effectiveness study of loss of resistance to air or saline for identification of the epidural space. Anesth Analg 2010；110：558-63.
19) Beilin Y, Arnold I, Telfeyan C, et al. Quality of analgesia when air versus saline is used for identification of the epidural space in the parturient. Reg Anesth Pain Med 2000；25：596-9.
20) Aida S, Taga K, Yamakura T, et al. Headache after attempted epidural block：the role of intrathecal air. Anesthesiology 1998；88：76-81.
21) Hamilton CL, Riley ET, Cohen SE. Changes in the position of epidural catheters associated with patient movement. Anesthesiology 1997；86：778-84.
22) Tyagi A, Kumar R, Bhattacharya A, et al. Filters in anaesthesia and intensive care. Anaesth Intensive Care 2003；31：418-33.
23) Charlton GA, Lawes EG. The effect of micropore filters on the aspiration test in epidural analgesia. Anaesthesia 1991；46：573-5.
24) D'Angelo R, Foss ML, Livesay CH. A comparison of multiport and uniport epidural catheters in laboring patients. Anesth Analg 1997；84：1276-9.
25) Hood DD, Dewan DM, James FM 3rd. Maternal and fetal effects of epinephrine in gravid ewes. Anesthesiology 1986；64：610-3.
26) Chestnut DH, Weiner CP, Martin JG, et al. Effect of intravenous epinephrine on uterine artery blood flow velocity in the pregnant guinea pig. Anesthesiology 1986；65：633-6.
27) Soetens FM, Soetens MA, Vercauteren MP. Levobupivacaine-sufentanil with or without epinephrine during epidural labor analgesia. Anesth Analg 2006；103：182-6.
28) Yarnell RW, Ewing DA, Tierney E, et al. Sacralization of epidural block with repeated doses of 0.25％ bupivacaine during labor. Reg Anesth 1990；15：275-9.
29) Merry AF, Cross JA, Mayadeo SV, et al. Posture and the spread of extradural analgesia in labour. Br J Anaesth 1983；55：303-7.

30) Li DF, Rees GA, Rosen M. Continuous extradural infusion of 0.0625％ or 0.125％ bupivacaine for pain relief in primigravid labour. Br J Anaesth 1985 ; 57 : 264-70.
31) Hicks JA, Jenkins JG, Newton MC, et al. Continuous epidural infusion of 0.075％ bupivacaine for pain relief in labour. A comparison with intermittent top-ups of 0.5％ bupivacaine. Anaesthesia 1988 ; 43 : 289-92.
32) Simmons SW, Cyna AM, Dennis AT, et al. Combined spinal-epidural versus epidural analgesia in labour. Cochrane Database Syst Rev 2007 ;（3）: CD003401.
33) Lyons G, Columb M, Hawthorne L, et al. Extradural pain relief in labour : bupivacaine sparing by extradural fentanyl is dose dependent. Br J Anaesth 1997 ; 78 : 493-7.
34) Ganesh A, Maxwell LG. Pathophysiology and management of opioid-induced pruritus. Drugs 2007 ; 67 : 2323-33.
35) Waxler B, Dadabhoy ZP, Stojiljkovic L, et al. Primer of postoperative pruritus for anesthesiologists. Anesthesiology 2005 ; 103 : 168-78.
36) Norris MC, Grieco WM, Borkowski M, et al. Complications of labor analgesia : epidural versus combined spinal epidural techniques. Anesth Analg 1994 ; 79 : 529-37.
37) Lieberman E, Lang JM, Frigoletto F Jr, et al. Epidural analgesia, intrapartum fever, and neonatal sepsis evaluation. Pediatrics 1997 ; 99 : 415-9.
38) Goetzl L, Zighelboim I, Badell M, et al. Maternal corticosteroids to prevent intrauterine exposure to hyperthermia and inflammation : a randomized, double-blind, placebo-controlled trial. Am J Obstet Gynecol 2006 ; 195 : 1031-7.
39) Goetzl L, Cohen A, Frigoletto F Jr, et al Maternal epidural use and neonatal sepsis evaluation in afebrile mothers. Pediatrics 2001 ; 108 : 1099-102.
40) Yancey MK, Zhang J, Schwarz J, et al. Labor epidural analgesia and intrapartum maternal hyperthermia. Obstet Gynecol 2001 ; 98 : 763-70.
41) Weiniger CF, Wand S, Nadjari M, et al. Post-void residual volume in labor : a prospective study comparing parturients with and without epidural analgesia. Acta Anaesthesiol Scand 2006 ; 50 : 1297-303.
42) Pan PH, Bogard TD, Owen MD. Incidence and characteristics of failures in obstetric neuraxial analgesia and anesthesia : a retrospective analysis of 19,259 deliveries. Int J Obstet Anesth 2004 ; 13 : 227-33.
43) Turner-Lawrence DE, Kerns Ii W. Intravenous fat emulsion : a potential novel antidote. J Med Toxicol 2008 ; 4 : 109-14.
44) To WW, Wong MW. Factors associated with back pain symptoms in pregnancy and the persistence of pain 2 years after pregnancy. Acta Obstet Gynecol Scand 2003 ; 82 : 1086-91.
45) Russell R, Dundas R, Reynolds F. Long term backache after childbirth : prospective search for causative factors. BMJ 1996 ; 312 : 1384-8.
46) Sartore A, Pregazzi R, Bortoli P, et al. Effects of epidural analgesia during labor on pelvic floor function after vaginal delivery. Acta Obstet Gynecol Scand 2003 ; 82 : 143-6.
47) Sharma SK, McIntire DD, Wiley J, et al. Labor analgesia and cesarean delivery : an individual patient meta-analysis of nulliparous women. Anesthesiology 2004 ; 100 : 142-8.
48) Marucci M, Cinnella G, Perchiazzi G, et al. Patient-requested neuraxial analgesia for labor : impact on rates of cesarean and instrumental vaginal delivery. Anesthesiology 2007 ; 106 : 1035-45.
49) Clarke VT, Smiley RM, Finster M. Uterine hyperactivity after intrathecal injection of fentanyl for analgesia during labor : a cause of fetal bradycardia? Anesthesiology 1994 ; 81 : 1083.

〔奥富　俊之〕

III. 無痛分娩を効果的に行う

2 無痛分娩の麻酔方法：最近の知見

はじめに

　1847年のSimpsonらによるエーテルを用いた無痛分娩の発表以来，新しい麻酔方法や麻酔薬の発見により無痛分娩の麻酔方法は改善されてきた。現在もより有効で安全な麻酔方法求めて多くの研究がなされ進歩が続いている。本項ではより安全で効果的，妊婦の満足度が高い無痛分娩を行うために，現在も進歩を続けている無痛分娩の麻酔方法やその管理について問題となるいくつかのトピックを取り上げる。

無痛分娩の麻酔をいつ開始し，いつ止めるか

1 麻酔をいつ開始するか

　無痛分娩の麻酔をいつ開始するかについては最近まで議論が続いている。古くから，分娩の早い時期から麻酔を開始すると分娩時間が長くなり，難産になり帝王切開術になる率が高くなると考えられていた。Retrospective studyでは子宮口が4cm開大する以前に麻酔を開始すると帝王切開術になる率が高いという報告が多い[1)2)]。そのため特に初産の妊婦では早期に麻酔を開始するべきではないという意見があった。2002年に米国産婦人科学会（The American College of Obstetricians and Gynecologists：AOCG）は"初産の妊婦では帝王切開率が高くなるので，子宮口4～5cm以上開大するまで無痛分娩を開始するべきではない"というコメントを出した[3)]。しかしこれらの研究は必ずしも麻酔を早く開始することが帝王切開術になる頻度を高めていることにはならない。分娩早期から強い痛みを訴える妊婦は難産や帝王切開術になることが多いことが知られている。麻酔の開始時期と帝王切開術の関係について多くの研究がなされているが，最近の前向き研究からは子宮口が4～5cm開大以前の早期に硬膜外麻酔や脊髄くも膜下硬膜外併用麻酔（脊硬麻）を開始しても最終的な帝王切開術が必要になる率に影響しないことが示されている[4)～6)]。分娩早期に硬膜外麻酔，脊硬麻を行った初産の妊婦と分娩早期の痛みを麻薬の全身投与で対応し麻酔開始を遅らせた初産の妊婦を比較した2007年のmeta-analysisに

おいて両群で帝王切開術率は変わらず，かえって麻酔開始を遅らせた妊婦に胎児機能不全（non-reassuring fetal status：NRFS）による器械分娩（吸引分娩や鉗子分娩）率の上昇，新生児の臍帯動脈pHの低下，ナロキソンの必要性が高くなるなど不利な点があることが示されている。また鎮痛が不十分になる率が上がり，妊婦の満足度も低くなっている[7]。最近のWangらの研究では子宮口の開大が1cm程度の極早期に麻酔を開始しても子宮口が4cm程度までメペリジンの筋注にて硬膜外麻酔開始を遅らせても，分娩時間，帝王切開術が必要になる率には影響しないとされている[8]。

2006年にACOGは「neuraxial analgesia（硬膜外麻酔，脊髄くも膜下麻酔，脊硬麻）は効果が強く，分娩の痛みを最も抑えることができる。かつてAOCGは初産の妊婦では子宮口が4～5cm以上開大するまで硬膜外麻酔を開始するべきではないとしてきたが，最新の研究からは硬膜外麻酔は帝王切開術の率を高めない。麻酔方法，使用薬剤，使用量の選択は患者の好み，医学的状態，適応など多くの因子に基づいて決まる。帝王切開術になることを恐れることが妊婦の選ぶことができる分娩中の鎮痛方法の選択に影響するべきではない」とのコメントを出している[9]。

2 麻酔をいつ止めるか

硬膜外麻酔による無痛分娩では十分な鎮痛を提供すれば分娩第2期が延びる傾向にある。また妊婦が努責感を感じられないことや，陣痛がいつ来ているかも分からなくなる場合もある。吸引分娩や鉗子分娩の率も無痛分娩を行わない妊婦より高くなる[10]。そのため分娩第2期になる前に硬膜外麻酔を中止して麻酔の影響を少なくしようとする考え方がある。しかし分娩が終了するまで麻酔を続けた妊婦と子宮口全開大で麻酔の持続投与を中止した妊婦を比較した研究でも[11]，子宮口が8cmで麻酔を中止した妊婦を比較した研究でも[12]，どちらも麻酔を早く中止しても分娩第2期の時間，器械分娩や帝王切開術が必要になる率，児の回旋異常を起こす率などに差はなく，鎮痛が不十分になる妊婦だけが増加することが示されている。麻酔の影響を分娩第2期だけなくすことは難しく，早く止めれば妊婦の痛みを伴う。

出産後には会陰切開部や裂傷部の縫合，遺残胎盤の娩出のような子宮内処置，弛緩出血に対する子宮輪状マッサージなど痛みを伴う処置が必要な場合も多い。産後外科的処置が終わるまでは麻酔を続けるべきである。

《まとめ》

麻酔の開始時期が帝王切開術や器械分娩が必要になる率に影響するという確証はない。規則的な陣痛があり分娩が開始していると考えられれば妊婦の希望で麻酔を開始するべきである。

分娩第2期の直前に硬膜外麻酔を中止しても分娩第2期は短縮せず，吸引分娩や鉗子分娩の率も低下しない。分娩が終了するまで麻酔を続け十分な鎮痛を行ったほうが妊婦の痛みも少なく満足度も高い。

硬膜外麻酔中の体位

1 硬膜外麻酔穿刺時の体位

　妊婦は妊娠の経過とともに腰椎の前彎が強くなってくる。またお腹が大きくなっていることなどから脊椎を前屈させることが難しい。そのため硬膜外麻酔穿刺時の体位の取り方が穿刺成功に重要である。硬膜外麻酔穿刺時の体位としては側臥位と坐位がある。一般的に日本では側臥位での穿刺が多いが、欧米では坐位での穿刺も広く行われている。

　坐位での穿刺の利点としては脊柱の正中や後上腸骨稜が確認しやすく、脊椎が左右に曲がっていることも分かりやすい。実際に硬膜外穿刺時の体位を比較した研究では坐位の方が穿刺に要した時間が有意に短く、カテーテルの挿入できない率も低かった[13]。また無痛分娩の硬膜外麻酔穿刺時の体位による皮膚から硬膜外腔への距離を比較した研究でも側臥位より坐位の方が有意に短いという結論[14]が出ていることから、脊椎の前屈もしやすいと推測される。

　肥満や浮腫の強い患者では側臥位の時大きな臀部や腹部が脊柱を側方に彎曲させることや、皮膚や軟部組織が垂れ下がり脊柱の正中を分かりにくくすることなどが原因で穿刺が困難になる場合がある。そのような場合は坐位の方が脊柱の側方への彎曲もなく正中も比較的分かりやすいので穿刺がやりやすいことが多い。

　硬膜外穿刺のために体位による心拍出量の変化を胸部のインピーダンスで調べた研究では、強い前屈による大動静脈の圧迫が原因と考えられる心拍出量の低下が側臥位穿刺の方が坐位より多いことが示されている。側臥位での穿刺が子宮胎盤循環に不利に働く可能性がある。坐位で心拍出量の低下が少ないのは前屈がしにくいのではなく、子宮が前方に移動するため動静脈圧迫が起こりにくいためであると考察している[15]。

　妊娠満期の妊婦が穿刺時の体位としてどちらが楽かを比較した研究では、全体では側臥位、坐位に差はなかったが、BMI25以下の妊婦では側臥位を、BMI30以上の妊婦では坐位を優位に好んだ[16]。

　一方坐位での穿刺では穿刺中に迷走神経反射や起立性低血圧を発生し、めまい、冷汗、顔面蒼白、低血圧、徐脈などが発生し穿刺が続行できなくなることが側臥位での穿刺より多いと言われている。また坐位では硬膜外静脈叢の静水圧が高くなるため静脈が怒張し、カテーテルの血管内迷入率が高くなることも示されている[17]。

2 硬膜外麻酔維持中の体位

　仰臥位低血圧を避け、心拍出量を維持し胎盤血流を維持することが重要である。仰臥位を避け、側臥位や半側臥位、坐位、半坐位などで過ごし定期的に血圧測定を行い、胎児心拍、子宮収縮の連続モニタを行う[18]。硬膜外麻酔投与中の体位や体の向きが麻酔の広がりや成功率に影響するかどうかは議論[19,20]がありはっきりしていない。

《まとめ》
　硬膜外麻酔穿刺時の体位としは側臥位と坐位がある。妊婦によって楽な姿勢も違い，それぞれの体位には利点，欠点がある。麻酔科医も介助するスタッフもどちらの穿刺にも慣れていることが望ましい。分娩中は仰臥位低血圧を避け側臥位，坐位などで過ごす。

無痛分娩中の絶飲食は必要か

1 分娩中は絶飲食にするか

　分娩中に経口摂取をしてもよいかについては今も議論のある問題である。日本では古くから分娩開始後も可能な限り食事を取りお産にそなえるという風潮があり，分娩開始後も食事を制限している施設は少ない。米国では緊急帝王切開術が必要になったとき，全身麻酔導入時に誤嚥性肺炎を予防するために分娩中は絶飲・絶食としている施設が多かった。もともと全身麻酔による帝王切開術が多く，誤嚥性肺炎による母体死亡の多かった英国では1970年代頃から分娩中の絶食が導入され，同時に脊髄くも膜下麻酔や硬膜外麻酔による帝王切開術が一般的になり，また全身麻酔時の誤嚥の予防（H_2ブロッカー，制酸薬，cricoid pressure，rapid sequence induction）行われるようになったことから誤嚥性肺炎による母体死亡は減少した。1960～1970年代に年間に1～3人いた誤嚥性肺炎による母体死亡は最近では3年間で0～1人減少している[21]。
　現在は米国，英国の多くの施設で分娩中のクリアーリキッド（水，お茶，果肉の入っていないジュース，炭酸飲料，ミルクの入っていない紅茶，ブラックコーヒー）などの摂取を許可するようになってきている。
　英国の1991年の統計では98％の施設で何らかの形で経口摂取を許可している，また経口摂取を許可している施設のうち68％は水分だけだが，32％は軽食だが固形物も許可している。経口摂取にガイドラインを設けている施設が多い。食事を制限する因子として肥満，多胎，骨盤位，オキシトシンの使用，胎児心拍の異常，羊水混濁，硬膜外無痛分娩の施行などが挙げられている[23]。
　米国では2009年にAOCGが「分娩中はクリアーリキッドは摂取して良いが固形物は避けるべきだ」という意見を出している[24]。現時点で分娩中の妊婦の経口摂取の安全性に関するはっきりとした結論を導き出している研究はない。分娩中にどこまで飲食を制限するかはその利点・欠点も考えて決定しなければならない。
　妊婦はもともと，妊娠後期になると絶食により飢餓状態になりやすい。分娩中はエネルギーの必要性が増加しさらに飢餓状態になりやすいと考えられる。分娩中の経口摂取を水だけにした妊婦と，軽食も可能にした妊婦を比較した研究では，食事を取った群には認められなかったケトーシスを水分だけの群では認めている。ただし食事をしている妊婦ではエコー上胃の容積は大きく嘔吐物の量も多かった。軽食摂取では全身麻酔導入時の誤嚥性肺炎の危険性があると考えられた[25]。

また分娩中の水分摂取を水で行う妊婦とスポーツドリンクを摂取する妊婦で比較した研究ではスポーツドリンク摂取でケトーシスはなくなり，エコー上胃内容量はどちらでも同等であった[26]。

妊婦が分娩中に食事をすることで分娩経過に違いがあるかを調べた研究では，水だけにするか，食事を可能するかで分娩時間，機械分娩率，帝王切開術率，嘔吐の頻度，児の出生後の経過などすべて差がなく，妊婦の満足度が高いこと以外食事することの利点はなかった[27]。

2 無痛分娩中は絶飲食にするか

陣痛は胃内容の排出を遅らせ，麻薬の全身投与はそれをさらに顕著にすることが知られている。硬膜外麻酔などの神経ブロック時に局所麻酔に少量の麻薬を添加しても，局所麻酔単独でも胃内容の排出に差はない[28]。前述の分娩中の食事や，水分摂取の影響を調べた研究でも，希望者には硬膜外無痛分娩を行っている[25]〜[27]。

硬膜外無痛分娩を行っている妊婦に緊急帝王切開術が必要になったとき，多くの場合硬膜外カテーテルから局所麻酔薬を追加することで迅速に手術に対応できる。硬膜外麻酔の拡がりが不十分で全身麻酔が必要になる率は低い。Leeらは無痛分娩中に帝王切開術に変更になった妊婦に硬膜外カテーテルから1.5％のリドカイン20mlに1mEq/10mlの重炭酸ナトリウム，5μg/mlのアドレナリンを添加した液を追加した場合の麻酔の成功率を調べた。麻酔の拡がりが不十分で全身麻酔に変更したのは1.7％であった[29]。硬膜外無痛分娩中の緊急帝王切開術では全身麻酔の必要性が低いことや，硬膜外カテーテルの血管内迷入やくも膜下迷入が原因で起こるかもしれない意識消失などはまれな合併症であることを考慮すると，完全に飲水まで制限する必要があるかは疑問である。2007年の米国麻酔科学会（ASA）の産科麻酔診療ガイドラインでは「硬膜外無痛分娩中，合併症のない妊婦は控えめな量であればクリアーリキッドの摂取をしても許される，ただし固形物の摂取は合併症の発生を増やす可能性がある」と記されている[30]。

《まとめ》

分娩中の固形物の摂取に関して，国により施設により分娩自体の管理方法も違うため単純に比較は難しい。今後も安全性や食事を取ることの意味も含め検討が必要である。水分に関しては多くの国で認められている。

硬膜外無痛分娩を行っても必ず絶飲にする必要はない。経過が順調であればクリアーリキッドの摂取は問題ないと考えられる。特に糖質を含むスポーツドリンクなどは胃内容の増加も伴わず妊婦のケトーシスを予防し理想的である。食事の摂取は安全性に疑問があり嘔吐の量も増える，また分娩経過に対して有利な点も見出されていないので控えるべきである。

硬膜外無痛分娩に最も適した局所麻酔薬は

　硬膜外無痛分娩で用いる局所麻酔薬は十分な鎮痛効果を持ちながら，運動神経麻痺は少ないことが望まれる（分離神経遮断）。また母体への毒性が少ない，子宮収縮に対する影響が少ない，胎盤から胎児への移行が少ない，胎児への影響も少ないことが必要である。現在主に硬膜外無痛分娩に用いられていブピバカイン，ロピバカイン，レボブピバカインの3つの局所麻酔薬を比較する。

1 ブピバカイン

　ブピバカインは硬膜外麻酔による無痛分娩の局所麻酔薬として長年広く使われてきた。硬膜外投与後鎮痛を得るまでの時間は平均8〜10分，最大効果発現までは約20分，効果持続時間は約90分である。血中での蛋白結合が強く，胎盤から児への移行は少なく臍帯静脈/母体動脈血中濃度比（UV/MA）は0.3である。高濃度のブピバカインが間違って血管内に投与されると心毒性により心停止，死亡などが起こることがあるため注意が必要である。ただ現在広く行われている低濃度局所麻酔薬と麻薬を用いた硬膜外無痛分娩では高濃度の局所麻酔薬が血管内に一度に大量に投与される可能性は低く，絶対的に使用を止める理由にはならない。無痛分娩から緊急帝王切開術に変更する場合などに用いるとき，高濃度のブピバカインが間違って血管内に入ることがあり得るので注意が必要である。

2 ロピバカイン

　ロピバカインはブピバカインと構造の似たアミド型局所麻酔薬で薬物動態も似ている。硬膜外無痛分娩時に同じ濃度を投与し比較した研究でブピバカインより吸引分娩の率が低かったことから運動神経麻痺が少なくより無痛分娩に適していると期待された[31]。しかしロピバカインの鎮痛効果はブピバカインより低く，同等の鎮痛効果を示す濃度で比較した研究では吸引分娩率も差はない[32)33]。ロピバカインはUV/MA比は0.28と胎盤移行は少ない。ロピバカインは同等の鎮痛効果を示す濃度で比較しても心毒性がブピバカインより低く[34]，静脈内投与されたときの代謝も早い[35]。間違って硬膜外麻酔時に血管内投与されたときの安全性が高いと考えられる。しかし帝王切開術時硬膜外麻酔での血管内誤注入による心停止の報告もある[36]。

3 レボブピバカイン

　レボブピバカインはブピバカインの2つの鏡像異性体のうちS（−）のみを含むアミド型局所麻酔薬であり，ブピバカインより心毒性が低く致死量はブピバカインの1.3〜1.6倍である。薬理学的特性はブピバカインとほぼ同じでUV/MA比は0.3で，ブピバカイン

表1 ブピバカイン，ロピバカイン，レボブピバカインの最小局所麻酔薬濃度（MLAC）と最小運動遮断濃度（MMLAC）（硬膜外投与，単位%）

	研究者	ブピバカイン	ロピバカイン	レボブピバカイン
MLAC	Benhamou[39]	—	0.09	0.077
	Polley[40]	—	0.09	0.087
	Polley[41]	0.07	0.11	—
	Lyons[42]	0.08	—	0.093
	Capogna[43]	0.09	0.16	—
MMLAC	Lacassie[44]	0.26	0.34	0.30

（照井克生．帝王切開・無痛分娩におけるロピバカインの臨床使用の実際．日臨麻会誌 2009；29：708-17より改変引用）

よりやや弱い鎮痛効果があり，運動麻痺も同程度かやや弱い．硬膜外麻酔時に高濃度の血管内誤注入による心停止の報告がある[37]．

　局所麻酔薬の力価を評価するために比較した硬膜外無痛分娩時の20ml投与による50％の妊婦が30分以内に鎮痛を得られる最小局所麻酔薬濃度（minimum local anesthetic concentration：MLAC），運動遮断の指標である50％の妊婦が30分以内に下肢が挙上できなくなる最小運動遮断濃度（motor blocking minimum local anesthetic concentrations：MMLAC）の比較を表1に示す．

　この表から研究により若干の差はあるがロピバカインの鎮痛効果はブピバカインの約0.6倍で運動麻痺効果も約0.6倍程度あることが分かる．またレボブピバカインの鎮痛効果はブピバカインの約0.9倍で運動遮断効果も約0.9倍程度あることも分かる．結局，同じ鎮痛効果では同程度の運動遮断が起きることが予測される．また麻薬と併用して行われた臨床的な無痛分娩時の比較研究において3つの薬剤の鎮痛効果，運動麻痺，分娩様式への影響に差はない[45]．

《まとめ》
　硬膜外に無痛分娩で投与する場合ブピバカイン，ロピバカイン，レボブピバカインの3つの薬剤は低濃度の投与では心毒性の可能性もなく安全性にも差はないと考えられる．現在のところ硬膜外無痛分娩において3つの薬剤は効果に関して同等で臨床的に明らかな差はない．

レミフェンタニルIV-PCAによる無痛分娩

　無痛分娩の麻酔方法としては硬膜外麻酔，脊硬麻などの神経ブロックが多くの場合第一選択となる．しかし出血傾向のある場合，刺入部または全身性の感染のある場合，脊椎疾患などで穿刺が困難な場合，脊椎の神経障害がある場合，妊婦が穿刺を拒否した場合，硬膜外穿刺をする医師がいない場合などは施行できない．代わりの鎮痛方法として麻薬の全身投与や亜酸化窒素の吸入による鎮痛が行われる．麻薬としてはメペリジンが

広く使われてきた。しかし鎮痛効果は不十分で，妊婦に不安感をもたらすこと，蓄積性があり新生児の抑制や乳汁移行することなどが問題になる。亜酸化窒素も鎮痛効果は不十分で医療従事者の曝露も避けられない。最近ではこれらの方法に変わって，レミフェンタニルのIV-PCAを用いた無痛分娩が多く研究，使用されている。

レミフェンタニルは超短時間作用性のμ受容体作動薬で，血液や筋肉中の非特異的エラスターゼにより代謝される。ボランティアでの調査では単回投与の作用発現までの時間は30秒と早い，最大効果は2.5分で発現する，効果の半減期は約6分である[46]。1回の子宮収縮は平均70秒なので，子宮収縮を感じてすぐにボーラス投与すればその陣痛から効果は発現するが，最大効果には至らない。長時間連続投与した後の半減期（context-sensitive half-time）は約3分と短く，長時間投与しても蓄積されない[47]。容易に胎盤を通過し胎児に移行する，UV/MA比は0.88である。しかし胎児でも迅速に代謝され，臍帯動脈/母体動脈血中濃度比（UA/MA）は0.29と低い。新生児でも短時間で代謝され蓄積されないため，出生直前まで投与しても新生児の呼吸抑制も少ない[48]。

鎮痛効果は分娩第1期では多くの研究で有効であることが示されている。分娩初期の鎮痛薬として広く用いられているメペリジンの筋注[49]や亜酸化窒素吸入[50]と比べれば強いが，硬膜外鎮痛と比較すると弱い[51]。しかし鎮痛満足度は硬膜外鎮痛と同等との研究もある[52]。分娩第2期の鎮痛効果は強くない[53]。

レミフェンタニルIV-PCAの副作用としては，母体の眠気，呼吸抑制，低酸素，かゆみ，吐き気がある[54]。胎児に対する副作用は少ないが，胎児心拍陣痛図（cardiotocogram：CTG）で胎児心拍変動の消失や胎児徐脈が観察されることがあるが，メペリジンの静脈内投与より少ない[55]。

レミフェンタニルのIV-PCAの最適な使用方法（ボーラス投与量，ロックアウト時間，持続投与の有無，量）などは確立していない。現在広く行われている方法は，PCAボーラス投与0.4～0.5μg/kg，ロックアウト時間1～2分，持続投与なしで投与する方法である。この方法で適度の鎮痛が得られ，新生児，母体の副作用も少なかったとしている[50)52]。多くの研究で個々の必要量に差があること，分娩の進行に伴い必要量が大きく変化することから，より鎮痛効果を上げるためにはボーラス投与量は効果を見ながら症例により設定したり，分娩の進行より変化させたりすることも必要かもしれない。

実際の施行上の問題点として，レミフェンタニルの全身麻酔以外の投与は適応外であり，その使用法や安全性が確立しているわけではない。その効果も含めた十分なインフォームド・コンセントが必要であること，投与中は適切なモニタ（血圧，SpO_2）と，常に助産師などによる一対一の監視が必要とされている。

鎮痛を望まない妊婦とできるだけ痛みを取りたい妊婦だけではなく，硬膜外麻酔までは望まないが簡単な方法であれば痛みを和らげたいという妊婦もいる。レミフェンタニルのIV-PCA投与は，硬膜外麻酔や脊硬麻ほどの鎮痛効果はないが硬膜外麻酔が行えない妊婦だけでなく妊婦，産科医や助産師がその効果や限界を十分に理解したうえで行えば分娩時の鎮痛法として妊婦の満足度も高く一つの選択になる可能性がある。実際に英国のUlster Hospitalではそれまで硬膜外無痛分娩が33％であったが，レミフェンタニルIV-PCAの開始後2年間で硬膜外無痛分娩は23％と10％減少し，IV-PCAは28％に行われた。

硬膜外鎮痛の減少分以上にIV-PCAが行われている[56]。

《まとめ》
　レミフェンタニルのIV-PCA投与による無痛分娩は他の麻薬や亜酸化窒素の全身投与より鎮痛効果は優れている，また新生児の抑制も少ない。しかし硬膜外麻酔や脊硬麻よりは鎮痛効果は弱く，特に分娩第2期の鎮痛は弱い。レミフェンタニル投与の問題点としては，母体の呼吸抑制，過鎮静，胎児徐脈がある。分娩時の鎮痛方法の一つの選択肢となる可能性があり，今後の投与方法や安全性，副作用などの研究，データの蓄積が望まれる。

おわりに

　無痛分娩に関する議論ある問題や，局所麻酔薬の比較，新しい麻酔法について紹介した。無痛分娩の麻酔法や麻酔中の管理方法はより安全に，より確実に，より妊婦の満足度を高められるように今後も研究され進歩していくと考えられる。無痛分娩を担当する麻酔科医は常に新しい情報を得て，より安全で質の高い無痛分娩を目指すべきである。

■参考文献

1) Seyb ST, Berka RJ, Socol ML, et al. Risk of cesarean delivery with elective induction of labor at term in nulliparous women. Obstet Gynecol 1999；94：600-7.
2) Fogel ST, Shyken JM, Leighton BL, et al. Epidural labor analgesia and the incidence of cesarean delivery for dystocia. Anesth Analg 1998；87：119-23.
3) Goetzl LM. ACOG Committee on practice bulletins-obstetrics：ACOG practice bulletin. Clinical management guidelines for obstetrician-gynecologists number 36, July 2002. Obstetric analgesia and anesthesia. Obstet Gynecol 2002；100：177-91.
4) Thorp JA, Meyer BA, Cohen GR, et al. Risk of cesarean delivery with elective induction of labor at term in nulliparous women. Obstet Gynecol 1999；94：600-7.
5) Wong CA, Scavone BM, Peaceman AM, et al. The risk of cesarean delivery with neuraxial analgesia given early versus late in labor. N Engl J Med 2005；352：655-65.
6) Ohel G, Gonen R, Vaida S, et al. Early versus late initiation of epidural analgesia in labor：does it increase the risk of cesarean section? A randomized trial. Am J Obstet Gynecol 2006；194：600-5.
7) Marucci M, Cinnella G, Perchiazzi G, et al. Patient-requested neuraxial analgesia for labor：Impact on rates of cesarean and instrumental vaginal delivery. Anesthesiology 2007；106：1035-45.
8) Wang F, Shen X, Guo X, et al. Labor analgesia examining group：Epidural analgesia in the latent phase of labor and the risk of cesarean delivery：a five-year randomized controlled trial. Anesthesiology 2009；111：871-80.
9) American College of Obstetricians and Gynecologists committee on obstetric practice. Analgesia and cesarean delivery rates. ACOG Committee opinion No. 339. Obstet Gynecol 2006；107：1487.
10) Halpern SH, Leighton BL. Epidural analgesia and the progress of labor. In：Halpern SH, Douglas MJ, editors. Evidence-based Obstetric Anesthesia. Oxford：Blackwell；2005. p.10-

22.

11) Chestnut DH, Laszewski LJ, Pollack KL, et al. Continuous epidural infusion of 0.0625% bupivacaine-0.0002% fentanyl during the second stage of labor. Anesthesiology 1990 ; 72 : 613-8.

12) Chestnut DH, Vandewalker GE, Owen CL, et al. The influence of continuous epidural bupivacaine analgesia on the second stage of labor and method of delivery in nulliparous women. Anesthesiology 1987 ; 66 : 774-80.

13) Stone PA, Kilpatrick AWA, Thorburn J. Posture and epidural catheter insertion. The relationship between skill, experience and maternal posture on the outcome of epidural catheter insertion. Anaesthesia 1990 ; 45 : 920-3.

14) Hamza J, Smida M, Benhamou D, et al. Parturient's posture during epidural puncture affects the distance from skin to epidural space. J Clin Anesth 1995 ; 7 : 1-4.

15) Andrews PJ, Ackerman WE, Juneja MM. Aortocaval compression in the sitting and lateral decubitus positions during extradural catheter placement in the parturient. Can J Anesth 1993 ; 40 : 320-4.

16) Vincent RD, Chestnut DH. Which position is more comfortable for the parturient during identification of the epidural space? Int J Obstet Anesth 1991 ; 1 : 9-11.

17) Bahar M, Chanimov M, Cohen ML, et al. The lateral recumbent head-down position decreases the incidence of epidural venous puncture during catheter insertion in obese parturients. Can J Anesth 2004 ; 51 : 577-80.

18) Preston R, Crosby ET, Kotarba D, et al. Maternal positioning affects fetal heart rate changes after epidural analgesia for labour. Can J Anaesth 1993 ; 40 : 1136-41.

19) Merry AF, Cross JA, Mayadeo SV, et al. Posture and the spread of extradural analgesia in labour. Br J Anaesth 1983 ; 55 : 303-7.

20) Beilin Y, Abramovitz SE, Zahn J, et al. Improved epidural analgesia in the parturient in the 30 degree tilt position. Can J Anaesth 2000 ; 47 : 1176-81.

21) CEMACH. Why mothers die. Report on confidential enquiries into maternal deaths in the United Kingdom 2002-2004. London : RCOG Press ; 2004.

22) Michael S, Reilly CS, Caunt JA. Policies for oral intake during labour. A survey of maternity units in England and Wales. Anaesthesia 1991 ; 46 : 1071-3.

23) North Bristol NHS .Trust guideline for eating and drinking in labour and the early postoperative period.

24) Committee on obstetric practice, American College of Obstetricians and Gynecologists. ACOG Committee opinion No. 441. Oral intake during labor. Obstet Gynecol 2009 ; 114 : 714.

25) Scrutton MJ, Metcalfe GA, Lowy C, et al. Eating in labour : a randomised controlled trial assessing the risks and benefits. Anaesthesia 1999 ; 54 : 329-34.

26) Kubli M, Scrutton MJ, Seed PT, et al. An evaluation of isotonic "sport drinks" during labor. Anesth Analg 2002 ; 94 : 404-8.

27) O'Sullivan G, Liu B, Hart D, et al. Effect of food intake during labour on obstetric outcome : randomised controlled trial. BMJ 2009 ; 338 : b784.

28) Zimmermann DL, Breen TW, Fick G. Adding fentanyl 0.0002% to epidural bupivacaine 0.125% does not delay gastric emptying in laboring patients. Anesth Analg 1996 ; 82 : 612-6.

29) Lee S, Lew E, Lim Y, et al. Failure of augmentation of labor epidural analgesia for intrapartum cesarean delivery : a retrospective review. Anesth Analg 2009 ; 108 : 252-4.

30) American Society of Anesthesiologists task force on obstetric anesthesia. Practice guidelines for obstetric anesthesia : an updated report by the American Society of Anesthesiologists

task force on obstetric anesthesia. Anesthesiology 2007；106：843-63.
31) Writer WD, Stienstra R, Eddleston JM, et al. Neonatal outcome and mode of delivery after epidural analgesia for labour with ropivacaine and bupivacaine：a prospective meta-analysis. Br J Anaesth 1998；81：713-7.
32) Parpaglioni R, Capogna G, Celleno D. A comparison between low-dose ropivacaine and bupivacaine at equianalgesic concentrations for epidural analgesia during the first stage of labor. Int J Obstet Anesth 2000；9：83-6
33) Fernandez-Guisasola J, Serrano ML, Cobo B, et al. A comparison of 0.0625％ bupivacaine with fentanyl and 0.1％ ropivacaine with fentanyl for continuous epidural labor analgesia. Anesth Analg 2001；92：1261-5.
34) Dony P, Dewinde V, Vanderick B, et al. The comparative toxicity of ropivacaine and bupivacaine at equipotent doses in rats. Anesth Analg 2000；91：1489-92.
35) Santos AC, Arthur GR, Wlody D, et al. Comparative systemic toxicity of ropivacaine and bupivacaine in nonpregnant and pregnant ewes. Anesthesiology 1995；82：734-40.
36) Yoshida M, Matsuda H, Fukuda I, et al. Sudden cardiac arrest during cesarean section due to epidural anaesthesia using ropivacaine：a case report. Arch Gynecol Obstet 2008；277：91-4.
37) Foxall G, McCahon R, Lamb J, et al. Levobupivacaine-induced seizures and cardiovascular collapse treated with intralipid. Anaesthesia 2007；62：516-8.
38) 照井克生. 帝王切開・無痛分娩におけるロピバカインの臨床使用の実際. 日臨麻会誌 2009；29：708-17.
39) Benhamou D, Ghosh C, Mercier FJ. A randomized sequential allocation study to determine the minimum effective analgesic concentration of levobupivacaine and ropivacaine in patients receiving epidural analgesia for labor. Anesthesiology 2003；99：1383-6.
40) Polley LS, Columb MO, Naughton NN, et al. Relative analgesic potencies of levobupivacaine and ropivacaine for epidural analgesia in labor. Anesthesiology 2003；99：1354-8.
41) Polley LS, Columb MO, Naughton NN, et al. Relative analgesic potencies of ropivacaine and bupivacaine for epidural analgesia in labor：Implications for therapeutic indexes. Anesthesiology 1999；90：944-50.
42) Lyons G, Columb M, Wilson RC, et al. Epidural pain relief in labour：potencies of levobupivacaine and racemic bupivacaine. Br J Anaesth 1998；81：899-901.
43) Capogna G, Celleno D, Fusco P, et al. Relative potencies of bupivacaine and ropivacaine for analgesia in labour. Br J Anaesth 1999；82：371-3.
44) Lacassie HJ, Habib AS, Lacassie HP, et al. Motor blocking minimum local anesthetic concentrations of bupivacaine, levobupivacaine, and ropivacaine in labor. Reg Anesth Pain Med 2007；32：323-9.
45) Atiézar MC, Palanca JM, Torres F, et al. A randomized comparison of levobupivacaine, bupivacaine and ropivacaine with fentanyl, for labor analgesia. Int J Obstet Anesth 2008；17：106-11.
46) Egan TD, Minto CF, Hermann DJ, et al. Remifentanil versus alfentanil：Comparative pharmacokinetics and pharmacodynamics in healthy adult male volunteers. Anesthesiology 1996；84：821-33.
47) Kapila A, Glass PS, Jacobs JR, et al. Measured context-sensitive half-times of remifentanil and alfentanil. Anesthesiology 1995；83：968-75.
48) Kan RE, Hughes SC, Rosen MA, et al. Intravenous remifentanil：placental transfer, maternal and neonatal effects. Anesthesiology 1998；88：1467-74.
49) Thurlow JA, Laxton CH, Dick A, et al. Remifentanil by patient-controlled analgesia compared with intramuscular meperidine for pain relief in labour. Br J Anaesth 2002；88：374-8.

50) Volmanen P, Akural E, Raudaskoski T, et al. Comparison of remifentanil and nitrous oxide in labour analgesia. Acta Anaesthesiol Scand 2005；49：453-8.
51) Volmanen P, Akural EI, Raudaskoski T, et al. Remifentanil in obstetric analgesia：a dose-finding study. Anesth Analg 2002；94：913-7.
52) Volmanen P, Sarvela J, Akural EI, et al. Intravenous remifentanil vs. epidural levobupivacaine with fentanyl for pain relief in early labour：a randomised, controlled, double-blinded study. Acta Anaesthesiol Scand 2008；52：249-55.
53) Blair JM, Hill DA, Fee JP. Patient-controlled analgesia for labour using remifentanil：a feasibility study. Br J Anaesth 2001；87：415-20.
54) Volikas I, Butwick A, Wilkinson C, et al. Maternal and neonatal side-effects of remifentanil patient-controlled analgesia in labour. Br J Anaesth 2005；95：504-9.
55) Evron S, Glezerman M, Sadan O, et al. Remifentanil：a novel systemic analgesic for labor pain. Anesth Analg 2005；100：233-8.
56) Hill D. Remifentanil patient-controlled analgesia should be routinely available for use in labour. Int J Obstet Anesth 2008；17：336-9.

〔小野　健二〕

III. 無痛分娩を効果的に行う

3 超音波ガイド下の硬膜外・脊髄くも膜下穿刺

はじめに

　硬膜外・脊髄くも膜下穿刺は，産科麻酔の基本手技である．しかし，予期せぬ穿刺困難症例に遭遇したり，片側ブロック，偶発的硬膜穿刺，高位脊髄くも膜下穿刺による脊髄損傷，といった問題が発生することがある．また，事前から硬膜外・脊髄くも膜下穿刺が困難と予想される症例（病的肥満，側弯など）においても"やってみなければ成功するかどうか分からない"といった不確実性がある．これら硬膜外・脊髄くも膜下穿刺に関する問題の多くは，これまで本手技が「盲目的穿刺」であったことに起因している．

　超音波画像は，今や麻酔科医にとっても必須のものとなった．経食道心エコー（transesophageal echocardiography：TEE）をはじめ，中心静脈ライン穿刺，末梢神経ブロックなどにおいて，超音波画像は麻酔科臨床に広く使われている．われわれトロント大学麻酔科 Dr. Carvalho の産科麻酔グループでは，硬膜外・脊髄くも膜下穿刺においても超音波画像の併用を推奨しており（spinal ultrasound），本法は合併症を防ぎ，成功率を高めるため非常に有用であると感じている．

　本項では，われわれのデータを中心に「超音波ガイド下の硬膜外・脊髄くも膜下穿刺（spinal ultrasound）」について解説する．

"Spinal ultrasound" で何ができるのか

　硬膜外・脊髄くも膜下穿刺に spinal ultrasound を併用することにより以下の項目が可能となる（表）．

1 穿刺する脊椎の高さを正確に知ることができる

　従来から行われてきた盲目的硬膜外・脊髄くも膜下穿刺法（landmark 法）では，Tuffier's line または Jacoby's line と呼ばれる腸骨稜上縁を左右を結んだラインから，穿刺する棘間の高さを推定してきた．しかし，この方法では解剖学的な個人差や肥満などにより棘間の高さが不正確になってしまう．実際，Whitty らが触診による棘間の高さの推

表　"Spinal ultrasound"で何ができるのか
1．穿刺する脊椎の高さを正確に知ることができる。
2．穿刺に失敗しない棘間および刺入点を見つけることができる。
3．皮膚から硬膜外腔までの距離を測定できる。

定を超音波診断により検証したところ，棘間の高さが正確であった症例数は55％に止まった[1]。推定される棘間とは異なる高さに硬膜外麻酔を行えば，目標とする領域に麻酔域を得られない可能性がある。また脊髄くも膜下穿刺において推定する棘間より高い位置で穿刺すれば脊髄損傷の危険がある。

2 穿刺に失敗しない棘間および刺入点を見つけることができる

　触診では硬膜外・くも膜下穿刺が容易であろうと思われる場合でも，実際に穿刺をしてみると，棘間が狭くて穿刺不能であったり，正中線より外れて片側ブロックになってしまう場合がある。
　超音波ビームが入りにくい棘間（水平断による超音波画像の描出が難しい棘間）は棘間が狭く刺入困難な可能性があるので，事前にスキャンすることにより，硬膜外・くも膜下穿刺の失敗を避けることができる。
　水平断画像による左右の超音波画像が対称な場合，プローブの位置は体の正中線上にあるので，その位置を正中法における刺入点とすれば，片側ブロックを避けることができる。超音波画像の左右差がなくならない棘間は，側弯などの脊椎の解剖学的異常が疑われるので，硬膜外・くも膜下穿刺を避ける。
　棘突起を触診で確認できない病的肥満においても，超音波画像により穿刺点を知ることができる。
　黄靱帯・硬膜の構造が正常でない場合（midline gapsがあるなど）は，その棘間での穿刺を避けることにより，偶発的硬膜穿刺を避けることができる。

3 皮膚から硬膜外腔までの距離を測定できる

　皮膚から硬膜外腔までの距離を測定することにより，硬膜外穿刺の際に予想よりも皮膚から硬膜までの距離が短くて偶発的硬膜穿刺をしてしまう危険を避けることができる。また病的肥満などにおいて皮膚から硬膜までの距離が長いと分かっていれば，事前に長い穿刺針を準備することができる。Introducerを使った脊髄くも膜下穿刺の場合，測定した皮膚から硬膜までの距離以上introducerを進めないことにより，introducerによる硬膜穿刺を防ぐことができる。

"Spinal ultrasound"の準備

1 機 材

　超音波は周波数が高いほど減衰が大きく，伝播距離が短くなる特性がある。したがって，深度の浅い領域を観察する末梢神経ブロックとは異なり，深度の深い脊椎領域を観察するには，低周波数（2～5MHz）のコンベクス型（円弧型）プローブを用いる。ただ，超音波の周波数が低くなると，画像の分解能が低下する点には注意する。最近は持ち運びに便利な小型の超音波診断装置も数多く販売されているが，麻酔科で専用の機材を確保できない場合は，分娩フロアにある産科の超音波診断装置でも代用できる。

2 Pre-scan technique

　末梢神経ブロックにおいては，超音波画像を見ながら穿刺する"real-time scan technique"が広く行われている。一方，硬膜外・脊髄くも膜下穿刺では皮膚消毒前に，超音波画像による評価を行ってから穿刺する"pre-scan technique"が一般的であり，われわれもこの方法を用いている。

3 体 位

　側臥位でも超音波ガイドは可能ではあるが，坐位の方が左右の対称性・正中線を理解しやすい。われわれは坐位を第一選択としている。

"Spinal ultrasound"の実際

1 矢状断画像の観察

　まず矢状断画像を観察し，棘間の高さをカウントする。Paramedian approachの方が超音波ビームが入りやすいので，正中線より2～3cm程度離れた位置においてプローブを体の縦に当て，超音波ビームを正中に向けて，仙骨領域から腰椎領域までを観察する。
　仙骨領域にプローブを当てると，連続性の高エコー信号を認める。これが仙骨である（図1）。そのままプローブを頭側に移動させると「ギザギザのノコギリの刃」状の高エコー信号（saw sign）を認める（図2）。仙骨の隣に観察できる最初の「ノコギリの刃」の突起に相当する部分が，第5腰椎（L5）の関節突起である。仙骨からL5，L4，L3……と関節突起をカウントし，穿刺する棘間を同定する。各関節突起の間からは，黄靱帯およ

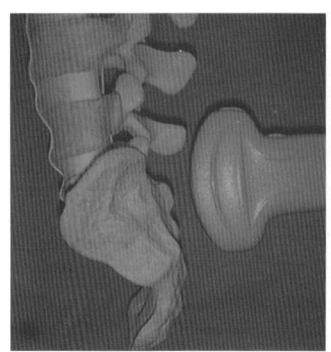

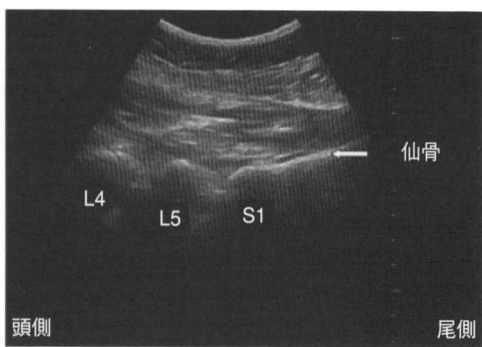

図1 矢状断における,仙骨から下部腰椎への超音波画像
仙骨は連続した高エコー領域として観察される。

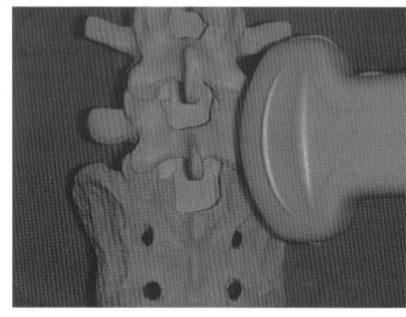

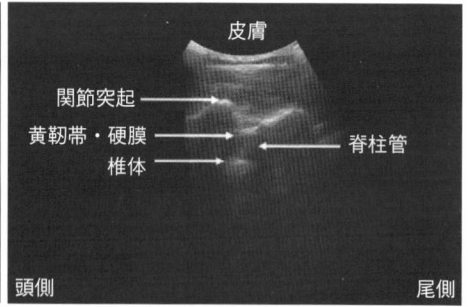

図2 矢状断における,腰椎の超音波画像(saw sign)
関節突起が,ノコギリの刃状に観察され,関節突起の間に椎間から黄靭帯・硬膜や椎体が観察される。

び硬膜が一塊の高エコー信号として観察され,その下には椎体を観察できる。

2 水平断画像の観察

　棘間の高さを同定できたら,次に水平断画像により刺入部位を決定する。穿刺を予定する腰椎の高さにおいて,プローブを90度回転させて水平とし,体の正中線上と思われる場所に当てる(図3-A)。

　プローブの位置が棘突起レベルであれば,棘突起が高エコー信号として描出され,その奥にacoustic shadowを認める(図3-B)。棘突起が画面の中央に見える場合,プローブは体の正中線上にあると判断できる。プローブを頭側または尾側に移動させると棘間が観察できる(図4)。棘間からは関節突起,横突起,黄靭帯・硬膜,椎体,が観察される。Carvalhoは,この水平断画像を「飛び立つコウモリ」に見立てて"flying bat sign"(図5)と呼んでいる[2]。

　刺入に最適な場所を見つけて解剖学的構造の確認が終了すれば,最後にモニター画面をフリーズし,機器に備え付けのキャリパーを用いて皮膚から硬膜までの距離を測定す

III．無痛分娩を効果的に行う

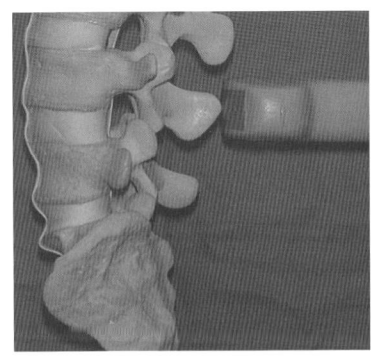

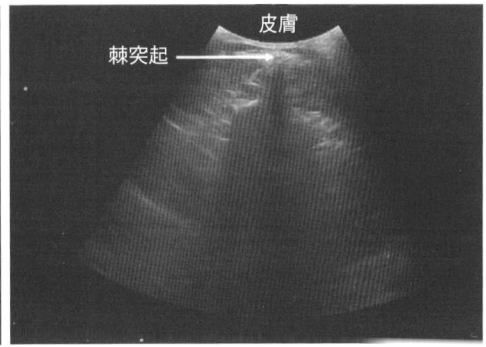

図3　水平断における，棘突起レベルでの腰椎の超音波画像
棘突起の奥にはacoustic shadowが観察される。

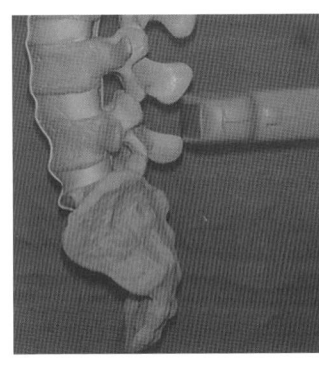

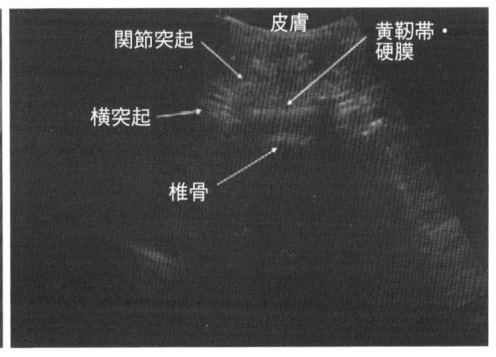

図4　水平断における，棘間レベルでの腰椎の超音波画像
皮膚から関節突起，横突起，黄靱帯・硬膜，椎体が観察される。

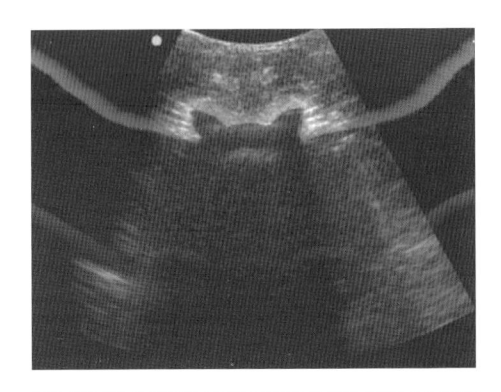

図5　"Flying bat sign"を模式化した図

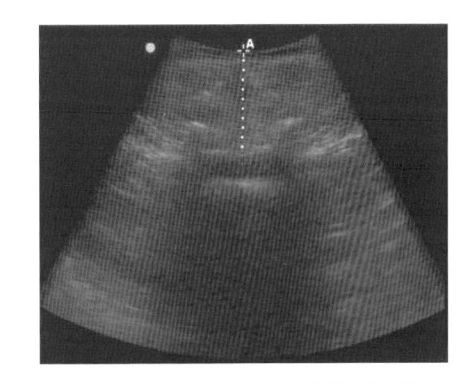

図6　皮膚から硬膜までの距離の測定
この症例では，4.5 cmと測定された。

る（図6）。Arzolaらは，硬膜外無痛分娩を行った患者において，超音波画像による皮膚から硬膜外腔までの距離測定と，実際の硬膜外針による皮膚から硬膜外腔までの距離はほぼ一致した，と報告している[3]。

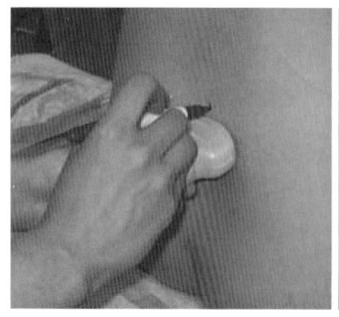

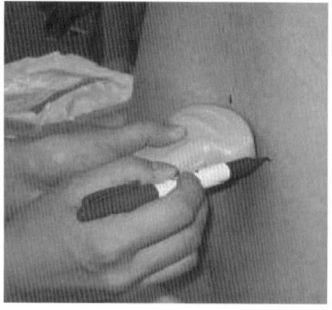

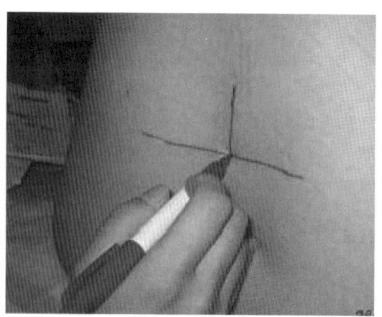

図7　刺入点のマーキング

3 実際の穿刺

　腰椎での穿刺では，正中法（median approach）を基本とする。Pre-scanで得られた刺入点をマーキングする（図7）。硬膜外穿刺の場合は，決定した穿刺点から内筒を装着したままの硬膜外針を穿刺し，測定した硬膜までの距離の1〜2cm手前までゆっくり注意深く進める。次にloss of resistance法により硬膜外腔を同定する。穿刺針の角度は，超音波画像が最も鮮明に描出できたプローブの角度に合わせる。

　Introducerを使った脊髄くも膜下穿刺の場合，introducerによる硬膜穿刺を防ぐため，introducerは測定した皮膚から硬膜までの距離以上に進めない。特に皮膚から硬膜までの距離が短い患者では注意が必要である。

4 特殊な患者に対するコツ

a. 病的肥満

　皮下の脂肪組織が厚く，硬膜までの距離が遠いため，明瞭な画像を得ることが困難な場合がある。どうしても棘間の画像を得られない場合は，棘突起の同定による正中線の同定だけでも穿刺の助けとなる（図8）。また，病的肥満患者では皮膚から硬膜外腔までの距離が超音波画像では短めに測定されることが知られている[4]。プローブを皮膚に押し付けてしまうことが原因であろう。

b. 側弯

　水平断における左右の解剖学的構造が非対称な棘間は片側ブロックとなる可能性があるので避ける（図9）。左右の解剖学的構造が対称な棘間を選択する[5]。

c. 偶発的硬膜穿刺の既往

　偶発的硬膜穿刺の原因の一つとして，発生学的に左右の黄靱帯の癒合が不十分な症例（midline gaps）の存在が注目されている[6]。腰椎にmidline gapsのある患者ではloss of resistanceによる硬膜外腔の同定では硬膜穿刺をしてしまう可能性が高い。Leeらは，硬膜外無痛分娩の際に偶発的硬膜穿刺を起こした症例と，偶発的硬膜穿刺を起こさなかっ

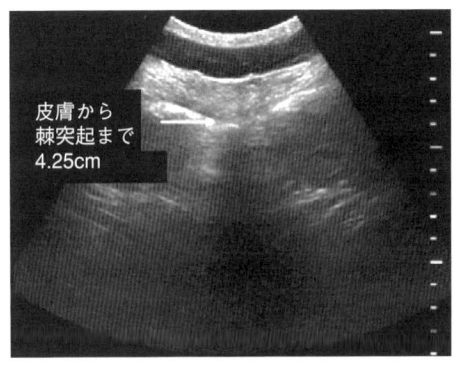

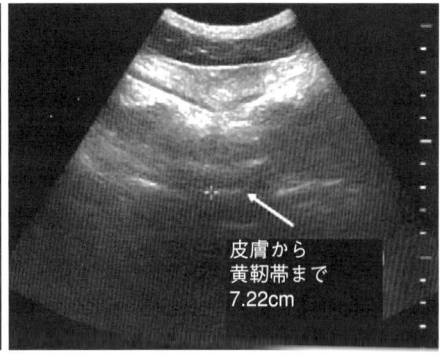

図8 肥満患者における超音波水平断画像の一例
本症例では皮膚から棘突起までの距離が4.25cmあり，触診で棘突起を触れることはできなかった。皮膚から硬膜外腔までの距離は7.22cmと測定された。

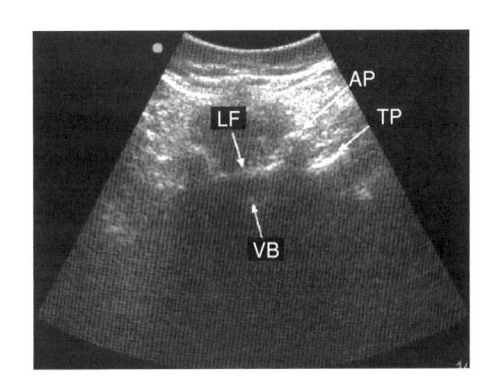

図9 側弯症例の水平断画像
左右の超音波画像が非対称である。
LF：ligamentum flavum 黄靭帯，AP：articular process 関節突起，TP：transverse process：横突起，VB：vertebral body 椎体

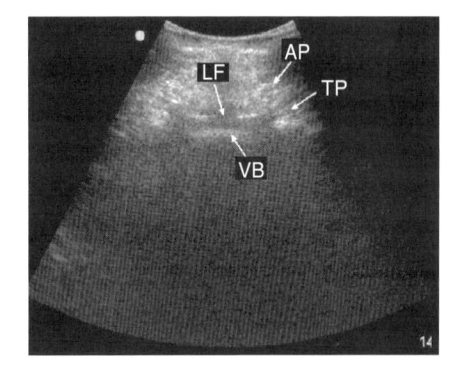

図10 過去に偶発的硬膜穿刺を起こした既往の症例のおける，黄靭帯の"midline gaps"
LF：ligamentum flavum 黄靭帯，AP：articular process 関節突起，TP：transverse process：横突起，VB：vertebral body 椎体

た症例の腰椎超音波画像を検討したところ，偶発的硬膜穿刺を起こした症例に有意に黄靭帯にmidline gapsの存在を疑わせる非典型的画像が多かったと報告している（図10）[5]。黄靭帯・硬膜に非典型的画像を認める棘間からの硬膜外穿刺は避けるべきと考えられる。しかし，下部腰椎においては黄靭帯・硬膜の非典型的超音波画像が高頻度に観察されることが知られており，そのような棘間のすべてから硬膜外穿刺を避けるべきであるかの結論は出ていない[7]。

"Spinal ultrasound" の習得と教育上の利用

"Spinal ultrasound"は，ターゲットとなる構造物が深部に存在するため，明瞭な画像

を得られないことも少なくない。したがって，習得するまで根気よく練習することが必要である。Margaridoらの報告によれば，講義と20回程度の実践練習では，超音波ガイド下の硬膜外・脊髄くも膜下穿刺をマスターするには不十分としている[8]。

硬膜外・脊髄くも膜下穿刺に慣れていないレジデントを指導する場合，指導者が超音波画像を使って脊椎の解剖を説明することができ，失敗しない刺入点・穿刺針の深さを事前に示すことができる。レジデントも，解剖学的構造を理解したうえで，安心して穿刺することができる。

おわりに

"Spinal ultrasound"の利用により，より安全で成功率の高い硬膜外・脊髄くも膜下穿刺が可能となった。今後，超音波ガイドは，硬膜外・脊髄くも膜下穿刺において，非常に有用なツールとなると確信している。

■参考文献

1) Whitty R, Moore M, Macarthur A. Identification of the lumbar interspinous spaces：Palpitation versus ultrasound. Anesth Analg 2008；106：538-40.
2) Carvalho JCA. Ultrasound-facilitated epidurals and spinals in obstetrics. Anesthesiology Clin 2008；26：145-58.
3) Arzola C, Davies S, Rofaeel A, et al. Ultrasound using the transverse approach to the lumbar spine provides reliable landmarks for labor epidurals. Anesth Analg 2007；104：1188-92.
4) Balki M, Lee Y, Halpern S, et al. Ultrasound imaging of the lumbar spine in the transverse plane：The correlation between estimated and actual depth to the epidural space in obese parturients. Anesth Analg 2009；108：1876-81.
5) Lee Y, Tanaka M, Carvalho JCA. Sonoanatomy of the lumbar spine in patients with previous unilateral dural punctures during labor epidurals. Reg Anesth Pain Med 2008；33：266-70.
6) Lirk P, Moriggl B, Colvin J, et al. The incidence of lumbar ligamentum flavum midline gaps. Anesth Analg 2004；98：1178-80.
7) Borges BCR, Wieczoreck P, Balki M, et al. Sonoanatomy of the lumbar spine of the pregnant women at term. Reg Anesth Pain Med 2009；34：581-5.
8) Margarido C, Arzola C, Balki M, et al. Anesthesiologists' learning curves for ultrasound assessment of the lumbar spine. Can J Anesth 2010；57：120-6.

〈田中　基〉

III. 無痛分娩を効果的に行う

4 CSEAとPCEA

はじめに

　米国では硬膜外を意味する"epidural"が，無痛分娩の代名詞として使用されており，硬膜外麻酔は無痛分娩の一般的な方法として広く知られている。硬膜外麻酔は無痛分娩の優れた方法であるが，硬膜外麻酔による無痛分娩が今日のように普及するうえでCSEA（combined spinal-epidural analgesia）とPCEA（patient-controlled epidural analgesia）の果たした役割は大きい。本項では，CSEAとPCEAによる無痛分娩について個別に解説した後に，CSEAとPCEAの併用で経腟分娩の60%以上に無痛分娩を行っている国立成育医療研究センターの現状を紹介する。

CSEA

1 歴　史

　CSEAは脊髄くも膜下麻酔と硬膜外麻酔の長所を組み合わせ，短所を補完しあう方法で，そのアイデア自体は決して新しいものではないが，CSEAが本格的に普及したのはneedle through needleによる1椎間法が紹介された1980年代以降のことである[1]。特に無痛分娩を1椎間法のCSEAで管理すると分娩経過に応じた適切な鎮痛が提供できることからCSEAは，無痛分娩に適した方法として急速に普及した。CSEAによる無痛分娩では，迅速で確実な鎮痛効果が得られるだけでなく，運動神経麻痺も少ないので妊婦は分娩経過中も歩行することが可能で"walking epidural"とも呼ばれている。しかし，CSEA特有のリスクも存在するので適応を慎重に選ぶ必要がある。

2 長　所

　CSEAによる無痛分娩の最大の長所は，迅速で確実な鎮痛である。最初の薬剤投与から十分な鎮痛が達成されるまでの時間は，硬膜外麻酔単独では10〜15分であるのに対して

CSEAでは2～5分で，最近のmeta-analysisでも，その差は5.6分（95％CI：4.6～6.6分）であると報告されている[2]。また薬剤投与から10分以内に十分な鎮痛が達成される妊婦の割合もCSEAでは硬膜外麻酔単独での無痛分娩に比べて有意に多かった（RR＝2.0, 95％CI：1.5～2.6）。このような迅速で確実な鎮痛は，分娩第2期に入ってから麻酔を開始する場合や，経産婦で分娩が急速に進行している場合には特に有効である。さらにCSEAでは仙骨領域の十分な鎮痛が得られることも長所である。またCSEAでは，ごく少量の麻薬と局所麻酔薬のくも膜下投与で初期鎮痛が達成されるので母体の局所麻酔薬中毒の可能性が少なく，胎児への麻薬や局所麻酔薬の移行も少ない。特に娩出間際に麻酔を開始して脊髄くも膜下麻酔の効果が持続している間に分娩が完遂した場合にこの長所は最大となるが，たとえ脊髄くも膜下麻酔の効果が切れた後に硬膜外麻酔へ移行したとしても，硬膜外に投与する薬剤の総投与量は少なくなる。

分娩の早い時期にCSEAで麻酔を開始する場合には，局所麻酔薬を用いずに少量の麻薬のみで十分な鎮痛が達成できる。この方法では低血圧の危険も少なく，また運動神経麻痺を起こさない。特に妊婦が分娩経過中に歩行することを希望する場合には好都合であり，この観点からCSEAを"walking epidural"と呼ぶこともある。分娩中の歩行自体が分娩の進行を促進するかどうかは明らかではないが，CSEAによる無痛分娩を分娩第1期の早い時期（子宮口開大が4cm以下）に始めた場合には，麻薬を全身投与した場合に比べて，分娩時間が短縮することが報告されている[3]。またCSEAでは，硬膜外麻酔単独で無痛分娩を行った場合に比べて，カテーテルの信頼性が向上するとの報告もある[4]。

3 欠 点

CSEAでは児心拍数異常の発生率が増加する可能性が指摘されている[5]。その機序としては脊髄くも膜下麻酔による急激な鎮痛が達成されると母体の血中のカテコラミン濃度が低下し過強収縮となることが原因であると推測されている。特に遷延性の胎児徐脈が起こった場合には慎重な対応が要求され，回復しない場合には超緊急の帝王切開術も必要となるので，このような対応ができない施設ではCSEAは選択すべきでない（図1）。

CSEAの潜在的な危険は脊髄くも膜下麻酔の効果が残存している間は，硬膜外カテーテルが正しい位置にあるかどうかを確認できないことである。したがって，途中で帝王切開術になる可能性が高い症例や，緊急時に脊髄くも膜下麻酔や挿管を行うことに困難が予測される症例では，CSEAを避けて最初から硬膜外麻酔単独で無痛分娩を開始し，硬膜外カテーテルの信頼性を確認しておいた方がよい。

CSEAによる無痛分娩で，くも膜下に麻薬を投与する場合にはかゆみが起こる[2]。多くの場合，このかゆみは自制内であるが，妊婦の訴えが強い場合には氷水で冷やしたタオルを当てると効果的である。またCSEAでは，必然的に硬膜穿刺が行われるので，硬膜外麻酔単独の場合に比べてPDPHのリスクが高くなることが危惧されるが，脊髄くも膜下麻酔のためにpencil point needleを用いた場合には，PDPHの発生率は増加しないことが報告されている[2]。さらに深刻な危惧は，髄膜炎などの増加であるが，CSEAで髄膜炎のリスクが増加することの証拠はない。

図1　CSEA後の遷延性徐脈

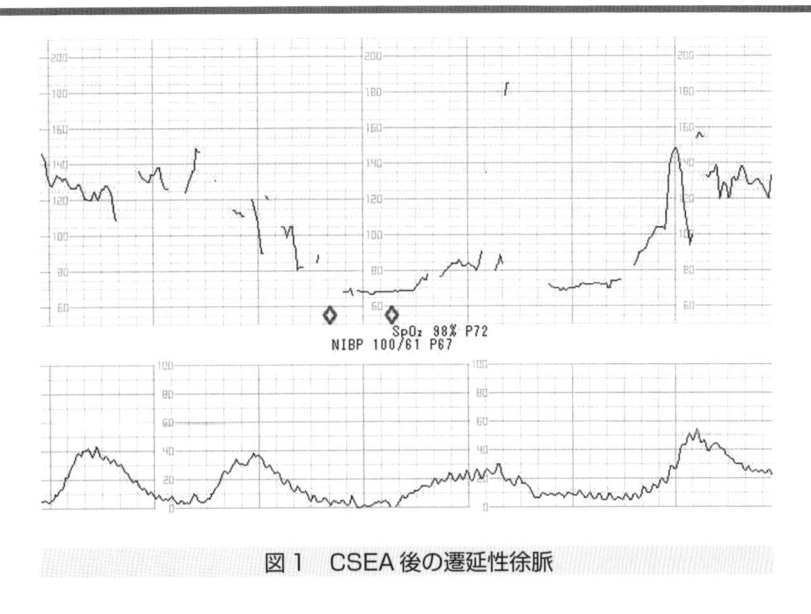

4 方　法

　CSEAには，脊髄くも膜下麻酔と硬膜外麻酔を同じ椎間から行う1椎間法と，それぞれを別の椎間から行う2椎間法がある。帝王切開術の術後鎮痛の目的でCSEAを選択する場合には，腰椎から脊髄くも膜下麻酔を行い，硬膜外カテーテルは胸椎下部から挿入する2椎間法が合理的であるが，無痛分娩の場合は分娩の経過とともに硬膜外麻酔の目標部位は仙骨部位へと移動するので1椎間法のほうが合理的である。1椎間法でのCSEAではneedle through needle techniqueが用いられる。そのための専用の針も各社から販売されているが，通常の硬膜外針と長めの脊髄くも膜下麻酔針を組み合わせて使用することも可能である。Needle through needle techniqueでの成功率を上げることの要点は脊椎の正中から硬膜外腔へアプローチすることである[6]。

　脊髄くも膜下麻酔には，麻薬および局所麻酔薬が用いられるが，分娩第1期の痛みの主体は子宮収縮に伴う内臓痛であるので，分娩第1期の早い時期に無痛分娩を開始する場合は，局所麻酔薬は用いずに麻薬のみで有効な初期鎮痛を達成することが可能である。脊髄くも膜下麻酔に用いる麻薬としては，スフェンタニルまたはフェンタニルがあるが，わが国ではスフェンタニルは発売されていない。脊髄くも膜下麻酔に麻薬を使用した場合，用量依存的に児心拍数異常の発生率が増加することが報告されている[7]。フェンタニルの使用量としては10〜25 μgが推奨されているが，日本人では10 μgで十分であろう。脊髄くも膜下麻酔に用いる局所麻酔薬としてはブピバカイン（2.5mg）が一般的である。

a. 硬膜外麻酔への移行

　CSEAで無痛分娩を行う場合，脊髄くも膜下麻酔から硬膜外麻酔へ切れ目なく移行することが重要である。分娩が進行した状態でCSEAによる無痛分娩を開始する場合には，脊髄くも膜下麻酔の効果が持続している間に娩出となり硬膜外麻酔が必要とされない場合

もあるが，娩出直前に緊急の帝王切開術が必要となったり，娩出後に会陰裂傷や胎盤遺残などの処置に硬膜外麻酔が必要となったりすることもあるので，娩出直前であっても可能な限り硬膜外カテーテルを留置したうえで，その信頼性を確認しておいたほうがよい。脊髄くも膜下麻酔から何分後に硬膜外腔への初回の投与を行うべきであるかに関しては一定の見解はない。脊髄くも膜下麻酔の直後に硬膜外麻酔を開始した場合，脊髄くも膜下麻酔の効果が持続しているので，硬膜外カテーテルが正しい位置に挿入されていることを確認することは困難であるが，少なくとも血管内やくも膜下腔へ迷入していないことを確認することは可能である。くも膜下腔への局所麻酔薬投与後，あまり早くに硬膜外への薬剤投与を行うと脊髄くも膜下麻酔の効果が増強されるおそれがあるが，そもそも脊髄くも膜下に投与されている局所麻酔薬の量が少量なので，カテーテルがくも膜下腔に迷入していない限り，高位脊髄くも膜下麻酔となる心配はない。律儀に，脊髄くも膜下麻酔の効果が切れるのを待って硬膜外腔への初回投与を行おうとすると，硬膜外麻酔の効果が現れるまでの間に，鎮痛効果が十分でない時期が生じてしまうので，くも膜下投与から30分後ぐらいに硬膜外腔への初回投与を行うとよい。

PCEA

1 歴 史

硬膜外麻酔による無痛分娩が紹介された当初は，硬膜外腔への追加投与は医療従事者（麻酔科医，産科医，助産師）により行われていたが，この方法では過剰投与による副作用を避けつつ十分な鎮痛の質を維持することは困難であった。また医療従事者の負担の増加が無痛分娩の普及を遅らせる一因ともなっていた。1980年代には持続注入装置が開発され，医療従事者の労働負荷を軽減しつつ鎮痛の質を向上させることを可能にしたが，個人差や分娩の進行状況に応じた投与量の調整はやはり困難であった。1990年代になって各種のPCEA装置が開発され無痛分娩に応用されるようになると，十分な鎮痛を達成しつつ薬剤の使用量を必要最低限にすることが可能となり，無痛分娩の質を格段に向上させるとともに無痛分娩に関わる医療従事者の労働負荷が軽減され，無痛分娩の普及に大きく貢献した[8]。

2 長 所

各々の妊婦がPCEAの意味をよく理解し分娩経過中にPCEAを適切に利用すれば，局所麻酔薬の使用量を必要最低限にとどめることができる[9]。局所麻酔薬の使用量を必要最低限にできれば，局所麻酔薬中毒や運動神経麻痺，低血圧などの副作用の発生率も減少する。またPCEAでは妊婦が自分で鎮痛の程度をコントロールできるので妊婦の満足度も向上する。さらにbreakthrough painに対する医療従事者による追加投与の回数も軽減する。

しかし，PCEAによる無痛分娩の長所を十分に引き出すためには，患者に対してPCEAをうまく利用するための方法を事前に十分に説明しておく必要があり，分娩進行中も定期的に回診することが重要である．また助産師や産科医などの医療従事者に対してもPCEAの概念を定期的に教育する必要がある．

3 欠　点

PCEAは適切に管理すれば硬膜外麻酔のさまざまな欠点をカバーしてくれるので，本質的には安全な方法のはずである．しかしPCEAの意味をよく理解できない妊婦や過度に不安の強い妊婦では，いくら十分な説明をしてもボタンを押しすぎて過剰投与になる可能性は否定できない．またPCA装置の不具合や誤使用により過剰投与あるいは過少投与となる可能性もあるので，分娩経過中も定期的に観察することが重要である．特に硬膜外腔へのrescue doseの投与を誤って静脈内に投与したり，PCA装置を誤って静脈路に接続したりした場合には深刻な局所麻酔薬中毒の原因となるので厳重な注意が必要である[10]．最近では，これらのミスを起こさないために硬膜外投与と静脈内投与のために使用するカテーテルや注射器の接続部の規格を変更することが検討されている[11]．

4 Operant conditioning

PCEAによる無痛分娩をうまく行う要点は，ボタンを押すことにより十分な鎮痛が得られるとの安心感を妊婦にしっかりと認識させることである[12]．この条件付け（operant conditioning）が達成されれば，breakthrough painに対して医療従事者によるrescue doseが必要となることも少なくなる．初期鎮痛を達成する前から妊婦にボタンを委ねてしまうと，初期鎮痛を達成するまでの間にPCEAへの信頼性が損なわれてしまうので，理想的には初期鎮痛をしっかりと達成してから妊婦にPCEAボタンを委ね，妊婦の自発的なリクエストで鎮痛が達成されることを早い時期に確認するようにするとよい．

5 PCEAのレジメン

PCEAを行うためには，使用する薬剤を決めたうえで，持続投与の量，1回投与量，ロックアウト時間，1時間当たりの最大投与量などを設定する．最近のreviewでは低濃度の局所麻酔薬（例：0.1％ロピバカインと2μg/mlのフェンタニルの混合液など）を用いて，多めの1回ボーラス投与量（5ml以上）と持続投与の併用が推奨されている[13]．しかし，硬膜外カテーテルが血管内やくも膜下腔に迷入した場合には持続投与により深刻な事態を招くので，妊婦の観察が十分にできないおそれがある場合には，持続投与は行わない方が安心である．特にCSEAとPCEAを組み合わせて行う場合には，カテーテルの信頼性が十分に確認されないので，安全性を重視するなら持続投与は行わない方がよいであろう．

表1 機械式PCA装置とディスポーザブルPCA装置の比較

	機械式PCA	disposable PCA	コメント
本体価格	高い	安い	数が多ければ機械式PCAのほうが単価は安くなる。
設定の制限	なし	あり	無痛分娩だけに使用するのであれば設定は変更できなくてもよい。
ロックアウト時間	設定できる	設定できない	disposableでは途中で押した場合、少ない量が投与されてしまう。
ボーラス投与量	多くできる	多くできない	ボーラス投与量が少ないと麻酔域の広がりが悪くなる。
持続投与	容易	困難	持続投与は必ずしも必要ない。
アラーム	あり	なし	アラームは必ずしも必要ない（過剰なアラームは煩わしい）
履歴管理	可能	不可能	きめ細かい管理のためには、あったほうがよい。
持ち運びのしやすさ	重い	軽い	最近は機械式のものも軽量化されている。

6 PCEA装置

　海外の無痛分娩が普及している施設では機械式のPCEA装置を採用している施設が多いようであるが、日本のように無痛分娩の数が少ない施設では無痛分娩のためだけに高価なPCEA装置を用意することは困難である。このような場合には、disposable typeのPCA装置が代替となり得る[14]が、無痛分娩の目的に応じた1回投与量の多い製品が少ないのが難点である（表1）。

CSEAとPCEAによる無痛分娩の実際

　わが国では麻酔科医が無痛分娩に積極的に関与している施設が限られており、麻酔科医が無痛分娩を担当する場合でも麻酔科医が分娩室に常駐できないことが多いようである。このような状況で無痛分娩を行うために、無痛分娩を希望する妊婦の分娩は基本的に計画分娩として、事前に麻酔科医が硬膜外カテーテルを挿入しておいて、誘発開始前からPCEAで管理する方法が試みられている。しかし、質の高い無痛分娩を提供するためには無痛分娩を開始する時期を麻酔科医が判断し、初期鎮痛の際には麻酔科医が立ち会うべきである。これを忠実に実行するためには麻酔科医は事前のカテーテル挿入時と硬膜外麻酔による初期鎮痛時に2回拘束されることになる。逆に患者のリクエストで硬膜外カテーテルを挿入し続いて初期鎮痛を行うなら麻酔科医の拘束は1回ですむ。計画分娩の

図2 CSEAのイメージ

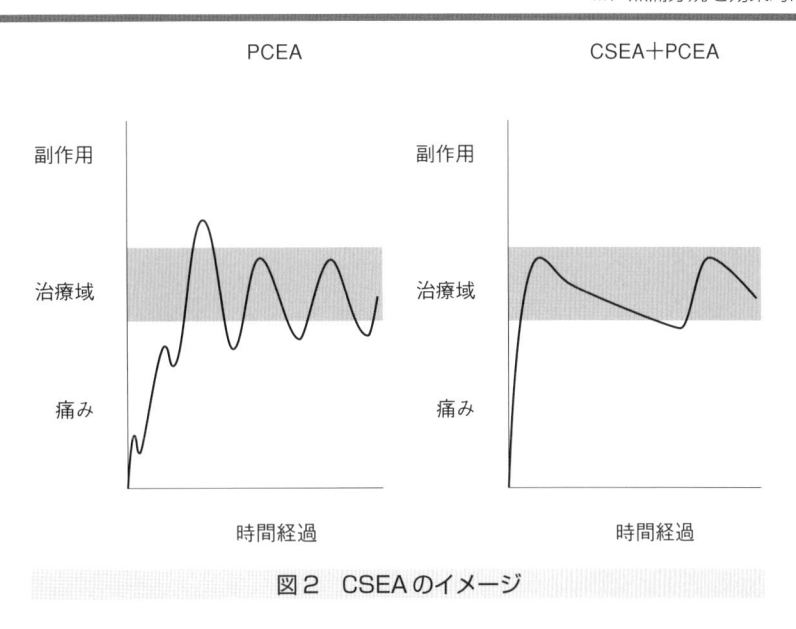

場合は定期的に分娩の進行状況を確認することにより，ある程度，無痛分娩導入の時間を予測できるので，麻酔科医が分娩室に常駐できない施設でもon demandでの無痛分娩の導入は決して無理ではないはずである。

　もしon demandで無痛分娩を開始するなら，CSEAのほうが硬膜外麻酔単独で無痛分娩を開始するよりも迅速で確実な鎮痛が達成されるので麻酔科医の負担は少なくなる。導入後の母体および胎児の状態が安定していれば，PCEAの準備は脊髄くも膜下麻酔の効果が持続している間に落ち着いてすればよい（図2）。計画分娩での無痛分娩をCSEAによりon demandで開始することが軌道に乗れば，24時間体制での無痛分娩のサービスへと発展させることも決して不可能ではないはずである。

　国立成育医療研究センターでは，2007年からCSEAとPCEAによる無痛分娩を標準的な方法として採用し24時間体制での無痛分娩のサービスを開始した（表2）。その結果，無痛分娩を希望する妊婦の数は飛躍的に増加し，2010年には無痛分娩の割合は経腟分娩の60％にまで達した（図3）。また無痛分娩を受けた妊婦の約10％が帝王切開術での分娩となっているが，超緊急症例を含めて，硬膜外麻酔で良好に管理されている。無痛分娩を受けた妊婦が吸引分娩となる割合は約30％であるが，帝王切開術と合わせたoperative deliveryの割合は40％で，spontaneous deliveryは約60％と良好な結果を残している。

おわりに

　CSEAおよびPCEAは硬膜外麻酔による無痛分娩を効果的に行うための優れた方法である。緊急時の対応を確立したうえで慎重に症例を選んで行うなら，この方法は日本の多くの施設でも採用可能であろう。

4. CSEAとPCEA

表2 国立成育医療研究センターでの無痛分娩

1. 開始時期：無痛分娩の開始時期は子宮口開大が5cmを一応の目標とするが、妊婦が希望する場合には産科医の了解を得たうえで、それ以前に開始しても構わない。

2. CSEA：専用のCSEA針を用いて、坐位または右臥位でL3-4から穿刺する。生理的食塩水を用いて抵抗消失法により硬膜外腔を確認した後、needle through needle法でくも膜穿刺を行い、CSFの逆流を確認する。

3. くも膜下投与：くも膜下腔へは、フェンタニル10μg（0.2ml）と0.5％高比重ブピバカイン0.5mlと生理的食塩水1.3mlを投与する（分娩早期に開始する場合は、ブピバカインは使用しない）。

4. 硬膜外カテーテル挿入：くも膜下投与の後、硬膜外カテーテルを留置する。血管内迷入していないことを確認するために慎重に吸引試験を行う。脊髄くも膜下麻酔の効果が持続している状況で試験投与によりくも膜下腔へ迷入していないことを確認することは困難であるので、PCEA開始時に慎重に判断する。

5. PCEA：薬剤は0.1％ロピバカインとフェンタニル（2μg/ml）の合剤を用いる。1回ボーラス量は5ml、ロックアウト時間は15分とし、持続投与は行わない。くも膜下投与から約30分後にPCEA装置を接続し最初の硬膜外投与を行った後に、PCEAのボタンを妊婦に委ねる。

6. 妊婦の観察：くも膜下投与から60分後に回診し、ボタンを押していなければ、2回目の投与を行う。くも膜下投与から90分後に回診し、ボタンを押していなければ、3回目の投与を行う。くも膜下投与から120分後、180分後に回診し、妊婦が自発的にボタンを押して良好な鎮痛が達成できることを認識していれば、脊髄くも膜下麻酔からPCEAの移行が順調に行われたものと判断する。それ以降は1〜2時間に1回程度回診し、分娩の進行状況と、鎮痛の達成状況（VAS）、麻酔域、バイタルサイン、運動神経麻痺の程度などを確認する。

7. 追加投与：Breakthrough painに対しては、必要に応じてrescue doseを投与する。麻酔域が十分でない場合には、PCEA用薬剤の容量負荷で対応するが、麻酔深度が十分でない場合はフェンタニル50μgを硬膜外腔に追加投与する。

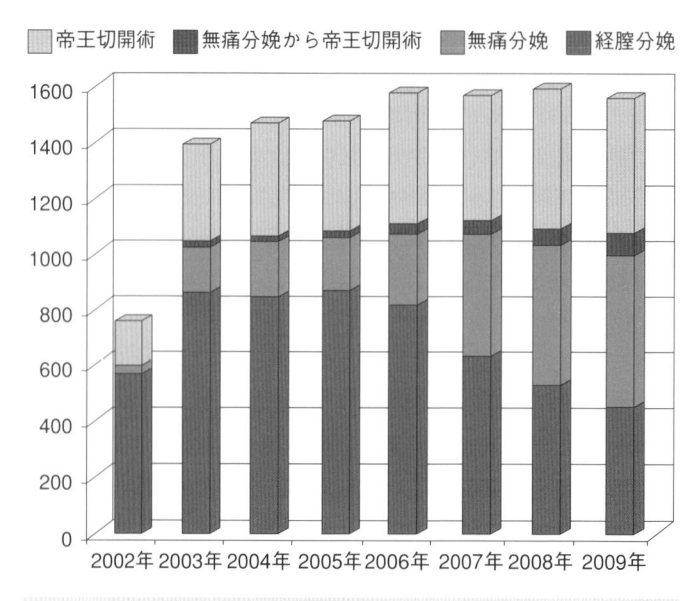

図3 国立成育医療センターでの実績

■参考文献

1) Wong CA. Epidural and spinal analgesia/anesthesia for labor and vaginal delivery. In：Chestnut DH, editor. Chestnut's obstetric anesthesia：Principles and practice. 4th ed. Philadelphia：Elsevier；2009. p.429-92.
2) Simmons SW, Cyna AM, Dennis AT, et al. Combined spinal-epidural versus epidural analgesia in labour. Cochrane Database Syst Rev 2007；CD003401
3) Wong CA, Scavone BM, Peaceman AM, et al. The risk of cesarean delivery with neuraxial analgesia given early versus late in labor. N Engl J Med 2005；352：655-65. 16.
4) Pan PH, Bogard TD, Owen MD. Incidence and characteristics of failures in obstetric neuraxial analgesia and anesthesia：a retrospective analysis of 19,259 deliveries. Int J Obstet Anesth 2004；13：227-33.
5) Palmer CM, Maciulla JE, Cork RC, et al. The incidence of fetal heart rate changes after intrathecal fentanyl labor analgesia. Anesth Analg 1999；88：577-81.
6) 角倉弘行. CSEAによる無痛分娩. 鈴木利保, 岡本浩嗣監修. カラー写真で一目でわかる：硬膜外麻酔・脊椎麻酔. 東京：羊土社；2009. p.91-7.
7) Van de Velde M. Neuraxial analgesia and fetal bradycardia. Curr Opin Anaesthesiol 2005；18：253-6.
8) D'Angelo R. New techniques for labor analgesia：PCEA and CSE. Clin Obstet Gynecol 2003；46：623-32.
9) van der Vyver M, Halpern S, Joseph G. Patient-controlled epidural analgesia versus continuous infusion for labour analgesia：a meta-analysis. Br J Anaesth 2002；89：459-65.
10) Cooper GM, McClure JH. Saving mothers lives. Anaesthesia chapter from saving mothers' lives；reviewing maternal deaths to make pregnancy safer. Br J Anaesth 2008；100：17-22.
11) National Patient Safety Agency：Patient safety alert 21：Safer practice with epidural injections and infusions. 2007.
http://www.nrls.npsa.nhs.uk/resources/?entryid45=59807（access.2012.2.1）
12) 角倉弘行. 無痛分娩とPCA. 並木昭義, 表 圭一編. PCAの臨床. 東京：克誠堂出版；2003. p.77-92.
13) Halpern SH, Carvalho B. Patient-controlled epidural analgesia for labor. Anesth Analg 2009；108：921-8.
14) Sumikura H, van de Velde M, Tateda T. Comparison between a disposable and an electronic PCA device for labor epidural analgesia. J Anesth 2004；18：262-6.

（角倉　弘行）

III. 無痛分娩を効果的に行う

5 PDPH

はじめに

　硬膜穿刺後頭痛（postdural puncture headache：PDPH）は最初にAugust Bierが記載してすでに100年以上経過している[1]が，いまだにそれに対する詳しい病態生理学，治療学は確立していない。これは頭痛という感覚的な現象，しかも多くが医原性に発生したものであるために近似した状況を動物では再現できても，人間で実験的研究を行うことは倫理的に困難であることなどに起因するものと思われる。

　しかしながら区域麻酔を行えば，脊髄くも膜下麻酔のように意図的に硬膜穿刺を行う場合のみならず，硬膜外麻酔でも意図せず硬膜を穿刺することになった場合でも，一定の確率でPDPHは発生する。しかも，妊婦においては早期離床が一般的であり，帝王切開術後ですら通常は出産後1週間以内には育児が開始されるという点で重大な意味を持つ。したがって，周産期麻酔を行う麻酔科医は，その背景，症状，鑑別診断，病態生理，修飾因子，予防，治療などについて知っておく必要がある。

疫　学

　硬膜外麻酔の合併症としての意図しない硬膜穿刺の頻度は0.2〜3.6％であり[2)3)]，これらは年齢や性別，妊娠の有無，また妊娠中の場合には分娩の時期，肥満の有無，頻度によってばらつきがある。妊婦における意図しない硬膜穿刺の頻度は0.8〜1.5％であり[4)5)]，それらが硬膜外針による穿刺の場合にはPDPHの発生頻度は52〜81％である[4)5)]。これらに対して，脊髄くも膜下麻酔の合併症としてのPDPHに関しては，細い脊麻針によるものとはいえ意図的に硬膜が穿刺されるわけであるから，一定確率でPDPHが発生するのはやむを得ない。上記に加えて，針の種類や太さが大きく影響する。脊髄くも膜下麻酔に伴うPDPHの発生頻度は0％から36％まで報告があるが，おおよそ1.5〜11％程度である。いずれにしても妊婦という比較的若い年齢層の女性では発症が顕著化しやすいので，PDPHを減少させるため，硬膜外麻酔にしろ脊髄くも膜下麻酔にしろ，細心の注意を払うべきである。PDPHはたかが頭痛ではあるが，米国麻酔科学会の産科訴訟の14％を占める。

症　状

　通常，前頭部から眼窩，後頭部にかけて拍動性の頭痛が生じる。側頭部頭痛はまれである。硬直が頸部にまで及ぶこともある。頭痛の程度は，軽症から歩行できないくらいの重症までさまざまである。臥位では激しくないが，立位で増強するのが特徴である。国際頭痛分類第2版（ICHD-II）によると，非血管性頭蓋内疾患による頭痛のなかで低髄液圧によるものの一つとして分類されている。坐位または立位をとると15分以内に増悪し，臥位で15分以内に軽減する頭痛のうち，頸部硬直，耳鳴り，聴力低下，光過敏，悪心のうち少なくとも一つを有し，かつ通常硬膜穿刺後5日以内に発症し，95％以上が1週間以内に自然に，または髄液漏出に対する治療（通常は硬膜外自家血パッチ）により48時間以内に消失するものと定義されている[6]。しかしながらまれには数カ月から1年以上も頭痛が継続することもあり[7]，英国の産科麻酔データベースによれば75％が日常生活に支障をきたすほどであると報告されている[8]。随伴症状としての嘔吐，眩暈なども可能性が高い。PDPHを起こした非産科患者75人を前方視的にその症状の発生頻度を報告した研究では，これら頭痛に伴う症状の中では，悪心，頸部硬直が50％前後ともっとも高かった[9]。脳脊髄液（cerebrospinal fluid：CSF）量が減少することにより脳神経が牽引され二次的に脳神経麻痺が見られることもあり，第Ⅵ脳神経が頭蓋内における走行が長いのでもっとも障害を受けやすい。その結果，眼球の外転ができなくなり複視を生じる。聴覚障害は通常低周波数領域で起こり，CSF圧の変化により内耳の毛細胞の位置が変わることで生じる。このリスクは，太い針で発生したほど起こりやすいが，逆に妊婦ではまれである。その他，PDPHに大脳血管の攣縮が原因と思われる痙攣[10]，腹部痛や下痢[11]などを合併することが報告されている。また大脳の血管が牽引されることで二次的に頭蓋内硬膜下血腫[12]，逆にCSF圧の上昇に伴う脳血流の減少に起因する脳静脈洞血栓[13]が起こることもある。これらは，非特異性頭痛，片頭痛，副鼻腔炎に伴う頭痛，妊娠高血圧腎症，頭蓋内病変（出血，血栓，梗塞，脳ヘルニア，腫瘍），気脳症関連の頭痛，薬物（アンフェタミン，コカイン），カフェイン離脱性頭痛，髄膜炎などと鑑別する必要がある。

病態生理

　100年以上前にAugust Bierが推測したごとく，CSFが漏出して発症していることは間違いない。確かにボランティアでCSFを20ml を抜いて発症したPDPHに対して生食を戻すことで頭痛が改善したことが報告された[14]。CSF量は150mlで，産生量は0.35ml/分（150ml/日），圧は通常5〜10cmH$_2$O（立位では40cmH$_2$O）であるため，これらが減少すれば，それにより脳内容が変位し，疼痛感受性のある構造物が引っ張られることで頭痛が生じるとされている。またCSF量が突然減少，CSF圧が低下すると代償性に脳血管拡張，脳血流の減少が生じることでも頭痛が誘発される。この血管拡張にアデノシン受容

体の活性化が示唆されている[15]。さらには妊婦ではCSFの密度が有意に低いことも頭痛の発生頻度に影響を及ぼす可能性があるかもしれない[16]。

リスク因子

脳血管の反応性やホルモンの影響で若い女性に多いことは古くから知られている[17]。これらに加え，経腟分娩における努責により頭痛の顕著化がありうるが，一定の結果は得られていない。肥満妊婦では仮に硬膜穿刺をしても，腹圧が高いため脳脊髄液の漏出が低く，また肥満妊婦では帝王切開術率が高く，活動性が低いので離床が遅いぶんPDPHが分かりづらい，または軽症であることが示唆されるが，明らかなエビデンスは少ない。過去にPDPHを発症した人の区域麻酔においては2倍以上の頻度で再罹患しやすいとの報告がある[18]。複数回硬膜穿刺をした場合はPDPHの頻度は上昇する[19]。

硬膜外針の形状に関してはPDPHの発生率に一定の結果が得られていない[20][21]。硬膜外針の穿刺の際のベベルの向きは脊椎の軸に平行に刺入し，カテーテルを入れるときに90°回転させた方がPDPHが少ないとの報告もあるが[22]，硬膜外穿刺後に硬膜外針を回転させることで硬膜穿刺の危険があるため批判的な意見も多く，硬膜穿刺やPDPHの発生は針を脊椎軸に平行に刺しても垂直に刺しても差がないとの結果が示されている[23]。抵抗消失法には生理食塩水を用いた方がPDPHは少ないとの報告が多い[4][24][25]。別の報告では，意図しない硬膜穿刺の頻度に関しては変わらなくとも頭痛の発生は生理食塩水を用いた方が少なかった[26]。しかし後者の論文では頭痛の定義が明確でなく，脊髄くも膜下腔への空気による頭痛とPDPHとは区別できないとの批判もある。

脊麻針に関しては，クインケ型よりもペンシル型の細い針を使用することがPDPHの発生率を減らすことは明らかである（表1）[2]。現在では25～27Gが普及している。27Gよりさらに細い針は技術的に困難なことがある。クインケ型の脊麻針穿刺に際してのベベルの向きに関しては脊椎の軸に平行に刺入した方が明らかにPDPHが少ないとの報告がある[27]。しかしこれは初期に推測されたように硬膜の線維が縦方向であるためでない。実際の硬膜は多方向なコラーゲンの線維で縦横とも弾性線維からなる[28]。おそらく軸に平行に刺すと硬膜への穴にかかる張力が少ないのでCSFの漏出が少ないのではと考えられている。穿刺の方向に関しては正中法と比較して傍正中法の方がPDPHが少ないとの報告がある[29][30]。硬膜モデルにおいて，傍正中法では硬膜に開いた穴が三角形に近い形でフラップ形成されており，これが穿刺後に硬膜の蓋となることが推測される[31]。

近年広く用いられるようになった脊髄くも膜下硬膜外併用麻酔では意図的に脊麻針によって硬膜穿刺をしているにもかかわらず，硬膜外麻酔と比較してPDPHの発生は変わらない[32]～[35]。

表1　穿刺針のデザインと太さによるPDPHの発生率の違い

針先のデザイン	ゲージ数	PDPHの発生率（%）
Tuohy	16	70
	18	52.5
Quincke	22	10～36
	25	3～25
	26	0.3～20
	27	1.5～5.6
	29	0～2
Sprotte	24	0～9.6
Whitacre	20	2～5
	22	0.6～4
	25	0～14.5
	27	0
Atraucan	26	2.5～4

（Turnbull DK, Shepherd DB. Post-dural puncture headache：pathogenesis, prevention and treatment. Br J Anaesth 2003；91：718-29より改変引用）

予　防

　硬膜穿刺の後，PDPHを効果的に予防するきわめて有用な方法は現在ない。
　体位に関して，以前はベッド上安静が推奨されたときもあったが，現在までの産科患者を対象とした無作為研究では否定的である[36]。しかも妊婦は凝固傾向にあり，深部静脈血栓・肺血栓を作りやすいのでベッド上安静はこれらのリスクを上昇させる。また従来推奨されていた水分を多く補給することもPDPH予防という証拠に乏しい[36]。理論的には腹部圧迫も有用かもしれないが実用的でない。予防的カフェインの投与も推奨されていない[37]。脊髄くも膜下腔へのオピオイド投与がPDPH予防として検討されたが疑問視されている[38,39]。しかしながら最近の無作為研究で硬膜穿刺後の硬膜外モルヒネのPDPH予防効果が示された[40]。しかし，その方法は硬膜穿刺穴からモルヒネが脊髄くも膜下腔に移行し，呼吸抑制を起こす危険が高いため，ルーチンに適応とするには十分注意を要する。硬膜外針による硬膜穿刺後は，脊髄くも膜下腔にそのまま硬膜外カテーテルを一定時間留置する方法が広まってきた。利便性がいいし，麻酔薬の量も少なくすむし，帝王切開術が必要になっても作用発現が早い。しかも穿刺穴がカテーテルによって塞がっているのでCSFの漏出が少なく，局所の炎症反応によってカテーテル抜去後の閉塞が促進されやすいといわれている。しかしこれらを主張する論文のほとんどが後方視的研究，観察研究であるので，証拠に乏しい[35]。安全性もまだ確立しているわけではない。予防的に硬膜外腔に生理食塩水を注入することの有用性はまちまちである[41,42]。脊髄くも膜下腔への生理食塩水の注入も確立はされていない[43]。硬膜外デキストランパッ

チを有用とする報告もある[44]が，安全性は確立していない。予防的硬膜外自家血パッチはPDPHを減少[41)45]，またはPDPHの持続を短縮するとの報告がある[46]。しかし，行う場合には硬膜外腔・脊髄くも膜下腔の感染症のリスクもあることを十分考慮して，局所麻酔薬の効果が消褪してから行う。その理由は，①残存した局所麻酔薬を脊髄くも膜下腔へ流入させないため，②血液パッチによる注入痛をマスクさせないため，③また，リドカイン，ブピバカインが血液凝固を阻害することを回避するため，である[47]。

治療

1 精神的なサポート

初期の精神的サポートは何よりも大切である。PDPHは医原性のものであるため，怒り，うつがつきもので，自分自身だけでなく，新生児のケアや家族との関わりもままならぬようになる。重症例では退院が延び，経済的にもつらい。非産科の患者と違い，褥婦はもともと健康で，このようなことは予期していないだけに悲惨である。PDPHが起きた場合は，最低1日1回はベッドサイドを訪問し，症状に対する予後を説明，支援し，治療法について提示する必要がある。可能ならパートナーも同席すべきである。看護師も定期的な鎮痛薬の提供，側臥位での授乳指導などPDPHに対応した指導をすべきである。さらには退院後，電話でのフォローも重要である。したがってPDPHは取るに足らないという考えは捨てないといけない。

予防の項でも触れたが，体位，水分補給，腹部圧迫に大きな治療効果は期待できない。

2 薬物治療

薬物治療としてはさまざまなものが使われている。血液パッチはすべての患者に適切で有用とは言いがたいため，軽症例では薬物が服用できれば効果が一時的でもまずは試みてもいいであろう。カフェインは脳血管収縮作用があるためにPDPHに対する有用性が知られているが，効果は一時的であり[48]，痙攣などの副作用に注意する必要がある[49]。母乳への移行はあるが有害作用の報告はない[50]。ただし600 mgを超える大量投与や長期投与は勧められない。同様の効果を期待してテオフィリンを経口投与することは一般的になっていない。スマトリプタンは主としてセロトニン1D受容体に働いて血管収縮を起こすが，妊婦での有用性は否定的である[4]。副腎皮質刺激ホルモンも1994年以降散発的に報告されているが無作為研究でも有用性は低い[51]。ヒドロコルチゾンの有用性を示す研究もある[52]。ガバペンチンやメチルエルゴノビンも試みられているが，報告も少なく，有用性や副作用ははっきりしない。

3 脊髄くも膜下腔・硬膜外腔への生理食塩水注入

生理食塩水の単回注入は古くから行われているが，一時的な効果があっても1970年以降追試研究がないので，それほど有用性はないと思われる．しいて言えば，むしろ持続投与が勧められるかもしれないが，治療的効果は予防的効果よりも有用性は低いと考えてよいと思われる．

4 硬膜外自家血パッチ

完璧な治療法ではないが，現在症状緩解に最も成功率の高い治療法といえる．しかし非産科患者でも[53]，産科患者でも[24)54)] 1回の血液パッチで頭痛が完全緩解する率は65％前後と以前に報告されたほど高くはない．しかし24時間後まで頭痛の緩解が得られる率はこれよりかなり高いことを考えると有用性は明らかである[45)55)56)]．

至適注入血液量に関しては議論があるが，赤血球の広がりをガンマカメラで捉えながら注入時痛が出るまで入れたところ，平均15mlで9脊髄分節に広がったのを確認した研究[57)]や18～20mlの血液を注入後MRIを撮影したところ，注入した血液が皮下組織に及ぶ例が多かったとの報告[58)]などから12～15mlあれば十分と考えられる．身長によって10～15mlまで注入量を変えたとしても10ml以上入れる積極的な理由はないとの研究結果もある[53)]．ただし，使用した針の種類や太さ，対象患者の背景などが研究結果に大きく影響を及ぼす．妊婦（対象妊婦33人）に対しての無作為割り当て研究が最初に行われたのは2007年であり[59)]，それによると頭痛の改善は自家血パッチ量が7.5mlでも15mlでも変わらなかった．しかしながら2011年に報告された多施設無作為盲検試験（対象妊婦121人）では，自家血パッチ量が15, 20, 30mlのときの頭痛の緩解率はそれぞれ，61％，73％，67％であり，完全消失率はそれぞれ，10％，32％，26％であるため20mlの注入を勧めている[60)]．しかしながら，この研究ではどの群でも約15mlの注入で腰痛を訴えており，30ml群では半数しか予定された量の血液パッチが行われていない．注入時痛を超えた量の注入に関して果たして全く問題がないかどうかに関しては明らかな結論は出ていない．

血液パッチの頭痛緩解の機序は詳しくは分かっていない．おそらく血液パッチを行った直後にはCSF量は戻らなくてもCSF圧の上昇により反射性の脳血管収縮が起こり，その後，パッチ血液によるCSFの漏出が抑えられるとともに，その血液が炎症反応を助長し，血液パッチ後1日以上して血液が吸収消失[58)]した後も硬膜穴が修復されていくものと推測されている．興味あることに，CSFは血液凝固因子として働くことが分かっている[61)]．

血液パッチの至適タイミングに関しても一定の見解はないが，24～48時間以内に慌てて血液パッチを行うと再発率が高いことが報告されている[54)]．血液パッチを遅らせると，すでにそのときには破綻硬膜の修復機序が働いている可能性があり治りやすいのではと推測されている．

血液パッチを行う際には，利点欠点をよく患者に説明し，同意を得る必要がある．禁忌は，①凝固異常，②局所の感染，未治療の全身感染，③脳内占拠病変による脳内圧上昇例，④患者拒否である．一過性の徐脈が起こる可能性があるので点滴ルート，心電図（electrocardiogram：ECG）が必要である．清潔操作（消毒，ドレーピング，手袋マスク）で行うのはいうまでもない．血液パッチ後は，患者を1〜2時間安静に保ち，その後は歩行させることも可能であるが，数日は激しい活動は避ける．バルサルバ操作がかかるようなことや重いものを持ち上げるなどはしない．便秘にならないような処方（下剤）も行う．血液パッチ後は感染/神経学的合併症などに注意し，毎日患者の様子を観察すべきである．もし1回の治療で軽快しない場合には繰り返すこともある．通常2回で成功することが多いが，軽快しない場合には診断を再評価すべきで，神経学的なコンサルトも考慮する．他の頭痛疾患（脳内占拠病変や子癇など；症状の項参照）を除外するためにも画像診断が必要である．

産科患者に起きた神経学的合併症には，腰椎症状（下肢の神経学的障害を伴った腰痛），硬膜下血腫，脊髄くも膜炎，神経根性疼痛，気脳，痙攣，急性髄膜刺激症状がある[62]．これらは多量の血液を注入したほど起こりやすい．1週間を超えて血液パッチを遅らすと時として脳神経麻痺症状が遷延することがある．

5 硬膜外自家血パッチ以外の代替療法

血液注入が禁忌の場合，デキストラン40とゼラチン溶液（ジェルフォームなど）が代替として用いられ有用性が報告されている[63,64]．しかし，安全性を示すにはさらなるエビデンスが必要である．MRIからは一部のデキストランが脊髄くも膜下腔に入ることが分かっている．これによるアナフィラキシーが懸念される．フィブリノーゲンとトロンビンからなるフィブリン糊には人アプロチニンとしての抗フィブリン線溶剤が含まれ，これを注入することでフィブリン塊が形成される．脊髄手術後に使用して硬膜からの脳脊髄液の漏出が防げたとの報告もある[65]．反復するPDPHにおいても成功例があるが，アプロチニン製剤は市販が中止された[66]．

6 手 術

最終手段としての手術治療の成功例もある[67]．

おわりに

PDPHは一定の確率で発生するが，一般的には良性疾患でほとんどが治療せずとも自然治癒する．しかしながら，妊婦の場合は，もともと健康で，このような事態は予想外であり，帝王切開術後ですら出産後1週間以内には育児が開始されるという点から頭痛は重大な意味を持つ．それは，新生児のケアや家族との関わりもままならぬようになることであり，重症例では退院が延び，経済的にも苦痛を強いられ，怒り，うつ状態となり

やすい．したがって可能であれば積極的に治療すべきである．軽症ではカフェインなどの薬物治療で軽快するが，数日経っても治癒しない重症例の場合は妊婦や家族と相談しながら硬膜外自家血パッチを考慮していく必要がある．血液パッチが禁忌であれば代替療法を検討する．非典型例や治療失敗例では，画像診断などを駆使してPDPHの正確な診断を，他科との協力のもとに再度検討する必要がある．

■参考文献

1) Bier AKG, Von Esmarch JFA. Versuche uber cocainisirung des ruchenmarkes（Experiments on the cocainization of the spinal cord）. Dtsche Z Chir 1899；51：361-9.
2) Turnbull DK, Shepherd DB. Post-dural puncture headache：pathogenesis, prevention and treatment. Br J Anaesth 2003；91：718-29.
3) Gleeson CM, Reynolds F. Accidental dural puncture rates in UK obstetric practice. Int J Obstet Anesth 1998；7：242-6.
4) Paech M, Banks S, Gurrin L. An audit of accidental dural puncture during epidural insertion of a Tuohy needle in obstetric patients. Int J Obstet Anesth 2001；10：162-7.
5) Choi PT, Galinski SE, Takeuchi L, et al. PDPH is a common complication of neuraxial blockade in parturients：a meta-analysis of obstetrical studies. Can J Anaesth 2003；50：460-9.
6) Headache classification committee of the International Headache Society. The international classification of headache disorders. Cephalalgia 2004；24 Supple 1；1-160.
7) Klepstad P. Relief of postural post dural puncture headache by an epidural blood patch 12 months after dural puncture. Acta Anaesthesiol Scand 1999；43：964-6.
8) Chan TM, Ahmed E, Yentis SM, et al. Postpartum headaches：summary report of the National Obstetric Anaesthetic Database（NOAD）1999. Int J Obstet Anesth 2003；12：107-12.
9) Lybecker H, Djernes M, Schmidt JF. Postdural puncture headache（PDPH）：onset, duration, severity, and associated symptoms. An analysis of 75 consecutive patients with PDPH. Acta Anaesthesiol Scand 1995；39：605-12.
10) Shearer VE, Jhaveri HS, Cunningham FG. Puerperal seizures after post-dural puncture headache. Obstet Gynecol 1995；85：255-60.
11) Yang CP, Lee CH, Borel CO, et al. Postdural puncture headache with abdominal pain and diarrhea. Anesth Analg 2005；100：879-81.
12) Zeidan A, Farhat O, Maaliki H, et al. Does postdural puncture headache left untreated lead to subdural hematoma? Case report and review of the literature. Int J Obstet Anesth 2006；15：50-8.
13) Ghatge S, Uppugonduri S, Kamarzaman Z. Cerebral venous sinus thrombosis following accidental dural puncture and epidural blood patch. Int J Obstet Anesth 2008；17：267-70.
14) Kunkle K, Ray B, Wolff H. Experimental studies on headache：Analysis of the headache associated with changes in intrathecal pressure. Arch Neurol Psychiatry 1943；49：323-58.
15) Yücel A, Ozyalçin S, Talu GK, et al. Intravenous administration of caffeine sodium benzoate for postdural puncture headache. Reg Anesth Pain Med 1999；24：51-4.
16) Richardson MG, Wissler RN. Density of lumbar cerebrospinal fluid in pregnant and nonpregnant humans. Anesthesiology 1996；85：326-30.
17) Vandam LD, Dripps RD. Long-term follow-up of patients who received 10,098 spinal anesthetics；syndrome of decreased intracranial pressure（headache and ocular and auditory difficulties）. J Am Med Assoc 1956；161：586-91.
18) Amorim JA, Valença MM. Postdural puncture headache is a risk factor for new postdural

puncture headache. Cephalalgia 2008 ; 28 : 5-8.
19) Seeberger MD, Kaufmann M, Staender S, et al. Repeated dural punctures increase the incidence of postdural puncture headache. Anesth Analg 1996 ; 82 : 302-5.
20) Angle PJ, Kronberg JE, Thompson DE, et al. Dural tissue trauma and cerebrospinal fluid leak after epidural needle puncture : effect of needle design, angle, and bevel orientation. Anesthesiology 2003 ; 99 : 1376-82.
21) Morley-Forster PK, Singh S, Angle P, et al. The effect of epidural needle type on postdural puncture headache : a randomized trial. Can J Anaesth 2006 ; 53 : 572-8.
22) Norris MC, Leighton BL, DeSimone CA. Needle bevel direction and headache after inadvertent dural puncture. Anesthesiology 1989 ; 70 : 729-31.
23) Richardson MG, Wissler RN. The effects of needle bevel orientation during epidural catheter insertion in laboring parturients. Anesth Analg 1999 ; 88 : 352-6.
24) Stride PC, Cooper GM. Dural taps revisited. A 20-year survey from Birmingham Maternity Hospital. Anaesthesia 1993 ; 48 : 247-55.
25) Cowan CM, Moore EW. A survey of epidural technique and accidental dural puncture rates among obstetric anaesthetists. Int J Obstet Anesth 2001 ; 10 : 11-6.
26) Aida S, Taga K, Yamakura T, et al. Headache after attempted epidural block : the role of intrathecal air. Anesthesiology 1998 ; 88 : 76-81.
27) Richman JM, Joe EM, Cohen SR, et al. Bevel direction and postdural puncture headache : a meta-analysis. Neurologist 2006 ; 12 : 224-8.
28) Fink BR, Walker S. Orientation of fibers in human dorsal lumbar dura mater in relation to lumbar puncture. Anesth Analg 1989 ; 69 : 768-72.
29) Hatfalvi BI. Postulated mechanisms for postdural puncture headache and review of laboratory models. Clinical experience. Reg Anesth 1995 ; 20 : 329-36.
30) Viitanen H, Porthan L, Viitanen M, et al. Postpartum neurologic symptoms following single-shot spinal block for labour analgesia. Acta Anaesthesiol Scand 2005 ; 49 : 1015-22.
31) Kempen PM, Mocek CK. Bevel direction, dura geometry, and hole size in membrane puncture : laboratory report. Reg Anesth 1997 ; 22 : 267-72.
32) Norris MC, Fogel ST, Conway-Long C. Combined spinal-epidural versus epidural labor analgesia. Anesthesiology 2001 ; 95 : 913-20.
33) van de Velde M, Teunkens A, Hanssens M, et al. Post dural puncture headache following combined spinal epidural or epidural anaesthesia in obstetric patients. Anaesth Intensive Care 2001 ; 29 : 595-9.
34) Miro M, Guasch E, Gilsanz F. Comparison of epidural analgesia with combined spinal-epidural analgesia for labor : a retrospective study of 6497 cases. Int J Obstet Anesth 2008 ; 17 : 15-9.
35) Van de Velde M, Schepers R, Berends N, et al. Ten years of experience with accidental dural puncture and post-dural puncture headache in a tertiary obstetric anaesthesia department. Int J Obstet Anesth 2008 ; 17 : 329-35.
36) Sudlow C, Warlow C. Posture and fluids for preventing post-dural puncture headache. Cochrane Database Syst Rev 2002 ; 2 : CD001790.
37) Halker RB, Demaerschalk BM, Wellik KE, et al. Caffeine for the prevention and treatment of postdural puncture headache : debunking the myth. Neurologist 2007 ; 13 : 323-7.
38) Devcic A, Sprung J, Patel S, et al. PDPH in obstetric anesthesia : comparison of 24-gauge Sprotte and 25-gauge Quincke needles and effect of subarachnoid administration of fentanyl. Reg Anesth 1993 ; 18 : 222-5.
39) Abboud TK, Zhu J, Reyes A, et al. Effect of subarachnoid morphine on the incidence of spinal headache. Reg Anesth 1992 ; 17 : 34-6.

40) Al-metwalli RR. Epidural morphine injections for prevention of post dural puncture headache. Anaesthesia 2008 ; 63 : 847-50.
41) Trivedi NS, Eddi D, Shevde K. Headache prevention following accidental dural puncture in obstetric patients. J Clin Anesth 1993 ; 5 : 42-5.
42) Shah JL. Epidural pressure during infusion of saline in the parturient. Int J Obstet Anesth 1993 ; 2 : 190-2.
43) Charsley MM, Abram SE. The injection of intrathecal normal saline reduces the severity of postdural puncture headache. Reg Anesth Pain Med 2001 ; 26 : 301-5.
44) Salvador L, Carrero E, Castillo J, et al. Prevention of post dural puncture headache with epidural-administered dextran 40. Reg Anesth 1992 ; 17 : 357-8.
45) Sudlow C, Warlow C. Epidural blood patching for preventing and treating post-dural puncture headache. Cochrane Database Syst Rev 2002 ; 2 : CD001791.
46) Scavone BM, Wong CA, Sullivan JT, et al. Efficacy of a prophylactic epidural blood patch in preventing post dural puncture headache in parturients after inadvertent dural puncture. Anesthesiology 2004 ; 101 : 1422-7.
47) Ti LK, Lee TL. Inhibition of coagulation by local anesthetics : a comparison of lidocaine, bupivacaine, and ropivacaine (abstract). Anesth Analg 1999 ; 88 : S282.
48) Camann WR, Murray RS, Mushlin PS, et al. Effects of oral caffeine on postdural puncture headache. A double-blind, placebo-controlled trial. Anesth Analg 1990 ; 70 : 181-4.
49) Cohen SM, Laurito CE, Curran MJ. Grand mal seizure in a postpartum patient following intravenous infusion of caffeine sodium benzoate to treat persistent headache. J Clin Anesth 1992 ; 4 : 48-51.
50) Ryu JE. Effect of maternal caffeine consumption on heart rate and sleep time of breast-fed infants. Dev Pharmacol Ther 1985 ; 8 : 355-63.
51) Rucklidge MW, Yentis SM, Paech MJ. Synacthen Depot for the treatment of postdural puncture headache. Anaesthesia 2004 ; 59 : 138-41.
52) Noyan Ashraf MA, Sadeghi A, Azarbakht Z, et al. Evaluation of intravenous hydrocortisone in reducing headache after spinal anesthesia : a double blind controlled clinical study. Middle East J Anesthesiol 2007 ; 19 : 415-22.
53) Taivainen T, Pitkänen M, Tuominen M, et al. Efficacy of epidural blood patch for postdural puncture headache. Acta Anaesthesiol Scand 1993 ; 37 : 702-5.
54) Banks S, Paech M, Gurrin L. An audit of epidural blood patch after accidental dural puncture with a Tuohy needle in obstetric patients. Int J Obstet Anesth 2001 ; 10 : 172-6.
55) Sandesc D, Lupei MI, Sirbu C, et al. Conventional treatment or epidural blood patch for the treatment of different etiologies of post dural puncture headache. Acta Anaesthesiol Belg 2005 ; 56 : 265-9.
56) van Kooten F, Oedit R, Bakker SL, et al. Epidural blood patch in post dural puncture headache : a randomised, observer-blind, controlled clinical trial. J Neurol Neurosurg Psychiatry 2008 ; 79 : 553-8.
57) Szeinfeld M, Ihmeidan IH, Moser MM, et al. Epidural blood patch : evaluation of the volume and spread of blood injected into the epidural space. Anesthesiology 1986 ; 64 : 820-2.
58) Beards SC, Jackson A, Griffiths AG, et al. Magnetic resonance imaging of extradural blood patches : appearances from 30 min to 18 h. Br J Anaesth 1993 ; 71 : 182-8.
59) Chen LK, Huang CH, Jean WH, et al. Effective epidural blood patch volumes for postdural puncture headache in Taiwanese women. J Formos Med Assoc 2007 ; 106 : 134-40.
60) Paech MJ, Doherty DA, Christmas T, et al. The volume of blood for epidural blood patch in obstetrics : a randomized, blinded clinical trial. Anesth Analg 2011 ; 113 : 126-33.
61) Cook MA, Watkins-Pitchford JM. Epidural blood patch : a rapid coagulation response.

Anesth Analg 1990 ; 70 : 567-8.
62) Diaz JH, Weed JT. Correlation of adverse neurological outcomes with increasing volumes and delayed administration of autologous epidural blood patches for postdural puncture headaches. Pain Pract 2005 ; 5 : 216-22.
63) Ambesh SP, Kumar A, Bajaj A. Epidural gelatin (Gelfoam) patch treatment for post dural puncture headache. Anaesth Intensive Care 1991 ; 19 : 444-7.
64) Reynvoet ME, Cosaert PA, Desmet MF, et al. Epidural dextran 40 patch for postdural puncture headache. Anaesthesia 1997 ; 52 : 886-8.
65) Nakamura H, Matsuyama Y, Yoshihara H, et al. The effect of autologous fibrin tissue adhesive on postoperative cerebrospinal fluid leak in spinal cord surgery : a randomized controlled trial. Spine (Phila Pa 1976) 2005 ; 30 : E347-51.
66) Crul BJ, Gerritse BM, van Dongen RT, et al. Epidural fibrin glue injection stops persistent postdural puncture headache. Anesthesiology 1999 ; 91 : 576-7.
67) Harrington H, Tyler HR, Welch K. Surgical treatment of post-lumbar puncture dural CSF leak causing chronic headache. Case report. J Neurosurg 1982 ; 57 : 703-7.

〔奥富　俊之〕

IV

妊娠・産褥の手術を安全に行う

IV. 妊娠・産褥の手術を安全に行う

1 妊娠中の非産科手術の麻酔

はじめに

　妊婦の身体には非妊娠時と比べ，生理学的・薬理学的・解剖学的・内分泌学的変化が生じている（詳しくはI-1．妊娠の生理学・薬理学・解剖学的変化を参照）。また妊婦は子宮内に胎児という宝物を宿しているため，精神的にとてもデリケートであり，常に胎児の安全を第一にと願っている。われわれが妊婦に非産科手術の麻酔を行う際，母体の変化を考慮した安全な麻酔を第一に考えながら，それと同じ強さで胎児の安全も考える必要がある。

　母体の安全とは何だろうか。麻酔による合併症を起こすことなく，術後も母児ともに健やかに生活でき，そして妊娠正期にお産をすることだろう。すなわち麻酔中の最重要項目として，誤嚥や挿管困難，仰臥位低血圧症候群，硬膜穿刺後頭痛（postdural puncture headache：PDPH）といった合併症の予防が筆頭に挙げられる。一方，胎児の安全とは何だろうか。術後に奇形や発育不全になったりせず，流産や早産にもならず，正期まで母胎内ですくすく育ち，元気に生まれてくることだろう。つまり麻酔薬への曝露による催奇形性や発育不全の予防，そして流早産の予防が大切であり，これらについては妊娠週数によっても配慮項目が変わってくるので注意が必要である。

　妊娠中の非産科手術の麻酔を行うにあたり母児双方にとって最適な麻酔を提供するには，まずどんな背景を知り，次にどんなことを考えなければならないのだろうか。順を追って考察していきたい。

母体の変化

　妊娠中の変化を知ることはとても大切であり，詳しくは本書I-1項を参照してほしい。ここでは妊婦に麻酔を行う際に忘れてはならない特に大切なものについて，改めて表にまとめた（表1）。こうしてみると，妊婦は誤嚥や挿管困難が怖いから全身麻酔は行いたくない，という気持ちが改めてよくわかる。また，区域麻酔であっても決して安心できるわけではなく，血栓塞栓症や血圧低下などのリスクがあることを忘れてはならない。

表1 妊娠中における母体の主な変化と対処法

	主な変化	考慮すべき事項・対処法の例
呼吸器系	・呼吸器系粘膜の毛細血管怒張による浮腫や充血	・挿管チューブは細めの物を選択 ・胃カテーテルの経鼻挿入を避ける
	・主として1回換気量増加，および呼吸数の若干増加による，分時換気量の増加 ⇒Pa_{CO_2}の減少（約30 mmHg）	・全身麻酔において，呼気終末CO_2を30〜32 mmHg程度に保つ （ただし，過換気は禁物である）
	・機能的残気量の減少および酸素消費量の増加	・100％酸素吸入による脱窒素化は速やかだが低酸素に陥るのも早いため，挿管困難予測因子はないか事前に確認する
循環器・血液系	・血液量の増加 （血漿量増加＞赤血球量増加）	・生理的貧血（ヘモグロビン12 g/dl）があることを念頭に入れておく
	・心拍数，1回拍出量ともに増加 ⇒心拍出量の増加	・血液量増加も併せ，心室性期外収縮が起きることはまれではない
	・増大子宮による大動静脈圧迫	・子宮左方転位は必須（妊娠中期以降） 　腰枕使用は高い効果を得られる 　ベッドを左に傾けるのも有効
消化器系	・プロゲステロンによる消化管蠕動運動の低下，下部食道括約筋緊張の低下	・消化管運動促進薬，メトクロプラミドを静脈内投与，可能であれば手術の1時間前にH_2受容体拮抗薬を投与
	・増大子宮圧迫により胃内圧上昇 （特に妊娠29週以降）	・全身麻酔は迅速導入で行う ・気管挿管時の輪状軟骨圧迫は必須
中枢・末梢神経系	・全身麻酔薬への感受性亢進	・揮発性吸入麻酔薬のMACが25〜40％低下，静脈麻酔薬の必要量も低下 ⇒麻酔薬の投与量を減らす
	・局所麻酔薬への感受性亢進	・局所麻酔薬の投与量，濃度の調節
その他	・黄体から分泌されるリラキシンの増加（妊娠12週以降）による靭帯弛緩，コラーゲン組織軟化 ・凝固因子増加による凝固亢進状態	・妊娠週数によって脊椎後彎の位置が変化していくことに留意 ・血管壁拡張により静脈瘤ができやすくなるため，血栓予防に努める

胎児について

1 奇形発生における基本原則

薬剤あるいは化学物質などが有する催奇形性に関して考えるとき，①発生の臨界期，

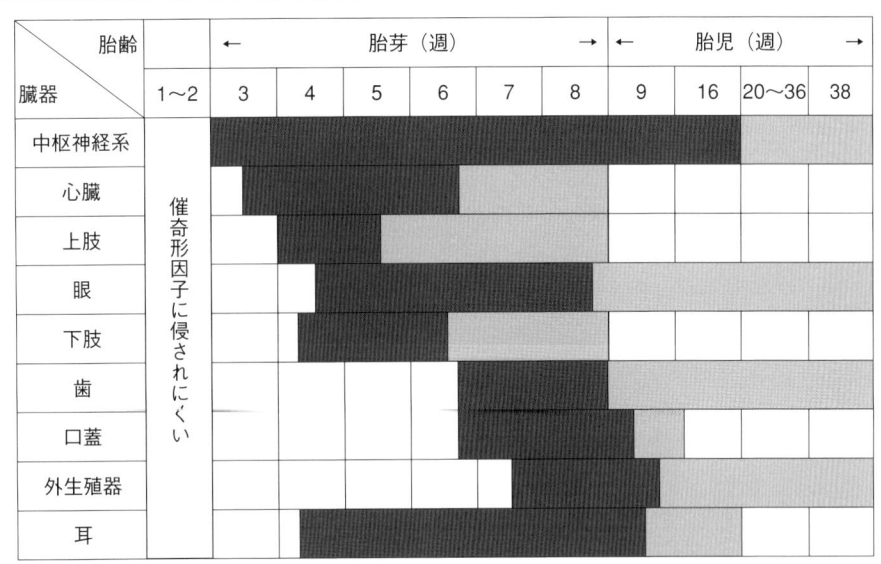

IV. 妊娠・産褥の手術を安全に行う

胎齢 臓器	1～2	3	4	5	6	胎芽（週） 7	8	9	16	胎児（週） 20～36	38
中枢神経系	催奇形因子に侵されにくい										
心臓											
上肢											
眼											
下肢											
歯											
口蓋											
外生殖器											
耳											

■ 臨界期，催奇形因子に非常に敏感な時期。主要な先天異常を引き起こす。
▨ 催奇形因子にあまり敏感でない時期。軽度な先天異常が誘発されることがある。

図1　各臓器の臨界期
胎齢8週（妊娠10週）までは胎児とは呼ばず，胎芽と呼ばれる。胎芽の時期が最も催奇形因子の影響を受けやすい。

②薬剤あるいは化学物質の用量，③胚子の遺伝子型，という3つの重要な原則を考慮しなければならない。

2 妊娠週数と器官形成

　発生において，胚子の催奇形因子に対する感受性が最も高い時期は，細胞分裂，細胞分化および形態形成がピークにあるときで，これを臨界期と呼ぶ。臨界期の時期は，各臓器によって異なる。胚子の発生において組織や器官が形成されつつあるときを器官形成期と呼び，その中でも胎芽と呼ばれる妊娠10週（胎齢8週）までの期間はあらゆる臓器にとっての臨界期を含み，特に大事である（図1）。

3 麻酔薬の胎児への影響

　胎児に麻酔の影響で奇形が発生しないよう管理することが重要である。抗痙攣薬の影響による新生児の凝固異常で頭蓋内出血を起こすなど，麻酔薬の直接あるいは間接的影響によって，たとえば生まれてきた新生児に異常が起こらないようにも心がける必要がある。麻酔薬の催奇形性について明確な答えを出すのはきわめて困難であるが，急性あるいは慢性的に何らかの影響を胎児に及ぼす可能性を常に念頭に置いて対処するほうが慎重な態度であろう。

a. 急性曝露

　胎児に対する麻酔薬の急性曝露の影響についての研究が古くからいくつも報告されており，自然流産の頻度の増加を示すものはあるが，胎児の催奇形性を明確に証明できるものは見つからない。MazzeとKallenはスウェーデンの720,000人の妊婦のうち手術を受けた5,405人について後方視的に調べた[1]。手術を受けた群では，手術を受けなかった群と比べて先天性奇形や死産の頻度は増加しないが，早産や子宮内胎児発育不全，出生後168時間以内の新生児死亡の頻度は増加していた。しかし，それら有害事象と麻酔薬の種類，手術術式との関連性については不明であった。

b. 慢性曝露

　妊娠してからも働き続けた麻酔科女性医師の先天性奇形の発生率は麻酔科以外の女性医師や働くのをやめた麻酔科医師より高頻度であり，自然流産率は働いても働かなくても麻酔科医のほうが麻酔科以外の医師より高頻度である，という英国の報告がある[2]。これを受け，米国麻酔科学会の特別委員会から，重要な報告がなされた[3]。それは，手術室以外の病院内で働く女性職員より，手術室で働く女性に先天性奇形や自然流産の頻度が増すというものであった。その一方で，EricsonとKallenは，手術室看護師および麻酔看護師，内科病棟の看護師，スウェーデン全体での妊婦の統計，という3群の比較において，胎児への有害事象の有意差を見いだせなかった[4]。

　吸入麻酔薬の慢性曝露と胎児への有害事象の明らかな関係は証明されていないが，手術室における余剰ガス排泄装置の重要性は強調されている。

c. 麻酔薬各論

　さまざまな麻酔薬の催奇形性の研究は，ほとんどが催奇形性試験（teratogenecity test）および生殖試験（reproduction test）といった動物実験の結果であり，そのままヒトに同じ結果をもたらすと考えるのは妥当ではない。しかし，それらを知識として知っておくことは大切であろう。表2にまとめた内容は，ぜひ知っておいてほしいことばかりである。

　こうして列挙してみると，麻酔薬の催奇形性は意外にそれほどでもないな，と感じる方も多いかもしれない。むしろ催奇形性で気にしなければならないのは，術前後に以下の薬などに曝露している妊婦の麻酔の場合であろう。

- 喫煙，大量のカフェイン，過度のアルコールといった日々の嗜好品
- ヘパリンを除く抗凝固薬（ワルファリン）
- 妊娠初期におけるアスピリン
- インスリンを除く血糖降下薬
- フェノバルビタールを除く抗痙攣薬（トリメタジオン，フェニトイン，バルプロ酸）
- 抗生物質（テトラサイクリン）
- ACE阻害薬（羊水過少，胎児死亡，長期間持続する低形成および腎機能不全が起こる）
- レチノイン酸（ビタミンA）過量摂取

表2 各麻酔薬の催奇形性

分類	薬剤	評価	備考
鎮静薬・睡眠薬	バルビツレート	◎	ヒトで長い使用歴。妊婦に安全に使用できる
	フェノチアジン系	○	ヒトでの有害作用なし[5]
	ジアゼパム	△	かつて口蓋裂[6]や中枢神経異常[7]の危険があるとされたが，最近の報告では催奇形性を示していないものもある[8]
	ミダゾラム	△	催奇形性の報告なし
	プロポフォール	?	報告なし
	サリドマイド	×	強い催奇形性を示す。妊娠24〜36日の間に1回催眠量を服用しただけで四肢欠損といった奇形を引き起こす。かつて奇形児が多数誕生し，社会問題となった
オピオイド	ペンタゾシン	△	妊娠ハムスターにおいて胎仔奇形の増加がみられた[9]
	メペリジン	△	
	モルヒネ	○	妊娠ラットで奇形発生なし[10)11]
	フェンタニル	◎	
	レミフェンタニル	?	報告なし
筋弛緩薬	脱分極性	◎	胎児への有害作用の証拠なし
	非脱分極性		
局所麻酔薬	コカイン	×	ヒトおよび動物で催奇形性あり[12]
	コカイン以外	○	催奇形性なし
酸素			低酸素，高圧酸素で催奇性あり
二酸化炭素			高二酸化炭素で催奇性あり
吸入麻酔薬	亜酸化窒素	△	妊娠ラットで催奇形性あり[13] 妊娠中期にヒトに対して短時間使用は害なし[14]
	揮発性吸入麻酔薬	◎	ハロタン，エンフルラン，イソフルランに催奇形性なし[13]

◎安全に使用できる
○おそらく安全である
△安全であると言い切れない
?安全性について報告はないが近年よく使用されている

表3 硫酸マグネシウムの血中濃度と臨床所見

血中濃度（mg/dl）	臨床症状
1.5〜2	正常値
4〜8	治療域
5〜10	心電図変化
10	深部腱反射消失
18	呼吸筋麻痺
25	心停止

・精神安定剤（サリドマイド，炭酸リチウム）
・禁制の薬剤（LSD，ヘロイン，コカイン，ヘロインの治療薬メサドン）
・環境化学物質，伝染性病原体，ほか

流早産の危険

　妊娠中の手術は早産や自然流産の頻度を増加させる。特に，下腹部手術，骨盤内手術，子宮頸部手術で起こりやすい。予防的あるいは治療的に，子宮収縮抑制薬は早産予防のためにしばしば用いられる。

　早産予防に用いられる薬に，リトドリンやテルブタリンといったβ_2作動薬，硫酸マグネシウムがあるが，われわれ麻酔科医にとって馴染みの少ないこれらの薬の作用についても少し触れておく。

a. リトドリン：β_2作動薬

　主な副作用に，中枢神経系作用（興奮，不穏，振戦など），心血管系作用（頻脈，血圧変化，不整脈），呼吸器系作用（肺水腫），代謝内分泌系作用（高血糖，高インスリン血症，低カリウム血症），消化器系作用（肝酵素上昇），血液系作用（顆粒球減少，血小板数減少）などがある。

　これらの中で特に留意しておきたいのは5％発生する肺水腫であり，大量の輸液による容量負荷は肺浮腫の発生を増加させるので注意が必要である。

b. 硫酸マグネシウム

　麻酔に関わる主な作用として，筋弛緩薬作用増強，スキサメトニウム投与で高カリウム血症，麻酔薬MAC低下，新生児筋緊張低下，出血や血圧低下の増悪などがある。

　副作用には呼吸筋麻痺や心停止といった命に関わる重篤なものがあり，これらは血中濃度依存性に出現するうえ治療域が狭いので中毒域に達しやすい。腎機能低下症例では血中濃度が上昇しやすく，注意が必要である（表3）。

表4 妊娠中に行われる非産科手術の妊娠三半期ごとの割合

手術の種類	第1三半期(%)	第2三半期(%)	第3三半期(%)
中枢神経系	6.7	5.4	5.6
耳鼻咽喉科	7.6	6.4	9.5
腹部	19.9	30.1	22.6
泌尿生殖器および婦人科	10.6	23.3	24.3
腹腔鏡下	34.1	1.5	5.6
整形外科	8.9	9.3	13.7
内視鏡	3.6	11.0	8.6
皮膚	3.8	3.2	4.1

(Birnbach DJ, Browne IM. Anesthesia for obstetrics. 武田純三監訳. ミラー麻酔科学. 東京：メディカルサイエンスインターナショナル；2007. p.1815より引用)

妊娠中に手術を要する疾患について

　米国では毎年，妊婦のおよそ2％がさまざまな手術を受けている，すなわち同時に麻酔も受けているものと推測されている。手術の種類としては，妊娠の延長・胎児異常の修正といった産科的手術，妊娠とは無関係な母体適応の外科手術すなわち非産科手術，の2つに大別される。

　妊娠中に比較的よく行われる非産科的手術は，虫垂切除術，胆嚢摘出術，付属器手術であり，頻度は少ないが難度が高い手術としては，腹腔鏡下手術，脳神経外科手術，人工心肺を用いた心臓手術などがある（表4）。

　母児の安全を考えると，定時手術の場合，待てる疾患であれば手術は出産後に延期することが望ましいし，準緊急手術であっても可能ならば催奇形性の高い妊娠第1三半期は手術を避けたい。緊急手術でやむを得ない場合は，手術部位や術式にもよるが可能な限り区域麻酔が望ましく，しかし必要であるなら全身麻酔もやむを得ない。

　いずれの麻酔管理上でも，考慮すべき事項として
・妊娠による生理学的および解剖学的変化に伴う母体の危険因子
・麻酔薬の催奇形性
・適切な子宮胎盤血流量の維持
・母体に投与された薬物の胎児への直接的あるいは間接的影響

などが挙げられる。腹部手術において，増大した妊娠子宮の存在のため手術操作は非妊娠時の手術操作よりも困難になる。また妊娠子宮が腹腔内臓器に解剖学的偏位を引き起こしているうえ，腹部圧痛や白血球増加は妊娠中によく見られる所見であるのも重なって，腹部病変の診断はいっそう困難となる。

1 区域麻酔の管理方針

　区域麻酔であっても，場合により全身麻酔への移行もあり得るため，可能であれば手術の1時間前にH_2受容体拮抗薬を投与し，誤嚥予防したほうがよい。血圧，心電図，酸素飽和度のモニタリングは必須である。術後鎮痛も視野に入れ，一般的に硬膜外麻酔併用脊髄くも膜下麻酔が選択される。妊娠中期以降は可能であれば胎児心拍数のモニタリングも考えたいが，区域麻酔の手術は術野が下腹部であることが多く，胎児心拍数モニタリングはできないことが多い。子宮収縮抑制薬の使用については，産科医と相談して決める。

　局所麻酔薬は，コカイン以外は安全に使用できる。硬膜外カテーテルを留置するときは，局所麻酔薬の少量分割注入を徹底する。子宮胎盤血流量を維持するために，妊娠中期以降は子宮左方転位を行い，こまめな血圧測定のもと，母体の正常血圧を維持することがきわめて大切である。フェイスマスクでの酸素投与が推奨される。

2 全身麻酔の管理方針

　妊娠初期，特に10週までの間は，催奇形性を考えると可能な限り全身麻酔は避けたいところである。誤嚥予防の前投薬，H_2受容体拮抗薬投与は必須であり，メトクロプラミド静脈内投与は胃内容を空にするのを促進する。血圧，心電図，酸素飽和度，カプノグラム，体温のモニタリング，必要であれば観血的動脈圧測定，中心静脈圧測定なども追加する。妊娠中期以降では子宮左方転位を必ず行う。

　麻酔導入は十分な前酸素化と輪状軟骨圧迫を行いつつ迅速導入で行い，妊娠14週以降は下部食道括約筋の生理学的変化により誤嚥のリスクが高くなっているため，気管挿管が必要となる。妊娠性の気道粘膜の変化を考慮し，挿管チューブは細めの物を選択する。導入薬には古くから使用経験のあるチオペンタールが推奨される。最近はプロポフォールを使用した報告も出てきたが，安全性は未だ確立していない。筋弛緩薬はスキサメトニウムが従来使用されてきたが，スガマデクスの国内使用認可に伴い，今後はロクロニウム使用症例が増えるかもしれない。重要なのは，速い作用発現とともに，挿管困難遭遇時には速い効果消失が，導入時の筋弛緩薬には求められることである。麻薬はモルヒネやフェンタニルが安全に使用できるが，レミフェンタニルの使用報告も増えてきた。麻酔維持にはイソフルランが安全に使用でき，子宮弛緩作用もあるため推奨される。セボフルランに関しては妊婦での安全性が未だ確立しているとは言い難いが，妊婦での使用経験も今後蓄積していくだろう。

　母体の正常血圧を保つことは区域麻酔と同様，きわめて大切である。呼吸管理に関して，過換気は子宮胎盤血流を減少させる可能性と母体のヘモグロビン解離曲線を左方移動させるため，絶対に避けなければならず，母体のPa_{CO_2}が妊娠中の正常値（30 mmHg）になるよう維持すべきである。増大した妊娠子宮による圧迫でさらなる機能的残気量の低下を生じさせないよう人工呼吸器の設定でPEEPを用いたいところだが，胸腔内圧が高

すぎると心拍出量が減り,子宮血流が低下するかもしれない。胎児心拍数を評価しながら慎重にPEEPの適応を考えたい。

胎児心拍数モニタリングは重要であるが,胎児の予後を改善するかどうかについては議論がある。複数の文献を考察すると術中の連続した胎児心拍数モニタリングは胎児の予後の改善を認めず,その必要性を疑問視している報告もある[15]が,不要と言い切る根拠にはならないだろう。連続モニタリングの是非はともかく,区域麻酔や全身麻酔の導入前後や手術終了時の胎児心拍数を記録することは大切である。

手術終了後も誤嚥のリスクは存在するので,十分に覚醒するまで抜管すべきでない。術後の子宮収縮のモニターは必須であり,必要があれば子宮収縮抑制薬を使用する。

妊娠後半に非ステロイド性抗炎症薬を使用すると,胎児の動脈管閉鎖や収縮を引き起こす可能性があるので,妊娠中期以降はその使用を避けるべきである。

おわりに

妊娠中の非産科手術の麻酔を行うにあたり基礎知識として必要だと考えられることを,幅広く述べてきた。しかし,何事もそうであるように,完璧な合併症予防法,完璧な麻酔法などといったものは存在しない。個々の症例で,疾患の背景も違えば,施設環境も異なる。大切なのは,完璧なマニュアル麻酔を遂行することではなく,今まで述べてきたような基本知識を得たうえで,担当麻酔科医が各々の臨床現場に則した,考えられる最善の麻酔計画を立てることであり,その際の一助になれば幸いである。

■参考文献

1) Mazze RI, Kallen B. Reproductive outcome after anesthesia and operation during pregnancy：a registry study of 5405 cases. Am J Obstet Gynecol 1989；161：1178-85.
2) Knill-Jones RP, Rodrigues LV, Moir DD, et al. Anaesthetic practice and pregnancy. Controlled survey of women anaesthetists in the United Kingdom. Lancet 1972；1：1326-8.
3) Report of an ad hoc committee on the effect of trace anesthetics on the health of operating room personnel, American Society of Anesthesiologists. Occupational disease among operating room personnel：a national study. Anesthesiology 1974；41：321-40.
4) Ericson HA, Kallen AJ. Hospitalization for miscarriage and delivery outcome among swedish nurses working in operating rooms 1973-1978. Anesth Analg 1985；64：981-8.
5) Slone D, Siskind V, Heinonon O, et al. Antenatal exposure to the phenothiazines in relation to congenital malformations, perinatal mortality rate, birth weight and intelligence quotient score. Am J Obstet Gynecol 1977；128：486-8.
6) Sfra M, Oakley GP. Association between the cleft lip with or without cleft palate and prenatal exposure to diazepam. Lancet 1975；2：478-80.
7) Laegreid L, Olegard R, Walstrom J, et al. Teratogenic effects of benzodiazepine use during pregnancy. J Pediatr 1989；114：126-31.
8) Koren G, Pastuszak A, Ito S. Drugs in pregnancy. N Engl J Med 1998；338：1128-37.
9) Geber WF, Schramm LC. Congenital malformations of the central nervous system produced by narcotic analgesics in the hamster. Am J Obstet Gynecol 1975；12：705-13.
10) Zagon IS, McLaughlin PJ. Effects of chronic morphine administration on pregnant rats and

their offspring. Pharmacology 1977 ; 15 : 302-10.
11) Fujinaga M, Stevenson JB, Mazze RJ. Reproductive and teratogenic effects of fentanyl in Sprague-Dawley rats. Teratology 1986 ; 34 : 51-7.
12) Rosenak D, Diamant YZ, Yaffe H, et al. Cocaine : maternal use during pregnancy and its effect on the mother, the fetus, and the infant. Obstet Gynecol Surv 1990 ; 45 : 348-59.
13) Mazze RI, Fujinaga M, Rice SA, et al. Reproduction and teratogenic effects of nitrous oxide, halothane, isoflurane and enflurane in Sprague-Dawley rats. Anesthesiology 1986 ; 64 : 339-44.
14) Aldridge LM, Tunstall ME. Nitrous oxide and the fetus. A review and the results of a retrospective study of 175 cases of anaesthesia for insertion of Shirodkar suture. Br J Anaesth 1986 ; 50 : 1348-56.
15) Horrigan TJ, Villarreal R, Weinstein L. Are obstetric personal required for intra-operative fetal monitoring during non-obstetric surgery? J Perinatol 1999 ; 19 : 124-6.

〔辻原　寛子，池田　みさ子〕

IV. 妊娠・産褥の手術を安全に行う

2 妊娠中の放射線・MRI 検査

はじめに

　妊娠中の9カ月の間には，さまざまな時期にさまざまな病態に対し放射線診断・治療が必要となりうる。実際，この10年で電離放射線を用いた画像診断〔単純X線，computed tomography（CT），核医学検査〕全体の妊婦での需要は121％増加し，CTに至っては毎年25％の増加が報告されている[1]。しかしながら，妊娠中のイメージングについて医師の間で驚くほどの認識のばらつきがあることが問題である。ある報告では妊娠初期の腹部CT検査の後に中絶を推奨する家庭医が6％，産科医であっても5％の確率で存在した[2]。国際放射線防護委員会（ICRP）は100mGy未満の胎児吸収線量を妊娠中絶の理由としてはならないと勧告を出している[3]。本項ではICRPの発行した『Publication 84：妊娠と医療放射線』を中心にいくつかの論文からの見解を紹介し，妊娠時に頻度が高い疾患ごとの留意点について言及する。

概　論

1 線量単位

　妊娠中の医療放射線を考えるうえでは，胎児に対する影響に注目することから吸収線量Gy（グレイ）が適当である。X線，ガンマ線，あるいは電子線を用いる大部分の医療の意思決定への適応では基本的にGy＝Sv（シーベルト）と考えてよく，それらの対応は以下の式の通りである。
　　1mGy＝1mSv＝0.1rem＝0.1rad

2 被ばく線量

　各検査，治療などの推定胎児放射線吸収線量を表に示す[3,4]（表1）。しかしCT検査による実効線量・吸収線量は装置・設定（撮影範囲の長さや撮影回数など），患者の体形など

表1 推定放射線線量

日常生活と放射線

0.19 mGy	東京-ニューヨーク間往復航空機旅行
0.5 mGy	平成19年度医師平均被ばく量（国内・胸部）
1 mGy	一般公衆の線量限度（年間。医療は除く）
2.4 mGy	平成19年度医師平均被ばく量（国内・頭頸部）
2.4 mGy	1人当たりの年間自然放射線被ばく量（世界平均）
10 mGy	ブラジル・ガラパリの年間自然放射線被ばく量

放射線診断での推定胎児被ばく量（英国）

	検査	平均（mGy）	最大（mGy）
従来型X線検査	胸部	0.005	<0.01
	腹部	1.4	4.2
	骨盤	1.1	4
	腰椎	1.7	10
	頭蓋骨	<0.01	<0.01
	胸椎	<0.01	<0.01
造影・透視検査	バリウム造影（上部消化管）	1.1	5.8
	バリウム注腸造影	6.8	24
CT	頭部	<0.005	<0.005
	胸部	0.06	0.96
	腹部	8.0	49
	腰椎	2.4	8.6
	骨盤	25	79

〔ICRP勧告翻訳検討委員会. 松平寛通編. ICRP Publication 84 妊娠と医療放射線. 東京：日本アイソトープ協会；2002.（原著：Pregnancy and Medical Radiation. Annals of the ICRP, Vol. 30, No. 1, 2000), 今井健太郎. 平成19年度個人被ばく線量の集計および医療機関における不均等被ばく統計. 長瀬ランダウア NLだより 2008；370：2-3より引用〕

により異なるため，他施設のデータがそのまま当てはまるわけではない．そのため，各施設で検査ごとに線量を評価する必要がある．CT装置は近年さらに進化しており，マルチスライスCTでは検出器の数が16，64，320列と増加している．一般的に検査機器が進化すると被ばく線量は減少傾向にあるが，CT検査では1検査あたりの被ばく線量は必ずしも減少していない．大きな要因にスキャン時間が短縮され管球容量も増加したため繰り返し撮影が増え，撮影範囲が広がったこと，さらに薄いスライス厚の使用が挙げられる．大切なことは，妊婦にCT検査が必要なときは各施設の放射線科医，技師，関連科医師と話し合い，必要な画像情報と最低限の胎児被ばくの合致点を見出すことである．

3 被ばく時期・インフォームドコンセント

放射線のリスクは，妊娠のステージと胎児の吸収線量に関係する（表2）[5]。

受胎から着床までの着床前期（受胎後0～2週）に100mGy以上の被ばくをしたときに

表2　放射線による奇形に対する受胎週数と被ばく量の影響

	受胎後週数	影響	推定被ばく閾値*
着床前	0〜2週	胎胞死亡または影響なし（all or none）	50〜100 mGy
器官形成期	2〜8週	先天性奇形（骨格・眼・生殖器） 発育遅延	200 mGy 200〜250 mGy
胎児期	8〜15週	重症精神遅滞（高リスク）** 知能低下 小脳症	60〜310 mGy 25 IQ低下/Gy 200 mGy
	16〜25週	重症精神遅滞（低リスク）	250〜280 mGy

*自然奇形発生率より危険性が上昇する推定被ばく量。データは動物実験、日本原爆被爆者の疫学研究、医療放射線被ばく者（子宮腫瘍への放射線治療など）の研究結果に基づく。
**急速な神経発達、神経細胞移動の時期

（Patel SJ. Imaging the pregnant patient for nonobstetric conditions : algorithms and radiation dose considerations. Radiographics 2007 ; 27 : 1705-22 より引用）

は、着床の失敗や受胎産物の検知されない死という形をとるだろう。しかし受精卵が生き延びた場合には、児のリスクの増加はない[6]。放射線のリスクは、器官形成期（受胎後3〜8週）と胎児期の初期が最も著明であり、第2三半期では幾分小さくなり、第3三半期では最低になる。

　妊娠している患者や勤務者は胎児子宮内被ばくの程度や潜在的影響について知る権利がある。胸部X線のような低線量の手法においては、リスクは極めて小さいと口頭で保証することが唯一必要とされる。胎児線量が1 mGyを超えるときは、通常さらに詳しい説明を患者が理解できる言葉を用いて付け加える[7]。カルテへの記載は推奨される。特に照射野に胎児が含まれる場合は重要である。

4 子宮内被ばくの結果

　子宮内被ばくの結果として①細胞致死効果、②悪性新生物の誘発の可能性を考える。細胞致死効果にはその線量以下では影響が認められない実際上のしきい値が存在する。そのしきい値を超えると、線量の増加とともに影響は重篤になる。一方、悪性新生物および潜在的な遺伝的影響は線量とともに増加し、それ以下ならば可能性がゼロになるようなしきい線量は確認されていない。

a. 細胞致死効果

　細胞致死効果は、死亡、中枢神経系の異常、白内障、成長の遅延、奇形、さらに行動異常も含む広い範囲の影響となりうる。子どもが奇形をもたない確率は自然バックグラウンドを超えた胎児の吸収線量が0 mGyで97％であるが、約100 mGyで初めて97％をやや下回るようになる（表3）。IQの低下や精神遅滞の可能性は、妊娠齢8週から25週（CNS発達期）の間に100 mGyを超えたときのみ検出される。児の精神遅滞の原因は、他にも母体のアルコール、栄養不良、鉛中毒など250以上もが確認されていて、100 mGyの

表3 放射線量の関数として示した健康な子どもが生まれる確率

受胎産物の吸収線量（mGy）(自然バックグラウンドを超えた分)	子どもが奇形を持たない確率（%）	子どもががんにならない確率（0～19歳）（%）*
0	97	99.7
0.5	97	99.7
1.0	97	99.7
2.5	97	99.7
5	97	99.7
10	97	99.6
50	97	99.4
100	97に近い**	99.1

*丸められた数値。致死がんの放射線リスクはmGy当たり約1/17,000に相当する。多くの疫学研究は，リスクはこの仮定よりも低いことを示唆している。

**ヒトについての正確なリスクには不確かさを伴うが，動物データでは放射線による奇形は100～200mGy以下の線量では起こりそうにないと示唆されている。IQの低下や精神遅滞の可能性は，妊娠齢8週から25週の間に胎児線量が100mGyを超えたときにのみ検出される。

（ICRP勧告翻訳検討委員会. 松平寛通編. ICRP Publication 84 妊娠と医療放射線. 東京：日本アイソトープ協会；2002より引用）

胎児線量では，精神遅滞の自然発生率のほうが，IQ低下に対する放射線の潜在的影響よりもずっと大きい。例えば胎児の吸収線量が500mGyを上回るほど高く，しかも妊娠3週から16週の間（器官形成期）に被ばくが起きたならば，発達遅延やCNS損傷の可能性がかなりある。この範囲の線量では胎児の生存は可能だが，高いリスクを伴うことを両親に知らせるべきである。100mGyの胎児線量は通常3回の骨盤CTまたは20回の単純X線診断でも達しない線量である。骨盤内透視を用いた治療や放射線治療では100mGyに達しうる。

b. 悪性新生物および潜在的な遺伝的影響

悪性新生物および潜在的な遺伝的影響は，未修復あるいは誤修復DNA損傷によるものである。妊娠のほぼ全期間を通して，胎児は小児とほぼ同程度に，放射線の潜在的がん誘発効果のリスクがあると想定されている。自然バックグラウンドを超える放射線被ばくがない場合，0～15歳までの小児がんと白血病の自然発生率は1,000人当たり約2～3人（約0.2～0.3%）[8]である。出生前のX線と小児がんに関する疫学調査の最近の報告では，約10mGyの胎児線量での相対リスクが1.4（自然発生率を超える40%の増加）という値で一致している[9]。しかし小児がんの自然発生率は非常に低いので，子宮内被ばく後における個人レベルでの小児がんの確率は極めて小さいであろう。米国産婦人科学会（ACOG）も母体骨盤CT後に児の悪性腫瘍発生を懸念して中絶することを勧めていない[7]。日本の原爆被爆生存者の調査では，約50年にわたる集団の追跡にもかかわらず，子宮内被ばくの結果としての過剰ながんは証明されていない（ただし数は少ない）。両親のいずれかの生殖腺への受胎前照射によって，子孫にがんあるいは奇形が増加するという結果は示されていない[3]。

5 放射線診断[3]

　適切に実施された診断手段により胎児が受ける線量によって，出生前死亡，奇形，あるいは精神発達の障害のリスクが，これらの自然発生率を超えて検出できるほど増加することはほとんどない。

　胸部，頭部，あるいは四肢（腰部以外）のように胎児から離れた部位の医学的に適応のある撮影または透視は，X線機器が適切に遮蔽され，X線ビームが絞られていれば，妊娠中のどの時点でも安全に実地することが可能である。診断手法ごとの調整は通常必要なく，個々に胎児線量の推定を行う必要性は全くない。

　X線ビームが胎児を直接照射する腹部あるいは骨盤の診断X線検査では，検査のこの時期の必要性，線量の減少を考慮する。胎児被ばくを低減するために最も一般的に行われていることは，ビームを絞ること，kVp（管電圧）を上げること，散乱防止用のグリッドをはずすこと，撮影枚数を減らすことである。

　照射野内に子宮が入るCTスキャンでは，胎児の吸収線量は一般に10〜40 mGyとなる。線量を低減するために，スカウトビューを用いて正確に位置合わせを行い，診断の対象となる解剖学的部位（例えば腎臓）に限定してスキャンを行うことが大切である。

　腹部あるいは骨盤の透視によっても，高い胎児線量は生じうる。露出時間を最小にするように十分注意することで胎児の放射線量は最良にコントロールされる。良好な技術を用いるならば，バリウム注腸造影での胎児線量は3〜7 mGyの範囲である。しかし透視時間が7分を超えるような場合は，胎児線量は50 mGyを超える。

　腹部あるいは骨盤の単純撮影に伴う胎児の吸収線量を決定することは難しいが，通常50％の誤差範囲内で推定が可能である。しかし同一の検査であってもある国では30倍以上もの吸収線量の違いがあったことに注意すべきである。kVp（管電圧），波形，ろ過，グリッドの有無，フィルム増感紙の組合せ，フィルムの処理方法，など多くの因子に関係している。また母体の条件として，患者の体厚，子宮の前屈または後屈，膀胱の充満の程度といった解剖学的構造も胎児線量に有意な影響を与える。

　透視後の胎児線量の推定はさらに困難で，不確かさの幅は日常的な放射線検査に比べて大きい。「最良の推定値」と，時には「最悪のケース」の推定が行われ，患者と主治医に提示される。

6 核医学[3]

　先進諸国では，ほとんどの核医学診断手法が，胎児に大きな線量を与えることのない短半減期の放射性核種（^{99m}Tcなど）を用いて行われている。胎盤を通過しない放射性核種では，胎児の線量は母体の組織中の放射能からもたらされる。母体の水分補給と頻繁な排尿により，多くの放射線医薬品投与後の胎児線量を減らすことができる。

　しかしヨウ素の放射性同位体は胎盤を通過して特定の臓器または組織中に濃縮し，有意な胎児リスクを与える。胎児の甲状腺では妊娠10週ぐらいからヨウ素を蓄積し始める。

治療投与量は胎児に重篤な問題，特に永久的な甲状腺機能低下症を引き起こし得る。治療直後（12時間以内）に妊娠が判明した場合には非放射性のヨウ化カリウム（KI）を母体に投与することで，胎児の甲状腺が一部ブロックされ，甲状腺の線量が減る。胎児の全身線量は通常100 mGyより低いので妊娠を中絶する理由はない。しかし，胎児の甲状腺には集積のため150〜450 mGyの吸収線量となることもある。

核医学検査後または治療後に妊娠することについては，核種の長い物理的半減期と体内における長い滞留時間が問題である。この観点から，現在では放射性ヨウ素による治療の場合は6カ月，妊娠を避けることを勧告する。

放射性ヨウ素による治療を受けた患者は，妊娠している家族に対しての有意な線源となり得る。放射能が壊変し終わるまで（約10週間）の間に患者から0.5 mの距離にいる家族が受ける線量は，甲状腺機能亢進症の場合約1.3 mGy，甲状腺がんの場合は約6.8 mGyである。

7 放射線治療[3]

妊娠の約0.1％にがんが発生する。妊娠中の患者では，骨盤から離れた部位のがんは放射線治療の対象となり得るが，綿密な計画が必要である。骨盤内のがんについては，妊娠中に胎児に重篤あるいは致死的な結果を及ぼさずに十分な放射線治療を行うことはできない。妊娠中の胎児線量に関して最も重要な要因は，腫瘍（照射野の辺縁）と胎児の近さである。線量は，距離とともに指数関数的に減少する。

脳腫瘍に対する典型的な光子治療での胎児線量は30 mGy程度である。ホジキン病に対する胸部への前方および後方からのマント型照射では，遮蔽のない胎児部位の線量は400〜500 mGyになり得る。

妊娠中の患者に対する放射線治療の後は，綿密な記録を保存すべきである（通常はその子どもが成人するまで必要なことが多い）。胎児に影響が現れるかもしれないので，注意深いカウンセリングとフォローアップが望ましい。

各　論

1 妊娠中に放射線検査を必要とする頻度の高い病態における放射線診断・治療

a. 頭蓋内病変

脳腫瘍は約100,000人の女性に6人の割合で発症する。頭蓋内出血は2,000〜10,000分娩に1例の割合で発生し，妊娠に関連した死亡の7％を占める。胎児推定吸収線量は技術，被ばく時間などによっても異なるが，脳血管造影で約1 mGy，脳動脈瘤のコイル塞栓術は約3 mGyである。いずれの妊娠のステージにおいても照射野が妊娠子宮と遠いため胎児への影響は比較的少ない[10]。一方悪性腫瘍では，発症が妊娠第1三半期だと放射線治療の

ために中絶が選択されることがある。各症例での話し合いが不可欠である。妊婦での頭蓋内血管病変の出血リスクと脳腫瘍の最適な治療方針は定まっていないと最近の報告では述べられている[11]。

b. 急性虫垂炎

急性虫垂炎は約1,100〜1,500妊娠に1人の割合で発症する。妊娠中の非産科的緊急手術を必要とする最多の疾患である[12)13)]。肥大した子宮により虫垂は圧排され、特に妊娠後半になると非妊時に比べ診断は難しくなり、穿孔の危険性も増加する[14)15)]。一般成人での虫垂炎では、造影しないCT検査はsensitivity 93〜100%、specificity 95〜100%であり治療方針決定によい[16)17)]。妊婦で虫垂炎が疑われたときの画像診断には超音波検査（US）が第一選択であることは確かだが、最近の報告において277人の妊婦でのUSのsensitivityは59%、specificityは91%であり、追加の検査の必要性が高いことが示されている[18]。Brigham and Women's Hospitalからの報告では、虫垂炎疑いの妊婦における画像診断による手術回避率は臨床診断のみで54%、USで36%、USとCTで8%と有意に減少しており、彼らはUSで正常または結論が出ない場合はCT検査を勧めている[19]。

一方、被ばくを避けるため磁気共鳴装置（MRI）を診断に用いる施設もある[20)〜22)]。虫垂炎疑いのMRI検査を受けた148人の妊婦のうち、虫垂炎が否定された患者では虫垂の正常画像がMRIで87%確認できたがUSではわずかに2%だった[20]。虫垂炎疑いの妊婦では、MRIで正常な虫垂像が確認できるならば不必要な開腹術は避けられるようである[20)22)]。各施設での画像読解経験の違いや治療方針決定までの時間的猶予などが、現在の画像診断選択の因子となるであろう。

c. 肺血栓塞栓症

妊娠関連の肺血栓塞栓症（pulmonary thromboembolism：PTE）は約7,000妊娠に1〜2人の頻度で、多くは産褥期に妊娠高血圧腎症、帝王切開術、多胎妊娠に関連して発症する[23)24)]。一般成人、妊婦とも、PTEの診断ではCT肺血管造影は換気血流シンチグラフィーに比べ優れ、妊婦においては血流単独のシンチグラフィーであってもCT肺血管造影に比べ胎児吸収線量が多かったため、CT肺血管造影が優れた画像診断法である[25)〜27)]。下肢静脈血栓の検索にはカラードプラを用いたUS、造影CT、MRアンギオグラフィーなどがあり、検査の切迫性によりモダリティーは変化するだろう。

d. 外傷

外傷は妊娠の3〜8%で起こる[28)29)]。原因の多くは交通事故が占め、家庭内暴力、暴行と続く。その合併症として、子宮収縮、切迫流産、早産、常位胎盤早期剥離が起こる。注意しなくてはいけないのは、軽度の鈍的外傷でも胎児の合併症（多くは常位胎盤早期剥離）を引き起こしうるということである。また母体の救命なしに胎児の生存はありえないので、胎児の被ばくを理由に母体評価を遅らせてはならない[30]。USでの初期検索後または臨床所見にて、腹腔内出血、胸部外傷、縦郭、大動脈、脊椎、後腹膜、腸管、膀胱、骨に異常が見つかれば迷わずCT検査をするべきである。検査中は仰臥位低血圧症候

群に留意し,子宮左方転位を行う。

e. 乳がん

　妊娠に関連した乳がん発症は3,000〜10,000例に1人の確率で,子宮頸がんに続く頻度の高い固形がんである。放射線療法は通常妊娠中は選択されない[31]。外科治療時のリンパ節シンチグラフィーについて14人の女性での報告がある。平均39±20MBqの^{99m}Tc sulfur colloidを使用時の子宮平均吸収線量は1.14±0.76mGyであり,そのうちの一人の妊婦でも線量は同等であった[32]。リンパ系の循環,膀胱への集積による胎児被ばくと考えられるので,もし妊婦が術者・麻酔科医として手術に参加しても胎児被ばくは検出できないほど低い。

f. 腎盂尿管結石（腎仙痛）

　約3,300妊娠に1例の頻度で発症する。あるレトロスペクティブな研究ではUSは60％のsensitivityであり,USで陰性のときには単純CTか経静脈的腎盂造影が必要なることを示している[33]。両者とも線量を軽減させる技術により胎児吸収線量は大きく変化する。

その他

1 併用療法（造影剤使用）の是非

　ヨードを含まない造影剤が最もよいが,ヨード造影剤も安全であるだろう[2]。かつてヨード造影剤を羊水に注入し児の甲状腺機能低下症が起きた[34]ため,妊婦へのヨード投与は慎重にならなければいけない。しかしながら現在の見解ではヒトの妊娠におけるヨード造影剤リスクの明確な結論は導くことは不可能であり,絶対的に必要な場合かつインフォームドコンセントが得られた後に使用すべきである[35]。

2 MRIの適応,危険性,潜在する問題点

　児の奇形と聴覚障害が懸念されているが,現在までの報告では1.5テスラのMRI検査を胎児期に受けた子どもに奇形・行動異常・聴覚障害は出ていない[36]。一方functional MRIに代表される3テスラMRIでの安全性の報告はまだない。最近のレビューでは大多数の放射線科医が妊娠第1三半期のMRIを避けるものの,電離放射線を含む検査よりも好ましいとしている[37]。造影剤のガドリニウムは,母体に投与されると急速に胎児膀胱に移行し,羊水内に排泄され再び嚥下され腸管から児に吸収される。このため胎児でのガドリニウムの暴露が長引き半減期は分かっていない[37]。ルーチンの使用は控える放射線科医が多く,必要な時のみ厳密に限定して使用する[2]。

3 母乳移行

　以前はいかなる造影剤を使っても，使用後24時間は授乳禁止とされ，搾乳も破棄していた。しかし母乳への移行は非常に少なく，乳児の腸管に入ってもわずかしか吸収されないことが分かった。European Society of Urological Radiology, New England Journal of Medicine両者のレビューで，ヨード造影剤やガドリニウム投与後でも児へのリスクはなく母乳中止の必要はないとしている[38)39)]。

おわりに

　子宮内医療被ばくでは，考慮すべき2つの異なる実体（母親と胎児）がある。リスクベネフィットを常に考慮し，適切な知識を患者に提供できるよう配慮が望まれる。

　謝辞：この原稿に対し，北里大学医学部放射線科　入江つぐみ先生，北里大学病院放射線部大田幸利様よりコメントをいただきました。心より感謝申し上げます。

■参考文献

1) Lazarus E, DeBenedictis C, Mayo-Smith WW, et al. Use of radiological examinations in pregnant women : a ten year review—1997-2006. Radiological Society of North America Scientific Assembly and Annual Meeting 2007 ; Chicago : p.436.
2) Chen MM, Coakley FV, Kaimal A, et al. Guidelines for computed tomography and magnetic resonance imaging use during pregnancy and lactation. Obstet Gynecol 2008 ; 112 : 333-40.
3) ICRP勧告翻訳検討委員会．松平寛通編．ICRP Publication 84 妊娠と医療放射線．東京：日本アイソトープ協会；2002.（原著：Pregnancy and Medical Radiation. Annals of the ICRP, Vol. 30, No. 1, 2000）
4) 今井健太郎．平成19年度個人被ばく線量の集計および医療機関における不均等被ばく統計．長瀬ランダウア NLだより 2008 ; 370 : 2-3.
5) Patel SJ. Imaging the pregnant patient for nonobstetric conditions : algorithms and radiation dose considerations. Radiographics 2007 ; 27 : 1705-22.
6) De Santis M, Cesari E, Noboli E, et al. Radiation effects on development. Birth Defects Res C Embryo Today 2007 ; 81 : 177-82.
7) ACOG Committee on obstetric practice. ACOG Committee opinion. Number 299, September 2004（replaces No. 158, September 1995）. Guidelines for diagnostic imaging during pregnancy. Obstet Gynecol 2004 ; 104 : 647-51.
8) Stiller CA, Parkin DM. Geographic and ethic variations in the evidence of childhood cancer. Br Med Bull 1996 ; 52 : 682-703.
9) Doll R, Wakeford R. Risk of childhood cancer from fetal irradiation. Br J Radiol 1997 ; 70 : 130-9.
10) Wang LP, Paech MJ. Neuroanesthesia for the pregnant woman. Anesth Analg 2008 ; 107 : 193-200.
11) Cohen-Gadol AA, Friedman JA, Friedman JD, et al. Neurosurgical management of intracranial lesions in the pregnant patient : a 36-year institutional experience and review of the litera-

ture. J Neurosurg 2009 ; 111 : 1150-7.
12) Mourad J, Elliot JP, Erickson L, et al. Appendicitis in pregnancy : new information that contradicts long-held clinical beliefs. Am J Obstet Gynecol 2000 ; 182 : 1027-9.
13) Al-Mulhim AA. Acute appendicitis in pregnancy. A review of 52 cases. Int Surg 1996 ; 81 : 295-7.
14) Weingold AB. Appendicitis in pregnancy. Clin Obstet Gynecol 1983 ; 26 : 801-9.
15) Ueberrueck T, Koch A, Meyer L, et al. 19. Ninety-four appendectomies for suspected acute appendicitis during pregnancy. World J Surg 2004 ; 28 : 508-11.
16) Terasawa T, Blackmore CC, Bent S, et al. Systematic review : computed tomography and ultrasonography to detect acute appendicitis in adults and adolescents. Ann Intern Med 2004 ; 141 : 537-46.
17) Hlibczuk V, Dattaro JA, Jin Z, et al. Diagnostic accuracy of noncontrast computed tomography for appendicitis in adults : a systematic review. Ann Emerg Med 2010 ; 55 : 51-9.
18) Unlü C, de Castro SM, Tuynman JB, et al. Evaluating routine diagnostic imaging in acute appendicitis. Int J Surg 2009 ; 7 : 451-5.
19) Wallace CA, Petrov MS, Soybel DI, et al. Influence of imaging on the negative appendectomy rate in pregnancy. J Gastrointest Surg 2008 ; 12 : 46-50.
20) Pedrosa I, Lafornara M, Pandharipande PV, et al. Pregnant patients suspected of having acute appendicitis : effect of MR imaging on negative laparotomy rate and appendiceal perforation rate. Radiology 2009 ; 250 : 749-57.
21) Israel GM, Malguria N, McCarthy S, et al. MRI vs. ultrasound for suspected appendicitis during pregnancy. J Magn Reson Imaging 2008 ; 28 : 428-33.
22) Oto A, Ernst RD, Shah R, et al. Right-lower-quadrant pain and suspected appendicitis in pregnant women : evaluation with MR imaging — initial experience. Radiology 2005 ; 234 : 445-51.
23) Gherman RB, Goodwin TM, Leung B, et al. Incidence, clinical characteristics, and timing of objectively diagnosed venous thromboembolism during pregnancy. Obstet Gynecol 1999 ; 94 : 730-4.
24) Ros HS, Lichtenstein P, Bellocco R, et al. Pulmonary embolism and stroke in relation to pregnancy : how can high-risk women be identified? Am J Obstet Gynecol 2002 ; 186 : 198-203.
25) Hayashino Y, Goto M, Noguchi Y, et al. Ventilation-perfusion scanning and helical CT in suspected pulmonary embolism : meta-analysis of diagnostic performance. Radiology 2005 ; 234 : 740-8.
26) Chan WS, Ray JG, Murray S, et al. Suspected pulmonary embolism in pregnancy : clinical presentation, results of lung scanning, and subsequent maternal and pediatric outcomes. Arch Intern Med 2002 ; 162 : 1170-5.
27) Winer-Muram HT, Boone JM, Brown HL, et al. Pulmonary embolism in pregnant patients : fetal radiation dose with helical CT. Radiology 2002 ; 224 : 487-92.
28) Lavery JP, Staten-McCormick M. Management of moderate to severe trauma in pregnancy. Obstet Gynecol Clin North Am 1995 ; 22 : 69-90.
29) Hyde LK, Cook LJ, Olson LM, et al. Effect of motor vehicle crashes on adverse fetal outcomes. Obstet Gynecol 2003 ; 102 : 279-86.
30) Brown HL. Trauma in pregnancy. Obstet Gynecol 2009 ; 114 : 147-60.
31) Janni W, Hepp P, Nestle-Kraemling C, et al. Treatment of pregnancy-associated breast cancer. Expert Opin Pharmacother 2009 ; 10 : 2259-67.
32) Spanheimer PM, Graham MM, Sugg SL, et al. Measurement of uterine radiation exposure from lymphoscintigraphy indicates safety of sentinel lymph node biopsy during pregnancy. Ann Surg Oncol 2009 ; 16 : 1143-7.

33) Butler EL, Cox SM, Eberts EG, et al. Symptomatic nephrolithiasis complicating pregnancy. Obstet Gynecol 2000 ; 96 : 753-6.
34) Rodesch F, Camus M, Ermans AM, et al. Adverse effect of amniofetography on fetal thyroid function. Am J Obstet Gynecol 1976 ; 126 : 723-6.
35) American College of Radiology. Administration of contrast medium to pregnant or potentially pregnant patients. ACR manual on contrast media, Version 6, 2008.（http://www.acr.org/）
36) Kok RD, de Vries MM, Heerschap A, et al. Absence of harmful effects of magnetic resonance exposure at 1.5 T in utero during the third trimester of pregnancy : a follow-up study. Magn Reson Imaging 2004 ; 22 : 851-4.
37) Levine D. Obstetric MRI. Magn Reson Imaging 2006 ; 24 : 1-15.
38) Webb JA, Thomsen HS, Morcos SK, et al. The use of iodinated and gadolinium contrast media during pregnancy and lactation. Eur Radiol 205 ; 15 : 1234-40.
39) Ito S. Drug therapy for breast-feeding women. N Engl J Med 2000 ; 343 : 118-26.

（岡田　尚子）

IV. 妊娠・産褥の手術を安全に行う

3 妊娠中の腹腔鏡下手術

はじめに

妊娠期間中に非産科手術を要する頻度は0.3～2.2％であり[1]，対象となる疾患は急性虫垂炎，胆石症，卵巣囊腫など，その多くが非妊娠時においては腹腔鏡下手術の適応となる疾患である。かつては，気腹の胎児へ及ぼす悪影響を危惧し，「妊娠中である」という理由のみにより開腹手術が選択されていた。近年，腹腔鏡下手術が一般的となる中で，妊娠中の腹腔鏡下手術についても多くの報告がなされ，標準的な術式となりつつある。

妊娠中の腹腔鏡下手術の適応と有用性

妊娠中に非産科手術を要する疾患は前述のようであるが，妊娠中であるからといって保存的治療に固執することなく，緊急手術の適応があれば早期に手術を行う。母体の重症化を未然に防ぐことが，結果的に母児の長期的な予後につながるからである。

術式は施設，術者の経験に依るところが大きい。2008年に米国消化器内視鏡外科学会（Society of American Gastrointestinal and Endoscopic Surgeons：SAGES）から妊娠中の腹腔鏡下手術に関するガイドラインが出ており（表1），その中で「日ごろから腹腔鏡下手術に精通している場合，妊娠中における腹腔鏡下手術は開腹手術と同様，もしくはそれ以上に良好な結果を得られる」としている[2]。

妊娠中における腹腔鏡下手術の利点は，非妊娠時と同様に術後痛の軽減，術後イレウスの減少，在院日数の短縮，日常生活への早期復帰などである。加えて，腹腔内での視野を得やすく，妊娠子宮への操作を最小限にとどめることができる点も重要である。一方で欠点として，気腹に伴う呼吸系，循環系への影響，増大した妊娠子宮を損傷するリスクなどが挙げられる。

SAGESのガイドラインでは妊娠中の腹腔鏡下手術の安全性・有用性が強調されているが，腹腔鏡下手術と開腹手術を比較した大規模な比較臨床試験は，いまだ行われていない。スウェーデンの200万件の分娩データをもとに，妊娠前半（4～20週）に非産科手術を行った症例（腹腔鏡下手術群2,181例，開腹手術群1,522例）を検討したものがガイドラインの大きな根拠となっている。これは，非産科手術を実施していない群と比較して，

表1　SAGESによる妊娠中の腹腔鏡下手術のガイドライン

1	実施時期	妊娠のいずれの時期においても安全に実施可能
2	術中体位	子宮の左方移動
3	気腹圧	10〜15mmHg：視野を十分に確保
4	術中のCO_2モニター	カプノグラムのみ
5	血栓予防	間欠的空気圧迫法と早期離床
6	胎児心拍モニター	術前，術後に胎児心拍をチェック
7	陣痛抑制	子宮筋弛緩薬の予防的投与は不要 周術期に早産の徴候を認めた場合，積極的に使用
8	産婦人科医へのコンサルト	術前，術後に産婦人科医へコンサルト

（Guidelines committee of Society of American Gastrointestinal and Endoscopic Surgeons, Yumi H. Guidelines for diagnosis, treatment, and use of laparoscopy for surgical problems during pregnancy. Surg Endosc 2008；22：849-61より改変引用）

実施した群では児の出生体重2,500g未満，早産，胎児発育遅延の割合が有意に高かったが，腹腔鏡下手術，開腹手術両群間での比較において児の結果に有意差がなかったというものである[3]。

一方，妊娠中の虫垂切除術についてカリフォルニアで行われた大規模な後ろ向き研究の結果（開腹手術群2679例，腹腔鏡下手術群454例），腹腔鏡下手術は流早産のリスク因子の一つであり（オッズ比2.31），「妊娠中の虫垂切除術では開腹手術が好ましい」とされている[4]。妊娠中の腹腔鏡下手術の有用性・安全性に関して，結論は得られていないのが現状である。

手術時期

妊娠期間を3期に分け，順に第1三半期，第2三半期，第3三半期と称するが，器官形成期である第1三半期に開腹手術を行えば流産のリスクが高くなり（12％），第3三半期では早産のリスクが高くなる（40％）[1]。そのため従来は，待機的手術が可能な場合は妊娠中の手術を避け，妊娠中の手術が必要な場合には第2三半期に行うことが望ましいとされてきた。しかしながら緊急手術の適応は非妊娠時と同様であるべきで，妊娠中であることを理由に手術時期を遅らせる，もしくは早める必要はない。

SAGESのガイドラインでは，腹腔鏡下手術において実施時期と児の転帰に相関関係を認めなかったことから[5,6]，「腹腔鏡下手術は妊娠中のいかなる時期であっても安全に施行可能であり，最適な手術時期は手術が必要な病態となったとき」とされている[2]。

麻酔に関連して言及するならば，麻酔薬の催奇形性についての多くの部分は動物実験に頼っており，人間における安全性は未解明である。100％安全と確証のある麻酔薬は存在しないため，可能であれば器官形成期を避けて第2三半期以降の待機手術とすべきだが，

緊急手術の適応となるようであれば、遅らせる利益はない。

腹腔鏡下手術特有の問題点

　術中管理の最終目標は、胎児の低酸素を避けることである。胎児の酸素化は母体からの酸素供給に依存するため、①母体の動脈血酸素分圧を正常に保ち、②ヘモグロビンの酸素親和性に配慮して母体のアルカローシスを避け、③子宮胎盤血流を維持することが重要となる。

　腹腔鏡下手術において視野を得る方法は、二酸化炭素を用いた気腹式と吊り上げ式の2通りであるが、今日では二酸化炭素による気腹式が一般的である。気腹を行う際には循環系、呼吸系への影響を考慮しなくてはならない。循環系への影響としては、気腹による腹腔内圧上昇に伴う母体心拍出量の減少、呼吸系への影響としては、妊娠子宮や気腹による横隔膜の挙上に伴う母体低酸素、二酸化炭素貯留による呼吸性アシドーシスなどが挙げられる。

1 循環系への影響

　気腹による腹腔内圧上昇に伴い、静脈還流が阻害されるため母体心拍出量は減少する。非妊娠時のヒトにおいては、二酸化炭素を用いた気腹（15mmHg）により心拍出量は25％減少し、頭高位など手術体位によって心拍出量は50％まで減少する。妊娠中では、気腹により心拍出量が27％減少したという報告もある[7]。子宮胎盤血流には自動調節能が存在しないため、母体の心拍出量減少は直接、子宮胎盤血流の減少へとつながる。一方で、気腹中は疼痛などの交感神経系への刺激によって母体体血管抵抗、平均血圧は上昇する[7]。したがって、気腹中においては母体血圧が維持されていても、心拍出量低下に伴い子宮胎盤血流が低下していると考えられるため、母体低血圧に対しては通常以上の積極的な治療が重要である。

2 呼吸系への影響

　妊娠中は妊娠子宮による横隔膜挙上に伴う機能的残気量の減少、酸素需要量の増加などにより母体低酸素に陥りやすい。腹腔鏡下手術に際しては、気腹によるさらなる腹腔内圧の上昇や、頭低位など術中体位の影響で横隔膜挙上が助長され、母体低酸素のリスクはさらに高まる。母体の低酸素は胎児の低酸素につながるため、絶対に避けなければならない。そのため、術中は吸入酸素濃度を高めに設定し、適切な人工呼吸管理を行うことが重要である。

　二酸化炭素を用いた気腹中では、換気が不十分であると母体の呼吸性アシドーシスを招き、母体のアシドーシスにより子宮動脈が収縮する。その結果子宮胎盤血流が減少し、胎児の低酸素となる。一方で、過換気による母体の呼吸性アルカローシスは、ヘモグロ

ビン酸素解離曲線の左方移動により酸素親和性を高める結果，胎児への酸素運搬能が低下し胎児の低酸素につながる。したがって二酸化炭素を用いた気腹中には適切な呼吸管理を行い，母体の動脈血二酸化炭素濃度（Pa_{CO_2}）を正常値に保つことが非常に重要である。妊娠中のPa_{CO_2}の正常値は，妊娠12週から30 mmHg程度と低く，この値は妊娠満期に至るまでほとんど変化がない[8]。また，妊娠初期から産褥期を通じPa_{CO_2}とET_{CO_2}はほぼ等しく，これは心拍出量の増加に伴い肺胞死腔が減少するためと考えられている[8]。

　SAGESのガイドラインは，呼吸管理のための術中モニタリングはカプノグラムによる呼気終末二酸化炭素濃度（ET_{CO_2}）のみで十分であるとしている[2]。しかしながらその根拠は，母体Pa_{CO_2}ではなくET_{CO_2}のみで術中の呼吸管理を行った結果，胎児への影響が見られなかったという1施設からの報告によるものである[5,6]。ヒツジによる実験では，二酸化炭素による気腹中，時間とともに母体ET_{CO_2}と母体Pa_{CO_2}の解離が増大し，ET_{CO_2}のみを指標とした呼吸管理では母体Pa_{CO_2}の正確な調整ができない可能性が示唆されている[9]。ヒトについては，妊娠中の腹腔鏡下胆嚢摘出術において，気腹中のET_{CO_2}とPa_{CO_2}の解離は経時的変化を認めず，ET_{CO_2}に基づき適正に呼吸管理（目標ET_{CO_2}＝32 mmHg）を行えば母体Pa_{CO_2}の調整は可能としている[10]。ただし，これは術中体位が頭高位である術式についての報告であり，頭低位とする場合も同様に考えられるかは不明である。したがって，患者の体形，合併症や術中体位など個々の症例に応じてPa_{CO_2}による呼吸管理の適応を考えることが肝要である。

3 適正な気腹圧

　SAGESのガイドラインによれば，気腹圧15 mmHgまでは安全に施行できるとされる[2]。動物実験では，気腹圧20 mmHgで子宮胎盤血流が60％減少するが，胎児への明確な影響は認められなかった。ヒトでのデータは存在しないため，胎児の安全性を考慮して，気腹圧は術野の視野を十分に確保できる範囲で最小限の圧とする。体動，バッキングなどは急激な腹腔内圧上昇を招くので，極力避けるべきである。そのためには十分な麻酔深度と筋弛緩が必要となるが，妊婦では非脱分極性筋弛緩薬に対する感受性が亢進しているため[1]，筋弛緩モニターを使用して調整することが望ましい。

4 深部静脈血栓症の予防

　一般的に妊婦では深部静脈血栓症のリスクが高く，気腹により下肢の静脈還流が阻害されることでそのリスクはさらに高まる[2]。わが国の肺血栓塞栓症／深部静脈血栓症予防ガイドラインでは，妊娠中の腹腔鏡下手術のリスク分類はなされていない[11]。しかしながら，非妊娠時の婦人科良性疾患の腹腔鏡下手術が中リスク，帝王切開術も中リスクであることを踏まえると，妊娠中の腹腔鏡下手術は中〜高リスクとしての扱いが必要と考えられる。血栓症の予防としては，術中から術後にかけて間欠的空気圧迫法を使用するとともに，術後の早期離床が望まれる。ヘパリンなど周術期の抗凝固療法に関しては，現時点では一般的ではない[2]。

麻酔薬に関連した一般的な問題点

1 妊娠中の全身麻酔

詳細は前項に譲るが，妊娠早期から胃内容物の貯留傾向があり，フルストマックとして扱う．妊婦では挿管困難のリスクが高いため，対応できるよう準備を怠らない．

2 麻酔薬と催奇形性[1]

麻酔中に使用する薬剤で，ヒトにおける催奇形性が証明されているものはないが，100％の安全性が証明されているものも存在しない．

a. 吸入麻酔薬

揮発性吸入麻酔薬と先天奇形の関連の報告はない．亜酸化窒素はビタミンB_{12}の不活化を介するDNA合成阻害があり，妊娠ラットでは催奇形性が報告されているが，ヒトでの関連性は不明である．

b. 静脈麻酔薬

チオペンタール，プロポフォールにおける催奇形性は報告されていない．妊娠初期に長期にわたってベンゾジアゼピンを使用した群で児の口蓋裂が多かったという報告もあるが，麻酔の際に用いられる使用回数と使用量での影響は不明である．

c. オピオイド

モルヒネは動物実験で胎児との関連が指摘されているが，ヒトでは証明されていない．フェンタニル，レミフェンタニルについて催奇形性は報告されていない．

d. 筋弛緩薬

脱分極性，非脱分極性筋弛緩薬ともに催奇形性は報告されていない．

e. 局所麻酔薬

催奇形性は報告されていない．

3 麻酔薬の子宮血流の影響

a. 静脈麻酔薬

ケタミンの大量投与（2mg/kg）では子宮筋収縮を来すとの報告もあり，使用しない．

チオペンタールは1回投与では問題ないが，子宮胎盤血流を減少させる危険性がある。プロポフォールについても，最近では安全に使用可能とされている[1]。

b. オピオイド

フェンタニル，レミフェンタニルは通常使用量では安全に使用可能である。

c. 吸入麻酔薬

高濃度での使用により母体の心拍出量減少，末梢血管拡張により，低血圧から子宮胎盤血流の減少を来す。動物実験において，ハロタン，イソフルランでは1.0〜1.5MAC（MAC：最小肺胞濃度）の使用であれば子宮胎盤血流は維持される。2MACを超えた長時間の使用により，子宮胎盤血流減少を来し，胎児の低酸素，アシドーシスを招く。ヒトでの影響は不明だが，低血圧の是正を行えば安全に使用可能と考えられる。

静脈麻酔薬やオピオイドでは，吸入麻酔薬より胎児心拍数基線細変動の減少を認めやすい。これは胎児への麻酔薬の直接的な作用によるものであり，母体の低血圧やその他の異常がない場合は問題とならない。

d. 筋弛緩薬

脱分極性，非脱分極性筋弛緩薬の臨床使用量では，胎児への影響は問題とならない。非脱分極性筋弛緩薬の拮抗薬であるコリンエステラーゼ阻害薬は，急速投与によるアセチルコリンの放出，子宮収縮から早産を引き起こす可能性が示唆されているが証明されたものではない。ネオスチグミンは少量ではあるが胎盤を通過し，胎児徐脈を引き起こす。一方で硫酸アトロピンも胎盤通過性を有し，胎児の頻脈と胎児心拍数基線細変動減少を引き起こす。したがって，妊娠中期以降での筋弛緩薬の拮抗薬投与は，胎児心拍をモニタリングしながら緩徐投与とするべきである。スガマデクスについては，胎児への影響は不明であるが胎盤通過性はほとんどなく，妊娠中においても安全に使用できる[12]。

麻酔管理に関連した問題点

1 術中体位

妊娠18〜20週以降では，母体の仰臥位低血圧症候群のリスクが高くなるため，子宮左方移動を行うなど術中体位に工夫が必要である。

2 術後鎮痛

術後鎮痛には，オピオイドの全身投与，アセトアミノフェンなどを用いる。非ステロイド性抗炎症薬は妊娠中期の半ばまで使用可能であるが，その使用には慎重を要する。

硬膜外麻酔は絶対的適応ではないが，硬膜外麻酔の併用により術後鎮痛薬を減量でき，血栓予防のための術後の早期離床にも有用であろう。

3 胎児心拍モニタリング

術前，術後に胎児心拍をモニタリングする[2]。可能であれば手術室入室から手術開始まで，手術終了後から手術室退室までモニタリングする。また妊娠週数が早い場合，ドップラー法ではモニタリングが難しいため，術前と術後に経腹または経腟超音波により胎児心拍を確認する。妊娠18～20週以降では経腹的に胎児心拍をドップラー法により確認可能であるし，25～27週以降となれば胎児心拍数基線細変動も評価可能である。

4 周術期の陣痛抑制

子宮筋弛緩薬の予防的投与は不要であるが，術後に早産の徴候を認めた場合は積極的に治療する。

麻酔の実際 (表2)

全身麻酔とする。術前の禁飲食が守られていても，フルストマックとして迅速導入にて気管挿管を行う。導入薬はチオペンタールかプロポフォールを用いる。前述の理由でケタミンは使用しない。ベンゾジアゼピンに関しては単回投与では問題ないと考えられるが，敢えて使用する利点はない。妊娠後期では挿管困難のリスクが高いと認識し，万が一に備え準備をする。導入時の筋弛緩薬はスキサメトニウムかロクロニウムを用い，術中は非脱分極性筋弛緩薬（ロクロニウム，ベクロニウム）を用いる。術中は気腹圧を上げずに視野を得るために十分な筋弛緩が必要である。術中の鎮痛として，麻薬を使用する場合はフェンタニルかレミフェンタニルを用いる。妊婦は低酸素に陥りやすいため，術中は通常より酸素濃度を高め（50％程度）に設定する。麻酔維持は吸入麻酔薬，静脈麻酔薬どちらも使用可能であるが，子宮筋弛緩作用を有する吸入麻酔薬のほうが好ましいかもしれない。亜酸化窒素は妊娠初期での催奇形性の可能性と，術野において腸管の拡張を来し，視野の妨げとなるため使用しない。血圧低下をみた場合は積極的に治療を行う。昇圧薬はエフェドリン，フェニレフリンどちらも使用可能であるが，帝王切開術時の昇圧薬としてエフェドリンと比較し，フェニレフリン使用で児の臍帯動脈血pHが良いとの報告もあり，ネオシネジンが好ましいかもしれない。

術中，術後の鎮痛方法として硬膜外麻酔を併用してもよい。妊婦では局所麻酔薬への感受性が亢進しており，局所麻酔薬中毒に至りやすいので投与量や血管内の誤注入に十分注意する。硬膜外麻酔を併用しない場合は，オピオイドを用いた術後鎮痛（IV-PCAなど）を考慮する。非脱分極性筋弛緩薬の拮抗薬は，手術終了後，胎児心拍をモニタリングしたうえで緩徐に投与する。妊娠18～20週以降では，術中体位により子宮左方移動と

表2 妊娠中の腹腔鏡下手術：麻酔の要点

1	麻酔		
	麻酔方法	全身麻酔	硬膜外麻酔併用も可
	気道確保の方法	気管挿管	挿管困難に備える
2	導入		
	導入方法	迅速導入	
	導入薬	チオペンタール／プロポフォール	
	筋弛緩薬（導入時）	スキサメトニウム／ロクロニウム	
3	維持		
	麻酔薬	揮発性吸入麻酔薬／静脈麻酔薬 亜酸化窒素は使用しない	
	筋弛緩薬（術中）	非脱分極性筋弛緩薬	筋弛緩モニターを使用
	鎮痛	フェンタニル／レミフェンタニル 硬膜外麻酔併用も可	局所麻酔薬中毒に注意
	筋弛緩薬の拮抗	ネオスチグミン・硫酸アトロピン スガマデクス	胎児心拍をモニタリングしながら緩徐投与
4	術中管理		
	昇圧薬	フェニレフリン／エフェドリン	低血圧は積極的に治療
	呼吸管理	ET_{CO_2}　32 mmHgに調節 酸素濃度を通常より高めに設定	気腹開始時，終了時は細やかな調整が必要
	気腹圧	上限15 mmHg	視野を確保できる最小限の圧に留める
	胎児心拍 モニタリング	手術室入室〜手術開始 手術終了〜手術室退室	妊娠週数が早い場合，術前と術後に超音波により確認
5	術後管理		
	術後鎮痛	IV-PCA／硬膜外麻酔	
	深部静脈血栓症予防	間欠的空気圧迫法，早期離床	
	陣痛抑制	子宮筋弛緩薬の予防投与は不要 早産徴候を認めたら積極的に治療	

する。気腹圧の上限は15 mmHgであるが，術野で視野を十分に確保できる最小限の圧とするよう努める。術中はカプノグラムによりET_{CO_2}を32 mmHg前後に保つよう，換気条件を調節する。症例によってはPa_{CO_2}による調節も考慮する。気腹開始時と終了時はPa_{CO_2}の変動が大きいため，細やかな調整が必要である。術後の深部静脈血栓症予防として，術中から間欠的空気圧迫法を用い，術後は鎮痛を十分に図り早期離床を目指す。胎児心拍のモニタリング，子宮筋弛緩薬の使用は前述の通りである。

おわりに

　腹腔鏡下手術となれば全身麻酔を必要とし，麻酔科医はより慎重な麻酔管理を求められる。妊娠中の生理，薬理，気腹による影響に精通することはもちろん，手術を行う外科系医師や産婦人科医師と密接なコミュニケーションを図ることが大切である。

■参考文献

1) Van de Velde M. Nonobstetric surgery during pregnancy. In：Chestnut DH, editor. Chestnut's obstetric anesthesia：principles and practice. 4 th ed. Philadelphia：Mosby Elsevier；2009. p. 337-58.
2) Guidelines committee of Society of American Gastrointestinal and Endoscopic Surgeons, Yumi H. Guidelines for diagnosis, treatment, and use of laparoscopy for surgical problems during pregnancy. Surg Endosc 2008；22：849-61.
3) Reedy MB, Kallen B, Kuehl TJ. Laparoscopy during pregnancy：a study of five fetal outcome parameters with use of the Swedish Health Registry. Am J Obstet Gynecol 1997；177：673-9.
4) McGory ML, Zingmond DS, Toillou A, et al. Negative appendectomy in pregnant women is associated with a substantial risk of fetal loss. Am Coll Surg 2007；205：534-40.
5) Affleck DG, Handrakan DL, Egger MJ, et al. The laparoscopic management of appendicitis and cholelithiasis during pregnancy. Am J Surg 1999；178：523-8.
6) Rollins MD, Chan KJ, Price RR. Laparoscopy for appendicitis and cholelithiasis during pregnancy. Surg Endosc 2004；18：237-41.
7) Steinbrook RA, Bhavani-shankar K. Hemodynamics during laparoscopic surgery in pregnancy. Anesth Analg 2001；93：1570-1.
8) Gaiser R. Rhysioigic changes of pregnancy. In：Chestnut DH, editor. Chestnut's obstetric anesthesia：principles and practice. 4 th ed. Philadelphia：Mosby Elsevier；2009. p. 15-36.
9) Cruz AM, Southerland LC, Duke T. Intraabdominal carbon dioxide insufflations in the pregnant ewe：uterine blood flow, intraamniotic pressure, and cardiopulmonary effects. Anesthesiology 1996；85：1395-402.
10) Bhavani-Shankar K, Steinbrook RA, Brooks DC. Arterial to end-tidal carbon dioxide pressure difference during laparoscopic surgery in pregnancy. Anesthesiology 2000；93：370-3.
11) 肺血栓塞栓症/深部静脈血栓症（静脈血栓塞栓症）予防ガイドライン作成委員会：肺血栓塞栓症/深部静脈血栓症（静脈血栓塞栓症）予防ガイドライン. 東京：メディカルフロントインターナショナルリミテッド；2004.
12) 鈴木孝浩. Q&A 妊婦での使用と胎児の影響は？. 武田純三編. スガマデクスの基礎と使い方. 東京：真興交易医書出版部；2010.

（細川　幸希）

IV. 妊娠・産褥の手術を安全に行う

4 授乳中の麻酔薬は何を使用してよいか

はじめに

　母乳は乳児にとって最も優れた栄養であり，UNICEF/WHOでは生後6カ月までの完全母乳育児を推奨している[1]。麻酔薬の母乳移行が問題となる状況には，無痛分娩後，帝王切開術後，および授乳中の手術が挙げられる。母乳育児が妨げられぬよう，的確な知識に基づき周術期管理を行うことが重要である。われわれ麻酔科医は麻酔薬と母乳移行に関する知識に精通していなければならない。

　授乳婦への薬物投与に関して，日本の医薬品添付文書には，約75％が「投与中は授乳を中止させる」あるいは「授乳を避けさせる」，13％が「治療上の有益性が危険性を上回ると判断される場合にだけ投与する」と記載されている[2]。それゆえ，医薬品添付文書の記載を遵守すると，投薬されている母親のほとんどは授乳できないことになってしまう。

　一方，UNICEF/WHOによる声明には，「ほとんどの薬物は非常にわずかながら母乳へ移行するが，新生児，乳児に影響のあるものはほとんどなく，授乳をやめる方が薬物に曝露されるよりも危険である」と記載されている[1]。海外で一般的に用いられているUNICEF/WHO[3]や米国小児科学会（American Academy of Pediatrics：AAP）[4]のガイドラインでは，授乳禁忌としている薬物は3％のみで，23％は注意すべき薬物，74％は授乳中に使用して差し支えないとされている。

　麻酔薬の母乳移行に関しては，1970年代より研究されてきた。作用時間の短い調節性の優れた麻酔薬の開発とともに，麻酔薬の母乳移行に関する安全性は高くなってきている。しかし鎮痛薬は，術後数日間投与されるため，母乳移行により乳児へ薬物が蓄積することが問題となる。最大限に母親の鎮痛を図るとともに，乳児への影響を最小限にできる周術期プランにより，良好な周術期管理を行うことができる。

薬物の母乳移行の機序

　内服や吸入，注射により投与された薬物は，血液によって全身へ運ばれ，乳房の腺房細胞周囲の毛細血管に到達する。薬物は傍細胞経路と経細胞経路の2つの経路によって母乳へ移行する（図1）[5]。

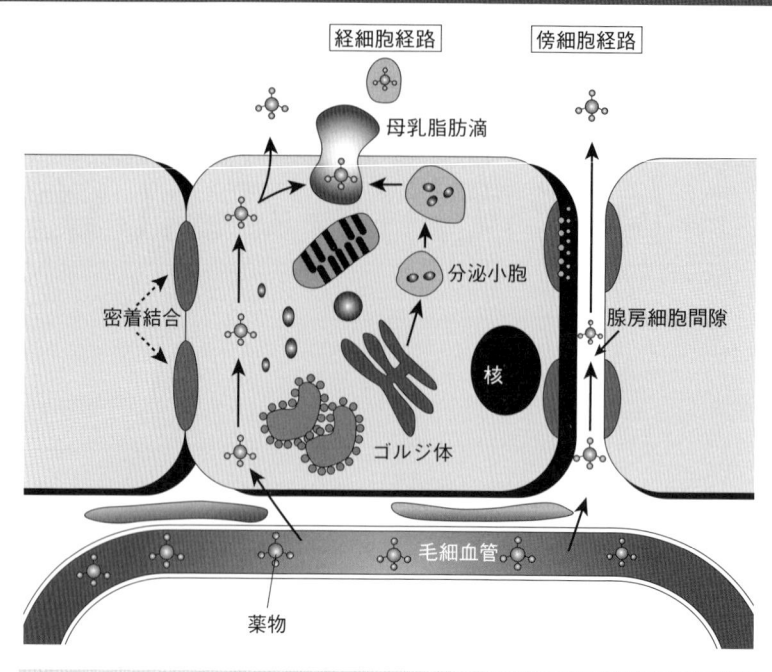

図1 母乳への薬物の移行経路
(Hale TW. Medications and mothers' milk. 14th ed. Texas：Hale Publishing；2010より改変引用)

　傍細胞経路は，分娩直後に主体となる薬物分泌経路である。分娩直後は腺房細胞間隙が広く，薬物は腺房細胞を通過せずに水性拡散によって移行するため，傍細胞経路では，後述の経細胞経路と比べてより大きな分子が通過できる。この経路によって産生されるのが初乳であり，高分子蛋白が移行しやすい。初乳には免疫グロブリン（特にIgA）が多く含まれており，新生児の免疫獲得に関与している。

　産後2〜3日すると成乳となり，母乳量が増加する。腺房細胞間隙は密着結合 tight junctionによって閉じられ，薬物の移行は傍細胞経路より経細胞経路が主体となっていく。腺房細胞を経由して分泌されるメカニズムは複数存在する。

　薬物が血中から母乳中へ移行する方法には，濃度差によって移動する受動拡散と，特殊なポンプによって汲み取られる能動輸送がある。能動輸送に基づいて移行する薬物は，血中濃度よりも母乳中濃度の方が高くなることがあるので注意が必要である。その代表的な薬物はヨード化物であり，構造式にヨードを含む薬物は乳児の母乳摂取量によって，予想以上に乳児血中濃度が上昇する危険がある。

　麻酔科領域で，重要なヨード化合物はアミオダロンである。アミオダロンは構造式にヨードを含んでおり，母体の血中濃度以上に母乳へ分泌される。母体が一般的な導入量である1日400mgの経口投与をしたまま授乳を続けると，乳児の血中濃度は1.5μg/kg/dayの曝露されているレベルに達する[6]。アミオダロンは甲状腺外脱ヨード酵素を阻害するため，サイロキシン（T_4）からトリヨードサイロニン（T_3）への変換が阻害され，新生児の発達に影響を及ぼすレベルの甲状腺機能低下症を起こす。

母乳移行を決定する因子

1 半減期（half-life：T 1/2）

　可能な限り授乳婦には半減期の短い薬物を選択すべきである。半減期の長い薬物や徐放性製剤は，母体血中濃度の高い時間が持続するため，母乳への移行量が増加する。半減期が1〜3時間以内と短い薬物は，授乳と授乳の間に薬物濃度が低下するため理想的である。半減期が12〜24時間と長い薬物を使用している際は，速やかに半減期の短い同系統の薬物へ移行する必要がある。理論的には半減期の5倍の時間が経過すると，血中濃度が1/32になり，乳児への影響はほとんど無視できる。

2 小児半減期（pediatric half-life：PHL）

　乳児は，成人と比べると肝機能，腎機能ともに未成熟であるため，薬物動態が成人と大きく異なる。小児半減期は，乳児の薬物動態を考えるうえで非常に重要であるが，データが少ない。

3 M/P比（milk/plasma ratio）

　薬物の母乳中濃度と母体血漿濃度の比をM/P比という。この比は，薬物の血中から母乳中への移行しやすさを表している。M/P比が高い（1〜5以上）薬物は母乳へ移行しやすく，M/P比が1未満の薬物は乳児への曝露が最小限とされる。

4 最高血中濃度到達時間（time to max：T max）

　母体に薬物を投与してから，母体の薬物血中濃度が最高値に達するまでの時間が，最高血中濃度到達時間である。薬物の母乳への移行は母体の血中濃度に依存しているため，血中濃度が高い状態で授乳を行うと薬物濃度の高い母乳を与えることになる。可能であれば，最高血中濃度到達時間の短い薬物を選択し，血中濃度が高い時間の授乳を避けると，乳児の薬物への曝露を最小限とすることができる。

5 蛋白結合率（percentage of protein binding：PB）

　ほとんどの薬物はアルブミンなどの血漿蛋白と結合し，体内を循環している。血漿蛋白と結合している薬物は，腺房細胞の細胞膜を通過できないため，蛋白結合率が高い薬物は，母乳へ移行しにくい。一般に90％以上の蛋白に結合している薬物は，母乳へ移行しにくいと考えられている。

6 経口生物学的利用能（oral bioavailability：BA）

生物学的利用能とは，投与した薬物が血液循環に到達する割合を示す定数である。消化管から吸収されにくい薬物や肝臓での初回通過効果を受けやすい薬物は，経口生物学的利用能が低い。薬物が母乳に移行しやすくても，生物学的利用能が低ければ，乳児への影響は少なくなる。

7 分布容積（volume of distribution：Vd）

分布容積とは，体内に入った薬物が血漿中と等しい濃度で各組織へ分布すると仮定したときに求められる容積で，薬物の組織への移行しやすさを表している。分布容積は，分子量，イオン化率，蛋白結合率，脂溶性などにより規定される。高い分布容積（1～20l/kg）を持つ薬物は，低い分布容積（0.1l/kg）の薬物よりも，排泄される時間が長い。

8 pKa

腺房細胞の細胞膜は非イオン型の薬物のみを通過させる。血液のpHは7.4なので，pKaの高い薬物（弱塩基性薬物）は非イオン型の比率が多くなり，細胞膜を通過して母乳へ移行しやすい。さらに，母乳のpHは6.6～7.0であるため，いったん母乳中へ移行するとイオントラッピングにより母乳中に留まりやすくなる。一般的にpKaの高い薬物は，M/P比が高いので避けるべきである。

9 分子量（molecular weight：MW）

分子量は，薬物の母乳移行を決める重要な因子である。アルコール，モルヒネ，バルビツレートなど分子量200ダルトン以下の薬物は，細胞膜の細孔を通過して容易に母乳へ移行する。一方，分子量の大きい薬物は，母乳へ移行する際に，腺房細胞の細胞膜を溶解しなければいけないため，母乳中濃度が上昇しにくい。生物由来蛋白であるヘパリン（30,000ダルトン）やインスリン（6,000ダルトン）は，分子量が非常に大きいため，母乳からは微量しか検出されない。同等の効果の薬物で，より分子量が大きい薬物を選択すれば，母乳への移行は少なくなる。

10 新生児期（neonatal period）

新生児では血清アルブミン濃度が低いため，薬物の蛋白結合率が低くなる。それに加えて肝機能や腎機能が未熟であるため，薬物の代謝・排泄能力が低く，薬物の影響が出やすい。また，新生児期に蛋白結合率の高い薬物へ曝露されると，これらがビリルビンとアルブミンの結合を競合的に阻害し，ビリルビンが脳へ蓄積しやすくなることが知ら

れている。

母乳移行の薬理学的指標

　M/P比は，薬物の母乳への移行しやすさの指標として一般的に用いられ，高いM/P比は母乳へ移行しやすいことを示している。ただし，あくまでも母乳中薬物濃度と母体血漿薬物濃度の比なので，両者がともに高値を示す場合，M/P比が低くなってしまう。M/P比が1未満でも，母体の薬物濃度が高ければ，乳児に影響を及ぼすレベルの薬物が母乳へ移行することがある。また，薬物の母乳中濃度だけでなく，乳児の母乳摂取量によって薬物の影響は異なる。6カ月以降，離乳食を開始し授乳回数が減ってくれば，薬物曝露量が減少する。M/P比だけでは，実際には乳児がどのくらい薬物に曝露されるかを推測することは困難である。

　乳児の薬物摂取量を考慮した指標の一つとして，relative infant dose（RID）がある。RIDは乳児の体重あたりの1日薬物摂取量（mg/kg/day）を母親の体重あたりの1日薬物摂取量（mg/kg/day）で割ることにより算出される。RID 1%以下の薬物は，母乳を介する乳児への影響がないと考えられており，10%以下は比較的安全な薬物と考えられている。乳児の腎機能が正常であれば，RIDの高い薬物でも影響は少ない。

　薬理動態的なパラメータ（表1）として乳児の薬物クリアランスを加味した指標がexposure index（EI）である[7]。EIは乳児の母乳摂取量とM/P比の積を，乳児の薬物クリアランス（ml/kg/min）で除した数値で表される。M/P比が高くても，乳児のクリアランスが高ければ，薬物の影響が少ない。逆にM/P比が低くても乳児のクリアランスが低い場合は，乳児への影響が懸念される。一般にEI 10%以下の薬物は，乳児への影響が少ないと考えられている。

周術期に使用する薬物の母乳移行

1 非オピオイド性鎮痛薬（シクロオキシゲナーゼ阻害薬）

　非ステロイド性抗炎症薬（NSAIDs）やアセトアミノフェンは，シクロオキシゲナーゼ（COX）を阻害することによって鎮痛効果を示す。これらの薬物は，帝王切開術後や産褥期手術後の術後鎮痛だけでなく，さまざまな疼痛に対して用いられるが，ほとんどの解熱鎮痛薬は，母乳中へわずかしか移行しない。

　アセトアミノフェンの母乳移行は極めて低く，授乳婦への解熱鎮痛薬として最も安全性が高い。母体が650 mgのアセトアミノフェンを内服しても，乳児が曝露される量は0.28～1.51 mg（母体投与量の0.04～0.23%）と少ない[8]。

　NSAIDsは蛋白結合率が高いため，母乳移行が少なく安全性が高い。数あるNSAIDsの

表1　薬理学的パラメータ

M/P比 (Milk/Plasma ratio)	RID (Relative infant dose)	EI (Exposure index)
$\dfrac{母乳の薬物濃度}{母体の血漿の薬物濃度}$	$\dfrac{乳児の薬物摂取量}{母親の薬物摂取量}$	$\dfrac{1日の母乳摂取量×M/P比}{乳児の薬物クリアランス}$
1未満は母乳移行が少ない	10％以下は安全 1％以下は問題なし	10％以下は影響が少ない

表2　Haleの授乳中の薬物リスク分類

L1	SAFEST	最も安全
L2	SAFER	比較的安全
L3	MODERATELY SAFE	安全性は中等度
L4	POSSIBLY HAZARDOUS	乳児に悪影響を及ぼす可能性あり
L5	CONTRAINDICATION	禁忌

(Hale TW. Medications and mothers' milk. 14th ed. Texas：Hale Publishing；2010より引用)

中でもイブプロフェンは鎮痛効果が高く，ほとんど母乳へ移行しないため理想とされる[9]。1日2回400mgの投与でも，母乳中濃度は0.5mg/l以下と非常に少なく，これまで授乳中に問題があったという報告はない[10]。

ジクロフェナクやフルルビプロフェンも，安全に用いることができる。ロキソプロフェンもおそらく安全性は高いと思われるが，明確なエビデンスは存在せず，各種基準には記載がない（表2，3）。

2 オピオイド

オピオイドは術後疼痛管理で欠かすことのできない鎮痛薬であるが，乳児の鎮静や呼吸抑制などの重篤な副作用がある[12]。また，直接的な副作用の危険性だけでなく，神経行動など長期的な予後に影響を及ぼす可能性があることに注意しなければいけない。

モルヒネは間欠静注，PCA，硬膜外投与，脊髄くも膜下投与などさまざまな投与経路によって疼痛管理に用いられる。単回投与であれば新生児へ影響はないが，頻回に投与すると乳児の無呼吸や徐脈，チアノーゼを引き起こす可能性がある。これは新生児では成人と比べて代謝能が低く，半減期が非常に長いことに加え[13]，代謝産物に活性があるためと考えられている。間欠静注と比べると，PCAでは血中濃度の変動が少ないため，呼吸抑制を少なくすることができる。1回投与量1〜1.5mg，ロックアウト時間6分のPCAによる帝王切開術後の疼痛管理では，新生児の神経行動異常を認めず，安全な管理が行える[14]。硬膜外投与や脊髄くも膜下投与は，静注に比べて母体の血中濃度を上昇させることなく，十分な鎮痛効果を示すため，より新生児への影響が少ないと考えられる。

フェンタニルはモルヒネと比べると脂溶性が高く，母乳へ移行するが，腸管から吸収

表3 非オピオイド性鎮痛薬の母乳移行

	アセトアミノフェン	イブプロフェン	ロキソプロフェン	ジクロフェナク	フルルビプロフェン	セレコキシブ
Lactation Risk Category (2010)	L1	L1	—	L2	L2	L2
Briggs (2005)	安全	安全	—	比較的安全**	安全	毒性の可能性*
UNICEF/WHO (2003)	安全	安全	—	—	—	—
AAP (2001)	安全	安全	—	—	—	—
医薬品添付文書	カロナール™ 記載なし	ブルフェン™ 投与を避ける 投与の際は授乳中止 [母乳移行がある]	ロキソニン™ 投与を避ける 投与の際は授乳中止 [動物で乳汁移行]	ボルタレン™ 投与を避ける [母乳移行がある]	ロピオン™ 投与を避ける [母乳移行がある]	セレコックス™ 投与を避ける [母乳移行がある]
RID	8.8〜24.2%	0.7%	—	—	0.7〜1.4%	0.3〜0.7%
T 1/2	2時間	1.8〜2.5時間	—	1.1時間	3.8〜5.7時間	11.2時間
PHL	1〜3時間	—	—	—	2.71時間 (小児)	—
T max	0.5〜2時間	1〜2時間	—	1時間	1.5時間	2.8時間
MW	151	206	304	318	244	381
Vd	0.8〜1.0	0.14	—	0.55	0.1	5.71
M/P	0.91〜1.42	—	—	—	0.008〜0.013	0.23〜0.59
PB	25%	>99%	97%	99.7%	99%	97%
Bioavailability	>85%	80%	—	100%	100%	99%
pKa	9.5	4.4	—	4	4.2	—

*ヒトにおけるデータあり，**ヒトにおけるデータなし

4. 授乳中の麻酔薬は何を使用してよいか

表4 オピオイドの母乳移行

	モルヒネ	フェンタニル	メペリジン	レミフェンタニル	コデイン	ベンタゾシン	ブプレノルフィン	アルフェンタニル	トラマドール	ナロキソン
Lactation Risk Category (2010)	L3	L2	L2/L3[†]	L3	L3/L5[‡]	L3	L2	L2	L2	L3
Briggs (2005)	比較的安全*	安全	安全[§]	比較的安全**	比較的安全* 安全[§]	比較的安全**	毒性の可能性*	比較的安全*	比較的安全*	比較的安全**
UNICEF/WHO (2003)	安全[§] 安全	安全	安全		安全			安全		データなし
AAP (2001)						記載なし				
医薬品添付文書	モルヒネ塩酸塩™ 授乳を避ける	フェンタニル™ 授乳を避ける	オピスタン™ 授乳を避ける	アルチバ™ 投与を避ける 投与の際は授乳中止	コデインリン酸塩™ 授乳を避ける	ソセゴン™	レペタン™ 授乳を避ける	スタドール™ 授乳を避ける	トラマール™ 投与を避ける 投与の際は授乳中止	塩酸ナロキシン™ 投与を避ける 投与の際は授乳中止
	[母乳移行がある]	[母乳移行がある] (IV)	[母乳移行がある]	[動物で乳汁移行]	[母乳移行がある]	[動物で乳汁移行]	[動物で乳汁移行]		[母乳移行がある]	[動物で乳汁移行]
RID	9.1～34.9%	2.9～5%	1.4～13.9%	—	8.1%	1.9%	0.1～0.5%	2.9%	—
T1/2	1.5～2時間	2～4時間	3.2時間	10～20分	2.9時間	23～30時間	4.56時間	7時間	64分
PHL	13.9時間（新生児）	3～13時間（新生児）	6～32時間	—	—	—	—	—	2.5～3.5時間
T max	0.5～1時間	7～8分 (IV)	30～50分 (IM)	—	0.5～1時間	1～3時間	15～30分	1時間	2時間	—
MW	285	336	247	412	299	285	505	327	263	399
Vd	2.5	3.8	3.7～4.2	0.1	3.5	4.4～7.8	97	6.9	—	2.6～2.8
M/P	1.1～3.6	—	0.84～1.59	—	1.3～2.5	—	1.7	0.7～1.9	2.4	—
PB	35%	80～86%	65～80%	70%	7%	60%	96%	80%	20%	45%
Bioavailability	26%	25～75%	<50%	Poor	100%	18%	31%	17%	60～75%	0%
pKa	8.1	8.4	8.6	7.07	8.2	9	8.24～9.92	8.6	—	7.9

*ヒトにおけるデータあり, **ヒトにおけるデータなし, [†]産褥早期ではL3, [‡]ultrarapid metabolizerではL5, [§]頻回投与は避け, 必要ならば乳児をモニタリングする

表5 吸入麻酔薬の母乳移行

	亜酸化窒素	ハロタン	イソフルラン	セボフルラン	デスフルラン
Lactation Risk Category (2010)	L3	L2	—	L3	—
Briggs (2005)	安全	比較的安全*	比較的安全**	比較的安全**	比較的安全**
UNICEF/WHO (2003)	安全	安全	—	—	—
AAP (2001)	—	安全	—	—	—

*ヒトにおけるデータあり，**ヒトにおけるデータなし

されないため，安全に用いることができる。50〜400μgの間欠静注では，ほとんど母乳からは検出されなかった[15]。また，慢性疼痛によりフェンタニルを100μg/hrで経皮投与されていた授乳婦の母乳から6.4ng/mlのフェンタニルが検出されたが，新生児の血中からフェンタニルは検出されなかったことが報告されている[16]。

コデインを内服している母親から授乳された乳児が，モルヒネの過剰摂取により死亡した報告[17]があり，母体へのコデイン投与は注意しなければいけない。コデインはCYP2D6によってモルヒネに代謝され，鎮痛効果を示す。CYP2D6に変異があると，モルヒネへの変換が加速され，このような変異をもつ人をultrarapid metabolizerと呼ぶ[18]。コデインは鎮咳薬として市販薬に含まれているが，授乳婦がultrarapid metabolizerの場合，少量のコデインでも乳児に影響を与えてしまう。Ultrarapid metabolizerの頻度は1〜29%と報告されているが，日本人では1%以下と少ない[19]。コデインの授乳婦への投与に関するガイドラインでは，乳児の食欲低下や体重増加不良，筋緊張低下，傾眠傾向などの観察が推奨されている[20]。また，モルヒネの蓄積による中枢神経抑制は4日目以降にみられやすいため，コデインの投与を4日以内としている。

非麻薬性鎮痛薬としてペンタゾシン，ブプレノルフィン，ブトルファノール，トラマドールがあるが，ペンタゾシンは母乳移行に関する有効なデータがない。ペンタゾシンの新生児への投与は，他のオピオイドと比べて有意に無呼吸発作と関連があるので[21]，可能な限り投与は避けるべきである。

ブプレノルフィンの硬膜外投与は，母乳育児に影響することが報告されている[22]。ブプレノルフィン投与群では，コントロール群と比較して，母乳産生量，新生児の体重増加量のいずれも低値であった。

トラマドールは嗜癖と呼吸抑制のリスクが非常に少ないオピオイドで，静注および経口投与により術後鎮痛に用いられている。1回量50〜100mgで1日6回投与しても，非投与群と比べて神経行動学的検査に異常を認めなかった[23]。トラマドールはコデイン類似の合成化合物であるため，CYP2D6によってO-脱メチル化される。その代謝産物はトラマドールの2〜4倍強い活性を持つため，コデイン同様にultrarapid metabolizerでは注意が必要である（表4）。

3 吸入麻酔薬

吸入麻酔薬の母乳移行を調べた報告は少ないが，半減期が短いことや投与中に授乳をしないことなどから比較的安全性が高いと考えられている。ハロタンの母乳移行を調べた研究では，授乳中の麻酔科医の母乳から検出されたハロタンは2ppmであった[24]。この数値は手術室環境と一致しており，揮発性吸入麻酔薬の母乳を介した乳児への影響はほとんどないと考えられている（表5）。

4 静脈麻酔薬

全身麻酔導入時に単回投与するのみであれば，一般に用いられている静脈麻酔薬は母乳を介して乳児へ影響を及ぼさない。

プロポフォールは麻酔導入だけでなく，持続投与により全身麻酔の維持にも用いられる。2.5mg/kgで導入，5mg/kg/hrで維持した後，4時間後に採取した母乳には0.04～0.74mg/lのプロポフォールが含まれていたが，新生児へ鎮静などの副作用は見られなかった[25]。チオペンタールも5mg/kgの導入量であればほとんど問題ない[26]。

ジアゼパムは脂溶性が高く，イオン化比率が低いため，比較的母乳へ移行しやすい。10mgを1日3回反復投与すると，新生児に体重増加不良と脳波異常を認めることが報告されている[27]。ミダゾラムとその活性型代謝産物のヒドロキシミダゾラムは，ともに母乳へ移行するが，移行量はごくわずかであり，乳児に影響を及ぼさないとされている[28)29]。それゆえ，治療上ジアゼパムの反復投与が必要な場合，半減期の短いミダゾラムなどのベンゾジアゼピンへの変更が推奨される。

ケタミン，ドロペリドール，デクスメデトミジンの母乳移行に関するヒトの研究はない（表6）。

5 筋弛緩薬

筋弛緩薬は，通常の血液pHでは完全にイオン化しており，脂溶性も少ないため，乳房腺房細胞を通過できず，母乳に移行しない。また，消化管からも吸入されないので，安全と考えられている[30]。

競合拮抗薬であるネオスチグミンもほとんど母乳に分泌されず，安全に使用することができる。ただし，重症筋無力症の治療のために高用量で用いて，乳児にabdominal crampが生じた報告がある[31]ので，反復投与には注意が必要である。

新しい筋弛緩薬拮抗薬であるスガマデクスは，乳汁に検出されることが動物実験で指摘されている。ヒト換算で4mg/kgのスガマデクスを投与すると，投与後30分をピークにロクロニウム-スガマデクス複合体が乳汁へ移行する。全身麻酔で帝王切開術を施行した後に，スガマデクスで安全に筋弛緩を拮抗した報告があるが，母乳を介した新生児への影響は知られていない[32]。

IV. 妊娠・産褥の手術を安全に行う

表6 静脈麻酔薬の母乳移行

	プロポフォール	チオペンタール	ジアゼパム	ミダゾラム	フルマゼニル	ケタミン	ドロペリドール	デクスメデトミジン
Lactation Risk Category (2010)	L2	L3	L3/L4†	L2	—	L3	L3	—
Briggs (2005)	比較的安全*	安全	毒性の可能性*	毒性の可能性*	比較的安全**	比較的安全**	毒性の可能性**	—
UNICEF/WHO (2003)	—	安全	安全§	—	—	安全	—	—
AAP (2001)	—	—	不明	不明	—	—	—	—
医薬品添付文書	ディプリバン™ 投与を避ける 投与の際は授乳中止 [母乳移行がある]	ラボナール™ 記載なし	セルシン™ 投与を避ける 投与の際は授乳中止 [母乳移行がある]	ドルミカム™ 投与を避ける 投与の際は授乳中止 [母乳移行がある]	アネキセート™ 授乳を避ける [動物で乳汁移行]	ケタラール™ 記載なし	ドロレプタン™ 記載なし	プレセデックス™ 投与を避ける 投与の際は授乳中止 [動物で乳汁移行]
RID	4.4%	2.6%	2.7〜7.1%	0.6%	—	—	—	—
T 1/2	1〜3日	3〜8時間	43時間	2〜5時間	—	2.5〜3時間	2.2時間	—
PHL	—	15時間	20〜50時間	6.5〜23時間	1時間	1〜2時間	—	—
T max	<1分 (IV)	1〜2分	1〜2時間	20〜50分	—	0.4時間 (硬膜外)	0〜30分 (IM)	2〜3時間
MW	178	264	285	326	303	237	379	200
Vd	60	1.4	0.7〜2.6	1.0〜2.5	—	2.3	2	—
M/P	—	0.3〜0.4	0.2〜2.7	0.15	—	—	—	—
PB	99%	60〜96%	99%	97%	54〜64%	47%	High	94%
Bioavailability	—	Variable	100%	27〜44%	—	16%	—	—
pKa	11	—	3.4	6.2	—	7.5	—	—

*ヒトにおけるデータあり, **ヒトにおけるデータなし, †継続投与ではL4, §頻回投与は避け, 必要ならば乳児をモニタリングする

303

6 局所麻酔薬

コカイン以外の局所麻酔薬は，授乳婦に安全に用いることができる。

リドカインは局所麻酔薬としてだけでなく，心室性不整脈の治療にも用いられる。母体の心室性不整脈に対してリドカインを用いた症例報告があるが，母体の血中濃度が2mg/lに対して，母乳からは0.8mg/lしか検出されなかった[33]。小児の不整脈治療におけるリドカインの投与量は1mg/kgであることに加え，リドカインは経口生物学的利用能が低いので，授乳中も安全に使用することができる。

ブピバカインやロピバカインも問題なく使用することができる。0.15％ロピバカイン6ml/hrの硬膜外持続投与では，M/P比が他の局所麻酔薬よりも低く，神経行動異常を認めなかったと報告されている（表7）[34]。

7 抗凝固薬

妊婦は深部静脈血栓のハイリスクであり，今日では分娩後の抗凝固療法は一般的に行われている。ワルファリン以外の抗凝固薬は，動物タンパク由来の製剤であり，その分子量は非常に大きいため，母乳への移行はないと考えられている。さらにこれらの製剤は腸管から吸収されないので安全性が高い。

ワルファリンは蛋白結合率が高く，分子量も比較的大きいためほとんど母乳中へ分泌されない。ワルファリンを内服しながら授乳して，乳児から検出されたという報告はなく，安全に用いることができる[35]。そのため，母体がワルファリンを内服しているというだけで，乳児にビタミンKを追加投与することは一般的には行われていない（表8）。

8 その他

メトクロプラミドは術後悪心・嘔吐でよく使用されるが，ドーパミン受容体を拮抗するため母体の血清プロラクチン値が上昇し，母乳産生量が増加することが知られている[36]。ただし，母乳増加目的でメトクロプラミドを投与された母親から授乳された乳児においても血清プロラクチン値が有意に高いことも報告されている[37]。そのため，多くのガイドラインや教科書では，メトクロプラミドよりも副作用の少ないドンペリドンの投与を推奨している（表9）。

おわりに

周術期に用いられる薬物に限らず，ほとんどの薬物は母乳へ移行するが，乳児への影響は少ないため，投薬を理由に授乳を中止すべきではない。より母乳へ移行しにくい薬物を選択するだけでなく，経口生物学的利用能が低い薬物や作用時間の短い薬物を用いることによって，よりよい周術期管理が行える。しかし，日本には明確なガイドライン

表7 局所麻酔薬の母乳移行

	リドカイン	メピバカイン	ブピバカイン	ロピバカイン	レボブピバカイン	コカイン
Lactation Risk Category (2010)	L2	L3	L2	L2	—	L5
Briggs (2005)	比較的安全*	—	—	比較的安全**	—	禁忌
UNICEF/WHO (2003)	安全	—	安全	—	—	—
AAP (2001)	安全	—	—	—	—	禁忌
RID	0.5〜3.1%	—	0.9%	—	—	—
T 1/2	1.8時間	1.9〜3.2時間	2.7時間	4.2時間（硬膜外）	2〜2.6時間	0.8時間
PHL	3時間（新生児）	8.7〜9時間	8.1時間	—	—	—
T max	<1分（IM, IV）	30分	30〜45分	43分（硬膜外）	20〜30分（硬膜外）	15分
MW	234	—	288	328	324	303
Vd	1.3	—	0.4〜1.0	0.58	90.6	1.6〜2.7
M/P	0.4	—	—	0.25	—	—
PB	70%	60〜85%	95%	94%	92.8%	91%
Bioavailability	<35%	—	—	—	—	100%
pKa	7.9	7.6	8.1	8.07	8.09	8.6

*ヒトにおけるデータあり，**ヒトにおけるデータなし

4. 授乳中の麻酔薬は何を使用してよいか

表8 抗凝固薬の母乳移行

	ヘパリン	ワルファリン	エノキサパリン	ダルテパリン	フォンダパリヌクス	プロタミン
Lactation Risk Category (2010)	L1	L2	L3	L2	L3	—
Briggs (2005)	安全	安全	—	—	—	比較的安全**
UNICEF/WHO (2003)	安全	安全	—	—	—	データなし
AAP (2001)	—	安全	—	—	—	—
医薬品添付文書	ノボ・ヘパリン™ 記載なし	ワーファリン™ 投与を避ける [母乳移行がある]	クレキサン™ 投与を避ける [動物で乳汁移行]	フラグミン™ 投与を避ける [動物で乳汁移行]	アリクストラ™ 投与を避ける [動物で乳汁移行]	ノボ・プロタミン™ 投与を避ける 投与の際は授乳中止 [安全性がない]
RID	—	—	—	—	—	—
T 1/2	1〜2時間	1〜2.5日	4.5時間	2.3時間	17〜21時間	—
T max	20分	0.5〜3日	3〜5時間	2〜4時間 (SC)	2〜3時間	—
MW	12,000〜15,000	308	8,000	4,000	1,728	5,000〜6,000
Vd	—	0.1〜0.2	0.1	0.06	7〜11	—
M/P	—	—	—	0.025〜0.224	—	—
PB	—	99%	—	—	94%	—
Bioavailability	0%	100%	0%	0%	0%	—
pKa	—	5.1	—	—	—	—

*ヒトにおけるデータあり、**ヒトにおけるデータなし

表9 その他の母乳移行

	メトクロプラミド	ドンペリドン	デキサメタゾン	オンダンセトロン	マンニトール	マグネシウム	ニカルジピン
Lactation Risk Category (2010)	L2	L1	L3	L2	L3	L1	L2
Brigg (2005)	毒性の可能性*	比較的安全*	比較的安全**	比較的安全**	比較的安全**	安全	比較的安全**
UNICEF/WHO (2003)	避ける§	—	安全§§	—	—	安全	—
AAP (2001)	不明	安全	—	—	—	安全	—
医薬品添付文書	プリンペラン™ 投与を避ける 投与の際は授乳中止 [母乳移行がある]	ナウゼリン™ 大量投与を避ける [動物で乳汁移行]	デカドロン™ 授乳を避ける [母乳移行がある]	ソフラン™ 授乳を避ける [動物で乳汁移行]	マンニットール™ 記載なし	マグネゾール™ 記載なし	ペルジピン™ 投与を避ける 投与の際は授乳中止 [動物で乳汁移行]
RID	4.7〜14.3%	0.01〜0.04%	—	—	—	0.2%	0.1%
T 1/2	5〜6時間	7〜14時間	3.3時間	3.6時間 2.7時間	71〜100分	<3時間	6〜10時間
PHL	—	—	—	—	—	—	—
T max	1〜2時間 (oral)	30分	1〜2時間	1.73時間 (IV)	—	迅速 (IV)	0.5〜2時間
MW	300	426	392	293	182	120	480
Vd	—	—	2	—	low	—	0.6〜2.0
M/P	0.5〜4.06	0.25	—	—	—	1.9	0.25
PB	30%	93%	78%	70〜76%	0%	0%	>95%
Bioavailability	30〜100%	13〜17%	78%	56〜66%	17%	4%	35%

*ヒトにおけるデータあり，**ヒトにおけるデータなし，§長期的な神経発達に影響を及ぼす可能性あり，§§単回投与のみ

が存在しないため，後述のサイトなどを参考にして，個々の医師の判断に任せるしかない．

《参考サイト》
① infantrisk center
　http://www.infantrisk.org/
② American Academy of Pediatrics. Committee on Drugs
　http://aappolicy.aappublications.org/cgi/reprint/pediatrics;108/3/776.pdf
③ LactMed
　http://toxnet.nlm.nih.gov/cgi-bin/sis/htmlgen?LACT
④ WHO breastfeeding and maternal medication
　http://whqlibdoc.who.int/hq/2002/55732.pdf
⑤ 国立成育医療センター，妊娠と薬情報センター
　http://www.ncchd.go.jp/kusuri/index.html
⑥ おくすり110番，授乳とくすり
　http://www.okusuri110.com/kinki/ninpukin/ninpukin_02-05.html

■参考文献

1) 橋本武夫監訳. UNICEF/WHO 母乳育児支援ガイド. 東京：医学書院；2003. p.9-10.
2) 河田　興，伊藤　進. 母体への薬剤投与と母乳. 周産期医学 2002；32：591-5.
3) World Health Organization；UNICEF. Breastfeeding and maternal medication. Recommendation for drugs in the 11th WHO model list of essential drugs. 2002.
4) American Academy of Pediatrics Committee on Drugs. Transfer of drugs and other chemicals into human milk. Pediatrics 2001；108：776-89.
5) Hale TW. Medications and mothers' milk 14th ed. Texas：Hale Publishing；2010.
6) McKenna WJ, Harris L, Rowland E, et al. Amiodarone therapy during pregnancy. Am J Cardiol 1983；51：1231-3.
7) Ito S, Koren G. A novel index for expressing exposure of the infant to drugs in breast milk. Br J Clin Pharmacol 1994；38：99-102.
8) Berlin CM Jr, Yaffe SJ, Rangni M. Disposition of acetaminophen in milk, saliva, and plasma of lactating women. Pediatr Pharmacol 1980；1：135-41.
9) Davies NM. Clinical pharmacolinetics of ibuprofen. The first 30 years. Clin Pharmacokinet 1998；34：101-54.
10) Townsend RJ, Benedetti TJ, Erickson SH, et al. Excretion of ibuprofen into breast milk. Am J Obstet Gynecol 1984；149：184-6.
11) Briggs GG, Freeman RK, Yaffe SJ. Drugs in pregnancy and lactation：a reference guide to fetal and neonatal risk. 8th ed. Maryland：Lippincott Williams and Wilkins；2008.
12) Naumburg EG, Meny RG. Breast milk opioids and neonatal apnea. Am J Dis Child 1988；142：11-2.
13) Spigset O. Anaesthetic agents and excretion in breast milk. Acta Anaesthesiol Scand 1994；38：94-103.
14) Wittels B, Scott DT, Sinatra RS. Exgenous opioids in human breast milk and acute neonatal neurobehavior：a preliminary study. Anesthesiology 1990；73：864-9.
15) Leuschen MP, Wolf LJ, Rayburn WF. Fentanyl excretion in breast milk. Clin Pharm 1990；9：336-7.
16) Cohen RS. Fentanyl transdermal analgesia during pregnancy and lactation. J Hum Lact 2009；25：359-61.

17) Koren G, Cairns J, Chitayat D, et al. Pharmacogenetics of morphine poisoning in a breastfed neonate of a codeine-prescribed mother. Lancet 2006；368(9536)：704.
18) Gasche Y, Daali Y, Pharm D, et al. Codeine intoxication associated with ultrarapid CYP2D6 metabolism. N Engl J Med 2004；351：2827-31.
19) Cascorbi I. Pharmacogenetics of cytochrome P4502D6. Eur J Clin Invest 2003；33 Suppl 2：17-22.
20) Madadi P, Moretti M, Djokanovic N, et al. Guidelines for maternal codeine use during breast-feeding. Can Fam Physician 2009；55：1077-8.
21) Osifo OD, Aghahowa ES. Safety profile and efficacy of commonly used analgesics in surgical neonates in Benin City, Nigeria. Am J Perinatol 2008；25：617-22.
22) Hirose M, Hosokawa T, Tanaka Y. Extradural buprenorphine suppresses breast feeding after caesarean section. Br J Anaesth 1997；79：120-1.
23) Ilett KF, Paech MJ, Page-Sharp M, et al. Use of a sparse sampling study design to assess transfer of tramadol and its O-desmethyl metabolite into transitional breast milk. Br J Clin Pharmacol 2008；65：661-6.
24) Cote CJ, Kenepp NB, Reed SB, et al. Trace concentrations of halothane in human breast milk. Br J Anaesth 1976；48：541-3.
25) Dailland P, Cockshott ID, Lirzin JD, et al. Intravenous propofol during cesarean section：placental transfer, concentrations in breast milk, and neonatal effects. Anesthesiology 1989；71：827-34.
26) Andersen LW, Qvist T, Hertz J, et al. Concentrations of thiopentone in mature breast milk and colostrum following an induction dose. Acta Anaesthesiol Scand 1987；31：30-2.
27) Patrick MJ, Tilstone WJ, Reavey P. Diazepam and breast-feeding. Lancet 1972；1(7749)：542-3.
28) Matheson I, Lunde PKM, Bredesen JE. Midazolam and nitrazepam in the maternity ward：milk concentrations and clinical effects. Br J Clin Pharmacol 1990；30：787-93.
29) Nitsun M, Szokol JW, Saleh J, et al. Pharmacokinetics of midazolam, propofol, and fentanyl transfer to human breast milk. Clin Pharmacol Ther 2006；79：549-57.
30) Lee JJ, Rubin AP. Breast feeding and anaesthesia. Anaesthesia 1993；48：616-25.
31) Fraser D, Turner JW. Myasthenia gravis and pregnancy. Proc R Soc Med 1963；56：379-81.
32) Puhringer FK, Kristen P, Rex C. Sugammadex reversal of rocuronium-induced neuromuscular block in Caesarean section patients. Br J Anaesth 2010；105：657-60.
33) Zeisler JA, Gaarger TD, De Masquita SA. Lidocaine excretion in breast milk. Drug Intelligence and Clinical Pharmacy 1986；20：691-3.
34) Matsota PK, Markantonis SK, Fousteri MZ, et al. Excretion of ropivacaine in breast milk during patient-controlled epidural analgesia after cesarean delivery. Reg Anesth Pain Med 2009；34：126-9.
35) McKenna R, Cole ER, Vasan U. Is warfarin sodium contraindicated in the lactating mother? J Pediatr 1983；103：325-7.
36) Kauppila A, Kivinen S, Ylikorkala O. A dose response relation between improved lactation and metoclopramide. Lancet 1981；1(8231)：1175-7.
37) Kauppila A, Arvela P, Koivisto M, et al. Metoclopramide and breast feeding：transfer into milk and the newborn. Eur J Clin Pharmacol 1983；25：819-23.

〔松田　祐典〕

IV. 妊娠・産褥の手術を安全に行う

5 EXIT

はじめに

　Ex-utero intrapartum treatment（EXIT）は，分娩後の気道確保や換気が困難と予測される症例において，帝王切開術時に胎児胎盤循環を維持したまま胎児の一部を露出させ，気道確保を行ってから臍帯を結紮し，胎児を完全に娩出する方法である[1)2)]。当初は重症の先天性横隔膜ヘルニア（congenital diaphragmatic hernia：CDH）に対して施行された気管クリッピングの解除のため開発された[2)]。胎児胎盤循環を保ったままであるため時間的余裕をもって気道確保を行うことができ，頸部巨大腫瘍などで通常の気管挿管，気管切開が極めて困難な場合などでもその後の腫瘍切除が容易となることから，現在適応は徐々に広がりつつある[2)〜6)]。臍帯切断までの時間が1時間程度であれば，胎児に悪影響がないとされていた[2)7)]が，巨大頸部奇形腫の摘出をEXIT下に2時間半にわたり行い，特に大きな合併症もなく無事終了したという報告もあり[3)]，EXIT下に，より長時間の処置が可能となってきている。

　患者が母体と胎児，という点では帝王切開術と変わらないが，EXITでは通常の帝王切開術の麻酔方法と大きく異なるため，母体と胎児それぞれに適切な麻酔環境を提供する必要がある，ということを念頭に置いて麻酔管理することが重要である。

EXITの対象疾患

　妊娠中の胎児超音波検査で異常が発見され胎児治療を施さなければ出生後に重度の障害を残したり死亡する可能性が高く，かつ母体への危険性が低い場合に胎児治療の適応となる。開発当初，重症横隔膜ヘルニアに対する気管クリッピングの解除を安全に行うことを目的として開始されたが，現在ではその適応が拡大し，巨大頸部腫瘍（リンパ管腫，奇形腫など）による気管閉塞や先天性上気道閉塞症候群（congenital high airway obstruction syndrome：CHAOS）に対する気道確保，新生児膜型人工肺（extracorporeal membrane oxygenation：ECMO）への橋渡し，先天性嚢胞状腺腫様肺奇形（congenital cystic adenomatoid malformation of the lung：CCAM）などにも施行されている。

　胎児手術の禁忌は，致死的な遺伝子異常がある場合，母体に重症な合併症がある場合

である[8,9]。

1 横隔膜ヘルニア

重症横隔膜ヘルニアと診断された症例に対して気管閉塞術を行い，それによる肺膨張，肺成熟を促し，その後EXITにて閉塞解除術を行う。胎児胎盤循環を保ちながらクリップの除去やバルーンの摘出に引き続き，気管支鏡，気管挿管，症例によってはサーファクタント投与ができるので時間的余裕が生まれる[2]。

2 胎児頸部腫瘍，CHAOS

巨大頸部腫瘍のため，出生時に気道確保の困難が予測される症例に施行される場合がある。EXIT下に気管挿管，気管切開，それも不可能な場合は腫瘍切除術を行う場合もある。

CHAOSは，気管web，喉頭閉鎖，喉頭嚢腫，気管閉塞・狭窄など，先天性の上気道閉塞が存在する疾患群で，出生直後に気道確保ができないと気道閉塞で死亡する危険性が非常に高い病態である。胎児エコーでは肺の拡張，遠位気道の拡張，横隔膜低位，腹水などが特徴としてみられ，最終的には非免疫性胎児水腫に進展することもある。MRIにて喉頭または近位の気道閉塞が診断されている場合は，EXIT下に喉頭気管支鏡を用いてその解剖学的状態を確認後，気管切開を行う。

これらの疾患では，EXITにより臍帯切断前，つまり出生前に気道確保が行われる。その処置さえ済んでいれば，腫瘍は場合によっては娩出後に隣接した部屋で切除となることがある。胎児の未熟性による合併症を避けるため，EXIT手術はできるだけ正期に近い時期に予定されるが，気道が完全に閉塞しており，羊水過多，心臓の圧迫や静脈還流の減少による肺うっ血を来しているような症例では，その結果として胎児水腫に進行してしまう場合があり，早めにEXITを行う場合もある。

3 EXIT-to-ECMO

出生後に状態が悪くなると推測される重度の肺や心臓の先天異常がある胎児にも，EXITは有用である。そのようなケースでは，EXIT施行下にECMOカニュレーションを内頸動静脈に行い，臍帯結紮直前にECMOを開始することが可能である。

4 CCAM

CCAMのサイズが大きい場合や胎児水腫合併例で適応となる[10]。腫瘍は心肺を圧迫し，心不全や重度の肺低形成を引き起こす。CCAM切除後，換気可能となったことを確認してから，臍帯結紮を行う。

術前評価

　母体の術前評価は帝王切開術に準じて行う。加えて，超音波検査によって胎児の状態，胎盤の位置，臍帯付着部位などを確認しておく。胎児の異常は，妊婦検診の際に行われる超音波検査で，羊水過多，もしくは羊水過少などで気づかれることが多い。その後，超音波検査で心機能を含めた全身状態の評価，奇形があればその解剖学的な詳細を知るためにMRIなどを施行し，胎児の異常の詳細，現在の状況を把握する。また，他にも構造学的に複雑な奇形がある場合や，致死的な遺伝子病を有する場合はEXITの対象とはならないので，遺伝子の核型分析もあわせて行われることがある。これらの検査の後，胎児がEXITの適応と決定した場合は，産科医，新生児科医，麻酔科医，小児外科医，必要な場合は耳鼻科医，および看護師からなるチームを編成し，各科協力のもとに治療にあたる。両親へのインフォームドコンセントを行い，同意が得られた後EXITの予定を組む。手術成功のためには，重度の胎児水腫や胎児死亡など，不可逆的なダメージが生じる前にEXITを施行することが必要である。

　麻酔をするうえで考えなければならない重要な点は，母体の妊娠による生理学的変化，子宮胎盤循環，胎児の生理学的特徴の3点である。EXITを成功させるために，この3点を十分に理解して麻酔にあたる必要がある。

　妊娠による母体の生理学的変化はさまざまであるが，その詳細に関しては他項に譲る。

　子宮胎盤循環に関しては，胎盤・臍帯の位置を把握し，術中は胎児のwell-beingを保つために子宮および胎盤血流を維持する必要がある。また，EXITで一番大事なのは，子宮切開直後から外科処置の間は継続して子宮筋収縮を予防し，子宮筋を十分に弛緩させることで，胎盤でのガス交換を保つ必要がある。さらに，使用薬物の胎盤通過に関しても理解しておく必要がある。子宮血流量は胎盤血流量を決定する主要な因子であり，手術中に子宮血流量が減少すれば胎児の状態が危険にさらされることとなる。子宮筋収縮，母体の高血圧・低血圧，交感神経活動の増加は子宮血管を収縮させ子宮血流量を減少させるため，避けなければならない。子宮血流量を維持するためには麻酔中の母体の血圧を維持することで血流量を一定に保つ必要があり，血圧低下を認めた場合は速やかに輸液負荷や昇圧薬の使用を考慮するべきである。その際には各々の薬剤の子宮血流に対する作用を考慮し，それを低下させない薬剤を選択すべきである。

　EXITの適応があるような胎児は，麻酔を施行するうえでもハイリスクである。胎児の心筋収縮力は，新生児，小児，成人に比べ低下しており[11)12)]循環血液量も低下している。さらに，血液凝固能も低下しており，手術中の出血が懸念される。皮膚は薄く傷つきやすいため体液の蒸発と熱の喪失を引き起こしやすい。そのため，胎児は容易に循環血液量減少や低体温に陥りやすいので，注意深く観察したうえでそれらを予防しなくてはならない。

　胎児に麻酔が必要かどうかはいまだ議論が続いているが，侵害受容の伝達経路と脳波の活性は，妊娠中期の胎児に存在する[13)]と報告されており，胎児手術の際にも麻酔が必要であるという意見も多い[14)15)]。

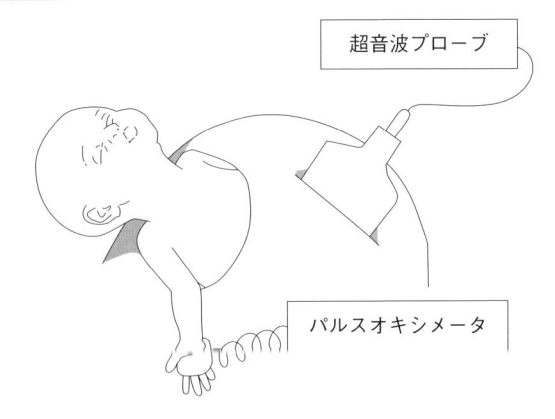

図1 EXIT施行時の胎児のモニタリング
胎児の頭部，胸部，片方の上肢を娩出し，上肢にパルスオキシメータを装着する。また，超音波にて，胎児心機能を持続的に評価する。
（Mychaliska GB, Bealer JF, Graf JL, et al. Operating on placental support：the ex utero intrapartum treatment procedure. J Pediatr Surg 1997；32：227-31より一部改変引用）

モニタリング

　麻酔管理をするうえで重要なことは，母体と胎児の両者の生理学的特徴を理解し，いかに患者の状態を最良のまま維持するかということにある。そのためには，手術中に起こりうる問題に対し早期発見と早期治療を施さねばならない。母体のモニターは，血圧，心拍数，心電図波形，呼吸回数，体温，動脈血酸素飽和度，呼気終末二酸化炭素濃度が必要とされる。時として母体低血圧や出血に備えて，症例によっては中心静脈圧や観血的動脈圧をモニターすることが望ましい。

　呼吸性アルカローシスは酸素ヘモグロビン解離曲線の左方移動を招き，その結果胎盤を通過する酸素を減少させる。また，子宮および臍帯血流も減少させるため，過換気にならないような麻酔管理が必要であり，そのような意味でも呼気終末二酸化炭素濃度モニターは必須なモニターである[16]。

　胎児の状態を常に把握するための胎児持続モニターも必要不可欠で，一般的には動脈酸素飽和度を測定するために児の手にパルスオキシメータ（Sp_{O_2}）を装着する（図1）。さらに胎児の心機能評価をモニターするために，胎児の心臓超音波検査を持続的に観察することも多い。これにより心臓充満量の減少，徐脈，心収縮力の減少，房室間の弁の機能不全などの早期発見が可能で，迅速な治療へとつながる。

EXITの具体的な手順と麻酔管理のポイント

　EXITは通常の帝王切開術とは大きく異なるため，EXITを成功させ，かつ安全な麻酔管

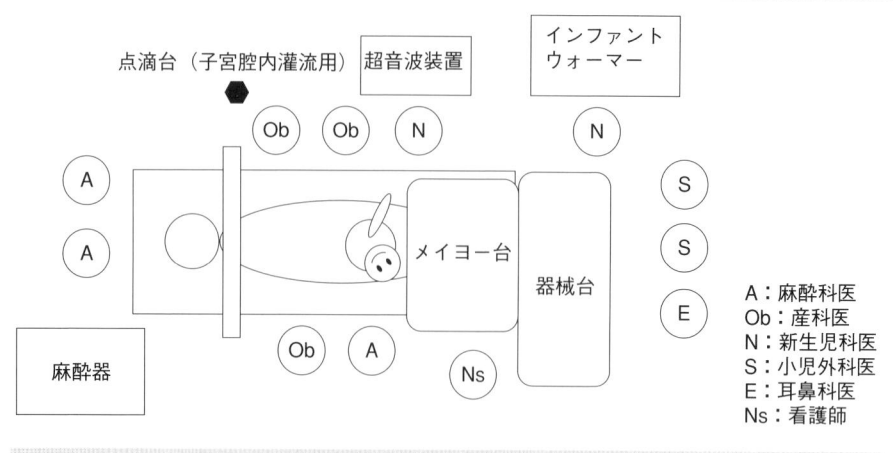

図2 EXIT施行時の手術室の術者，器械などの配置
胎児に使用する物品はあらかじめ滅菌して器械台に準備しておく。

理を行うために以下のポイントが重要である。①妊娠における解剖学的，生理学的変化を理解し，さらに胎児の生理学に関しても理解する，②安全，かつ速やかで調節性に富む麻酔薬を選択する，③EXIT中は子宮胎盤血流を適切に維持し，子宮弛緩を十分に行う，④母体低血圧を避け，生じた場合は速やかに治療する，⑤娩出までは胎児のwell-beingを保つ，⑥場合によっては胎児の気道確保が行われるまで，胎児に麻酔を行う。

1 帝王切開術との相違点

EXIT時の麻酔はほとんどの場合全身麻酔で行われるため，通常の帝王切開術とは大きく異なる麻酔管理が必要となる。具体的な相違点は大きく分けて3つあり，①麻酔導入から胎児娩出までの時間の限界がない[17)18)]，②次に十分な子宮筋弛緩のために，セボフルランもしくはイソフルランを用いた吸入麻酔薬での深麻酔が推奨される[3)9)19)20)]，③最後に術中の母体血圧と心拍出量を維持しなくてはならないため，時としてドパミンの持続投与が必要となる場合がある[17)18)]。麻酔科医は，通常の帝王切開術の麻酔との相違点と前述の麻酔管理のポイントを十分理解したうえで麻酔管理に臨むべきである。

2 準 備

EXIT手術の際のチームは，産科医，新生児科医，麻酔科医，小児外科医，必要な場合は耳鼻科医，および手術看護師である。術前に各科合同でのミーティングを行い，問題点を話し合っておくことが重要である。

EXIT施行時の術者，器械の配置の一例を図2に示す。麻酔科医は，母体側に2名，胎児側に1名配置，産科医は超音波検査担当の医師1人を含む2～3名，新生児科医，看護師，および小児外科医，耳鼻科医も手洗いをした状態で待機する。

3 麻酔導入

前投薬は帝王切開術に準じて行う。患者入室後，子宮左方転位の体位をとり，通常のモニターを装着後チオペンタール5mg/kg，サクシニルコリン1mg/kg，必要ならばフェンタニル1〜2μg/kgを併用し，輪状軟骨圧迫下に迅速導入法にて麻酔導入を行う。導入後，輸血用の太い静脈ライン，バルーンカテーテル，胃管，必要に応じて観血的動脈圧モニターライン（場合によっては導入前でもよい），中心静脈ラインも挿入する。

4 麻酔維持

児娩出までは100％酸素と吸入麻酔薬（セボフルランもしくはイソフルラン）で行うが，特にセボフルランは，その調節性のよさから好んで使用されている[19]。古典的には子宮切開時に十分な子宮弛緩が得られるように，手術開始前に吸入麻酔薬濃度を2MAC（minimum alveolar concentration, 最小肺胞濃度）程度まで高くしておく。子宮切開時，子宮弛緩が十分でない場合は短時間作用性で調節性に富むニトログリセリンを使用する場合もある[21)〜23)]。母体・胎児の心拍出量減少のリスクが高い場合，またpreterm児では，高濃度の麻酔薬に対して特に胎児リスクが高い可能性があるため，高濃度の吸入麻酔薬の使用は慎重に行うべきである[24]。

あらかじめ超音波で胎盤，胎児の位置を調べた際に決定した部位で子宮切開を行い，子宮筋からの出血を最小限に抑えるために，ステープラー（Auto Suture Premium Poly CS-57：Norwalk, CT, USAなど）を用いて子宮壁の止血を行う。EXITでは子宮を十分弛緩させておかなければならないため，術中の子宮壁からの出血をいかにコントロールするかがポイントの一つとなる。

児の頭部，頸部，胸部および片側の上腕を娩出し，胴体以下は臍帯も含め子宮内に留めておく。最低限必要な部分のみを娩出することで，胎児の不感蒸泄，熱喪失と羊水の喪失を最小限に抑えられる。必要な羊水量を保ち，臍帯圧迫を防ぐために温めた乳酸リンゲル液を子宮内腔に注入，灌流しながら手術を行う。児の一部を娩出したら，腕にパルスオキシメータを装着し，心拍数とSp_{O_2}モニターを行う。滅菌したプローブを用いて持続胎児超音波も併用すると，児の循環動態の異常に素早く気づくことが可能である。

児の気道確保が保証できた後，臍帯が結紮されたら，速やかに母体の吸入麻酔濃度を低く（0.5％以下）して静脈麻酔（プロポフォールやミダゾラムにオピオイドを併用）が主体の麻酔に切り替え，必要以上の出血が生じるのを避ける。全身麻酔導入前に硬膜外カテーテルを挿入しておくと，児娩出後，さらには術後疼痛管理にも使用できる。手術終了後は通常の手術同様，十分に覚醒したのちに抜管する。

5 胎児の麻酔と処置

吸入麻酔薬は経胎盤的に胎児に移行するため，児の鎮静はある程度得られるが，鎮静

を確実にしたい場合は，フェンタニル5〜20μg/kgとパンクロニウムもしくはベクロニウム0.2mg/kgを筋注する．また，緊急の場合に備え，アトロピン20μg/kgやアドレナリン10μg/kgなどは，術前にあらかじめ術野に用意しておくとよい．

児の適応疾患によって行う処置が異なるが，気道確保が目的の場合は，胎児を一部娩出した状態でまず気管挿管を試みる．直視下に気管挿管が困難な場合は気管切開を，解剖学的理由で気管切開も困難な場合は，腫瘍摘出をEXIT下に行う．いずれの処置を行った場合でも，気道が安全に確保されたのち，手動換気にて胸郭の動きやSp_{O_2}の上昇を確かめた後，臍帯を結紮・切断して児を娩出する．聴診器も滅菌しておくのがよい．

6 昇圧薬，輸液

古典的な深麻酔下でEXITを施行する場合には，高濃度吸入麻酔薬を用いるため，母体への十分な麻酔，子宮筋の弛緩効果，胎児麻酔[4]が得られるが，反面母体の血圧低下，ひいては子宮胎盤灌流低下から胎児のwell-beingを脅かす可能性がある．これを回避するために母体収縮期血圧は100mmHgを維持し，必要ならばエフェドリン，フェニレフリンなどの単回または持続投与を行う．輸液は観血的動脈圧，中心静脈圧を観察しながら行うが，術後の肺水腫の発生を防ぐために，維持輸液は500ml程度の晶質液にとどめたほうがよいという報告もある[17)25)]．

7 子宮収縮薬

術後出血を防ぐために，臍帯結紮後は速やかに子宮収縮を促さなくてはならない．児の気道確保を確認し，臍帯結紮の後，オキシトシン10Uを乳酸リンゲル液500mlに混ぜて点滴静注，さらに必要に応じてプロスタグランジン$F_2\alpha$を子宮筋層内に投与し，子宮筋収縮を促す．場合によってはPGE_1の持続投与も考慮する[26)]．

8 区域麻酔下でのEXIT

古典的な深麻酔下で行ったという報告が多い一方で，悪性高熱の危険性のある症例[27)]や，挿管困難症例[28)]など全身麻酔を避けたほうが望ましい場合に区域麻酔下でのEXITの報告もみられる．その場合は，ニトログリセリンによる子宮弛緩を必須とする．

EXITの合併症

1 低血圧

古典的な深麻酔下でのEXITの場合，高濃度の吸入麻酔薬を使用するため，母体低血圧

を引き起こす可能性がある。子宮胎盤血流を保つためにも，低血圧の予防が重要であり，もし生じた場合は速やかな治療が必要となる。

2 母体出血

EXITは，子宮筋弛緩のために古典的には高濃度の吸入麻酔薬を使用することが多いため，母体出血のリスクが増加する。母体出血を最小限にするため，EXIT手術が終了したら速やかに子宮筋の収縮を図ることが重要である。Marwanら[29]は，子宮弛緩が起こり子宮摘出の可能性がある場合でも，EXIT手術での平均出血量は帝王切開術と同じくらいであると報告している。しかし一方で，創部の合併症や推定の出血量はEXIT群で多かったが，術後の入院期間やヘマトクリット値，輸血必要量は有意差はなかったとする報告もある[30]。

3 胎児合併症

EXIT手術中は，母体の循環動態を保つことと子宮筋弛緩が非常に重要である。この2つが適切に行われなかった場合，子宮筋収縮による臍帯圧迫，胎盤剥離，子宮胎盤でのガス交換不足などにより，胎児のwell-beingが危ぶまれ，出生後に何らかの後遺症を残したり，胎児死亡を来したりする可能性がある。

実際のEXITの麻酔

われわれが以前経験した，頸部リンパ管腫に対するEXIT手術の麻酔方法を紹介する。

症例は30歳0経妊0経産，妊娠25週より胎児頸部の囊胞性腫瘤を認め当院にて精査を行ったところ，頸部リンパ管腫と診断され，娩出後の気道確保の困難が予想されるためEXIT手術を予定した。産科，小児科，麻酔科，小児外科，耳鼻科，看護部でチームを結成し，人員配置，必要物品などの検討およびシミュレーションを複数回行い準備した。在胎33週5日に術前管理目的にて入院し，在胎34週4日に定時手術として計画された。EXIT施行時の術者，器械の配置は図2に示すごとくであった。麻酔科医は，母体側に2名，胎児側に1名配置し，産科医は超音波検査担当の医師1名を含む3名，新生児科医，看護師，および小児外科医，耳鼻科医も手洗いを済ませて手術に備えた。

当日前投薬は行わず，第2-3腰椎間にて硬膜外カテーテルを留置後，観血的動脈圧モニターラインを挿入し，チアミラール，スキサメトニウム，ケタミンにて麻酔導入を行った（図3）。麻酔維持は酸素，空気，セボフルラン，フェンタニル，ベクロニウムで行った。正中縦切開にて開腹，セボフルラン2％，およびニトログリセリン200μgの投与（以降は児娩出まで0.3μg/kg/分の持続投与を行った）にて十分な子宮筋弛緩を得た後子宮切開を行った。子宮筋層は横切開，切開創は連続縫合にて止血を行った後，胎児頭部，上肢を子宮外に脱出させ，手掌にパルスオキシメータを装着した。子宮切開創より子宮

5. EXIT

図3 われわれが経験したEXITの麻酔経過

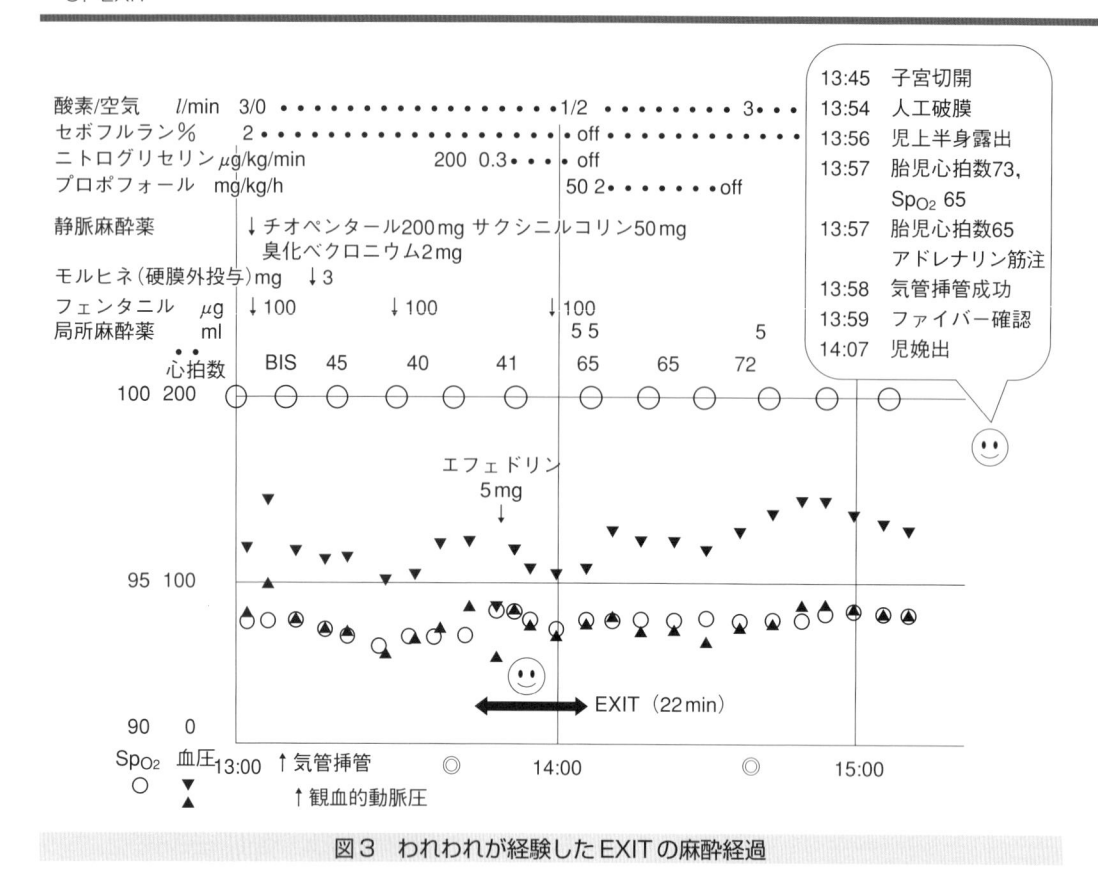

内腔灌流用のカテーテルを挿入し，温生食にて灌流を行いつつEXIT手術を行った。通常の喉頭鏡で気管挿管（内径3.0mm。気管チューブ）が可能であった。ファイバースコープで気管チューブが適切な位置にあることを確認後，児娩出，臍帯結紮を行った。児娩出後はセボフルランを中止し，プロポフォールとフェンタニルおよび硬膜外麻酔にて維持を行い，オキシトシンの点滴投与，$PGF_2\alpha$の子宮筋中にて子宮収縮を促した。母体の循環動態は，低血圧を一時認めたが，エフェドリン5mgで対応可能であり，それ以外は比較的安定していた。麻酔時間は1時間50分，手術時間は1時間5分，EXIT時間は22分であり，総出血量1,540gに対し，自己血輸血1,000mlを行った。アプガースコアは1分値5，5分値5で臍帯動脈血液ガスはpH 7.26，Pco_2 49.6mmHg，Po_2 39.9mmHg，BE －5.1mmol/lで，児は娩出後新生児集中治療室へ入室，術後母体の経過は順調であった。

おわりに

EXITは，子宮胎盤循環を保ちつつ児の上体を一部娩出させて胎児治療を行う方法であり，古典的には深麻酔下で子宮弛緩を十分に行うという点で，通常の帝王切開術とは手術内容も麻酔法も大きく異なる。母体，胎児とも麻酔を行うという特殊な状況下であることを念頭に，常に母体と胎児，2人以上に気を配りつつ麻酔をする必要がある。子宮筋

層からの出血，というリスクも医療機器，材料の開発により，以前より安全に行えるようになってきていることから，その適応も広がりつつある．EXITでは気道確保以外の治療も可能となり，出生前診断された先天奇形の治療に今後も重要な位置を占めるようになると予想される．

■参考文献

1) Schulman SR, Jones BR, Slotnick N, et al. Fetal tracheal intubation with intact uteroplacental circulation. Anesth Analg 1993；76：197-9.
2) Mychaliska GB, Bealer JF, Graf JL, et al. Operating on placental support：the ex utero intrapartum treatment procedure. J Pediatr Surg 1997；32：227-31.
3) Hirose S, Farmer DL, Lee H, et al. The ex utero intrapartum treatment procedure：looking back at the EXIT. J Pediatr Surg 2004；39：375-80.
4) Zadra N, Giusti F, Midrio P. Ex utero intrapartum surgery（EXIT）：indications and anaesthetic management. Best Pract Res Clin Anaesthesiol 2004；18：259-71.
5) Hullett BJ, Shine NP, Chambers NA. Airway management of three cases of congenital cervical teratoma. Pediatr Anesth 2006；16：794-8.
6) Hedrick HL, Flake AW, Crombleholme TM, et al. The ex utero intrapartum therapy procedure for high-risk fetal lung lesions. J Pediatr Surg 2005；40：1038-44.
7) Bouchard S, Johnson MP, Flake AW, et al. The EXIT procedure：experience and outcome in 31 cases. J Pediatr Surg 2002；37：418-26.
8) Harrison MR, Golbus MS, Filly RA, et al. Fetal surgical treatment. Pediatr Ann 1982；11：896-9.
9) Gaiser RR, Cheek TG, Kurth CD. Anesthetic management of cesarean delivery complicated by ex utero intrapartum treatment of the fetus. Anesth Analg 1997；84：1150-3.
10) Adzick NS, Harrison ME, Crombleholme TM, et al. Fetal lung lesions：management and outcome. Am J Obstet Gynecol 1998；179：884-9.
11) Palahniuk RJ, Shnider SM. Maternal and fetal cardiovascular and acid-base changes during halothane and isoflurane anesthesia in the pregnant ewe. Anesthesiology 1974；41：462-71.
12) Sabic JF, Assad RS, Hanley FL. Halothane as an anesthetic for fetal surgery. J Pediatr Surg 1993；28：542-6.
13) Shearer ES, Fahy LT, O'Sullivan EP, et al. Transplacental distribution of atracurium, laudanosine and monoquaternary alcohol during elective caesarean section. Br J Anaesth 1991；66：551-6.
14) DiFederico EM, Burlingame JM, Kilpatrick SJ, et al. Pulmonary edema in obstetric patients is rapidly resolved except in the presence of infection or of nitroglycerin tocolysis after open fetal surgery. Am J Obstet Gynecol 1998；179 925-33.
15) Luks FI, Johnson BD, Papadakis K, et al. Predictive value of monitoring parameters in fetal surgery. J Pediatr Surg 1998；33：1297-301.
16) Kuczkowski KM. The safety anaesthetics in pregnant women. Expert Opin Drug Saf 2006；5：251-64.
17) Quinn TM, Adzick NS. Fetal surgery. Obstet Gynecol Clin North Am 1997；24：143-57.
18) Kill C, Gebhardt B, Schmidt S, et al. Anesthesiological management of the EXIT procedure. Case report and literature review. Anaesthesist 2005；54：1105-10.
19) Schwartz DA, Moriarty KP, Tashjian DB, et al. Anesthetic management of the EXIT（Ex Utero Intrapartum Treatment） procedure. J Clin Anesth 2001；13：387-91.

20) Dahlgren G, Tömberg DC, Pregner K, et al. Four cases of the ex utero intrapartum treatment (EXIT) procedure：anesthetic implications. Int J Obstet Anesth 2004；13：178-82.
21) George RB, Melnick AH, Rose EC, et al. Case series：combined spinal epidural anesthesia for Cesarean delivery and ex utero intrapartum treatment procedure. Can J Anaesth 2007；54：218-22.
22) Myers LB, Cohen D, Galinkin J, et al. Anaesthesia for fetal surgery. Paediatr Anaesth 2002；12：569-78.
23) Okutomi T, Saito M, Kuczkowski KM. The use of potent inhalational agents for the ex-utero intrapartum treatment（exit）procedures：what concentrations? Acta Anaesthesiol Belg 2007；58：97-9.
24) Okutomi T, Whittington RA, Stein DJ, et al. Comparison of the effects of sevoflurane and isoflurane anesthesia on the maternal-fetal unit in sheep. J Anesth 2009；23：392-8.
25) Golombeck K, Ball RH, Lee H, et al. Maternal morbidity after maternal-fetal surgery. Am J Obstet Gynecol 2006；194：834-9.
26) Gülmezoglu AM, Forma F, Villar J, et al. Prostaglandins for preventing postpartum haemorrhage. Cochrane Database Syst Rev 2007；18：CD000494.
27) Rosen MA, Andreae MH, Cameron AG. Nitroglycerin for fetal surgery：fetoscopy and ex utero intrapartum treatment procedure with malignant hyperthermia precautions. Anesth Analg 2003；96：698-700.
28) Benonis JG, Habib AS. Ex utero intrapartum treatment procedure in a patient with arthrogryposis multiplex congenita, using continuous spinal anesthesia and intravenous nitroglycerin for uterine relaxation. Int J Obstet Anesth 2008；17：53-6.
29) Marwan A, Crombleholme TM. The EXIT procedure：principles, pitfalls, and progress. Semin Pediatr Surg 2006；15：107-15.
30) Noah MM, Norton ME, Sandberg P, et al. Short-term maternal outcomes that are associated with the EXIT procedure, as compared with cesarean delivery. Am J Obstet Gynecol 2002；186：773-7.

〔片桐　美和子〕

V

周産期の救急における麻酔科医の役割

V. 周産期の救急における麻酔科医の役割

1 新生児の蘇生

はじめに

　新生児の蘇生は分娩室で行われることが多く麻酔科医とは縁遠いものと思われているかもしれない。しかし出生直後の蘇生には必ずしも経験の豊富な新生児科医が立ち会うとは限らない[1]。産科麻酔に関わる麻酔科医も蘇生チームにマスク換気,気管挿管など気道確保を中心とした技術をもって参加できる。新生児蘇生はadvanced cardiopulmonary life support（ACLS）やpediatric advanced life support（PALS）のアルゴリズムと大きく異なる。ここでは麻酔科医が蘇生チームの一員として活動するために必要な知識を米国心臓協会（American Heart Association：AHA）のガイドライン[2]に沿って解説する。

新生児蘇生の準備

1 ハイリスク分娩

　分娩前と分娩時の因子がある（表1）。ハイリスク新生児が生まれる可能性がある場合には前もって準備をする。

2 人　員

　新生児蘇生には蘇生に精通した新生児科医のほか産科医,助産師,麻酔科医などが参加する。麻酔科医が新生児蘇生にかかわるのは,①母体の安全が確保されている,②麻酔科医が新生児蘇生に知識と経験を持っている,③新生児科医が不在である,あるいは手が足りない場合である。

表1 ハイリスク新生児の要因

分娩前因子	分娩時因子
母体糖尿病	緊急帝王切開術
妊娠高血圧症	鉗子または吸引分娩
慢性高血圧症	骨盤位または他の異常胎位
胎児貧血または同種免疫	早期陣痛発来
前回胎児または新生児死亡	墜落産
第2または第3期出血	絨毛膜羊膜炎
母体感染	長期破水（分娩前18時間以上）
母体心，腎，肺，甲状腺，神経疾患	遷延性分娩陣痛（24時間以上）
羊水過多	第二期分娩陣痛の遷延（2時間以上）
羊水過少	巨大児
前期破水	持続性胎児徐脈
胎児水腫	胎児機能不全症候群
過期産	胎児心拍パターンの異常
多胎	全身麻酔の使用
在胎週数身体発育不一致	子宮収縮薬過剰
マグネシウムなどの薬物療法	分娩4時間以内の母体への麻酔薬投与
母体薬物濫用	胎便による羊水混濁
胎児先天性異常または奇形	臍帯脱出
胎児活動低下	前置胎盤
未妊婦検診	分娩時出血多量
16歳未満もしくは35歳以上	

3 物 品

a. 気道確保関係

1）マスク

新生児の大きさによって各種を使い分ける。基本は鼻根部から下顎までを覆い，眼球を圧迫しない大きさのものを用いる。

2）換気用装置

・自己拡張式バッグ

新生児用のバッグには過剰な気道内圧がかからないように圧限定バルブが装着されているので高い圧が必要な場合はロックする。高濃度酸素を投与する場合は酸素とりこみ口にリザーバーを装着する。また酸素を接続しただけでは口元からは酸素は供給されないので，フリーフロー酸素の投与はできない。また呼気終末陽圧（positive end-expiratory pressure：PEEP）をかけるためには専用のアダプターが必要である。

・流量膨張式バッグ

換気圧は流量，ポップオフバルブ，密着度，バッグの絞り方によって決まる。呼気の再呼吸を防ぐためには新鮮ガス流量は分時換気量の3倍以上必要である。酸素のフリーフロー投与が可能である。

表2 気管チューブのサイズと挿管の深さ

チューブサイズ	深さ(cm)	体重(g)	在胎週数(週)	カテーテルサイズ(Fr)
2.0〜2.5	6〜7	1,000未満	28未満	5〜6
2.5〜3.0	7〜9	1,000〜2,000	28〜34	6〜8
3.0〜3.5	9〜10	2,000〜3,000	34〜38	8
3.5〜4.0	10〜11	3,000以上	38以上	8〜10

・Tピース蘇生装置
　圧縮酸素・空気からブレンダーを通して設定濃度の酸素を供給する装置。手元のボタンを押すとあらかじめ設定した吸気圧のガスが供給される。定常流型の人工呼吸器で吸気を手動で調節するようなものである。

3) 気管挿管
・喉頭鏡
　ハンドルは短く細いものが望ましい。ブレードのサイズは成熟児ではNo.1，未熟児ではNo.0を用いる。明るく点灯することを確認する。
・気管チューブ
　用意する気管チューブの基本的なサイズを表2に示す。予想されるサイズの前後を合わせて用意する。
・ラリンジアルマスク（サイズ#1）
・経口エアウェイ
・スタイレット
・サクション
　口腔内サクションと気管内サクションを用意する。吸引圧は100mmHgに調整する。サクションの太さは6〜12Frを用意する（表2）。
・胎便吸引器（気管チューブに接続し直接吸引できるアダプター）
・呼気二酸化炭素検出器
　カプノグラムか二酸化炭素検出器を用意する。検出器は開封してから時間がたつと劣化するので使用する直前に開封する（図1）。
・パルスオキシメータ
・新生児用聴診器
・気管チューブ固定用絆創膏
　絆創膏は粘着力が高い方が事故抜去の危険性が低いが，高すぎると皮膚の剥落を起こす。各施設で適切と思われる絆創膏を準備する。

4) 血管確保
・24G静脈留置針とフラッシュ用生理食塩水
・臍帯静脈確保用の中心静脈カテーテル
・骨髄針

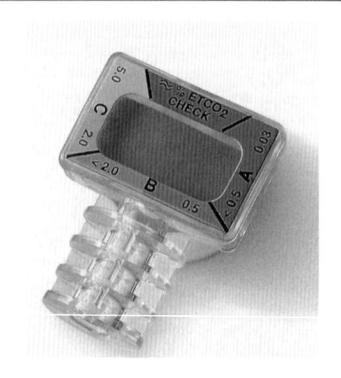

図1　二酸化炭素検出器
〔イージーキャプ®, コヴィデエンジャパン(株)〕

5) 薬物
- アドレナリン
  生理食塩水で10倍希釈 (0.01mg/ml) し, 3〜10mlの注射器に入れて数本用意しておく。
- 重炭酸ナトリウム
  蒸留水もしくは5％グルコースで2倍に希釈しておく。
- 血漿増量用生理食塩水, 乳酸リンゲル液, 酢酸リンゲル液
- 低血糖補正用10％グルコース液

蘇生のフローチャート

蘇生が必要な新生児の見極めは極めて短時間に行わなくてはいけない。ほぼ30秒ごとに新生児の状態を評価して次のステップに進むことが必要である。そのためには時間をかけず迅速に評価を行う (図2)。

1 正常な場合

満期産で羊水が清明, 啼泣があり, 手足を動かして筋緊張が良好な場合は気道を開通し, 皮膚の水分を拭き取り保温する。数分間観察し皮膚色を評価すればよい。

2 蘇生が必要な場合

上記の条件が満たされない場合は次の処置を取る。
①保温する
　処置は処置台の上に赤外線ヒーター (ラジアントウォーマー) の付いた解放式保育器の上で行う。

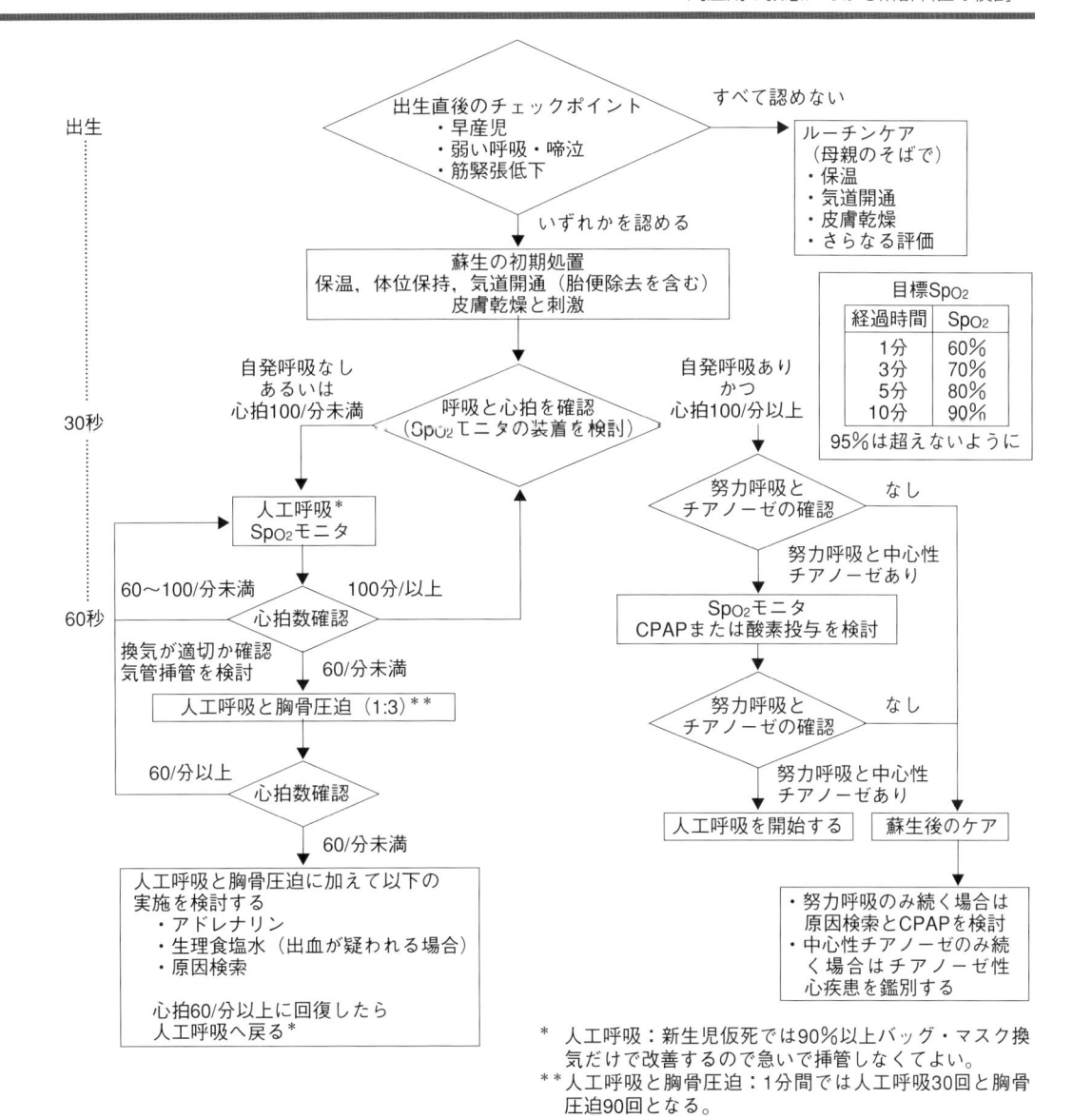

V．周産期の救急における麻酔科医の役割

図2 新生児の蘇生法アルゴリズム

②気道確保の体位を取り，気道確保する

　Sniffing positionを取るが，新生児の場合は頭部が大きいので薄い肩枕を挿入するとよい。ただし過伸展は避ける。吸引が必要な場合は口腔内をサクションし，続いて鼻腔をサクションする（MouthのMはNoseのNの前と覚える）。

③体温低下を防ぐために皮膚の水分を拭き取る

　気道確保の体位を保ちながら吸収性の高いリネンで水分を拭き取る。背中側の濡れたリネンも交換する。

④呼吸を開始させるために刺激する

　リネンでの水分拭き取りも刺激になるが，そのほかの刺激としては足底を叩く，背部，

体幹，四肢をやさしくこする。しかしこれらの刺激でも呼吸を開始しない場合には刺激を強くするのではなく，陽圧換気を開始する。

⑤胎便で汚染されている場合

胎児仮死による胎便汚染がある場合は，児に元気があれば口腔内，鼻腔内の分泌物を除去し，乾燥させる。しかし呼吸していない，筋緊張が弱い，心拍数が100回/分未満である場合には口腔内および気管吸引を行う。口腔内は12〜14Frの口径の大きなサクションチューブで吸引する。気管内は気管チューブに直接陰圧をかける胎便吸引器を接続して吸引しながら気管チューブごと抜去する。必要に応じてこの操作を繰り返す。胎便吸引器がない場合にはできるだけ口径の太いサクションチューブで吸引する。

3 新生児の評価

①呼吸

力強い呼吸があるかどうかを評価する。喘ぎ呼吸は無呼吸と同じと考える。

②心拍数

心拍数が100回/分以上あるかどうかを評価する。心拍数は臍帯の根元を触るか，聴診で6秒間測定し10倍する。パルスオキシメータで評価してもよいが，安定した測定ができるようになるまで時間がかかる。

③皮膚色

体幹のチアノーゼ（中心性チアノーゼ）が認められず手と足のみが青いままである末梢性チアノーゼは特に処置をせずに経過を観察する。

《色調の変化とSp_{O_2}》

経験を積んだ新生児科医は色調の変化を素早くとらえ，チアノーゼの有無を判断できる。しかし新生児のチアノーゼの評価は観察者によって大きくばらつくという報告もあり[3]，できるだけ早くパルスオキシメータを装着する。センサーは出生直後の動脈管での右左シャントの影響を避けるため右手に装着する。ただし測定結果を待って蘇生処置を遅らせてはいけない。正常な新生児でも5分後の時点では70％程度までしか上昇しない場合もあり[4]，出生後のSp_{O_2}は比較的低い値で経過するということを理解したうえで呼吸状態と併せて評価する。

4 中心性（口唇，体幹中心部）チアノーゼを認める場合

①呼吸をしていても中心性チアノーゼを認める場合は酸素投与を行う。酸素投与の可否についての論争がある（後述）。

②末梢性チアノーゼのみの場合には酸素は投与しない。

③フリーフロー酸素はフェイスマスク，流量膨張式バッグやTピース蘇生器で投与する。

④Sp_{O_2}は90〜95％を目標とする。

5 陽圧換気

①無呼吸が持続する，心拍数が100回/分未満，呼吸をしていても酸素投与ではチアノーゼが改善しない場合には陽圧換気を開始する。
②換気回数は40〜60回/分で乳児・幼児の心肺蘇生時の回数より多いので注意する。
③陽圧換気の装置
　準備の項で述べた自己膨張式バッグ，流量膨張式バッグ，Tピース蘇生器などのうち使い慣れたものを使用する。
④マスク換気
　マスク保持は乳児以降のようにE-Cクランプではなく，I-Cクランプ法を用いる。すなわちマスクは拇指と人差指で保持し，下顎は中指で持ち上げ密着させ，薬指と小指は遊ばせておく。新生児でE-Cクランプ法を実施しようとすると舌根部を圧迫し，気道閉塞の原因となる可能性がある。
⑤換気の圧
　新生児の場合は肺が液体で満たされているので最初の呼吸は30〜40cmH$_2$O程度の高い圧が必要となる。その後はできるだけ換気圧をモニターできるマノメータ付きのバッグを使用し過剰な圧を避ける。

6 陽圧呼吸の評価

　児の状態が改善したかどうかは次の4項目をチェックする。
①心拍数の増加
②皮膚色の改善（Sp$_{O_2}$の上昇）
③自発呼吸
④筋緊張の改善
　効果が見られない場合には陽圧換気が有効であったかを検討する。マスクの密着度，気道確保，気道内圧をチェックする。経験のある医師が試みてもマスクによる陽圧換気が難しい場合には気管挿管やラリンジアルマスクの挿入を検討する。
《肺障害と陽圧換気》
　出生後は胸郭コンプライアンスの変化により換気量の過不足が生じる可能性があるので，従量式の人工呼吸のほうが肺の容量障害を予防できるという考えもある[5]。

7 胸骨圧迫

　有効な陽圧換気が30秒間行われても心拍数が60回/分未満の場合には胸骨圧迫を開始する。
①圧迫部位
　剣状突起の上で乳頭線の下である。剣状突起を圧迫してはいけない。

②圧迫法
- 胸郭包み込み両拇指圧迫法
両手を上半身を包み込むようにし，親指を胸骨上に並べるか，小さな新生児では重ねておく。
- 二本指法
片手を背中にまわし，利き手の人差指と中指で胸骨を圧迫する。疲れやすいが臍帯静脈確保などの処置がしやすい。

③圧迫の深さと方向
胸郭の前後径の1/3の深さまで垂直に胸骨を圧迫し，その後完全に戻るまで圧迫を解除する。しかし指は圧迫部位から離さずそのままの部位を保っておく。

8 圧迫と換気回数

1分間に30回の換気と90回の胸骨圧迫を行う。3回の胸骨圧迫後に1回換気を行う一連の動作を2秒で行う。2名で実施し「1，2，3，換気」と声を掛け合って行うとよい。

9 状態が改善しない場合

陽圧換気と胸骨圧迫が効果的に行われても状態が改善しない場合は，先天性心疾患，先天性横隔膜ヘルニアによる新生児遷延性肺高血圧症，循環血液量減少性ショックなどを考慮する。

気管挿管

気管挿管は蘇生中のさまざまな段階で考慮する。特に陽圧換気を開始しても改善が見られない場合，胸骨圧迫を開始する場合には気管挿管をしていると効率のよい心肺蘇生ができる。しかし気管挿管に時間がかかるようならマスクバッグによる陽圧換気を継続する。

1 気管挿管の手技

①体位はsniffing positionとする。成人と異なり頭が大きいので薄い肩枕を使用すると良好な体位がとれる。
②ブレードを挿入後，マッキントッシュ型ブレードでは喉頭蓋谷に先端を置く。ミラー型ブレードでは直接喉頭蓋を持ち上げる。舌を左によけながら正中にブレードを挿入すると最も深い部分に食道入口部があり，その上部に喉頭入口部がある。喉頭が確認できたら気管チューブを右口角から挿入し，チューブが声門を通過するのを確認する。挿管操作はできるだけパルスオキシメータのモニター下で行う。操作に20秒以上か

かったり，心拍数が落ち始めたらマスクバッグで陽圧換気を再開する．

2 気管挿管の確認

気管チューブが正しく挿入されたかどうかを複数の方法で確認する．
①両方の胸が上がる
②聴診で両側肺野で呼吸音が聴取できる
　新生児ではバッグを強く絞ると食道挿管でも聴診上呼吸音のように聞こえることがある．
③胃部が膨隆しない
④呼気中の二酸化炭素が検出される
　呼気二酸化炭素の検出はカプノメータか二酸化炭素検出器（カロリメータ）で行う．カロリメータは二酸化炭素により紫から黄色に変化する（Yes Yellowと覚える）．心停止，肺血流が少ない，気道閉塞などでは呼気中の二酸化炭素が低く検出できないことがある．
⑤チューブ内が呼気の湿度で曇る

3 チューブの固定

①気管チューブの挿入長は体重＋6cm，気管チューブ内径×3などの簡便式もあるが，わずかな違いでも片肺挿管になったり，事故抜管につながる（表2）．最終的には胸部X線写真で確認する．鎖骨と気管分岐部の中間点にチューブの先端があるのが望ましい．
②柔らかいガーゼで胎脂を拭き取ったのち絆創膏で固定する．

4 ラリンジアルマスク

新生児の蘇生時のラリンジアルマスクについては気管挿管と同様な効果が見られ，合併症にも差が見られなかったという報告がある[6]．マスク換気も気管挿管もできない場合の救命手段としてラリンジアルマスクを用いてみるのは有効であろう．

《酸素投与について》

出生直後の高濃度酸素投与については議論がある．新生児は胎内ではPa_{O_2}が30mmHg以下と非常に低い値で過ごしているので出生直後には酸素は必要ないという考え方がある．また新生児，特に未熟児に高濃度酸素を使用すると肺障害を来す可能性が指摘されている．大規模無作為試験のmeta-analysisではルームエアで蘇生したほうが有意に死亡率が低く，虚血性低酸素性脳症の重症度を減少させる傾向が示された[7]．しかし未熟児では目標Sp_{O_2}に達するために酸素を使用しなければならなかったという報告もある[8]．一方，未熟児でもSp_{O_2}を指標にF_{IO_2}を変化させた場合，低いF_{IO_2}から開始した群と高いF_{IO_2}から開始した群の経過に差はなく，蘇生開始後5分で両群間のF_{IO_2}には差がなくなった[9]．したがって現時点ではできるだけSp_{O_2}の値を指標に必要最小限度の酸素を投与す

るようにすることが望ましいと思われる。

アドレナリン投与

　30秒間の有効な陽圧換気とさらに引き続いての30秒間の胸骨圧迫を開始しても心拍数が60回/分未満の場合に適応となる。しかしアドレナリンは心筋の仕事量，酸素消費量を増加するので有効な換気がされていなければならない。

- 投与量は0.01〜0.03 mg/kg，10倍アドレナリンで0.1〜0.3 ml/kgを投与する。静脈路から投与した場合には0.5〜1 mlの生理的食塩水でフラッシュする。
- 効果が見られない場合は2〜3分ごとに投与してもよいが，必ず効果的な陽圧換気と胸骨圧迫が行われていることを確認する。
- それでも心拍数が上昇しない場合には循環血液量の減少の可能性を考慮する。児が青白く脈が弱い，胎盤早期剥離，前置胎盤，臍帯からの失血などがあり，蘇生に反応しない場合には循環血液量を増加させる治療を行う。
- これらの治療に反応せずに心拍が60回/分未満，チアノーゼの持続がある場合には気道の奇型（気管閉鎖など），気胸，横隔膜ヘルニア，先天性心疾患などを疑う。また心拍が全くない場合には蘇生の中止を考慮する。

重炭酸ナトリウム投与

　長時間持続する代謝性アシドーシスの治療に用いるが，効果は実証されていない[10]。重炭酸ナトリウムから遊離されたCO_2を排泄するため十分な肺血流と有効な陽圧換気が必須である。脳血管の破綻を予防するために5％グルコースか蒸留水で2倍に希釈し1 mEq/kg/分を超えない速度で投与する。

血糖管理

　仮死状態では低血糖によりATPの枯渇と神経毒性回路の活性化が起こりやすく虚血性低酸素性脳症は悪化する。一方蘇生時の高血糖も脳障害を悪化させる要因である。血糖をチェックし成熟児では最低値の35〜40 mg/dlを下回らないようにする[11]。

輸　液

1 静脈路の確保

①末梢静脈路
　通常は新生児，未熟児でも静脈路の確保は比較的容易である。
②臍帯静脈カニュレーション
　臍帯の根元を軽く縛り臍帯の断面を観察する。臍帯には2本の動脈と1本の静脈が走っている。臍帯静脈は動脈に比較して壁が薄く，内径が太い。臍帯静脈から頭側にカテーテルを進める。深さは腹壁から2〜4cm程度とし，血液の逆流を確認する。カテーテルが肝静脈や門脈に入ると肝障害を起こすことがある。
③骨髄針
　末梢静脈路も臍帯静脈路も確保できない場合の輸液，薬物投与のルートとして使用する。しかし新生児の蘇生時の骨髄針の有用性に関しては明確なエビデンスがない[12]ので現時点ではやむを得ないとき以外は使用しない。
④薬物投与ルートしての気管チューブ
　気管挿管後で静脈ルートが確保できない場合，薬物投与を行うことができる[13]。投与できる薬物はリドカイン，アドレナリン，アトロピンなどの脂溶性薬物である。ほとんどの薬物の至適投与量は不明であるが，通常静脈量の2〜3倍を用いる。アドレナリンは静脈量の10倍量を投与する。

2 循環血液量増量

　10ml/kgの生理食塩水，乳酸リンゲル液，酢酸リンゲル液などの等張晶質液を必要に応じ繰り返し投与する。5%アルブミンなどの膠質液が血圧の維持で晶質液に勝っているというエビデンスはない[14]。成熟児でヘモグロビンが10g/dl，未熟児で12g/dl以下の場合は輸血を考慮する。

蘇生後のケア

　陽圧換気，胸骨圧迫などの蘇生処置を受けた児は自発呼吸が出現し，心拍数が100回/分以上になっていても引き続き慎重な観察と治療を継続する必要がある。早期にNICUに搬送し血圧，X線写真，動脈血ガス分析などを行い治療方針を立てる。

NCPRと麻酔科医

　ILCOR（International Liaison Committee on Resuscitation）のガイドラインを基に，米国小児科学会と心臓学会が新生児蘇生法を作った。さらに日本周産期・新生児学会が修正しNCPR（Neonatal Cardiopulmonary Resuscitation）を作成した。NCPRでは座学と実習による新生児蘇生の講習会を開いており受講することができる[15]。このような講習会に参加した医療従事者が立ち会うとより安全で効果的な新生児蘇生が可能となることが報告されている。分娩に立ち会う機会の多い麻酔科医もぜひ受講することをお勧めする。

おわりに

　新生児蘇生のアルゴリズムは小児や成人のCPRと異なり，出生後30秒ごとに状態を評価し，必要な処置を行う。数十秒の判断や処置の遅れが子どもたちに一生続く障害をもたらす可能性があるので，麻酔科医も母体の安全性が確保されているなら積極的に蘇生チームの一員として働くことが望まれる。

■参考文献

1) Hermansen MC, Hermansen MG. Pitfall in neonatal resuscitation. Clin Perinatol 2005；32：77-95.
2) 田村正徳監訳. AAP/AHA 新生児蘇生テキストブック. 蘇生の概要と原則. 東京：医学書院；2006.
3) O'Donnel CPF, Kamlin CO, Davis PG, et al. Clinical assessment of infant colour at delivery. Arch Dis Child Fetal Neonatal Ed 2007；92：F465-7.
4) Dawson JA, Davis PG, O'Donnel CP, et al. Pulse oximetry for monitoring infants in the delivery room：a review. Arch Dis Child Fetal Neonatal Ed 2007；92：F4-7.
5) Morley CJ, Davis PG. Advances in neonatal resuscitation：supporting transition. Arch Dis Child Fetal Neonatal Ed 2008；93：F334-6.
6) Mora EU, Weiner GM. Alternative ventilation strategies：laryngeal masks. Clin Perinatol 2006；33：99-110.
7) Saustad OD, Ramji S, Soll RF, et al. Resuscitation of newborn infants with 21％ or 100％ oxygen：an updated systematic review and meta-analysis. Neonatol 2008；94：176-82.
8) Dawson JA, Kamlin CO, Wong C, et al. Oxygen saturation and heart rate during delivery room resuscitation of infants ＜ 30 week's gestation with air or 100％ oxygen. Arch Dis Child Fetal Neonatal Ed 2009；94：F87-91.
9) Escrig R, Arruza L, Izquierdo I, et al. Achievement of targeted saturation values in extremely low gestational age neonates resuscitated with low or high oxygen concentration：a prospective, randomized trial. Pediatrics 2008；121：875-81.
10) Aschner JL, Poland RL. Sodium bicarbonate：Basically useless therapy. Pediatrics 2008；122：831-5.
11) McGowan JE, Perlman JM. Glucose management during and after intensive delivery room resuscitation. Clin Perinatol 2006；33：183-96.
12) Engel WA. Intraosseous access for administration of medication in neonates. Clin Perinatol

2006 ; 33 : 161-8.
13) Wyckoff MH, Wyllie J. Endotracheal delivery of medications during neonatal resuscitation. Clin Perinatol 2006 ; 33 : 153-60.
14) Niermeyer S. Volume resuscitation : cyrstalloid versus colloid. Clin Perinatol 2006 ; 33 : 133-40.
15) 加藤理絵. NCPRで覚えるアルゴリズムは1つ. LiSA 2008 ; 15 : 194-6.

(川名　信)

V. 周産期の救急における麻酔科医の役割

2 産褥出血の管理

はじめに

　2007年のWorld Health Organization（WHO）の報告によると，産褥出血は，全世界の母体死亡原因の1/4近くを占めている[1]。日本では，2008年の妊産婦死亡原因の15.4％を分娩後出血が占めており，直接産科的死亡原因の中では，産科的塞栓症に次いで2番目に多い[2]。産褥出血の原因としては，弛緩出血，子宮内反症，産道裂傷，胎盤遺残などがあり，予測困難な場合も多い。また，産道裂傷では，外出血が少量でも，腹腔内出血や後腹膜腔出血を来し，対応が遅れると，大量出血から致命的な状態となる。分娩後や脱水時には，出血量に対してヘモグロビン値が高く表れるうえ，医師や看護師，助産師は分娩時の出血量を実際よりも低く見積もることが多い[3]。したがって，産褥出血に対しては，出血量や検査値のみでなく，患者の循環動態や尿量，意識状態に基づいた管理が必要となる。

血液凝固異常

　産褥出血症例は，急速な血液凝固障害を生じやすい。羊水中のトロンボプラスチンが母体血中に流入して消費性凝固障害を来すほかに，出血を晶質輸液や膠質輸液，赤血球製剤で補正することにより，血液凝固因子と血小板が希釈され，希釈性血液凝固障害が生じる。また，出血性ショックが持続すると，血管内皮細胞が傷害され，細胞膜上に組織因子が発現し，トロンビン産生が亢進して，disseminated intravascular coagulopathy（DIC）に進展する。DICに進展すると，出血はさらに悪化する。

　2010年4月には，日本産科婦人科学会，日本産婦人科医会，日本周産期・新生児医学会，日本麻酔科学会，日本輸血・細胞治療学会が協同して「産科危機的出血への対応ガイドライン」を作成した[4]（図1）。ガイドラインでは，産科出血に迅速に対応できるよう，出血量のみならず，ショックインデックス（SI＝心拍数/収縮期血圧）と産科DICスコア（表1）を基にしたフローチャートが作成されている。産科危機的出血においては，出血原因の特定と除去と同時に，ただちに輸血を開始することとされ，赤血球製剤だけでなく，新鮮凍結血漿も投与することとされている。血液凝固因子活性は，正常値の25％で

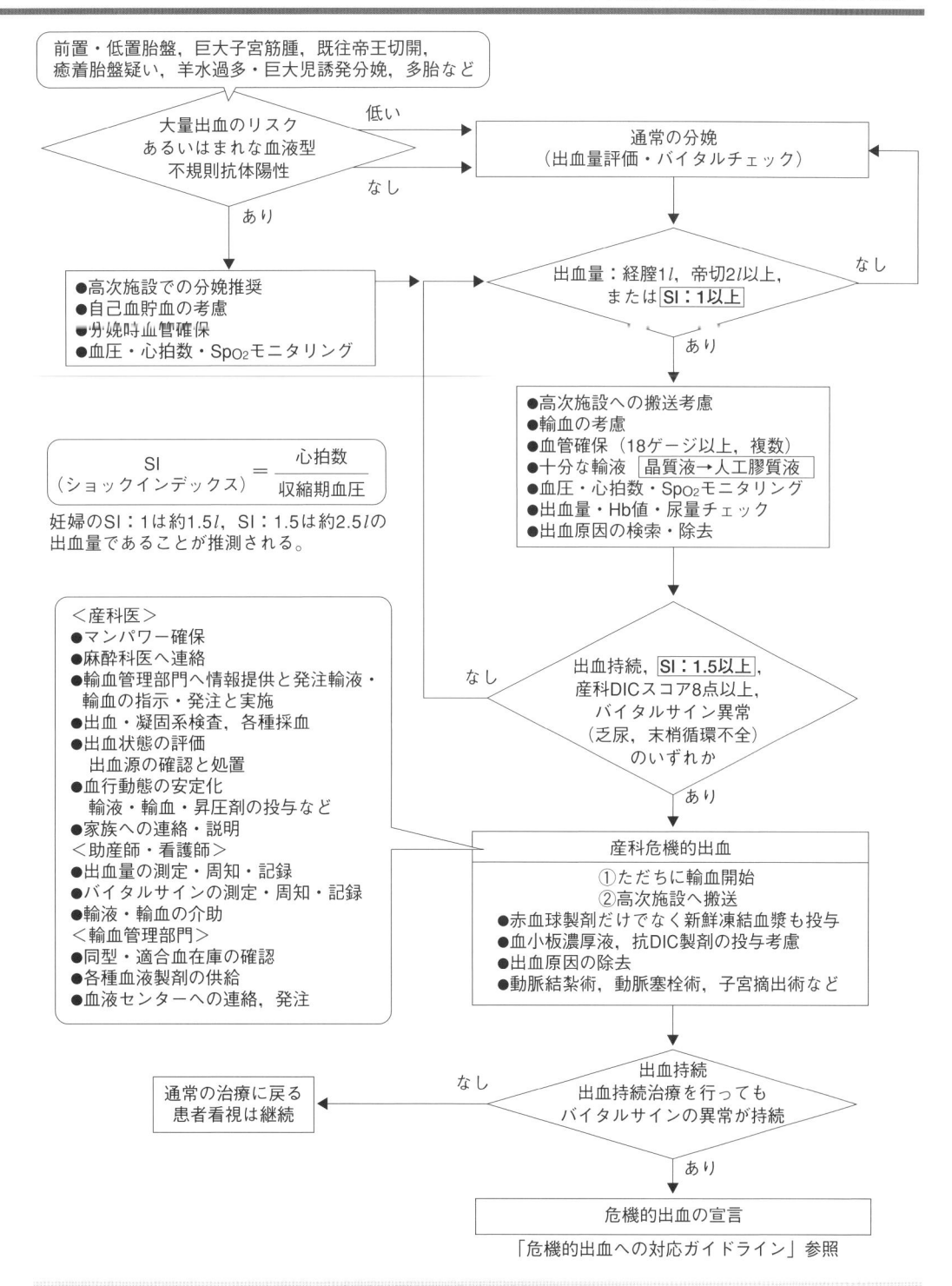

V. 周産期の救急における麻酔科医の役割

図1 産科危機的出血への対応フローチャート
(産科危機的出血への対応ガイドライン. 日本産科婦人科学会, 日本産婦人科医会, 日本周産期・新生児医学会, 日本麻酔科学会, 日本輸血・細胞治療学会; 2010. http://www.anesth.or.jp/dbps_data/_material_/localhost/100327guideline.pdf より引用)

2. 産褥出血の管理

表1　産科DICスコア

基礎疾患	点数	臨床症状	点数	検査	点数
早剥（児死亡）	5	急性腎不全（無尿）	4	FDP：10μg/dl以上	1
〃（児生存）	4	〃（乏尿）	3	血小板：10万/mm³以下	1
羊水塞栓（急性肺性心）	4	急性呼吸不全（人工換気）	4	フィブリノゲン：150mg/dl以下	1
〃（人工換気）	3	〃（酸素療法）	1		
〃（補助換気）	2	臓器症状（心臓）	4	PT：15秒以上	1
〃（酸素療法）	1	〃（肝臓）	4	出血時間：5分以上	1
DIC型出血（低凝固）	4	〃（脳）	4	その他の検査異常	1
〃（出血量：2l以上）	3	〃（消化器）	4		
〃（出血量：1〜2l）	1	出血傾向	4		
子癇	4	ショック（頻脈：100以上）	1		
その他の基礎疾患	1	〃（低血圧：90以下）	1		
		〃（冷汗）	1		
		〃（蒼白）	1		

該当する項目の点数を加算し，8点〜12点：DICに進展する可能性が高い，13点以上：DIC
（産科危機的出血への対応ガイドライン．日本産科婦人科学会，日本産婦人科医会，日本周産期・新生児医学会，日本麻酔科学会，日本輸血・細胞治療学会；2010. http：//www.anesth.or.jp/dbps_data/_material_/local-host/100327guideline.pdfより引用）

表2　主に使用される輸血用血液製剤一覧と期待される輸血効果

販売名（一般名）	略号	貯蔵方法	有効期間	包装	期待される輸血効果（体重50kg）
照射赤血球濃厚液-LR「日赤」（人赤血球濃厚液）	Ir-RCC-LR-2	2〜6℃	採血後21日間	血液400mlに由来する赤血球1袋（約280ml）	左記製剤1袋でHb値は1.5g/dl上昇
新鮮凍結血漿-LR「日赤」（新鮮凍結人血漿）	FFP-LR-2	−20℃以下	採血後1年間	血液400ml相当に由来する血漿1袋（約240ml）	左記製剤2袋で凝固因子活性は20〜30％上昇（血中回収率を100％と仮定）
照射濃厚血小板-LR「日赤」（人血小板濃厚液）	Ir-PC-LR-10	20〜24℃振とう保存	採血後4日間	10単位1袋約200ml（含有血小板数 $2.0 \leq \sim < 3.0 \times 10^{11}$）	左記製剤1袋で血小板数は約4万/μl上昇

（産科危機的出血への対応ガイドライン．日本産科婦人科学会，日本産婦人科医会，日本周産期・新生児医学会，日本麻酔科学会，日本輸血・細胞治療学会；2010. http：//www.anesth.or.jp/dbps_data/_material_/local-host/100327guideline.pdfより引用）

あれば止血が可能である．新鮮凍結血漿-LR（FFP-LR-2）2袋で，凝固因子活性は20〜30％上昇する（表2）．血液凝固検査をもとに，新鮮凍結血漿の追加投与，血小板投与を行う．血中フィブリノゲン値は，100mg/dl以上を維持しなければ，止血能を改善するこ

とはできないが，新鮮凍結血漿は，通常の血漿と同濃度のフィブリノゲンを含有しているにすぎないため，出血が持続している状況では，患者の血中フィブリノゲン濃度を上昇させるには至らない[5]。しかし，フィブリノゲン製剤は，先天性フィブリノゲン欠乏症にしか保険適用がない。新鮮凍結血漿より作成するクリオプレシピテートは，現在全国的な供給体制はなく，作製には設備が必要であるが，20～30mlあたり0.8～1gのフィブリノゲンを含有するほか，von Willebrand因子，第Ⅷ因子，フィブロネクチンを含み，低フィブリノゲン血症の改善には有効である。今後，供給体制の確立が望まれる。遺伝子組換え活性型第Ⅶ因子（recombinant activated factorⅦ：rFⅦa）製剤は，インヒビター保有血友病患者の止血剤として開発されたが，近年産褥出血症例に対する有効例が報告され，注目されている。しかし，無作為比較対照試験などによるエビデンスは得られておらず，産褥出血に対する適応もないことから，その使用に当たっては慎重にならざるを得ない。

産褥出血の麻酔管理における留意点

　麻酔法は，患者の全身状態，手術部位と術式，手術の緊急性を考慮して決定する。出血のために循環血液量が減少している症例に対しては，重症低血圧を生じる危険性があるため，区域麻酔は適切ではない。さらに，大量出血に伴い，血液凝固障害を生じている場合は，区域麻酔は相対的禁忌となる。

　妊娠中は血中プロゲステロン濃度の上昇に伴い，下部食道括約筋圧が低下している。妊娠前の状態に回復するには産後1～4週間かかるため，フェイスマスクで酸素化を維持し，鎮痛薬や鎮静薬を静脈内投与したり，吸入麻酔薬を投与する際には，胃内容誤嚥の危険性が高いことを忘れず，患者が覚醒し，十分な自発呼吸を保つことができるよう，投与量を調節しなければならない。迅速導入のうえ，挿管して気道確保し，全身麻酔とすることで，どのような手術手技や時間にも対応することができ，術後集中治療を必要とする場合も，気道が確保されていることは長所となる。しかし，妊婦は挿管困難の可能性が高く，分娩中にも気道は変化する[6][7]。さらに，出血に対する晶質輸液大量投与により，妊娠中にすでに低下している膠質浸透圧がさらに低下して，粘膜は浮腫状となる[8]。以上より，産褥出血患者では挿管困難の危険性がさらに高まっているといえる。したがって，全身麻酔や集中治療のために気道確保が必要と考えられるのであれば，戦略を立て，十分に準備できる状態で早めに挿管することを考慮するべきである。

産褥出血各論

1 弛緩出血

　弛緩出血は，産褥出血の原因のなかで，最も頻度が高い．亀井らは，分娩時出血量が2,000ml以上であった483例の出血原因について，弛緩出血が217例（44.9％）で最も多かったと報告している[9]．原因は，子宮過伸展，感染，遷延分娩による子宮筋自体の異常と，遺残胎盤，子宮内血液塊など子宮の完全な収縮を妨げる外的要因の両方がある．標準的な予防法は，児娩出後速やかにオキシトシンを投与することである．しかし，予防的投与によっても，妊娠症例の4〜6％に弛緩出血が発症する．発症後は，子宮双手圧迫法や子宮マッサージと子宮収縮薬の持続静脈内投与で，ほとんどの症例が治療可能であり，輸血や外科的処置，子宮摘出を必要とするのは，ごくわずかの症例である．全身管理においては，酸素投与と十分な静脈ラインを確保し，適切な輸液，輸血を行う．

a. 子宮収縮薬の作用機序と副作用

1）オキシトシン

　弛緩出血の予防と治療において，第一選択薬である．子宮筋のオキシトシン受容体は，分娩開始直前に急増し，非妊娠時の180倍に達する．内因性オキシトシンは，9つのアミノ酸からなるポリペプチドであり，下垂体後葉で産生される．オキシトシンは合成薬であるが，わずかながら，同じく9つのアミノ酸からなるポリペプチドである抗利尿ホルモン作用を有するため，低張輸液製剤とともに投与すると，希釈性低ナトリウム血症を来す危険性がある．

　オキシトシン受容体は，子宮筋だけでなく，心筋や血管，乳腺，中枢神経系にも存在する．血管平滑筋を直接弛緩し，房室伝導と心筋の再分極過程に作用するため，低血圧と頻脈を来す．Svanströmらは，帝王切開術症例で，オキシトシン10単位静脈内ボーラス投与後1分以内に，平均28bpmの心拍数増加と，33mmHgの平均動脈圧低下を認め，胸部不快感を伴うST変化を同時に認めたと報告している[10]．したがって，循環血液量が減少している産褥出血症例に対して，オキシトシンの静脈内ボーラス投与は危険であり，全身投与する際には，希釈して持続静脈内投与すべきである．

2）マレイン酸メチルエルゴメトリン

　メチルエルゴメトリンは，子宮筋のα受容体を刺激して，投与後迅速に強力な子宮収縮作用を示し，作用は数時間にわたり持続する．非経口投与時には，嘔気，嘔吐の発生頻度が高い．また副作用として，血管収縮，重症高血圧，肺高血圧，肺水腫を含む心血管系の合併症がある．メチルエルゴメトリン投与後の冠動脈攣縮と心筋梗塞症例が報告されている[11]．オキシトシン10単位とメチルエルゴノビン0.2mgの静脈内投与により，急激に血圧が上昇し，脳浮腫と痙攣を生じた症例も報告されている[12]．高血圧や冠動脈疾患を合併している症例は，特に危険性が高いが，予想しない高血圧は，どの症例にも

生じうる。したがって，ボーラス投与は行うべきではなく，血圧を注意深く監視しつつ，希釈して持続静脈内投与すべきであり，昇圧薬との併用にも注意する。

3）プロスタグランジン$F_2\alpha$

プロスタグランジン$F_2\alpha$は，子宮筋細胞内の筋小胞体からカルシウムを遊離させることにより，子宮の持続的な収縮作用を示す。プロスタグランジン$F_2\alpha$の副作用としては，下痢，嘔吐，悪寒，発熱があり，気管支攣縮作用もあるため，気管支喘息患者には禁忌である。

2 産道裂傷と血腫

会陰，腟，頸管の裂傷と血腫は，出産時の外傷の中で，最もよく認められるものである。重症の産道裂傷は大量出血を来し，亀井らの報告によると，産道裂傷は，分娩時出血量2,000ml以上の出血原因の中で，3.3％を占めていた[9]。子宮が収縮しているにも関わらず，腟から出血している患者では，産道裂傷を疑い，注意深い診察が必要である。

a. 外陰血腫

内陰部動脈の枝である下直腸動脈，会陰動脈，陰核動脈の損傷による。強い痛みや出血に伴う循環血液量減少による症状が現れる。

b. 腟壁血腫

子宮動脈下行枝の損傷によると考えられている。鉗子分娩や吸引分娩ではリスクが高まる。小さい血腫で増大傾向のないものは，観察と保存的治療が可能であるが，大きい血腫は切開と血腫除去が必要である。出血点を結紮するべきであるが，出血点が不明であることも多い。

c. 後腹膜血腫

産道裂傷の中で最もまれであるが，生命に関わる合併症である。帝王切開術や子宮破裂により内腸骨動脈の枝が損傷することにより生じる。後腹膜血腫は増大し，腎臓にまで達することもある。症状として，鼠径部靭帯上に柔らかい塊を触れること，収縮した子宮の片側への圧排，イレウス，片側の下肢浮腫，尿閉，血尿などがある。しかし，外出血がないため，出血性ショックとなった後で診断されることもある。分娩後に予想外のヘマトクリット低下や頻脈，低血圧を認めた際には，後腹膜血腫を疑わなくてはならない。診断には，computed tomographyやmagnetic resonance imagingが有用である。開腹し，出血点を止血するが，止血困難な場合には，内腸骨動脈を結紮し，圧迫止血を試みる。

d. 麻酔管理

外陰血腫除去術においては，多くの場合，局所浸潤麻酔と少量麻薬の静脈内投与で対応可能である．亜酸化窒素（40〜50％）の吸入は，短時間の診察に際して効果的な鎮痛をもたらす．また，少量のケタミンは，喉頭反射を保ちながら，鎮痛，鎮静作用をもたらすことができる．あらかじめ麻薬や鎮静薬が投与されている場合に，吸入麻酔薬を追加すると，容易に麻酔が深くなり，喉頭反射が失われ，誤嚥性肺炎の危険性が高まる．広範な裂傷の修復や腟壁血腫除去術，開腹術など，十分な鎮痛と鎮静を必要とする場合には，気道確保し，全身麻酔を行う．

3 胎盤遺残

児娩出後，胎盤は子宮収縮に伴い子宮壁から剝離し，腟より娩出される．児娩出後すぐに胎盤が完全に娩出されない原因は，子宮機能の異常か胎盤の癒着が疑われる．胎盤が遺残していると，子宮が完全に収縮せず，大量出血となる危険が高い．また，胎盤が部分的に剝離した場合，子宮が弛緩していると，開口している子宮動脈の枝より大量出血を起こしやすい．用手的に胎盤を摘出し，完全に摘出できたかを精査する．

《麻酔管理》

出血が持続しておらず，血液凝固検査が正常で，血行動態が安定している場合は，区域麻酔を選択することができる．熟練した産科医による診察と用手的胎盤摘出に際しては，亜酸化窒素や少量のケタミン，フェンタニルが十分な場合もある．

胎盤の用手的摘出を容易にするため，産科医より子宮弛緩を求められることがある．子宮弛緩については後述する．

4 子宮内反症

子宮内反症は，胎盤の剝離前後に子宮体部が子宮内腔の長軸方向に反転し，腟内あるいは外陰に脱出する状態である．発生頻度は報告により異なるが，急性の子宮内反症は，約5,000〜10,000妊娠に1例発症している[13]．正確な原因は明らかではないが，子宮底部への胎盤癒着が原因である可能性が高い．危険因子には，子宮弛緩，子宮底部に過剰な力が加わること，短い臍帯，子宮の構造異常がある．発症すると，胎盤剝離面からの出血を子宮収縮により止血できず，急激に出血することがある．早期発見し，迅速に整復する必要がある．発症直後には，用手的整復法や静水圧整復法を施行し，整復されない場合は，開腹下での観血的整復法を施行する．整復後の子宮は再び容易に内反しやすいため，オキシトシン，メチルエルゴメトリン，プロスタグランジン$F_2\alpha$を投与し，子宮を硬く収縮させる必要がある．同時に双手圧迫法による子宮収縮維持も継続して行う．

《麻酔管理》

急激な出血に対しては，迅速な輸液や輸血による循環血液量の補正を行わなければ，循環血液量減少性ショックとなる．循環血液量補正の際には，子宮内反症における出血

量が低く見積もられやすいことに注意する．子宮が収縮していると，整復が妨げられてしまうため，子宮弛緩を必要とすることがある．

子宮弛緩について

遺残胎盤の摘出や内反子宮の整復の際に，子宮弛緩を必要とすることがある．その際には，迅速な子宮弛緩が得られ，処置後には迅速に子宮収縮が得られるよう，短時間のみ作用する方法が理想的である．吸入麻酔薬は投与量に依存して，子宮収縮力と収縮頻度をともに抑制する[14]．たとえば，セボフルフン1.5 minimum alveolar concentrationは，単離したヒト子宮筋の収縮力，頻度ともに約50％低下させる．迅速導入後，高濃度吸入麻酔薬を投与して，子宮を弛緩させる方法が効果的に用いられてきた．しかし，産婦に全身麻酔を施行する際には，挿管困難と誤嚥性肺炎の危険を伴う．一方，遺残胎盤の摘出，子宮内反症の整復，帝王切開術における困難な児娩出[15]に対して，ニトログリセリンが効果的であったという報告が複数ある．ニトログリセリンは，一酸化窒素の放出を介して，投与後迅速に子宮を弛緩させると考えられており，半減期は1～3分と短い．DeSimoneらは，22症例の胎盤遺残において，ニトログリセリン50～100μgの静脈内投与により，合併症なく，遺残胎盤を摘出できたと報告している[16]．子宮内反症については，ニトログリセリン100μg静脈内投与により整復できた症例[17]，800μg舌下投与と20μg静脈内投与の併用で整復できた症例が報告されている[18]．

侵襲的治療

産褥出血の原因にかかわらず，保存的治療法によって出血をコントロールできないこともある．その際には，致命的な状況を回避するため，迅速に侵襲的治療を施行しなければならない．侵襲的方法としては，子宮圧迫縫合法，動脈塞栓術，子宮腔内バルーンタンポナーデ，動脈結紮法がある．現在のところ，重症産褥出血に対する，より優れた方法は明らかではない[19]．

a. 子宮圧迫縫合法

代表的な方法はB-Lynch法であり，帝王切開術中の大量出血だけでなく，経膣分娩後の出血に対しても適応がある．圧迫縫合により，妊孕性を保つことができ，他の治療法との併用も可能である．弛緩出血が最も良い適応であるが，胎盤遺残や血液凝固障害症例にも行われている．分娩後2,500ml以上の出血に対して，B-Lynch縫合を施行した52例のうち，42例（81％）で子宮摘出を回避できたと報告されている[20]．

b. 経カテーテル的動脈塞栓術（transcatheter arterial embolization：TAE）

動脈塞栓術は，局所麻酔のみで施行でき，全身麻酔の危険性を回避できることが，大きな利点になる。産褥出血に対する動脈塞栓術の成功率は，90.7％と高く[19]，血液凝固障害を合併した症例に対しても塞栓術が成功したことが報告されている[21]。

子宮動脈は内腸骨動脈の枝であり，子宮に血液を供給している血管の中でもっとも大きい血管である。TAEの際には，大腿動脈にシースを挿入し，腹部大動脈の分枝である両側卵巣動脈が描出できる第一腰椎部位にカテーテル先端を留置して骨盤動脈を造影する。次いで，左右内腸骨動脈，子宮動脈を選択的に造影し，血管外漏出を認めた場合は，その血管を塞栓する。循環動態が不安定な場合，漏出が明らかではないこともあり，その際には左右内腸骨動脈を塞栓する[22]。塞栓物質としてはゼラチンスポンジを用いるが，この塞栓効果は約2週間と一時的なものであり，妊孕性を保つことができる。TAE中は，患者の循環動態と意識レベルを注意深く観察する。産褥出血症例に対するTAEの成功には，発症後，速やかに放射線部と放射線科医の協力が得られることが不可欠であり，日頃からコミュニケーションを良好に保つことが重要である。

c. 子宮腔内バルーンタンポナーデ法

特に弛緩出血に対して有効な方法であり，施行例のうち78％で子宮摘出を回避できたと報告されている[20]。Foleyカテーテルなどを子宮腔内に挿入し，バルーンを膨らませて圧迫する[23]。バルーンタンポナーデ法は，比較的容易に施行でき，侵襲も少なく，挿入，抜去ともに鎮痛薬の必要量は少ない。侵襲的治療法の中で，より優れていると証明された方法はないため，バルーンタンポナーデ法を最初に試みることを勧める報告もある[19]。

d. 動脈結紮術

両側子宮動脈，卵巣動脈，内腸骨動脈の結紮術は，他の方法で止血できなかった際に施行される。動脈結紮法が成功すると，妊孕性を温存することができる。内腸骨動脈結紮術は，骨盤内臓器の充血や血管走行の解剖学的変異，妊娠中の血流増加のため，手技が難しく，行われる頻度は減っている。結紮後は，足背動脈を触知し，外腸骨動脈を結紮していないかを確認する。両側子宮動脈結紮（O'Leary suture）は，内腸骨動脈結紮よりも短時間に施行でき，手技に熟練を要しないとされている。内腸骨動脈，子宮動脈結紮術の成功率は，84.6％と報告されている[19]。動脈結紮術の麻酔管理の際には，子宮摘出術に移行する可能性があることを念頭に置く。

子宮摘出術の麻酔管理

子宮摘出術は，産褥出血における最終的な治療法であり，最も一般的な適応は，癒着胎盤と弛緩出血である。産褥期の子宮摘出術は，子宮が増大していること，血管が充血していること，組織が浮腫状になっていることから，技術的に難しい。1989年に報告さ

れた多施設研究[24]によると，41,107分娩に対して，子宮摘出術は46件施行されており（0.11％），25件は予定，21件は緊急子宮摘出術であった。緊急症例は予定症例よりも，術中の出血量，輸液量，輸血量，低血圧の頻度が多く，入院期間も長かった。周術期合併症として，術中心停止，肺水腫，敗血症，膀胱損傷，DICが報告されており，発生頻度は61％であった[25]。

麻酔管理においては，緊急症例では特に，大量の輸液，輸血製剤が必要になることが予想される。人員を確保し，輸血を準備し，複数の太い末梢静脈路と観血的動脈圧ラインを確保する。大量出血と輸液，輸血による補正は患者の体温を低下させる。低体温は，止血能を悪化させ，不整脈の原因にもなるため，積極的に予防，治療しなければならない。麻酔法は，全身麻酔を強く考慮するべきである。区域麻酔で帝王切開術を施行している最中に，子宮摘出術を必要とした場合でも，循環動態の変動に対応し，気道を確保するため，全身麻酔を施行する。ただし，術中出血量が少量の段階で子宮摘出術が決定され，患者の意識が清明で不快感がなければ，全身麻酔は必ずしも必要ではない。麻酔導入においては，循環血液量は予想外に減少しているため，導入薬の選択と投与量については十分注意しなければならない。

おわりに

産褥出血の管理において，産科医，助産師，手術部スタッフ，放射線科医，輸血部そして麻酔科医相互のコミュニケーションが重要であることを再度強調する。また，対応の遅れにより，致命的になるおそれがあるため，発症後は麻酔科医も治療に参加し，必要に応じて集中治療室や手術室に移動して，産科的治療と同時に全身管理を行う。

■引用文献

1) Department of Making Pregnancy Safer. World Health Organization. WHO recommendations for the prevention of postpartum haemorrhage. 2007.
2) 財団法人母子衛生研究会. 母子保健の主なる統計 2009 Ⅴ妊産婦死亡. 東京：母子保健事業団；2010. p. 78-80.
3) Bose P, Regan F, Paterson-Brown S. Improving the accuracy of estimated blood loss at obstetric haemorrhage using clinical reconstructions. Br J Obst Gynaecol 2006；113：919-24.
4) 産科危機的出血への対応ガイドライン. 日本産科婦人科学会, 日本産婦人科医会, 日本周産期・新生児医学会, 日本麻酔科学会, 日本輸血・細胞治療学会；2010. http://www.anesth.or.jp/dbps_data/_material_/localhost/100327guideline.pdf
5) 山本晃士. 大量出血（希釈性凝固障害）時における止血のための輸血療法. 医学のあゆみ 2008；224：205-9.
6) Pilkington S, Carli F, Dakin MJ, et al. Increase in Mallampati score during pregnancy. Br J Anaesth 1995；74：638-42.
7) Kodali BS, Chandrasekhar S, Bulich LN, et al. Airway changes during labor and delivery. Anesthesiology 2008；108：357-62.
8) Kodali BS, Lynch EP, Datta S. Airway changes during cesarean hysterectomy. Can J Anesth 2000；47：338-41.
9) 亀井良政, 久保隆彦, 矢野 哲. 産科領域の出血性ショックの現状と輸血療法の検討（厚生

労働科学研究分担研究). 日周産期・新生児会誌 2008；44：992-4.
10) Svanström MC, Biber B, Johansson G, et al. Signs of myocardial ischaemia after injection of oxytocin：a randomized double-blind comparison of oxytocin and methylergometrine during Caesarean section. Br J Anaesth 2008；100：683-9.
11) Hayashi Y, Ibe T, Kawato H, et al. Postpartum acute myocardial infarction induced by ergonovine administration. Int Med 2003；42：983-6.
12) Abouleish E. Postpartum hypertension and convulsion after oxytocic drugs. Anesth Analg 1976；55：813-5.
13) Mayer DC, Smith KA. Antepartum and postpartum hemorrhage. In：Chestnut DH, editor. Chestnut's obstetric anesthesia. 4th ed. Philadelphia：Mosby Elsevier；2008. p.811-36.
14) Yoo KY, Lee JC, Yoon MH, et al. The effects of volatile anesthetics on spontaneous contractility of isolated human pregnant uterine muscles：a comparison of isoflurane, sevoflurane, desflurane and halothane. Anesth Analg 2006；103：443-7.
15) Rolbin SH, Hew EM, Bernstein A. Uterine relaxation can be life saving. Can J Anesth 1991；38：939.
16) DeSimone C, Norris M, Leighton BL. Intravenous nitroglycerin aids manual extraction of a retained placenta. Anesthesiology 1990；73：787.
17) Altabef KM, Spencer JT, Zinberg S. Intravenous nitroglycerin for uterine relaxation of an inverted uterus. Am J Obstet Gynecol 1992；166：1237-8.
18) Hong RW, Greenfield MLVH, Polley L. Nitroglycerin for uterine inversion in the absence of placental flagments. Anesth Analg 2006；103：511-2.
19) Doumouchtsis SK, Papageorghiou AT, Arulkumaran S. Systemic review of conservative management of postpartum hemorrhage：what to do when medical treatment fails. Obstet Gynecol Surv 2007；62：540-7.
20) Brace V, Kernaghan D, Penney G. Learning from adverse clinical outcomes：major obstetric haemorrhage in Scotland, 2003-05. Br J Obstet Gynaecol 2007；114：1388-96.
21) Deux JF, Le Branche AF, Tassart M, et al. Is selective embolization of uterine arteries a safe alternative to hysterectomy in patients with postpartum hemorrhage? Am J Roent 2001；177：145-9.
22) 柿田聡子, 西巻 博, 天野 完. 周産期出血に対するInterventional Radiology. 周産期医学 2008；38：843-6.
23) 橋口幹夫. 産科大量出血に備える―弛緩出血―. 産科と婦人科 2009；9：1067-72.
24) Chestnut DH, Dewan DM, Redlick LF, et al. Anesthetic management for obstetric hysterectomy：a multi-institutional study. Anesthesiology 1989；70：607-10.
25) Smith J, Mousa HA. Peripartum hysterectomy for primary postpartum haemorrhage：incidence and maternal morbidity. J Obstet Gynecol 2007；27：44-7.

（秋永　智永子）

V. 周産期の救急における麻酔科医の役割

3 Cell salvage と遺伝子組換え活性型第Ⅶ因子

はじめに

　現在，輸血製剤不足，他家輸血の費用増大，事務的ミスによる誤投与や輸血を媒体とする感染症への懸念は深刻であり，術中自己血回収（intraoperative cell salvage：IOCS）が，これらの問題の解決法の一部となることが期待されている。Fongら[1]は，帝王切開術症例の記録を後ろ向きに検討し，適切に他家血輸血を施行された症例の14.5～25.1％で，IOCSにより赤血球製剤の投与を完全に回避できた可能性があると報告している。

　遺伝子組換え活性型第Ⅶ因子（recombinant activated factor Ⅶ：rFⅦa）製剤は，インヒビター保有血友病に対する止血剤として開発されたが，近年，産科大量出血に対して有効であったとする報告が複数ある。しかし，現時点では無作為比較対照試験などによるエビデンスはなく，出血性ショックに対しては保険適用外であり，標準的治療にはなっていない。

　どちらの方法も産科大量出血に対して有用な手段となりうるが，現時点では，いまだ議論のある点も多い。

術中自己血回収（IOCS）

　術野に出血した血液を回収し，洗浄赤血球液を作製して患者に返血するIOCSは，心臓血管外科や整形外科領域で確立した方法として用いられ，感染症の合併率低下や入院期間の短縮，早期離床といった効果を示してきた。しかし産科領域での大規模な前向き研究は存在せず，無作為研究は1編で，予定帝王切開術68症例について，回収血を返血した34例では，対照群よりも他家血輸血が少なく，術後4日間にわたるヘモグロビン値が高く，入院期間が短いことが示されているのみである[2]。

Cell salvage の仕組み（図1）

　術野より吸引された血液は，ヘパリン添加生理食塩水と混合しながらリザーバーに貯

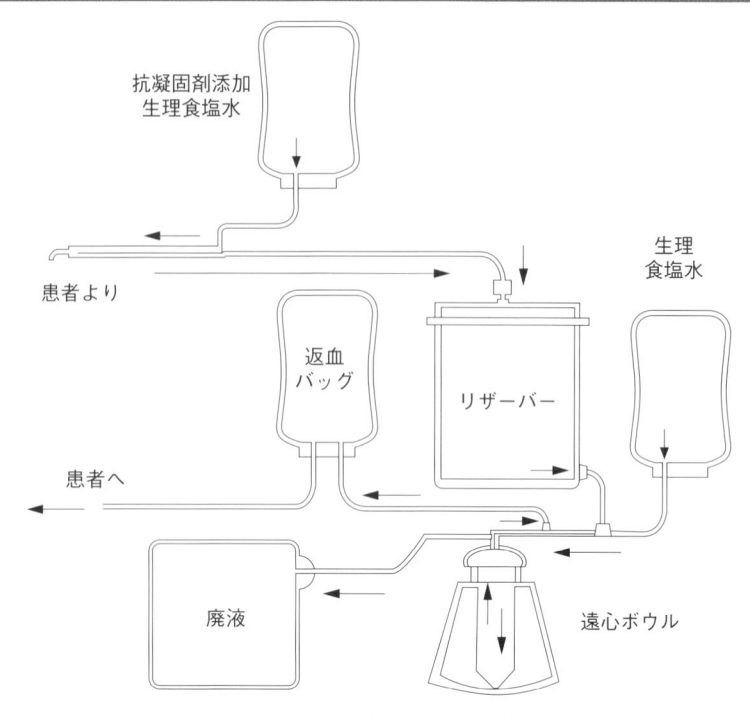

図1 Cell salvage 装置の図解
(Geoghegan J, Daniels JP, Moore PA, et al. Cell salvage at Caesarean section: the need for an evidence-based approach. JBOG 2009；116：743-7 より改変引用)

められ，リザーバー内のフィルターで大きな異物がろ過される．ろ過後の血液を遠心分離することで，比重の高い赤血球は外層に集積し，比重の低い血漿，血小板，血液凝固因子は，内側に層を形成し，廃液として除去される．濃縮された赤血球に，生理食塩水を注入し，遊離ヘモグロビンやヘパリン，脂肪などを洗浄し，返血バッグに送る．

羊水の混入と cell salvage

　産科領域への cell salvage 導入が遅れている原因の一つが，回収血の精製過程で羊水が十分除去されず，羊水塞栓症を引き起こすことに対する懸念である．
　羊水と血液を混合して cell salvage（Shiley Dideco 795 P®）を通した研究では，洗浄後には α-フェトプロテイン，トロホブラスト，絨毛，胎脂は認められなかった．しかし，胎児扁平上皮細胞は減少していたものの，洗浄後も存在した[4]．帝王切開術中に胎盤娩出4分後より回収した血液を cell salvage（COBE BRAT-2®）にかけた研究でも，α-フェトプロテインは除去されていたが，胎児扁平上皮細胞は残存していた[5]．羊水成分の一つであり，羊水塞栓症の際に disseminated intravascular coagulation（DIC）を引き起こすと推測されている組織因子については，cell salvage（Haemonetics 4®）により除去されている[6]．

回収血中への羊水混入を最小とするために，羊水を別の吸引システムで吸引することが共通の前提とされてきたが，吸引システムが1つの場合と2つの場合で，cell salvageと白血球除去フィルター後の血液中のα-フェトプロテインと胎児扁平上皮細胞，胎児赤血球の混入に差がないことが示された[7]。吸引システムを分けることで安全性が高まるという証拠はない。

また，Sullivanら[7]は，cell salvage装置の遠心ボウルが満たされず，自動モードで遠心，洗浄を行うことができない場合は，羊水と胎児成分の除去が不十分となってしまうため，返血するべきではないとしている。

Cell salvage と白血球除去フィルターの組み合わせ

白血球除去フィルターは，輸血製剤から白血球を除去するために用いられ，輸血の安全性を向上させてきた。その効果は，マイクロファイバー膜の通過と表面のマイナス電荷への接着による。

Watersら[8]は，cell salvage（Haemonetics Cell Saver 5®）と白血球除去フィルター（LeukoGuard RS®）を通すことによる，血液中のlamellar body（胎児肺胞II型上皮細胞由来のリン脂質からなる）や胎児扁平上皮細胞数の変化を，胎児・胎盤娩出時の母体中心静脈血と比較した。Lamellar bodyは洗浄後には母体血中よりも有意に減少し，白血球除去フィルターを通すことでほとんど除去され，胎児扁平上皮細胞は，白血球除去フィルターを通すことで，母体血中と同等にまで減少させることができた。

白血球除去フィルターのルーチン使用は支持されているが，疑問を呈する意見もある[9]。英国では，白血球除去フィルターを通して返血した際，5症例に予期せぬ重篤な低血圧を認めたことが報告されており，そのうち1例は産科症例であった[10]。これらの原因が白血球除去フィルターにあるという証拠はないが，フィルター上の陰性荷電に止められた白血球からブラジキニンが放出されることはすでに報告されている[11]。今後，フィルターのルーチン使用に関して変化があるかもしれない。また，日本では現在，白血球除去フィルターは手に入らない。

Cell salvage と同種免疫の確立

通常，妊娠2カ月から胎児赤血球は胎盤を通過して母体血中に流入（経胎盤出血）し，分娩時にも胎児血液が母体血中に流入するため，母体にない赤血球型抗原が胎児に存在する場合，母体血清中に胎児赤血球型抗原と反応する抗体（IgG）が産生される[12]。次回以降の妊娠の際に，IgG抗体が胎盤を通過して児に移行し，胎児赤血球と免疫反応を起こすと，胎児・新生児溶血性疾患（hemolytic disease of the fetus and the newborn：HDN）が発症する。HDNはすべての血液型に起こりえるが，臨床的にはRh式血液型不適合によるものが多く，その中でもRho(D)因子によるものが大部分を占める。Rho(D)陽性

児分娩後72時間以内に抗Rho(D) ヒト免疫グロブリンを，未感作の母体に投与する予防法が通常取られる。

　Fongら[5]は，予定帝王切開術10症例すべてで，洗浄後の血液がBetke-Kleihauer試験陽性であり，胎児赤血球が混入していることを示した。しかし，洗浄後の血液を術前に採取した母体末梢血と混合しても，抗原-抗体反応を起こさず，母体血清とのクロスマッチ試験はすべての検体で成功したと報告している。Sullivanら[7]は，予定帝王切開術34症例すべてで，cell salvageと白血球除去フィルター後の血液中に0.13～4.35％の胎児赤血球を認めたと報告している。また，Watersら[8]は，白血球除去フィルター後の血液中の胎児ヘモグロビンの割合（1.9％）は，母体血中（0.5％）よりも高いことを示している。したがって，母体と胎児に血液型不適合がある場合は，血液中に胎児赤血球が存在しないことが確認された場合のみ返血するべきである[12]。

Cell salvageの臨床経験

　Allamら[12]は2008年のレビューで，400以上の産科症例において，cell salvage血液が母体に返血されてきたが，cell salvageが直接の原因であることが明らかである重篤な合併症は認めなかったと報告している。その後も，前置胎盤や癒着胎盤，遷延分娩や多胎妊娠の帝王切開術など，術中出血多量が予測される症例[13)14)]に加えて，鎌状赤血球症合併症例[15]，エホバの証人[16]に対してcell salvageが用いられてきたが，合併症は認められていない。しかし，HELLP症候群合併のエホバの証人に対する帝王切開術で，返血後に心停止から患者が死亡した症例が1例のみ報告されている（白血球除去フィルター未使用）[17]。この症例は臨床的羊水塞栓症とされたが，死因を確定することは難しく，cell salvageとの因果関係も明らかではない。

血液凝固のcell-basedモデル

　従来の内因系と外因系からなる血液凝固カスケードでは，欠損する因子の違いにより，現れる出血傾向の強さが異なることや，内因系経路の機能不全を外因系経路が代償できない理由を説明できない。そこでHoffmanら[18]は，cell-basedモデルを提唱した（図2）。通常血管外では，線維芽細胞，単球，マクロファージ上に組織因子（tissue factor：TF）が発現しており，第Ⅶ，Ⅹ因子は組織間隙を通過することができるため，活性型第Ⅶ因子はTFと複合体を形成して，第Ⅹ因子を活性化する（Ⅹa）。Ⅹaは第Ⅴ因子，プロトロンビン（第Ⅱ因子）と複合体を形成し，血管が傷害されていない状態でも，少量のトロンビン（Ⅱa）が生成される。血管が傷害されると，血管内に存在する血液凝固因子と血小板は，トロンビンと接触する。血小板は血管傷害部位に接着して，トロンビンにより活性化される。トロンビンは，第Ⅴ，Ⅺ因子を活性化し，第Ⅷ因子はvon Willebrand因子から離され活性化される。組織因子発現細胞上で活性化された第Ⅸ因子（Ⅸa）は，活性

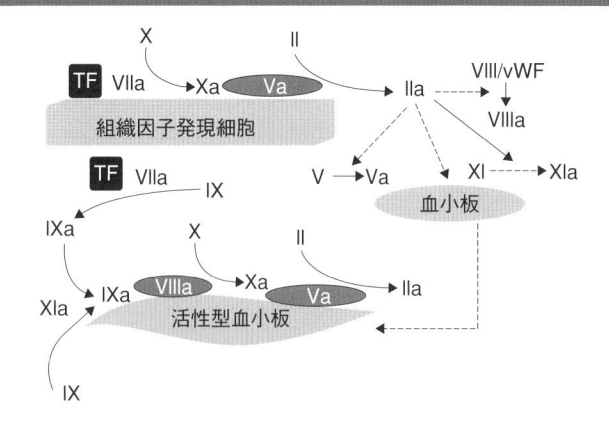

図2 血液凝固cell-basedモデル
(Hoffman M. A cell-based model of coagulation and the role of factor VIIa. Blood Reviews 2003；17：S1-5より一部改変引用)

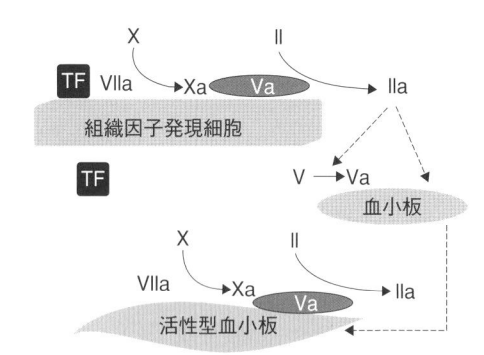

図3 rF Ⅶaの作用機序
(Hoffman M. A cell-based model of coagulation and the role of factor VIIa. Blood Reviews 2003；17：S1-5より一部改変引用)

化血小板膜に結合したⅧaの存在下で第Ⅹ因子を高率に活性化する．ⅩaはⅤaの存在下でプロトロンビンを活性化し，大量のトロンビンが生成する（トロンビンバースト）．トロンビンによりフィブリノゲンが限定加水分解され，活性化血小板周辺にフィブリン線維が形成される．

rF Ⅶaの作用機序（図3）

健常人血漿中の第Ⅶ因子は，約10nMと低濃度であり，活性型は0.1nMとわずかである．治療量とされているrF Ⅶa 90μg/kgを投与すると，血漿中の活性型第Ⅶ因子（Ⅶa）は25nMに増加する[19]．それにより，TF依存性の第Ⅹ，Ⅸ因子の活性化が促進され，同時に高濃度のⅦaは，TF非依存性に活性化血小板膜上で第Ⅹ因子を直接活性化する．このため，トロンビン産生速度が高まると推定されている．

rFⅦaの使用経験

2008年にFranchiniら[20]は,危機的な産褥出血症例に対するrFⅦa製剤使用症例報告(31編118症例)をレビューした。rFⅦa投与量は71.6μg/kg,投与回数は1.6回であり,90％近くの症例で,出血が停止したか,減少していた。2009年の英国からの報告[21]では,弛緩出血,前置胎盤,帝王切開術後,常位胎盤早期剥離などによる重症産科出血15症例のうち,80％で出血の停止または減少を認めている。投与量は90μg/kgで,14症例が1回投与,1例が3回投与されていた。Phillipsら[22]は,オーストラリアとニュージーランドでrFⅦaを適用外使用した2,128症例のうち,産科110症例について報告した。投与対象は,弛緩出血,癒着胎盤,前置胎盤,常位胎盤早期剥離で,投与量は92μg/kg,64％が初回投与後,76％で最終投与後に出血が停止または減少していた。

日本では,2007年12月より「産科大量出血に対する遺伝子組換え活性型血液凝固第Ⅶ因子製剤の使用調査」が行われている[23]。2010年4月までに,後天性血友病の1例を含めて28例が登録されており,搬送時すでに低酸素脳症を呈していた1例を除き,27例が救命されている。出血原因としては,弛緩出血,常位胎盤早期剥離,前置胎盤/癒着胎盤,軟産道裂傷,子癇/妊娠高血圧症候群があり,平均投与量は84μg/kg,投与回数は1回:13例,2回:7例,3回以上:4例で,最大5回投与されていた。

rFⅦaが止血効果を現すために必要な要素

rFⅦaがトロンビンバーストを経て,強固なフィブリンネットを形成するには,血小板,第X因子,プロトロンビン,フィブリノゲンが必要である。ヨーロッパのガイドライン[24]では,rFⅦaの効果を最大限とするために,血小板数50,000/μl以上,フィブリノゲンは50〜100mg/dlに保つことが推奨されており,イスラエル[25]では,血小板50,000/μl以上,フィブリノゲン50mg/dl以上となってから投与を考慮するべきであると提唱している。

低体温とアシドーシスはrFⅦaの効果に影響する[26]。体温が37℃から33℃に低下すると,FⅦa/組織因子の活性は20％低下する。pHが7.4から7.0に低下すると,FⅦaの活性は90％,FⅦa/組織因子の活性は60％以上低下する。したがって,rFⅦa投与の際には,体温を維持し,アシドーシスを補正する必要がある。

抗凝固薬と抗血小板薬は,rFⅦaの作用に影響する可能性があり,併用している場合には,危険性を考慮したうえで,必要に応じて中止する。

rFⅦa投与のタイミング

Ahonenら[27]は,rFⅦaを用いた危機的産褥出血12症例について,症例を重ねるごとに,出血量がより少ない段階でrFⅦaを投与する傾向があることを報告している。彼らは,手

```
産褥出血
   ↓
内科的治療
   ↓         ↘
輸血療法    外科的治療
           （出血源の特定を含む）
   ↓
産褥出血の持続
   ↓
rFVIIa投与を考慮
・90μg/kg 3～5分以上かけて単回静
 脈内投与
・20分後に反応ない場合
―体温，アシドーシス，血清カルシ
 ウム，血小板，フィブリノゲンを
 確認し，補正する
―2回目の90μg/kg投与
   ↓
2回目のrFVIIaに反応しない場合
子宮摘出を考慮
```

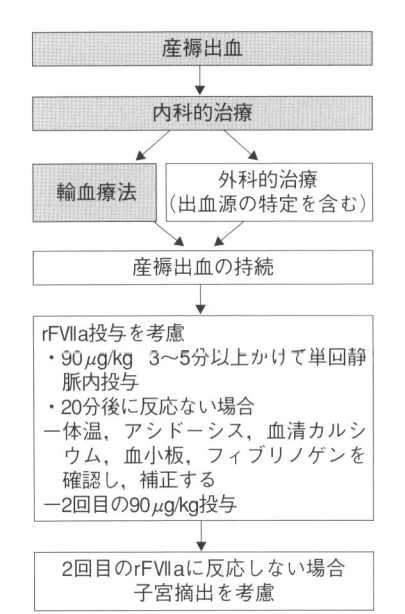

治療
（輸血部に大量輸血が必要になる可能性があることを知らせる）
内科的治療
・不安定な血行動態，低体温，アシドーシスの治療
・子宮マッサージ／圧迫
・子宮収縮薬投与
・血液凝固系検査，血液凝固異常の治療
輸血療法
(a) 赤血球（PRBC）4 単位
(b) 血液凝固障害の補正
    ・PRBC4 単位
    ・FFP4 単位
    ・血小板成人1名分
(c) PRBC，FFP，血小板の反復投与
(d) カルシウム投与b，cを必要に応じて繰り返す
外科的治療（可能で適切な場合）
・EUAと修復
・子宮腔内タンポナーデ
・B-Lynch子宮圧迫縫合
・動脈結紮
・放射線下動脈塞栓術
産科におけるrFVIIa適用外使用へのチェックリスト
・血栓塞栓症の危険性が高いことを忘れない
・生理学的な血栓症予防法を考慮する
・出血の改善と合併症について全症例を監視する
・投与症例すべてをthe Haemostasis Registry（Monash University）
 に報告する

図4 オーストラリアとニュージーランドの産褥出血に対するrFVIIa使用フローチャート
（Welsh A, McLintock C, Gatt S, et al. Guidelines for the use of recombinant activated factor VII in massive obstetric haemorrhage. Aust N Z J Obstet Gynaecol 2008；48：12-6より一部改変引用）

術室にrFVIIaを準備しておき，循環血液量の1.5倍以上の出血を認めた際には投与を考慮するとしている。産褥出血症例では，標準的な治療法が無効であることが判明した場合に，rFVIIaを投与することを勧める意見が多いが，標準的な治療法が無効である血液凝固障害が深刻な状態では，rFVIIa投与によっても，患者の救命や予後の改善には結びつかないことも報告されている[28]。Franchiniら[20]は，rFVIIaにより，子宮摘出を回避できる可能性があり，投与後にも子宮摘出の適応があれば，術中出血を減量できるかもしれないので，子宮摘出を決定する前にrFVIIaを投与するべきであるとしている。しかし，rFVIIaは，動脈塞栓術や手術などの救命処置の代替ではありえず，それらの処置を遅らせるべきではない。2008年には，オーストラリアとニュージーランドのチームから，rFVIIa使用のフローチャートが提示された（図4）[29]。

rFVIIaの安全性

rFVIIaは，遺伝子組換えにより製造されており，ヒト血漿成分を含まないため，血液を媒体とする感染症の危険性はない。
　アメリカ合衆国における，1999年から2004年までの血友病症例を含めた431例の副作用報告には，168例の血栓塞栓症が含まれる[30]。168例中151例が先天性血友病を有さな

い適用外使用であり，手術中や脳内出血，外傷において，出血が持続している症例のみならず，出血予防のために投与されていた。しかし，患者背景や他の投薬内容が異なるため，血栓塞栓症とrFⅦaとの因果関係は明らかではなく，血友病以外の症例に対する効果と安全性の評価には，無作為試験が必要であるとしている。発症早期の脳内出血に対して，rFⅦaを投与し，効果を調べた無作為プラセボ研究において，心筋梗塞と脳梗塞を主とする重症血栓塞栓症の頻度は，有意差はないものの，プラセボ群で2％，rFⅦa投与群で7％であった[31]。産科領域では，Heynesら[32]のレビューによると，44例のrFⅦa使用例において，1例の上腕動脈血栓症を認めている。また，重症産褥出血に対して，トラネキサム酸を併用した症例で，血栓症のために下腿切断に至った症例も報告されている[33]。報告されているデータは少なく，無作為試験も行われていないが，rFⅦa投与後は，止血状態だけでなく，血栓塞栓症の発症についても，注意深い観察が必要である。血栓症の危険性が高い羊水塞栓症や敗血症，DICにおいては，特に注意し，生理学的な血栓症予防法（空気圧による下肢圧迫や弾性ストッキング）をただちに施行し，出血停止後は，ヘパリンの予防的投与も考慮する。

おわりに

　現在では，American College of Obstetricians and Gynecologists[34]，英国のConfidential Enquiry into Maternal and Child Health[35]，OAA/AAGBI[36]が，産科領域でのcell salvage使用を支持している。また，The American Society of Anesthesiologists[37]は，2007年のガイドラインで，難治性の出血症例で，他家血輸血が施行できない，あるいは患者が拒否している場合には，可能であればIOCSを考慮すべきであるとしている。しかし，白血球除去フィルター使用の是非など，いまだ議論されている点もあり，産科領域でのcell salvage使用については，それぞれの施設で議論のうえ，適応とプロトコールを定め，使用に際しては，患者と家族に十分説明し，同意を得る必要がある。また，会陰部と下部生殖器からの出血症例に対しては，感染のリスクがあるため用いるべきではないこと，cell salvage後の血液には凝固因子と血小板が含まれないため，希釈性の血液凝固障害の危険性があることを忘れてはならない。

　rFⅦaについては，産科出血に対しては適用外使用となり，効果と副作用についてのエビデンスもない。しかし，その作用機序と，有効であったとする症例報告も複数存在することから，従来の治療法ではコントロール不可能な出血症例に対して，投与を考慮してもよいかもしれない。その使用にあたっては，所属施設の倫理委員会を通したうえで，患者と家族にインフォームドコンセントを取る必要がある。投与後は，効果のみならず，副作用の発現にも十分に注意する。

■引用文献

1) Fong J, Gurewitsch ED, Kang HJ, et al. An analysis of transfusion practice and the role of intraoperative red blood cell salvage during cesarean delivery. Anesth Analg 2007 ; 104 : 666-72.

2) Rainaldi MP, Tazzari PL, Scagliarini G, et al. Blood salvage during Caesarean section. Br J Anaesth 1998；80：195-8.
3) Geoghegan J, Daniels JP, Moore PA, et al. Cell salvage at Caesarean section：the need for an evidence-based approach. JBOG 2009；116：743-7.
4) Johnson MD, Thornhill ML, O'Leary AJ, et al. An in-vitro assessment of amniotic fluid removal from human blood through cell saver processing. Anesthesiology 1991；75：3A.
5) Fong J, Gurewitsch ED, Kump L, et al. Clearance of fetal products and subsequent immunoreactivity of blood salvaged at cesarean delivery. Obstet Gynecol 1999；93：968-72.
6) Bernstein HH, Rosenblatt MA, Gettes M, et al. The ability of the Haemonetics® 4 cell saver system to remove tissue factor from blood contaminated with amniotic fluid. Anesth Analg 1997；85：831-3.
7) Sullivan I, Faulds J, Ralph C. Contamination of salvaged maternal blood by amniotic fluid and fetal red cells during elective Caesarean section. Br J Anaesth 2008；101：225-9.
8) Waters JH, Biscotti C, Potter PS, et al. Amniotic fluid removal during cell salvage in the cesarean section patient. Anesthesiology 2000；92：1531-6.
9) Catling S, Wee M, Thomas D. A reply to "Leucocyte depletion filter and a second suction circuit during intra-operative cell salvage in obstetrics". Anaesthesia 2010；65：207-8.
10) Serious hazards of transfusion annual report 2008 summary. http：//www.shotuk.org/wp-content/uploads/2010/03/Summary-2008.pdf
11) Iwama H. Bradykinin-associated reactions in white cell-reduction filter. J Crit Care 2001；16：74-81.
12) 坂元正一, 水野正彦, 武谷雄二監修. プリンシプル産科婦人科学2 第2版. Ⅲ周産期の異常. 血液型不適合妊娠. 東京：メジカルビュー社；1998. p.369-82.
13) King M, Wrench I, Galimberti A, et al. Introduction of cell salvage to a large obstetric unit：the first six months. Int J Obstet Anesth 2009；18：111-7.
14) Parry N, Junghans C, Skelton V, et al. Audit of cell salvage use in obstetric patients：adding experience. Int J Obstet Anesth 2010；19：238-9.
15) Okunuga A, Skelton VA. Use of cell salvage in patients with sickle cell trait. Int J Obstet Anesth 2009；18：90-1.
16) Nagy CJ, Wheeler AS, Archer TL. Acute normovolemic hemodilution, intraoperative cell salvage and PulseCO hemodynamic monitoring in a Jehovah's Witness with placenta percreta. Int J Obstet Anesth 2008；17：159-63.
17) Oei SG, Wingen CBM, Kerkkamp HEM. Cell salvage：how safe in obstetrics? Int J Obstet Anesth 2000；9：143.
18) Hoffman M. A cell-based model of coagulation and the role of factor VIIa. Blood Reviews 2003；17：S1-5.
19) 新井盛大. 危機的出血に対する遺伝子組換え活性型第Ⅶ因子製剤の効果. 周産期医学 2008；38：823-9.
20) Franchini M, Franchi M, Bergamini V, et al. A critical review on the use of recombinant factor VIIa in life-threatening obstetric postpartum hemorrhage. Semin Thromb Hemost 2008；34：104-12.
21) Bomken C, Mathai S, Biss T, et al. Recombinant activated factor VII（rFVIIa）in the management of major obstetric haemorrhage：a case series and a proposed guideline for use. Obstet Gynecol Int 2009；2009：364843.
22) Phillips LE, McLintock C, Pollock W, et al. Recombinant activated factor VII in obstetric hemorrhage：experiences from the Australian and New Zealand Haemostasis Registry. Anesth Analg 2009；109：1908-15.
23) 小林隆夫, 中林正雄, 吉岡　章ほか. 産科大量出血に対する遺伝子組換え活性型血液凝固第

Ⅶ因子製剤の使用成績. 日産婦新生児血会誌 2010 ; 20 : S47-8.
24) Vincent JL, Rossaint R, Riou B, et al. Recommendations on the use of recombinant factor VII as an adjunctive treatment for massive bleeding—a European perspective. Crit Care 2006 ; 10 : R120.
25) Martinowitz U, Michaelson M. Guidelines for the use of recombinant activated factor VII (rFVIIa) in uncontrolled bleeding : a report by the Israeli multidisciplinary rFVIIa task force. J Thromb Haemost 2005 ; 3 : 640-8.
26) Meng ZH, Wolberg AS, Monroe DM, et al. The effect of temperature and pH on the activity of factor VIIa : implications for the efficacy of high-dose factor VIIa in hypothermic and acidotic patients. J Trauma 2003 ; 55 : 886-91.
27) Ahonen J, Jokela R. Recombinant factor VIIa for life-threatening post-partum haemorrhage. Br J Anaesth 2005 ; 94 : 592-5.
28) Clark AD, Gordon WC, Walker ID, et al. 'Last-ditch' use of recombinant factor VIIa in patients with massive haemorrhage is in effective. Vox Sang 2004 ; 86 : 120-4.
29) Welsh A, McLintock C, Gatt S, et al. Guidelines for the use of recombinant activated factor VII in massive obstetric haemorrhage. Aust N Z J Obstet Gynaecol 2008 ; 48 : 12-6.
30) O'Connell KA, Wood JJ, Wise RP, et al. Thromboembolic adverse events after use of recombinant human coagulation factor VIIa. JAMA 2006 ; 295 : 293-8.
31) Mayer SA, Brun NC, Begtrup K, et al. Recombinant activated factor VII for acute intracranial hemorrhage. N Engl J Med 2005 ; 352 : 777-85.
32) Haynes J, Laffan M, Plaat F. Use of recombinant activated factor VII in massive obstetric haemorrhage. Int J Obstet Anesth 2007 ; 16 : 40-9.
33) van Veen EJW, Monteban-Kooistra WE, Meertens JHJM, et al. Recombinant human activated factor VII in postpartum hemorrhagic shock : the dark side. Intensive Care Med 2008 ; 34 : 211-2.
34) Committee on obstetric practice. ACOG committee opinion placenta accreta. Int J Gynecol Obstet 2002 ; 77 : 77-8.
35) Why mothers die. Confidential enquiry into maternal and child health 2003-2005. http : //www.cmace.org.uk/getattachment/927cf18a-735a-47a0-9200-cdea103781c7/Saving-Mothers–Lives-2003-2005_full.aspx
36) OAA/AAGBI Guidelines for obstetric anaesthetic services. Revised edition. http://www.aagbi.org/publications/guidelines/docs/obstetric05.pdf
37) The American Society of Anesthesiologists task force on obstetric anesthesia. Practice guidelines for obstetric anesthesia. Anesthesiology 2007 ; 106 : 843-63.

(秋永　智永子)

V. 周産期の救急における麻酔科医の役割

4 周術期における羊水塞栓症

はじめに

1941年に分娩産褥期の死亡原因として報告された羊水塞栓症（amniotic fluid embolism：AFE)[1]は，周産期領域において妊産婦死亡を引き起こす主要疾患である。診断が困難のためひとたび発症すると進行が急速であることから，予後が非常に不良な周産期疾患といわれてきた。確定診断としては剖検による組織学的診断を主としていたが，近年の抗ショック，抗DIC治療を用いた集中治療により母体死亡率は依然高率であるものの徐々に救命例が報告されつつある。それに伴い，剖検・組織学的検索に至らない臨床的AFEが注目されるようになった[2,3]。

周産周術期としては臨床的にはAFE発症前に胎児機能不全と診断され，緊急帝王切開術となる例も多く報告され，周術期での呼吸・循環管理とともに同時に術中・術直後から抗DIC療法を行うことが求められる場合もある。すなわち術前にAFE，DICが診断されていない状態での麻酔管理を求められる場合を想定しなくてはならない。

病因病態

AFE発症の病因機序については現在でも十分解明がなされてはいない。古典的には羊水成分が母体血中に流入することによって引き起こされる「肺毛細血管の閉塞による肺高血圧症と呼吸障害」が原因と言われている。分娩中または分娩直後に，何らかの原因によって羊水中の胎児成分（胎便・臍毛・胎脂など）と液性成分〔胎便中のプロテアーゼ・組織トロンボプラスチン（組織因子＋リン脂質のミセル体）など〕が母体血中に流入することによって発症するとされるが，肺血管の閉塞は明確に証明されているわけではない。流入した羊水成分のうち，胎児成分が肺内の小血管に機械的閉塞を起こすのと同時に，液性成分のケミカルメディエーター（ヒスタミン，ブラジキニン，エンドセリンなど）が①肺血管の攣縮，②血小板・白血球・補体の活性化，③血管内皮障害，④血管内凝固などを起こすと考えられる。この①～④の機序によって肺高血圧症，急性肺性心となり，それに引き続いて，左心不全，ショック，播種性血管内凝固症候群（DIC），多臓器不全などを起こし多くは死に至る（早期，急性期反応）。DICについては過凝固，

過線溶が推測されてきたが，現在では出血は消費性凝固障害が原因とされる。組織トロンボプラスチン（組織因子＋リン脂質のミセル体）を構成する組織因子は第VII因子の受容体で，細胞膜上での組織因子依存性凝固反応を促進する。

急性期に救命できた場合でも，好中球からエラスターゼ，活性酸素，ロイコトリエンなどの産生・放出が起こると急性呼吸窮迫症候群（acute respiratory distress syndrome：ARDS）を発症し予後不良となる（数日後，亜急性期反応）。過去の剖検例においては肺の組織学的検討もされており，発症早期死亡例では肺胞構築は保たれており好中球の浸潤は軽度〜中等度で，死亡原因は肺胞循環不全による突然死と考えられアナフィラキシーショックである可能性も示唆されている。一方，発症数日後死亡例では肺胞構築は破壊されており好中球の浸潤は強度で，死亡原因は高サイトカイン血症に続発するARDSや多臓器不全症候群（multiple organ dysfunctional syndrome：MODS）を起こしたためと考えられる[4]。

臨床症状

典型的な症状は，分娩中・分娩後間もない時点における突然の呼吸困難と血圧の低下を特徴とし，重篤なものは引き続き痙攣・呼吸停止・心停止に至る。呼吸障害は軽度のものから重篤なものまで見られるが，AFEの重症度は心拍出量の低下，ショック，DIC，多臓器不全などの程度によって決まる。分娩前から帝王切開術中・直後にも起こりうるため，多くは周術期に対応が必要となる。また，呼吸困難を伴わず，合併したDICによる子宮出血が初発症状の場合もあるため，分娩後の出血が多い場合，臨床的AFEを疑い早期のDIC診断，治療が必要である[2]。

リスク因子（オッズ比，95％CI）としては母体年齢が35歳以上2.2（1.5〜2.1），帝王切開術5.7（3.7〜8.7），前置胎盤30.4（15.4〜60.1），常位胎盤早期剥離8.0（4.0〜15.9），子癇29.1（7.1〜119.3），胎児機能不全 1.5（1.0〜2.2）などが挙げられている[5]。破水後の分娩時子宮底圧出法や子宮頸管裂傷部からの羊水流入を含め，帝王切開術，前置胎盤，常位胎盤早期剥離など子宮下部静脈叢からの羊水流入を疑う症例もあり，分娩中の胎児心拍モニタリング所見の悪化（胎児機能不全）が先行することがある。これらは原因であるのか，結果であるのかを留意する必要がある。

診　断

周術期では呼吸不全，原因不明の大量出血，血圧低下などの症状，経過および表1[2]に基づき臨床的AFEとして取り扱う。臨床的AFEと診断した場合にはただちに抗ショック，抗DIC療法に移行する必要がある。DICの診断は産科DICスコアを参考にする[6]。周術期，緊急時のDIC診断の最も簡便な補助検査としては血清フィブリノゲン値の測定がよい。死亡例ではDICに対する治療開始が適切になされたかの判定にDICへの移行がいつ始

表1 羊水塞栓症の診断

臨床的羊水塞栓症 救命例,非剖検例
　①妊娠中または分娩後12時間以内に発症した場合
　②下記に示した症状・疾患(1つまたはそれ以上でも可)に対して集中的な医学治療が行われた場合
　　A)心停止
　　B)分娩後2時間以内の原因不明の大量出血
　　　(1500ml以上)
　　C)播種性血管内凝固症候群
　　D)呼吸不全
　③観察された所見や症状が他の疾患で説明できない場合

(Benson MD. Nonfatal amniotic fluid embolism. Three possible cases and a new clinical definition. Arch Fam Med 1993;2:989-94より改変引用)

確定羊水塞栓症 剖検例
　組織学的に剖検組織内に胎児成分を確認した症例

まったのかの検証が重要となる。

　生存中ならスワン・ガンツカテーテルによって採取した肺動脈血塗沫標本で羊水成分を証明するか,不幸にして死亡した場合には,死後の剖検での肺組織中に羊水や胎児成分(胎児扁平上皮・胎脂・毳毛など)を証明することで確定AFEの診断がなされる。染色法としてはムチンに対する抗体であるsialyl TN(STN)抗体を用いたものやアルシアンブルー染色がより感度が良いとされている[7]。

　2003年8月より日本産婦人科医会の委託事業として浜松医大産婦人科学教室において血清検査事業が開始され(電話:053-435-2309　FAX:053-435-2308　浜松医大ホームページ:http://www2.hama-med.ac.jp/w1b/obgy),血清補体価など血清学的項目を同教室で測定しているが,現在までのところ単独での有効な指標は見つかっていない。胎便・羊水中に多く含まれる物質であるZn-CPⅠ(亜鉛コプロポルフィリンⅠ)とSTNを測定して,補助的診断法としている[8]。

　呼吸・循環系の症候が主である場合,緊急時鑑別診断としては肺血栓塞栓症(venous thromboembolism:VTE)があるが,CT,MRI,肺シンチグラフィーなどを用いて診断する。呼吸・循環を含めた全身状態によっては超音波断層法による心機能の評価も行う。VTEでは基本的に出血傾向は起こさない。

治療

　AFEは救急疾患であるため治療の基本は救急のABCであり,その治療の中心は抗ショック,抗DIC対策である[3]。周術期でもただちに危機的出血時の対応に準じ,コマンダーを決め要員をできるだけ集める必要がある。

　発症が疑われた場合18ゲージ以上の太い針でルート確保し,細胞外液を急速投与する。呼吸困難に対しては気道確保のうえ,ただちにマスクによる酸素投与(5~6l/分)を行

4. 周術期における羊水塞栓症

```
                    羊水塞栓症（疑い）
                         │
         ┌───────────────┴───────────────┐
         │                               │
  ヘパリン10,000単位静注              血清診断用採血
  アンチトロンビン1,500単位静注
         │
    ┌────┴────┐   救急蘇生ABC必要性
    │         │   循環動態の不安定性
   あり       なし
    │         │
 ICU管理（十分なイン    出血傾向DIC*
 フォームドコンセント）
    │               ┌────┴────┐
 ┌──┴──┐            あり      なし
 死亡  生存           │         │
  │    │         抗DIC療法   慎重観察
剖検を  抗ショック抗              羊水塞栓症疑い
強く勧める DIC療法
```

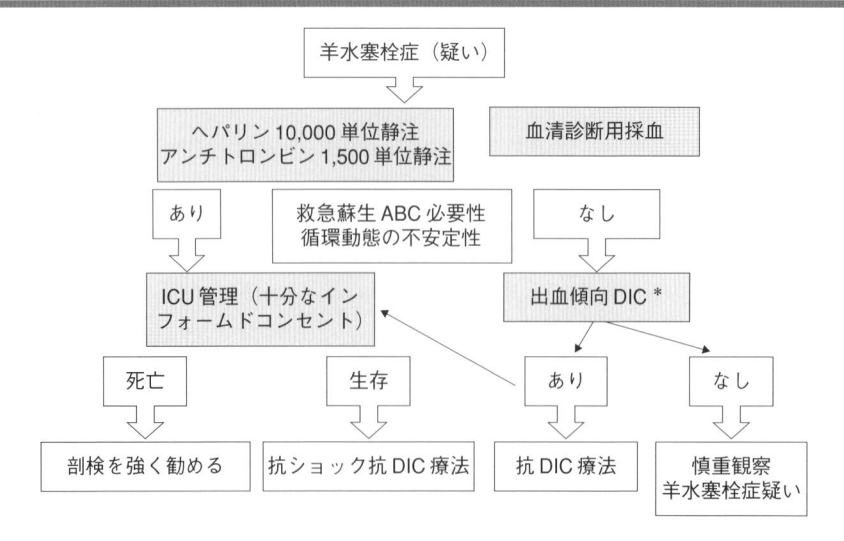

図1　羊水塞栓症発症（疑い）時の対応フローチャート
*血清フィブリノゲン値＜150 mg/dlは疑いを，特に＜50 mg/dlではただちに治療を開始する。

う．呼吸困難が強く，重症の場合は躊躇せず気管挿管のうえ，マスク＆バッグによる換気を行う．突然の呼吸困難を訴え本症が疑われた場合，ただちにヘパリン5,000～10,000単位を静脈注入する．可能であればアンチトロンビン製剤を1,500～3,000単位投与し，状況に応じて心肺蘇生ABCの適否を判断する．ヘパリンもアンチトロンビンもこの量の投与で経過を増悪させることはない．

疑った場合と診断後の対処について図1に示す．疑った場合，血清診断用の血清採血を行い遮光して4℃で保存する．循環動態が不安定と判断されたらICU管理が必要となる．重篤な羊水塞栓症を疑った場合，家族への連絡をただちに行い，予後を含め十分なインフォームドコンセトを行う．

最近では適切な抗ショック抗DIC療法の有無が死亡例でも問われる傾向にあるため，図2の病態を理解したうえで治療にあたる必要がある[9)10)]．術中の過剰な輸液は消費性凝固障害をさらに増悪する希釈性凝固障害を引き起こすため，簡便な血清フィブリノゲン値測定によるモニタリングが有効である．輸液による循環維持を図るとともに，十分なFFPとアンチトロンビン製剤を投与し希釈性凝固障害を回避する必要がある．死の転帰をとった場合でも必ず剖検を行うよう家族に勧める．

1 抗DIC療法

a. 新鮮凍結血漿

フィブリノゲンを含む凝固因子の補充に有効で，止血不良などの二次血栓形成不良を示す臨床症状の発現するフィブリノゲン値100 mg/dl以下[11)]もしくは異常PT値，aPTT値の例ではただちに投与を開始する．消費性凝固障害，希釈性凝固障害例において用いる[12)]．

図2 羊水塞栓症の病態と治療

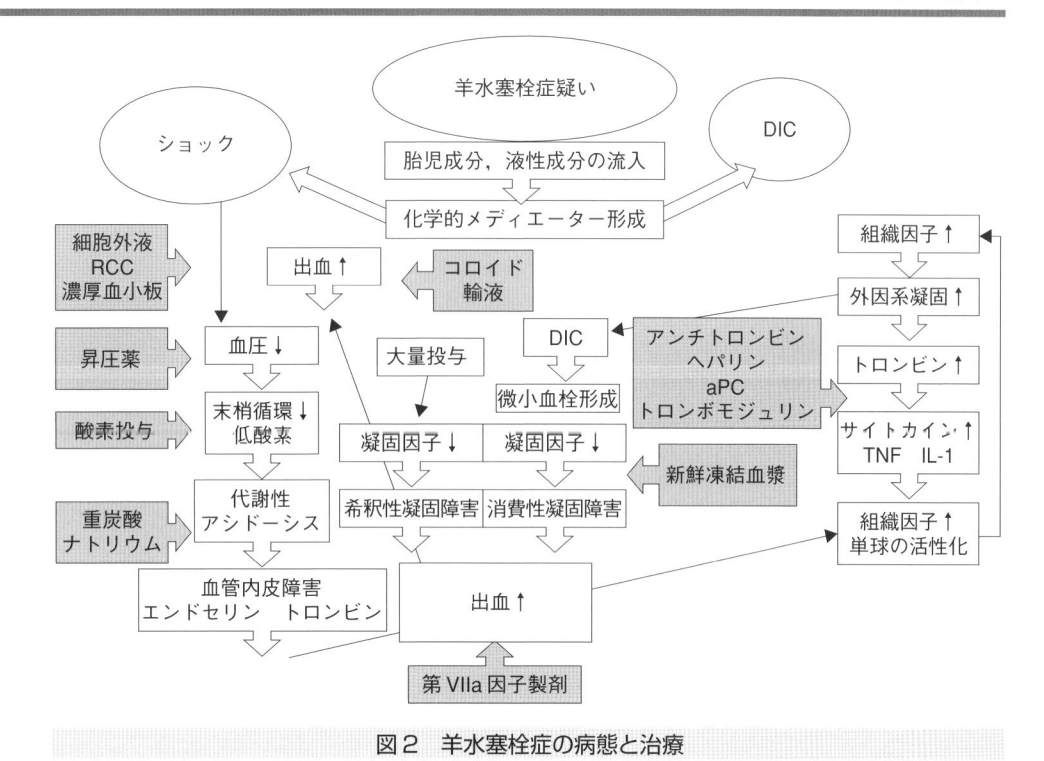

循環血漿量の増加を目的に使用すべきではなく20単位以上の使用では含まれるクエン酸ナトリウムといったカルシウムキレート剤による低カルシウム血症に注意する。FFP-LR（2単位）は400ml血液由来であるので約1gのフィブリノゲンを含有している。循環血漿量が5lだとすると20mg/dlの上昇が見込める。治療目標はフィブリノゲン値100mg/dlを十分超えるよう投与する。

b. 濃厚血小板

一次血栓である血小板血栓形成不良に伴う出血傾向により，さらに凝固因子を消費することを回避するために投与する。

外科的治療を要さない患者でも血小板数の急激な1万/μl以下への低下は出血傾向を示すことが知られ，補充を行う必要がある[13]。特に帝王切開術では外科的手技に伴う出血により凝固因子や血小板の大量消費が予想され，5万/μl以下では十分な補正が必要である。

c. アンチトロンビン（アンスロビンP®，ノイアート®）（生物製剤）

DICの原因であるトロンビンの産生によりアンチトロンビンは大量消費されている可能性が高く，トロンビン産生を抑制するために投与する必要がある[14]。アンチトロンビンによるLPS刺激単球からのIL-6の産生抑制も報告されている。抗サイトカイン療法剤としての側面を持つ。1,500～3,000単位/日の点滴静注を行うが，DICでは消費が亢進しており，半減期も短縮しているため活性100％以上を目標に補正する。

表2 周術期における羊水塞栓症の診断治療のポイント

1) （周術期での特徴）術前にAFE，DICが診断されていない状態での麻酔管理を求められる場合を想定しなくてはならない。
2) （診断治療）分娩前から帝王切開術中，直後にも起こりうるため，多くは周術期に対応が必要となる。
また，呼吸困難を伴わず，合併したDICによる子宮出血が初発症状の場合もある。
3) （診断）死亡例ではDICに対する治療開始が適切になされたかの判定に，DICへの移行がいつ始まったのかの検証が重要となる。
4) （治療）周術期でもただちに危機的出血時の対応に準じ，コマンダーを決め要員をできるだけ多く集める必要がある。
5) （治療）術中の過剰な輸液は消費性凝固障害をさらに増悪する希釈性凝固障害を引き起こすため，簡便な血清フィブリノゲン値測定による血中凝固因子量モニタリングしながら対応する。

保険診療上は血中活性70％以下での投与とされているが，アンチトロンビン活性の測定は時間を要することも多く，投与前採血後には，DICと診断された時点での投与が推奨される。本剤は副作用はほとんどなく有効性が高いので，その使用をためらわずに行う。

d. 未分画ヘパリン（ノボヘパリン®，カプロシン®），低分子ヘパリン（フラグミン®），ヘパラン硫酸（オルガラン®）

未分画ヘパリンはアンチトロンビンと複合体を形成しトロンビンかつ第Xa因子の抑制作用を示す。低分子ヘパリンはトロンビン阻害作用は小さく第Xa因子を選択的に阻害する。ヘパラン硫酸も低分子ヘパリンと同様にアンチトロンビンの第Xa因子の選択的阻害を促進する。産科DICといったアンチトロンビン活性の50％以下の低下を伴う可能性のある場合ではアンチトロンビンの投与が必要である。

未分画ヘパリンでは10,000〜15,000単位/日の点滴静注が推奨される。
低分子ヘパリンは4,000〜5,000抗FXa国際単位/日の点滴静注が推奨される。
ヘパラン硫酸は2,500抗FXa国際単位/日の点滴静注が推奨される。

e. 多価酵素阻害薬：ウリナスタチン（ミラクリッド®），メシル酸ガベキサート（FOY®）

ウリナスタチンはトリプシン阻害，白血球エラスターゼ阻害などの作用を有し，抗ショック，腎血流改善を図る。10万〜30万単位/日静注が推奨される。

メシル酸ガベキサートは抗トロンビン作用，抗第Xa因子作用，抗プラスミン作用，抗トリプシン作用を有する。1,000〜2,000mg/日持続点滴静注が推奨される。

f. 活性化プロテインC（アナクトC®）（生物製剤）

トロンビンにより活性化された第Va凝固因子，第VIIIa凝固因子を補酵素であるプロテインSとともに失活させ，凝固抑制する。常位胎盤早期剝離DIC例での新たな治療や重症

敗血症における有効性が報告されている[15]。

g. 遺伝子組換え血液凝固第Ⅶ因子製剤（ノボセブン®）

本来は第Ⅷ因子または第Ⅸ因子に対するインヒビターを保有する先天性，後天性血友病患者に適応のある遺伝子組換え活性型第Ⅶ因子製剤である．現在十分な臨床データは存在しないが，FFPによるDICに対する十分な凝固因子の補充とアンチトロンビンによる過剰なトロンビン産生の抑制が行われていると考えられるにもかかわらず，局所の止血が困難な例において効果的に止血が得られる例がある[16]。循環動態が不安定である例や子宮全摘出術による再度のDICの重症化が予想される例で，塞栓術によっても止血が図れない場合など，今後臨床応用の検討が考えられる．

h. 遺伝子組換えトロンボモジュリン（リコモジュリン®）

活性化プロテインC投与と比較して，過剰なトロンビン産生のみ抑制することから出血の危険度は低下する．救急医学ではその有用性が次第に示されてきている[17]が，妊産褥婦においては後天的に活性化プロテインCに対する感受性が低下することから臨床応用には今後の検討が必要である．

おわりに

疫学的データからもAFEは周術期に発症することが多い．当然，周産期麻酔が治療過程で関わるわけで，その予後からも産科麻酔医は深い理解と知識を要する．
　周術期，特に帝王切開術中にAFE診断治療に関連した注意点を挙げる（表2）．

■参考文献

1) Steiner PE, Lushbaugh CC. Maternal pulmonary embolism by amniotic fluid as cause of obstetric shock and unexpected deaths in obstetrics. JAMA 1941；117：1245-54.
2) Benson MD. Nonfatal amniotic fluid embolism. Three possible cases and a new clinical definition. Arch Fam Med 1993；2：989-94.
3) 木村　聡, 杉村　基, 金山尚裕.【母体救急】母体救急 対応の実際 羊水塞栓症への対応. 臨床婦人科産科2007；61：730-3.
4) 大井豪一, 金山尚裕. X. 羊水塞栓症, 15産科ショックとその対策. 周産期の出血と血栓症その基礎と臨床. 東京：金原出版；2004. p.247-59.
5) Abenhaim HA, Azoulay L, Kramer MS, et al. Incidence and risk factors of amniotic fluid embolisms：a population-based study on 3 million births in the United States. Am J Obstet Gynecol 2008；199：49.e1-8.
6) 真木正博, 寺尾俊彦, 池ノ上克. 産科DICスコア. 産婦治療1985；50：119-24.
7) Kobayashi H, Ohi H, Terao T. A simple, non invasive, sensitive method for diagnosis of amniotic fluid embolism by monoclonal antibody TKH-2 that recognizes NeuAc α2-6GalNac. Am J Obstet Gynecol 1993；168：848-53.
8) Kanayama N, Yamazaki T, Naruse H, et al. Determining zinc coproporphyrin in maternal plasma—A new method for diagnosing amniotic fluid embolism. Clin Chem 1992；38：526-9.
9) 杉村　基. 産科ショック 産科DIC. 佐藤和雄, 藤本征一郎編. 臨床エビデンス産科学. 東京：

メジカルビュー社；2006, p.203-19.
10）杉村　基.「周産期の出血」徹底攻略 産科DICの管理. 周産期医学2008；38：793-8.
11）Pritchard JA. Fetal death in utero.Obstet Gynecol 1959；14：573.
12）Obstetrical hemorrhage. In：Cunningham FG, Leveno KJ, Bloom SL, et al, editors. Williams obstetrics. 22nd ed. New York：MacGraw-Hill；2005. p.841
13）Sachs DA. Blood and component therapy in obstetrics. In：Clark SL, Cotton DB, Hankins GDV, et al, editors. Critical care obstetrics. 2nd ed. Boston：Blackwell；1991. p.599.
14）真木正博. 産科的DICに対するアンチトロンビンIII濃縮製剤の治療効果. 日本産婦新生児血液1994；4：37-49.
15）Bernard GR, Vincent JL, Laterre PF, et al. Efficacy and safety of recombinant human protein C for severe sepsis. N Engl J Med 2001；8：699-709.
16）Mayo A, Misgav M, Kluger Y, et al. Recombinant activated factor VII（NovoSeven）：addition to replacement therapy in acute, uncontrolled and life-threatening bleeding. Vox Sang 2004；87：34-40.
17）Saito H, Maruyama I, Shimazaki S, et al. Efficacy and safety of recombinant human soluble thrombomodulin（ART-123）in disseminated intravascular coagulation：results of a phase III, randomized, double-blind clinical trial. J Thromb Haemost 2007；5：31-41.

（杉村　基）

V. 周産期の救急における麻酔科医の役割

5 妊婦の心肺蘇生

はじめに

　日本の妊産婦死亡数は，2007年に35人と過去最少であったが，2009年には53人，2010人は45人と増加し，減少傾向が停滞している（図1）。加えて，人口動態統計に計上されていない妊産婦死亡が存在することも，著者（池田）らの調査により明らかになっている。例えば妊娠中や産褥期に脳出血を発症し，脳外科管理下に死亡した場合，死因に妊娠関連病名がなければ，妊産婦死亡として統計上処理されないのである。このように妊産婦死亡はいまだに大きな問題であり，その社会的・心理的影響の大きさからも，妊産婦死亡を減らす努力を継続する必要がある。

　われわれは厚生労働省科学研究として，日本産婦人科医会の協力を得て妊産婦死亡症例検討会を毎月開催しており，急変時の対処，出血に対する輸液・輸血による蘇生，心肺蘇生の実情についても検討してきた。その中で，妊婦の心肺蘇生法の特殊性があまり知られていないのではないかと推察される事例が存在した。実際，米国心臓協会（American Heart Association：AHA）が5年ごとに改訂する心肺蘇生ガイドラインにおいて，妊婦の心肺蘇生が特別に言及されている[1]ことは日本ではあまり知られていない。

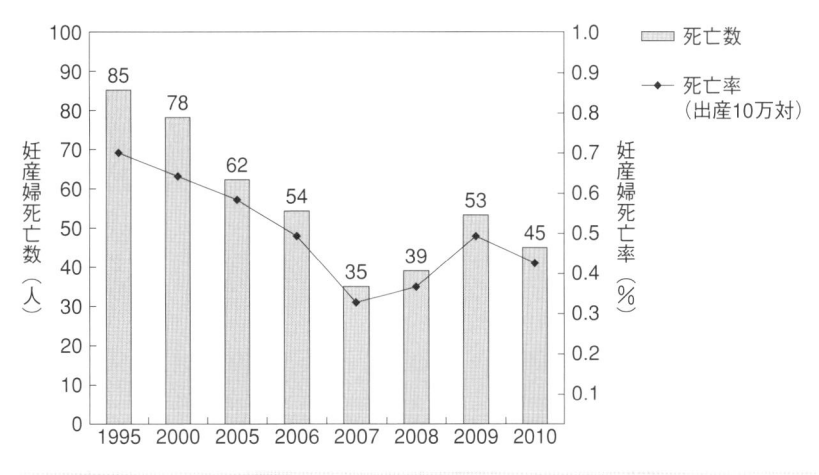

図1　日本における妊産婦死亡数と死亡率の推移
（平成22年人口動態調査より作成）

そこで2011年4月に本症例検討委員会が発表した「母体安全への提言2010」においては，いくつか勧告がある中で，"妊産婦の特殊性を考慮した，心肺蘇生法に習熟する"ことを提言した[2]。本項では，その提言の内容やAHA心肺蘇生ガイドライン2010，日本蘇生協議会（Japan Resuscitation Council：JRC）蘇生ガイドライン2010に基づいて，妊婦における心肺蘇生法について概説する。

一般成人における心停止に対する心肺蘇生法[3]

　脈の触れない患者を発見したら，ただちに胸骨圧迫（100回/分）と用手人工換気を開始する。胸骨圧迫と人工呼吸の比は30：2である。除細動器は届きしだい装着し，心室細動または脈の触れない心室頻拍のときには除細動をかける〔自動除細動器（automated extemal defibrillator：AED）では器械自身が判断して適応のある場合に自動的に除細動を行う〕。必要器材が届いたら静脈路を確保し，薬物を投与する。アドレナリン1mgを3～5分ごとに投与するが，初回または2回目のアドレナリン投与の代わりにバソプレシン40単位を投与してもよい。胸骨圧迫をなるべく継続しながら気管挿管を行い，挿管後は8～10回/分の人工換気を行う。胸骨圧迫と人工換気，薬剤投与を行いながら2分ごとに脈拍と心電図波形を確認し，必要な処置を継続する。

妊婦の心停止における心肺蘇生法（図2）

1 一次救命処置

a. 子宮左方転位

・心停止に至っていない妊婦において子宮左方転位を行うと，母体血圧や心拍出量，胎児の酸素化や心拍数が改善することが知られている。心停止においても子宮左方転位は大動脈や下大静脈の圧迫を軽減し，心肺蘇生の有効性を高めると考えられる。
・妊婦の体幹を傾ける角度は10～20°では不十分という報告があり，30°以上が望ましい。しかし角度が大きいと胸骨圧迫をはじめとした蘇生処置を行うことが難しくなるため，30°程度が最も適切と思われる（図3）。
・図4に示すような用手による子宮左方転位も同様に有効と考えられる。

b. 用手気道確保

・妊婦の気道確保は一般成人より困難であり，特に子宮左方転位の目的で体幹が傾いた状態では難しくなることが予想される。誤嚥や低酸素血症の危険性も高い。吸引や用手人工換気を注意深く適切に行うとともに，気管挿管をなるべく早く行うべきである。

```
┌─────────────────────────────────────┐
│            最初の発見者              │
│ ・母体心停止チームを呼ぶ              │
│ ・母体心停止の時刻を記録              │
│ ・患者を仰臥位として心マッサージ開始  │
│  (BLSアルゴリズム)                   │
│  手を置く位置は通常より少し頭側の胸骨上│
└─────────────────────────────────────┘
                    ↓
┌─────────────────────────────────────────────────────────────┐
│                       応援チーム                             │
│   母体の治療               │  明らかに子宮が大きい場合の産科的治療 │
│                            │                                    │
│ BLSとACLSアルゴリズムに則り治療│ ・用手的子宮左方転位－大動脈と下大静脈の圧│
│ ・除細動をためらわない      │  迫を解除するために手で子宮を左に寄せる│
│ ・ACLS薬物を通常量で        │ ・胎児モニタリング装置を外す        │
│ ・100%酸素で人工呼吸        │                                   │
│ ・カプノグラフ波形で呼吸とCPRを評価│  産科と新生児科のチームは      │
│ ・適切な心停止後のケアをする │ 緊急帝王切開術の可能性に備えてただちに準備する│
│                            │                                    │
│      妊婦での変更点         │ ・蘇生処置によっても4分以内に自己心拍が再開│
│ ・静脈路を横隔膜より頭側に確保│  しなければ,迅速な緊急帝王切開術の施行を│
│ ・循環血液量減少を評価し必要なら輸液負荷│ 考慮する                │
│ ・気道確保困難を予測:熟練した医師が気道確保│ ・蘇生開始から5分以内での児娩出を目指す│
│ ・マグネシウム投与中なら,中止して10%塩酸カルシウム│           │
│  10mlまたは10%グルコン酸カルシウム30ml静注│ 注:明らかに大きな子宮とは,大動静脈圧迫を│
│ ・帝王切開中も母体の蘇生処置すべて継続(CPR,体位,│ 来すのに十分な大きさと見なされるような│
│  除細動,薬物,輸液)         │  子宮を指す                        │
└─────────────────────────────────────────────────────────────┘

┌─────────────────────────────────────────────────────┐
│        心停止の原因を検索して治療する                │
│              (BEAU-CHOPS)                           │
│ Bleeding/DIC                                        │
│ Embolism:coronary/pulmonary/amniotic fluid embolism │
│ Anesthetic complications                            │
│ Uterine atony                                       │
│ Cardiac disease (MI/ischemia/aortic dissection/cardiomyopathy)│
│ Hypertension (preeclampsia/eclampsia)               │
│ Other: differential diagnosis of standard ACLS guidelines(5H5T)│
│ Placenta:abruptio/previa                            │
│ Sepsis                                              │
└─────────────────────────────────────────────────────┘
```

図2 妊婦の心停止への対応アルゴリズム

(Vanden Hoek TL, Morrison LJ, Shuster M, et al. Part 12:Cardiac arrest in special situations. 2010 American Heart Association Guidelines for Cardiopulmonary Resuscitation and Emergency Cardiovascular Care. Circulation 2010;122:S829-61より引用.訳責:照井)

c. 人工換気

・妊婦は機能的残気量が減少し,また肺内シャントが増加しているため,低酸素血症になりやすい。したがって酸素化の監視を注意深く行うべきである。

・妊婦では横隔膜が挙上しているため,1回換気量を少なめにする。

d. 胸骨圧迫

・妊婦では妊娠子宮によって横隔膜が押し上げられている。胸骨圧迫の部位は一般成人よりもやや頭側となる。

5．妊婦の心肺蘇生

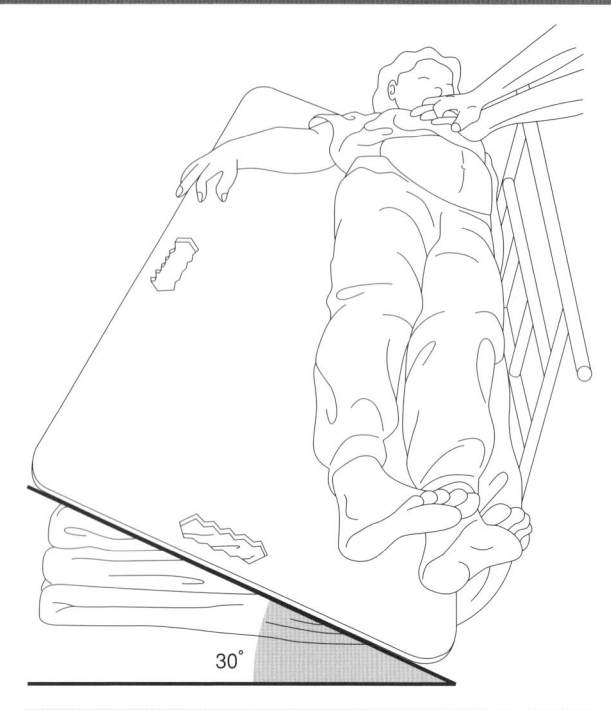

図3 心臓マッサージ板を用いて体を左に傾ける
(Vanden Hoek TL, Morrison LJ, Shuster M, et al. Part 12：Cardiac arrest in special situations；2010 American Heart Association Guidelines for Cardiopulmonary Resuscitation and Emergency Cardiovascular Care. Circulation 2010；122：818-28より改変引用)

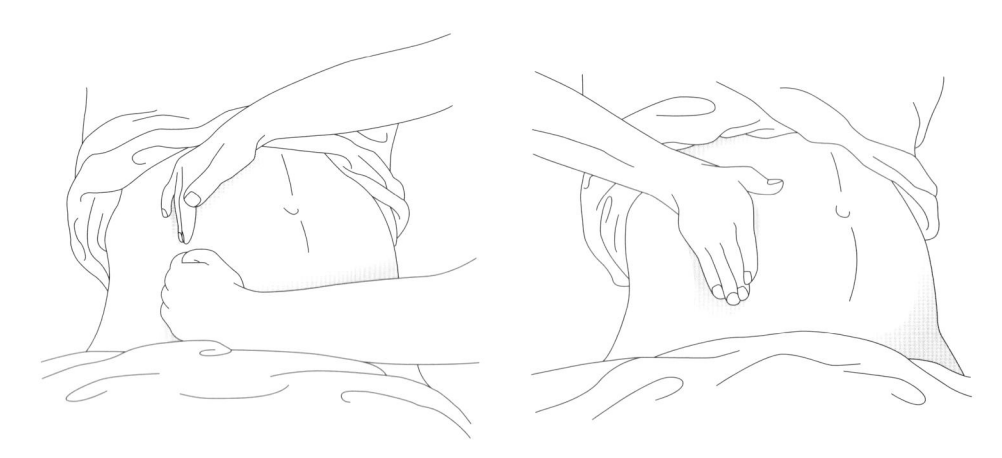

図4 用手的に子宮を左方に転位する
(Vanden Hoek TL, Morrison LJ, Shuster M, et al. Part 12：Cardiac arrest in special situations；2010 American Heart Association Guidelines for Cardiopulmonary Resuscitation and Emergency Cardiovascular Care. Circulation 2010；122：818-28より改変引用)

e. 自動除細動器（AED）

・妊婦におけるAED使用の報告はないが，妊婦においても一般成人と同様に使用すべき

である。

2 二次救命処置

a. 気管挿管

- 妊婦においては気道浮腫や分泌物増加のため，非妊娠に比べて挿管の不成功率が高い。可能であれば経験の豊富な者が挿管を行うべきである。
- 妊婦が無呼吸になると低酸素血症になるまでの時間が短い。気管挿管前には100％酸素で用手換気を行い，十分に酸素化をすることが大切である。

b. 薬物投与

- 妊婦において薬物の種類や用量を変えるべきというエビデンスは存在しない。強力なカテコラミンを母体に投与すると，子宮動脈収縮や子宮血流減少が懸念されるが，母体の血行動態を改善しない限り，児の生存が危うくなる。したがって一般成人の蘇生法と同様に薬物投与を行うべきであるし，血行動態不安定な母体においては，母体の血行動態から見て適切な薬物を治療に用いるべきである。

c. 除細動

- 一般成人の蘇生法と同様に除細動を行う。これまで不整脈の治療として，妊娠中の除細動やカルジオバージョンが行われて成功してきたからである。
- しかし，落雷や感電などが胎児へ悪影響を及ぼした可能性を報告した論文も存在するため，胎児への影響をなるべく少なくするために，除細動を行う際には電流が子宮を通らないように放電パドルを置く。
- 子宮収縮/胎児心拍の監視装置のコードを介して放電される危険性は少ないと考えられるが，これらの装置は外す。

d. 鑑別診断

- 一般成人では心停止の原因の鑑別診断として5H5T（循環血液量減少，低酸素症，アシドーシス，低/高カリウム血症，低体温，緊張性気胸，心タンポナーデ，毒物，肺動脈血栓症，冠動脈血栓症）が挙げられているが，加えて妊娠に関連した鑑別診断として，高マグネシウム血症，妊娠高血圧腎症/子癇，羊水塞栓，麻酔関連の合併症がある。

e. 母体救命目的の緊急帝王切開術（perimortem cesarean section：PCS）

- 妊娠子宮が母体の大動脈や下大静脈を圧迫するおそれがある場合には，胎児の生死を問わず，PCSを考慮する。子宮の大きな妊婦が心停止に陥ったらただちに，PCSを施行する準備を始める。準備の間に心肺蘇生処置や心停止の原因の鑑別診断を進める。
- Katzら[4]はPCSを行った38例の文献レビューを2005年に行い，PCSによる母体血行動態変化について報告のある22例のうち12例でPCSにより児娩出後に血行動態が回復したと報告している（表1）。

表1 Perimortem cesarean sectionによる母体循環への影響

心停止から娩出まで（分）	心拍再開もしくは血行動態改善	変化なし
0-5	5	2
6-10	3	—
11-15	1	—
>15	4	5
報告なし	1	1
合計	14	8

（Katz V, Balderston K, DeFreest M. Perimortem cesarean delivery：were our assumptions correct? Am J Obstet Gynecol 2005；192：1916-21より引用）

表2 Perimortem cesarean section例における心停止から児娩出までの時間と児の転帰

娩出までの時間（分）	妊娠週数	患者数
0-5	25-42	8（正常児）
		1（ROP，難聴）
		3（報告なし）
小計		12
6-10	28-37	1（正常児）
		2（神経学的後遺症）
		1（報告なし）
小計		4
11-15	38-39	1（正常児）
		1（神経学的後遺症）
小計		2
>15	30-38	4（正常児）
		2（神経学的後遺症）
		1（呼吸器系後遺症）
小計		7
合計		25

（Katz V, Balderston K, DeFreest M. Perimortem cesarean delivery：were our assumptions correct? Am J Obstet Gynecol 2005；192：1916-21より引用）

- 大動脈や下大静脈を圧迫するおそれのある子宮の大きさは，およそ妊娠20週の子宮底が臍に達する程度である．PCSは妊娠子宮が血行動態を悪化させていると思われる場合にのみ行う．
- 以前の蘇生ガイドラインでは心肺蘇生処置を開始して4～5分で回復が見られなければPCSにて児を娩出すべきと書かれていたが，実際に5分以内に児が娩出された症例は少ない．心停止後15分以内のPCSでは母体生存例があるため，5分を過ぎても心肺蘇生処置を継続しながらPCSを進めるべきであろう．
- 母体救命の可能性のない場合は，4～5分を待たずにPCSを行い，児の救命を目指すべ

きである．妊娠24〜25週を超えた胎児が生存する確率が高いのは母体の心停止後5分間程度である．しかし30週を超えると15分を超えても正常な生存例がある（表2）．

3 各施設における妊婦の心停止に対する準備

妊婦の心肺蘇生は，事前の準備がなければ適切に行うことは難しい．スタッフの教育をはじめとして，器材の準備，緊急時にスタッフと器材を迅速に集めるシステム作りなどを日ごろから行っておく必要がある．特にPCSについては，各施設においてPCSが可能か，可能ならばどこで行うのか，具体的にどのような手順を踏めば迅速に手術ができるのかについて，産科，新生児/小児科，救急科，麻酔科，集中治療科を交えてよく話し合い，手術遂行の体制を整えておくことが重要である．

おわりに

妊婦の心肺蘇生処置の中で最も知られていないのがPCSであろう．心停止の母体に帝王切開術という侵襲を加えることで，母体に悪影響を与えることを心配する医療者は多い．しかし帝王切開術による児の娩出は，児のためのみならず母体の血行動態を改善し，救命につながるかもしれないことを忘れてはならない．

米国スタンフォード大学から2008年に出された報告によると，妊娠の心肺蘇生法に関する設問において産科医，救急医，麻酔科医の正答率は60〜70％であった[5]．またPCSについては，イギリスの母体死亡調査報告書「Saving Mothers' Lives」が2003〜2005年の3年間に，死亡症例295例中49例で心肺停止時の緊急帝王切開術が行われたと報告しており[6]，欧米における母体心肺蘇生の浸透ぶりがうかがえる．オランダからの報告でも，Managing Obstetric Emergencies and Trauma (MOET) courseを2003年に開始して以来，PCSの施行例が増えた[7]．これら海外の報告は，講習会を通じてPCSの概念が浸透可能であることを示している．

米国で開発されたAdvanced Life Support in Obstetrics (ALSO) でもPCSが取り入れられており，その日本版ALSO-Japanのコースが日本各地で開催されている．BLS/ACLSや新生児蘇生法講習会NCPRが日本でも一般化したように，妊婦の急変対応と心肺蘇生の講習会やシミュレーションが広く行われることで，妊婦の救命率向上を期待したい．

■参考文献

1) Vanden Hoek TL, Morrison LJ, Shuster M, et al. Part 12：cardiac arrest in special situations；2010 American Heart Association Guidelines for Cardiopulmonary Resuscition and Emergency Cardiovascular Care. Circulation 2010；122：818-28.
2) 妊産婦死亡症例検討評価委員会・日本産婦人科医会. 母体安全への提言2010.
http：//www.jaog.or.jp/diagram/notes/botai_2010.pdf
3) 「アメリカ心臓協会心肺蘇生と救急血管治療のためのガイドライン2010」のハイライト.
http：//eccjapan.heart.org/pdf/ECC_Guidelines_Highlights_2010JP.pdf
4) Katz V, Balderston K, DeFreest M. Perimortem cesarean delivery：were our assumptions

correct? Am J Obstet Gynecol 2005 ; 192 : 1916-21.
5) Cohen SE, Andes LC, Carvalho B. Assessment of knowledge regarding cardiopulmonary resuscitation of pregnant women. Int J Obstet Anesth 2008 ; 17 : 20-5.
6) Lewis G, editor. The Confidential Enquiry into Maternal and Child Health (CEMACH). Saving mothers' lives : reviewing maternal deaths to make motherhood safer-2003-2005. The Seventh Report on Confidential Enquiries into Maternal Deaths in the United Kingdom. London : CEMACH ; 2007.
7) Dijkman A, Huisman CM, Smit M, et al. Cardiac arrest in pregnancy ; increasing use of peri-mortem caesarean section due to emergency skills training? BJOG 2010 ; 117 : 282-7.

〔照井　克生, 加藤　里絵, 池田　智明〕

V. 周産期の救急における麻酔科医の役割

6 産科麻酔シミュレータ

はじめに

　航空機操縦の基礎訓練において，フライトシミュレータは必要不可欠となっているが，最近では，医学教育でもシミュレーショントレーニングが盛んに行われるようになった。シミュレーショントレーニングによりある程度のレベルに達した後に，実際の臨床でのトレーニングを行うことは理想的であり，医療安全上でも有益である。

　麻酔科領域でのシミュレータの開発の歴史は比較的古く，1960年代からデスクトップのコンピュータ画面上でのシミュレーションが行われていた。ソフトウェア内に生理学的モデルを有し，最も高度な医学シミュレーショントレーニングを行うことができる高機能麻酔シミュレータHPSは，アメリカで1980年代半ばより登場し，わが国では1995年頃に紹介[1]された。時点では国内に約30体が設置され，医学教育，臨床医学，医学研究，安全管理を目的として使用されている。悪性高熱症やアナフィラキシー，肺塞栓症などのシナリオを用いて危機管理シミュレーショントレーニングが行われているが，わが国では産科領域での危機管理にはほとんど使用されていない。本項では，医学シミュレーションの概要および，産科領域への応用について述べる。

シミュレーションの種類

　麻酔科領域におけるシミュレータは，構成上観点から次の4つに大別される。
- スクリーン・ベース・シミュレータ（マイクロシミュレータ，PCシミュレータと同義語）
　コンピュータとスクリーンからなるシミュレータ
- バーチャル・リアリティ・シミュレータ
　患者環境の一部または全体を三次元的に表現したシミュレータ
- パート・タスク・シミュレータ
　挿管人形など身体構造・機能の一部のみを表現したシミュレータ
- マネキン・ベース・シミュレータ
　等身大のマネキンと臨床機器または模擬モニタを接続したシミュレータ

6. 産科麻酔シミュレータ

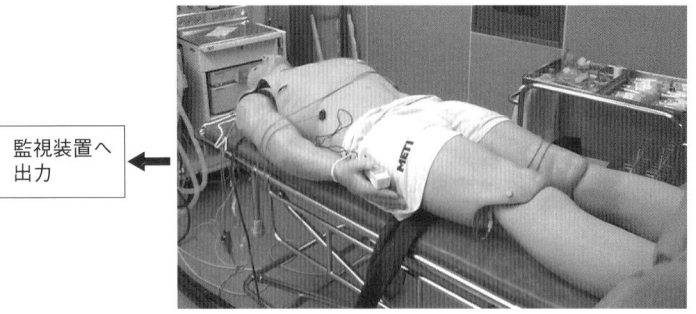

マネキン
聴診や触診，人工呼吸や薬剤投与などの処置ができる受講者のインターフェース。
マイクを接続すれば，マネキンと受講者との会話も可能。

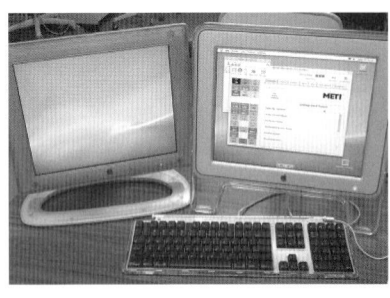

監視装置へ出力

操作用PC
インストラクターやオペレータが，シミュレータの操作を行うための，ユーザーインターフェースを有する。生理学・薬理学の計算も行われている。

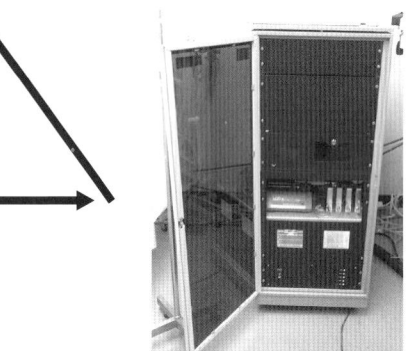

コントロールユニット
吸気ガス測定ユニットや呼気ガス生成ユニット，心電図，血圧波形，呼吸などをシミュレートする各種ユニットが収納されている。これらは操作用PCにより常に制御されている。

図1　シミュレータのコンポーネント

高機能麻酔患者シミュレータは，マネキン，操作用PC，コントロールユニットの3つの要素から構成されている。

（島崎康司. HPS FOR BEGINNER/HPS FOR INTERMEDIATE. 日臨麻会誌 2004；24：299-309および上農喜朗. 高機能麻酔患者シミュレータ. 臨床麻酔 2007；31：1413-22より改変引用）

新人教育や高度な危機管理訓練に対するトレーニングには，主としてマネキン・ベース・シミュレータが使用され，これは機能的観点から以下の3つに分類できる。

・High-fidelity Human Patient Simulator（HPS）
等身大のマネキンとヒトの生理学的振る舞いを再現する機構を内蔵したシミュレータ。METI社のHuman Patient Simulator（HPS™）はこれに相当する。

・Middle-fidelity Human Patient Simulator（MPS）
HPS機能の一部を省略し，操作性や移動性，価格を重視したマネキン・ベース・シミュレータ。METI社のiStan™やEmergency Care Simulator（ECS™），Laerdal社のSimMan™，Gaumard Scientific社のNoelle™などがこれに相当する。

・Low-fidelity Human Patient Simulator（LPS）
パート・タスク・シミュレータとほぼ同義であり，Laerdal社のレサシアン™などが含まれる。

表1 設定可能事項	
パラメータ	設定可能事項
コンディション	意識・筋弛緩状態・心音・呼吸音・体重・気胸・心タンポナーデなど
薬剤	麻薬・鎮痛薬・鎮静薬・筋弛緩薬・拮抗薬・心血管作動薬など 約60種類の薬剤の投与
体液	尿量・出血・輸血など
心血管	除細動器や体外式ペースメーカー 心拍数・心収縮力・虚血・不整脈や,各血管抵抗や静脈還流など
呼吸	舌浮腫や喉頭痙攣など挿管困難状態,気管抵抗・肺コンプライアンス・肺胞内のガス分圧・シャント率・酸素消費量・呼吸商・1回換気量・呼吸回数など

各カテゴリーに分類された患者パラメータを変更することで,さまざまな病態生理の患者を再現することが可能である。

(島崎康司. HPS FOR BEGINNER/HPS FOR INTERMEDIATE. 日臨麻会誌 2004；24：299-309 より改変引用)

1 High-fidelity Human Patient Simulator (HPS) とは

　HPSは,図1の3要素で構成[2)3)]されている。脈拍や呼吸機能などの生理状態を表す等身大のマネキンと,臨床機器または模擬モニタを使用し,実際の臨床に近い状態で,患者状態や作業環境を再現できる。例えば,METI社のHPS™は,臨床使用している生体情報モニタや人工呼吸器・麻酔器・除細動器などをそのまま使用でき,また心音・呼吸音の聴診や脈拍の触診,意識の確認も可能である。

　麻酔科医は再現された結果を見ながら,気管挿管や心臓マッサージなどの実際の行為によって,あるいは薬剤投与はバーコードなどの入力装置からシミュレータに入力する。患者の反応は,生理学的モデルと薬理学的モデルにしたがって,バイタルサインが自動計算され出力される。自動計算されるバイタルサインは,循環器系では心拍数・動脈血圧・中心静脈圧・肺動脈圧・心拍出量など,呼吸器系では1回換気量・呼吸数・血中ガス分圧(酸素・二酸化炭素・吸入麻酔薬)・動脈血酸素飽和度などである。

　各種患者状態は多岐にわたり設定することが可能[2)](表1)であるが,患者のあらゆる状態や変化をモデル化できるわけではない。シミュレータの生理学モデルは,生体恒常性を保つようにプログラミングされているが,これから逸脱した反応や症状を表現させるときには,インストラクターやオペレータが,ワークステーションを介して制御ロジックを適宜操作し,各種患者シミュレーションのパラメータを変更することで,さまざまな病態生理の患者を再現させる。そのため1体のマネキンが,男性・女性・若年・高齢・基礎疾患の有無,さらには妊娠による生理学的変化を考慮した妊婦をも表現可能となる。HPSには,新規に患者を作成し保存する機能が備わっており,妊婦に特化した状態を設定することで,さまざまな産科麻酔プログラムを想定することができる。

シミュレーションプログラム

1 患者作成

既往歴，ターゲットとなるバイタルサインを決定し，疾患による症状を患者パラメータに当てはめ設定・調整後，その設定を保存する。

2 シナリオ作成

教育内容や対象者を決定したうえで，シナリオで発生するイベントやキーポイントを設定する。加えて，患者プロファイルとシミュレーション開始時の状態，使用可能な薬剤，機材，モニタリングパラメータも考慮し，シナリオの流れをスケッチし，フローチャートを作成する。

3 シミュレーショントレーニング

以下の順序でシミュレーショントレーニングを行う。デブリーフィング終了後時間が許せば，再度シミュレーションを行い，技術や処置手順，コミュニケーション能力などのさらなる定着を図るとよい。
①イントロダクション
　・シミュレーショントレーニングに関する小講義
　・シミュレータの使用方法や，使用可能な薬剤・機材についての説明
　・シミュレーション後のデブリーフィングに関する説明
②シミュレーション
　・患者プロファイルを聞いた後，シミュレータを使用した実習開始
③デブリーフィング
　・該当疾患・病態の講義
　・実習後のフィードバックのためビデオや生体情報モニタのトレンドデータなどの記録を使用し，チームまたは個人のパフォーマンス内容の再確認

シミュレーショントレーニングの利点・欠点

《利点》
①実際の臨床現場を再現し，患者に行う手技を繰り返し練習できる
②まれな状態・疾患などが繰り返し，治療法を含めて経験・教育できる
　実際の患者に侵襲を加える手技を行う場合には特に，まずシミュレータで練習し，そ

表2 シミュレータで表現不可能な事象

- 皮膚徴候
    - チアノーゼや蒼白などの色調変化
    - 発汗
    - 皮膚温変化
    - 皮膚湿疹
    - 浮腫
- 胃食道逆流・嘔吐
- 気道出血・気道分泌
- 咳嗽（音は再現可能）
- 痙攣
- 四肢運動
- 脳波波形
- 頭蓋内圧
- 胎児心拍陣痛図

最新のiStan™では，さまざまな点が改良されている．ヒトと同じような骨格を持ち各関節の可動範囲も忠実に再現される．他に，流涙，発汗，震え，capillary refill（毛細血管再充満），頸静脈怒張なども再現可能事項が改善されている．

の後患者へ実際に処置を行うべきである．それにより，いたずらに患者へ侵襲を加える状況が減少する．

《欠点》
① 受講者が大人数の場合には，傍観者となる
② 何度でも同じ状態が再現されるため，失敗を恐れなくなる
③ 対象がマネキンであるため，患者状態の再現に限界がある（表2）
④ 熟練インストラクターの不足
⑤ HPSは高価であるため，設備を整えるには資金が必要

欠点を補うために，可能な範囲で工夫を行う．受講者全員が，シミュレーショントレーニングに，傍観者ではなく真に参加するためには，1グループを2～3人程度に調整することが望ましい．

当院では臨場感を出すために，旧外来手術室の一角を利用し，麻酔器・患者モニタなど臨床使用している機器を使用して，ほぼ実際の手術室と同様の環境下で，シミュレーショントレーニングを実施している．また，妊婦を対象としたシミュレーションの場合には，実際のマネキン（男性モデル）にカツラを装着し女性を装い，加えて，産褥出血のシナリオであれば，赤インクを染み込ませたシーツをマネキンの下部に敷くなど，リアリティーを出すための工夫も行っている．

受講者が麻酔科医だけが対象ではなく産科医も含み，チーム医療としてのシナリオを作成するのであれば，シナリオ内に分娩が設定されることになる．分娩シミュレーションを行うのであれば，胎児心拍陣痛図は患者シミュレータには設定されておらず，また実際の分娩手技に対応していないため，モニタ画面にデモ波形を表示したうえで，パート・タスク・シミュレータを併用するとよいだろう．胎児心拍数図を含めた分娩・急変対応新生児蘇生シミュレータもある．

インストラクターの熟練度は，シミュレーション教育の成果を左右する．優れたインストラクターを養成するためにも，さまざまなシナリオを使用したシミュレーション教育は重要である．また，インストラクター自身が，シミュレーション教育の前にトレーニングを体験しておくことは，自分の能力を確認・向上させるだけでなく，シナリオのキーポイントも把握でき，教育を行ううえで有用である．

産科麻酔領域でのシミュレーションは有用か

近年，産科領域における合併症や医療過誤が，社会的に問題となっている．2006年の日本の妊産婦死亡率は，出生10万あたり3.2と世界最高水準であった[4]．この数字からも，妊産婦死亡につながる状況に直面することはまれであるといえるだろう．しかし，医療技術の進歩に伴い，高齢妊娠等ハイリスク妊娠率は高まっている．麻酔科医は，常にハイリスク妊婦の帝王切開術麻酔や産科的大量出血・産科的塞栓症などの麻酔・集中治療に関わる可能性があるが，実際にこのような状況下に置かれることはまれで，日々の臨床から経験できることは限られる．まれな状況に対しても，適切かつ迅速な対応が求められる以上，トレーニングは必要であるため，産科的危機的状況をテーマとしたシミュレーション教育は，重要な位置を占める．

産科危機的状況では，麻酔科医だけではなく産科医，小児科医，放射線科医，助産師，看護師，臨床工学技士からなるチーム医療が必要となる．シミュレーションを行うことで，個々の能力を確認・トレーニングするだけでなく，チームのパフォーマンス・コミュニケーション能力なども評価でき，改善すべきことを明らかにできる．

また，産科的危機管理トレーニングとしてだけシミュレータを使用するのではなく，例えば，妊婦に脊髄くも膜下麻酔を施行した場合どのような変化が生じ，どのような対応が必要となるかなどの，基礎的能力をトレーニングする手段としてもシミュレーションは有用である．

妊婦シミュレータ

前述のHPS™には，妊婦の生理学的変化を加味し設定した妊婦モデルが，2種類登録されている．

《正常妊婦》
29歳，女性，体重90kg（非妊時70kg），妊娠40週，妊娠経過は順調，ヘマトクリット値34％，他に特記すべき既往や嗜好，家族歴なし

《妊娠高血圧腎症合併妊婦》
32歳，女性，体重95kg（非妊時75kg），妊娠36週，特記すべき既往や嗜好・家族歴なし．児の発育は順調だが，血圧160/95，ヘマトクリット値は39％，硫酸マグネシウム投与中．

```
┌─────────────────────────────┐
│  教育内容，対象者の決定     │
└─────────────────────────────┘
              ↓
┌─────────────────────────────┐
│ シナリオで発生するイベントの決定 │
└─────────────────────────────┘
              ↓
┌─────────────────────────────┐
│  シナリオのキーポイントの決定  │
└─────────────────────────────┘
              ↓
┌─────────────────────────────┐
│ 患者プロファイルとシミュレーション開始時の状態 │
└─────────────────────────────┘
              ↓
┌─────────────────────────────┐
│ 使用可能な薬剤・機材・モニタリングパラメータ │
└─────────────────────────────┘
              ↓
┌─────────────────────────────┐
│         シナリオ作成          │
└─────────────────────────────┘
              ↓
┌─────────────────────────────┐
│   患者シミュレータの動作確認   │
└─────────────────────────────┘
```

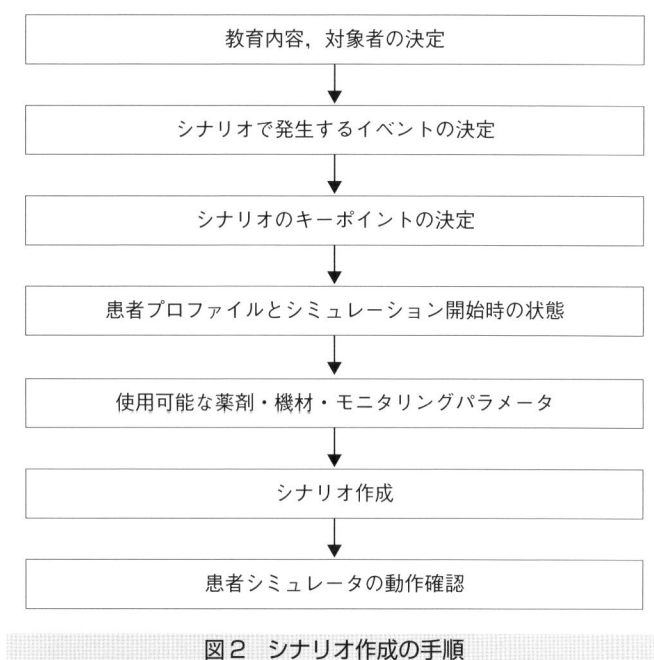

図2 シナリオ作成の手順
(島崎康司. HPS FOR BEGINNER/HPS FOR INTERMEDIATE. 日臨麻会誌 2004；24：299-309より改変引用)

患者設定では，合併症の有無や生理学的変化など適宜アレンジも可能である．各モデルに対し，ACLSシナリオや産科シナリオなどが対応している．産科シナリオには，羊水塞栓症・誤嚥・空気塞栓・吸入麻酔薬を使用した麻酔導入・硬膜外麻酔による導入，仰臥位低血圧症候群など，数種類のシナリオが用意されている．

産科麻酔シミュレーションシナリオ

まれな産科的疾患の中で，産科的特徴の知識を必要とし，積極的な救命処置を必要とする症例を考えたとき，羊水塞栓症は最適なシナリオと考えられる．したがって，われわれが作成した羊水塞栓症のシナリオを，以下に例として紹介する．

《羊水塞栓症》

羊水塞栓症は，発生頻度が10万出生あたり4～6例[5]と非常にまれな症例であるが，その死亡率は25～80％[5)～7)]であり，これらの2/3は，発症後5時間以内に死亡[6)8)]する，致死率の高い，非常に危機的な疾患である．また羊水塞栓症は，分娩中または分娩後に発症し，母体のみならず，児の蘇生救命も必要となる場合がある．

1 シナリオ作成の手順 (図2)

①教育内容，対象者の決定
　テーマ：羊水塞栓症

受講者：麻酔科医
②シナリオで発生するイベントの決定
　呼吸困難
　低酸素血症
　肺水腫
　子宮弛緩による大量出血
　低血圧
　心筋虚血，不整脈，心停止
③シナリオのキーポイントの決定
　モニタ装着ができるか
　酸素投与と補助換気ができるか
　気道確保ができるか
　動脈ガス分析や胸部X線写真の指示ができるか
　ECG変化に気づくか
　血圧を測定しショック状態であるかどうかを判断できるか
　分娩後の大量出血に気づくか・出血量を概算できるか
　血液検査（血算，生化，凝固）の指示ができるか
　補液・輸血（異型輸血含む）の指示ができるか
　子宮収縮薬の投与ができるか
　ACLSに則った救命処置ができるか
　羊水塞栓症を鑑別診断の中に挙げられるか
　司令塔として，その他スタッフへの応援依頼を行い，チーム医療ができるか
④患者プロファイルとシミュレーション開始時の状態
　既往歴：喘息（投薬なし），アトピー体質
　現症：32歳，女性，0経妊，0経産。身長160cm，体重65kg。児の推定体重3200g。妊娠経過は順調であった。妊娠39週5日で陣痛が発来し，かかりつけの総合病院産科を受診し，分娩のため入院となった。無痛分娩は選択されなかった。陣痛が微弱であるためオキシトシンによる分娩誘発を行っていたが，破水直後に突然呼吸困難と胸痛を訴えた。
　状況：受講者（麻酔科医）が，偶然産科病棟を訪問し術後回診を行っていたため，産科医からこの患者に対して相談を受け診察することになった。
　患者状態：頻呼吸で呼吸困難感と胸痛を訴えており，チアノーゼあり。意識状態は清明（GCS15）。呼吸音はわずかに湿性ラ音あり。
⑤シナリオ作成
　上記イベントおよびキーポイントを踏まえ，以下のようなシナリオを作成する。
　分娩進行中であり，児への影響も心配される。母体は，呼吸困難感がありチアノーゼも認められているが，モニタ未装着である。受講者は，モニタ装着（胎児心拍陣痛図を含む）を行い，状況判断し低酸素血症に対応する。診断目的で撮影した胸部X線写真では肺水腫像が得られ，鑑別診断としての肺塞栓症は否定的となる。続いて，産科医によ

V. 周産期の救急における麻酔科医の役割

表　操作者用シナリオ例

State	Vital sign	Action
S1：ベースライン	HR＝頻脈 BP＝軽度低下 Sp_{O_2}＝低下 RR＝頻呼吸 意識清明	破水直後に突然呼吸困難と胸痛出現した妊婦 意識清明 呼吸音：湿性ラ音あり
S2：肺水腫	Sp_{O_2}＝低下 意識レベル低下	意識レベルの確認 モニターを適切に接続できるか 脈拍・血圧を測定し，ショックであることが分かるか 呼吸状態，Sp_{O_2}測定から低酸素であることが分かるか 酸素投与ができるか
S3：出血	BP＝低下 HR＝頻脈から低下へ 意識消失	脈拍・血圧を測定し，ショックであることが分かるか 呼吸状態，Sp_{O_2}測定から低酸素であることが分かるか 酸素投与ができるか 輸液・輸血負荷ができるか 心臓マッサージ・アドレナリン投与・気道確保などACLSができるか
S4：回復過程	各処置に応じる	輸液・輸血負荷ができればBP回復 気道確保・酸素投与ができればSp_{O_2}回復
S5：判定ステート		BP＞90で意識回復 輸液・輸血負荷ができればBP回復 気道確保・酸素投与ができればSp_{O_2}回復 意識回復しなければ，S3へ移動
S6：意識あり	意識の回復 循環回復	

る急速遂娩後，会陰部より大量出血が認められる。弛緩出血が認められ，子宮収縮薬の投与を行うが出血は持続する。バイタル変化からすぐに輸血が必要な状況であるが，院内には異型血液製剤しかない。異型輸血を行うが，院内の輸血製剤在庫不足のため，一時的に心室細動となり，蘇生処置を行う。その間に，適宜血液検査を行い，産科DICの判断を下す。濃厚赤血球だけでなく新鮮凍結血漿や血小板などの輸血製剤が補給され，大量輸血後はバイタルが徐々に安定化する。

⑥使用可能な機材・モニタリングパラメータ・薬剤

　心電図・Sp_{O_2}・非観血的血圧計（NIBP）
　エフェドリン・フェニレフリン・アドレナリンなどの循環作動薬
　オキシトシン，メチルエルゴメトリンなどの子宮収縮薬

6. 産科麻酔シミュレータ

時間経過	受講者の対応・患者状態など	評価
0:00:00	患者への呼びかけ・問診 NIBP・Sp$_{O_2}$測定, ECG装着 HR101 BP92/50 Sp$_{O_2}$ 82	
0:00:18	O$_2$投与 自発呼吸微弱化	
0:00:22	BP85/43	
0:00:40	マスクにて用手換気 自発呼吸停止	
0:01:00	HR72 BP71/29 Sp$_{O_2}$ 98	
0:02:00	HR41 BP54/12 Sp$_{O_2}$ 74	
0:02:13	助けを呼ぶ	助けを呼ぶことは正しい
0:02:18	CPR開始	正しい手順
0:02:21	心臓マッサージ開始	
0:02:26	アトロピン投与 マスクにて用手換気続けている	ACLSガイドラインの正しいステップ 自発呼吸停止しており気道確保必要
0:03:00	HR0 BP0/0 Sp$_{O_2}$ 84	
0:03:06	アドレナリン投与	ACLSガイドラインの正しいステップ
0:03:33	リドカイン投与	
0:03:40	輸液量増大	正しい手順
0:04:00	HR0 BP0/0 Sp$_{O_2}$ 98	
0:04:27	気管挿管失敗→ファーストラックLMA挿入	
0:04:46	機械換気開始	
0:04:59	気管挿管成功	正しい手順
0:05:00	HR0 BP0/0 Sp$_{O_2}$ 98	
0:05:02	アドレナリン投与	ACLSガイドラインの正しいステップ
0:05:10	心臓マッサージ中断	
0:05:15	機械換気中断	
0:05:19	橈骨動脈拍動チェック。拍動微弱	
0:05:48	エフェドリン5mg投与	
0:05:55	動脈血ガス検査	正しい手順
0:05:58	橈骨動脈拍動チェック。拍動正常	
0:06:00	HR78 BP120/80 Sp$_{O_2}$ 98	
0:06:21	中心静脈ライン確保	追加の静脈路確保は重要 CVCは循環作動薬などや輸液にも使用でき有用

図3 シミュレーション記録例

受講者の行った処置やシミュレータのバイタル変化を経時的に記録したもの。シミュレーショントレーニング終了後のデブリーフィングに有用である。

除細動器

その他の薬剤や機材は順次口頭で指示

⑦シミュレータ動作確認

シミュレーション実習を行う前に、オペレータとインストラクターとで、実際にシミュレータを作動させ、インストラクターが想定しているイベントが適切に再現されるかを確認する。高機能患者シミュレータは生体の反応を再現可能であるため、受講者の

行為に対してほぼ自動的に反応するが，時として予想外の生体反応が起こることがある。

例えば，シミュレータへ出血量を入力しても，バロレセプターの反応が良好な生理学的モデルでは，期待した循環変動が得られない場合がある。そのような状態では，オペレータが適宜出血量を入力加算すれば対応しうる。一方，輸血をしても循環が回復しない場合には，適宜輸血量の増加や左心機能増強，または末梢血管抵抗の増加，もしくはバロレセプターの反応を増加（平均血圧低下による患者の反応が増加）させるなどにより，インストラクターが期待した循環に近づけることができる。これらの対応を想定しておくためにも，動作確認は重要である。

オペレータは，stateごとのキーポイントに即した変化をシミュレータに再現するため，表に示すような操作者用ノートを作成しておくとよいだろう。

デブリーフィング

図3は，著者が実際にシミュレーション実習を受けたときの記録と同様のものである。このような記録用紙やビデオなどを使用して，シミュレーション実習のレビューを行うことは，非常に重要である。

レジデント教育を目的とした，産科シミュレーションおよびデブリーフィングは，臨床的能力の不足点を同定するだけでなく，コミュニケーションやリーダーシップ，労働力の配分への評価に対しても有用であった[9]と報告されている。羊水塞栓症に対するシミュレーション実習では，母体蘇生となった場合の，気管挿管，救急カート入手，心肺蘇生開始，心電図解析，静脈路確保，アドレナリン投与などの処置はすべて麻酔科レジデントが担当し，麻酔科医に荷重がかかる傾向であったが，デブリーフィング後には，産科レジデントや他のスタッフの適切な助力により麻酔科レジデントの負担が軽減され，チーム効率は増加した[9]例もある。このように，デブリーフィングはさまざまな事象に対する反省点を明らかにし，危機的状況下での対応を改善させる。

また，大量出血など危機的状況では，麻酔科医は司令塔としての役割を担うことが求められる。シミュレーション実習による，チーム内のパフォーマンス（技術的能力・コミュニケーション能力など）や仕事量の偏りの傾向を認識しておくことも，司令塔として活躍するうえで必要であろう。

おわりに

麻酔シミュレーションは，医学教育，臨床医学，医学研究，安全管理を目的として行われるようになっている。産科麻酔領域においても，一般的な妊婦の麻酔導入から産科危機的状況まで，さまざまな場面を想定したシナリオと妊婦の生理学・薬理学的特徴が設定されたマネキンを用いて，産科麻酔シミュレーションを行うことができる。シミュレーション実習を通じて，個々の技術的能力だけでなく，産科チームとしての能力を向上することも可能である。

シミュレータのコスト問題，シミュレーションセンターやインストラクターの不足など問題点もあるが，産科麻酔領域においても，シミュレーションは重要な位置づけとなるだろう．

■参考文献

1) 森田耕司. 麻酔患者シミュレータ 麻酔シミュレータを使用した教育, 訓練システム. 麻酔 1996；45：164-7.
2) 島崎康司. HPS FOR BEGINNER/HPS FOR INTERMEDIATE. 日臨麻会誌 2004；24：299-309.
3) 上農喜朗. 高機能麻酔患者シミュレータ. 臨床麻酔 2007；31：1413-22.
4) 母子衛生研究会編. 母子保健の主なる統計. 平成19年度. 東京：母子保健事業団；2009；p.110
5) Gilbert WM, Danielson B. Amnoitic fluid embolism：decreased mortality in a population-based study. Obstet Gynecol 1999；93：973-7.
6) Clark SL, Hankins GDV, Dudley DA, et al. Amnoitic fluid embolism：analysis of the national registry. Am J Obstet Gynecol 1995；172：1158-69.
7) Kramer MS, Rouleau J, Baskett TF, et al. Amnoitic- fluid embolism and medical induction of labour：a retrospective, population-based cohort study. Lancet 2006；368：1444-8.
8) Clark SL. New concepts of amniotic fluid embolism：a review. Obstet Gynecol Surv 1990；45：360-8.
9) Daniel K, Lipman S, Harney K, et al. Use of simulation based team training for obstetric crises in resident education. Simul Healthc 2008；3：154-60.

（谷口　美づき，五十嵐　寛）

索　引

和　文

あ
喘ぎ呼吸 328
亜鉛コプロポルフィリンⅠ...359
悪性新生物の誘発 275
亜酸化窒素 36, 40, 77, 79,
　　　　　　　　　　81, 82, 301
アスピリン 155
アセトアミノフェン
　　　　　　　　155, 297, 299
アトニン® 59
アドレナリン 213, 218, 326,
　　　　　　　　　　332, 366
アプロチニン 256
アポトーシス 77, 80, 81, 82
安静 253, 256

い
胃食道逆流 112
　　──症 114
イソフルラン 36, 77, 79, 80,
　　　　　　　　81, 82, 95, 301
一次救命処置 366
イブプロフェン 298, 299
医療放射線 273
飲食作用 31

う
内腸骨動脈 141, 142, 143

え
エノキサパリン 306
エフェドリン 37, 98

エリスロポエチン 80
塩酸カルシウム 367
塩酸リトドリン 58

お
嘔気嘔吐 115, 215
オキシトシン 53, 59, 316, 340
オピオイド 79, 84, 151, 298
音響振動刺激試験 63
オンダンセトロン 307

か
外傷 279
外部喉頭圧迫 198
核医学 277
学習障害 78, 81, 82
確定AFE 359
活性型第Ⅶ因子 347
ガドリニウム 280
カフェイン 253, 254
カプノグラム 325
カプノメータ 331
カルジオバージョン 369
鉗子分娩 222
完全大血管転位 167
嵌入胎盤 137

き
器械分娩 222
器械分娩率 217
器官形成期 38
気管切開 316
気管挿管
　　　　　325, 329, 330, 366, 369
奇形 275, 280

希釈性凝固障害 360
奇静脈 44
キセノン 80, 81, 82
気道確保困難 3, 11
気脳 256
　　──症 251
機能的残気量 5, 367
揮発性吸入麻酔薬 10, 206
気腹圧 287
吸引分娩 222
急性呼吸窮迫症候群 358
急性虫垂炎 279
急性曝露 266
吸入麻酔薬 36, 302
仰臥位低血圧 223
　　──症候群 6, 49, 165
胸郭包み込み両拇指圧迫法 330
凝固機能 165
　　──異常 175
胸骨圧迫 329, 366, 367
局所麻酔薬 32, 80, 151, 304
　　──中毒 154
虚血性心疾患 169
緊急子宮弛緩 206
緊急帝王切開術 367
筋弛緩薬 37, 302

く
区域麻酔 82
クインケ型 252
クインケ針 92
空間記憶 82
クリオプレシピテート 339
グルコン酸カルシウム 367
クレアチニン 173

索引

グレイ 273

け

経カテーテル的動脈塞栓術 ... 344
経口エアウェイ 325
経口生物学的利用能 296
警告出血 137
経細胞経路 293
経腟分娩 164
ケタミン 36, 79, 81, 82,
　　　　　　　　　95, 302, 303
血液透析 175, 177
血管穿刺 213
血管内カテーテル留置 213
血管内注入 215
血栓性素因 124
血栓塞栓症 353
血糖 332
懸垂法 213
原発性肺高血圧症 170

こ

抗DIC療法 358
高位ブロック 216
抗カルジオリピン抗体 159
高機能患者シミュレータ 381
抗凝固薬 304
後頸部浮腫 18
後根動脈 43
甲状腺 277
　　──機能低下症 278
抗ショック 358
後陣痛 150
合成下垂体後葉ホルモン 59
後脊髄動脈 43
喉頭鏡 325
後内椎骨静脈叢 45
広範囲の運動神経遮断 216
高比重ブピバカイン 92
硬膜外腔 212
硬膜外血腫 216
硬膜外自家血パッチ
　　　　　　　... 251, 254, 255

硬膜外穿刺 212
硬膜外鎮痛法 69, 211
硬膜外デキストランパッチ ... 253
硬膜外膿瘍 216
硬膜外麻酔 11
硬膜外モルヒネ 253
硬膜誤穿刺 212
硬膜穿刺 250
　　──後頭痛 250
抗リン脂質抗体症候群 157
誤嚥 111, 263
　　──性肺炎 224
コカイン 305
呼気二酸化炭素検出器 325
呼吸系への影響 286
呼吸性アルカローシス 4
呼吸抑制 151
国際頭痛分類 251
骨髄針 325, 333
骨盤底障害 216
コデイン 300, 301
コントロールユニット 374

さ

坐位 212, 223
催奇形性 38, 265, 270
最高血中濃度到達時間 295
最小運動遮断濃度 227
最小局所麻酔薬濃度 227
最小肺胞濃度 10
臍静脈 29
臍帯 22
臍帯静脈 325, 333
臍帯静脈/母体静脈比 176
臍帯脱出 205
臍帯動脈血pH 99, 100
臍動脈 29
細胞致死効果 275
サクション 325
左心低形成症候群 167
産科訴訟 250
三尖弁閉鎖症 167
酸素予備能 11

産道裂傷 341

し

ジアゼパム 36, 79, 81, 82,
　　　　　　　　　　　302, 303
シーベルト 273
ジェルフォーム 256
子癇 256
弛緩出血 340
しきい線量 275
しきい値 275
子宮圧迫縫合 140
子宮灌流圧 7
子宮筋弛緩 314
子宮頸管長 20
子宮血流 99
子宮左方転位 366
子宮弛緩 60, 343
子宮収縮薬 140
子宮全摘出術 140
子宮胎盤血流 6
子宮胎盤循環 312
糸球体濾過量 173
子宮動脈 141, 142
子宮内胎児蘇生 73, 206
子宮内胎児脳死 65
子宮内バルーン 140
子宮内反症 61, 342
子宮内被ばく 275
シクロオキシゲナーゼ阻害薬
　　　　　　　　　　　　... 297
ジクロフェナク 298, 299
止血凝固異常 132
自己拡張式バッグ 324
自己血回収 347
自己調節硬膜外鎮痛法 151
自己膨張式バッグ 329
持続的髄腔内ブロック 186
自動除細動器 368
児頭大横径 18, 20
シナリオ 379
児の神経学的適応能力スコア
　　　　　　　　　　　　..... 35

シバリング	215	
シミュレーション	376	
シミュレータ	373	
社会的行動	79	
習慣流産	160	
重炭酸ナトリウム	326, 332	
絨毛間腔	29	
手術時期	285	
出血傾向	177	
出血対策	139	
術後鎮痛	150	
術後痛	150	
術中覚醒	10	
術中自己血回収システム	133	
授乳	254	
——とくすり	308	
循環系への影響	286	
循環血液量	7	
循環動態	164	
昇圧薬	98	
常位胎盤早期剥離	123	
——の止血凝固異常	132	
——の症状	126	
——の診断	126	
——の緊急性	127	
——の治療	129	
——の発生機序	123	
——の発生率	123	
——の病態	125	
——の麻酔法の選択	131	
静注自己調節鎮痛法	152	
小児半減期	295	
消費性凝固障害	360	
静脈麻酔薬	302	
少量分割注入	94	
食道下部括約筋	9	
——圧	9	
食道挿管	111	
除細動	369	
除細動器	366	
ショックインデックス	336	
腎移植	174, 178	
腎盂尿管結石	280	

神経行動	81
神経細胞傷害性	79
神経遮断の遷延	216
神経損傷	216
神経発達障害	82
神経変性	81
腎血流量	174
人工代用羊水注入	74
人口動態統計	365
心疾患	163
腎疾患	173
心室中隔欠損症	166, 167
迅速導入	114, 270
診断特異度	204
陣痛	211
心毒性	215
心拍出量	5, 101
心拍数	101, 328
深部静脈血栓症	9
心房中隔欠損症	166, 167

す

推定体重	19, 20
髄膜刺激症状	256
スガマデクス	176, 302
スキサメトニウム	37, 95, 176
スクリーン・ベース・シミュレータ	373
スタイレット	325
ステロイドカバー	178

せ

精神遅滞	275
精神的サポート	254
生理学モデル	375
脊髄くも膜下腔横断面積	47
脊髄くも膜下腔容積	47
脊髄くも膜下硬膜外併用鎮痛法	69
脊髄くも膜下硬膜外併用麻酔	186
脊髄くも膜下麻酔	11, 152
絶飲・絶食	114, 117, 224

切迫早産	57
セボフルラン	36, 79, 81, 82, 95, 301, 315, 343
ゼラチン	256
セレコキシブ	299
前根動脈	43
前酸素化	197
全身性エリテマトーデス	159
全身麻酔	82
前脊髄動脈	43
全脊麻	216
選択的動脈バルーン閉塞	142
前置胎盤	136
穿通胎盤	137
先天性心疾患	163, 166, 167
前投薬	95
線量	273

そ

造影検査	274
造影剤	280
挿管困難	3, 111, 263
操作用PC	374
双胎	79
総腸骨動脈	143
総動脈幹症	167
総肺静脈還流異常症	167
瘙痒感	215
側臥位	212, 223
促進拡散	31
塞栓術	142
続発性肺高血圧症	170
側弯	238
鼠径ヘルニア手術	78, 83

た

体温上昇	215
体格指数	180
体血管抵抗	101
大血管転位症	167
胎児・新生児溶血性疾患	349
胎児アシドーシス	34, 204
胎児仮死	203, 328

387

索引

胎児機能不全 203, 222
胎児吸収線量 273
胎児刺激 71
胎児ジストレス 203
胎児持続モニター 313
胎児徐脈 228
胎児心電図波形分析 73
胎児心拍数 63
胎児心拍変動 228
胎児線量 277
胎児低酸素症 63, 204
胎児頭殿長 14
胎児の一過性徐脈 218
胎児の生理学的特徴 312
胎児被ばく量 274
胎児麻酔 312
代謝性アシドーシス 332
体性痛 154, 211
大前根動脈 43
大腿骨長 20
大動脈下大静脈圧迫症候群 ..6, 11
大動脈狭窄症 167
大動脈縮窄症 167
胎嚢 14
胎盤 21
　　——遺残 342
　　——小葉 29
　　——通過性 30, 176
胎便 328
　　——吸引器 328
多臓器不全症候群 358
ダルテパリン 306
単一臍帯動脈 23
単純拡散 31
単心室 167
蛋白結合 295

ち

チオペンタール 35, 81, 82, 95, 302, 303
知能指数 83
中心性チアノーゼ 328
中枢神経毒性 215

注入時痛 255
聴覚障害 280
超緊急帝王切開術 205
鎮痛失敗率 215

つ

椎骨静脈叢 44

て

帝王切開術 82, 163, 173
帝王切開率 217
低血圧 214
　　——の予防法 98
　　——を予防 104
抵抗消失法 213
低酸素血症 5
低髄液圧 251
低分子ヘパリン 161
低用量アスピリン 160
デキストラン 256
デキサメタゾン 307
デクスメデトミジン
　　....................36, 80, 302, 303
テストドース 93, 213
デスフルラン 79, 81, 82, 301
テスラ 280
デブリーフィング 376
添付文書 38

と

頭蓋内硬膜下血腫 251
頭蓋内出血 278
頭蓋内病変 278
透視検査 274
頭殿長 17
等比重ブピバカイン 92
動脈管開存症 166, 167
動脈結紮 141
トラマドール 300, 301
ドロペリドール 302, 303
トロンボエラストグラフィ 161
ドンペリドン 304, 307

な

内臓痛 154, 211
内椎骨静脈叢 44
ナロキソン 151, 300

に

ニカルジピン 307
二酸化炭素検出器 331
二次救命処置 369
ニトログリセリン 60, 206, 315, 343
日本蘇生協議会 366
二本指法 330
乳がん 280
乳汁移行 154
尿管ステント 145
尿閉 215
妊産婦死亡数 365
妊娠高血圧症候群 175
妊娠高血圧腎症 175, 251
妊娠中の腹腔鏡下手術に関する
　　ガイドライン 284
妊娠と薬情報センター 308
妊娠肥満 180
認知行動 81

ね

ネオシネジン 37
ネオスチグミン 302

の

脳血管造影 278
脳腫瘍 278
脳静脈洞血栓 251
脳神経麻痺 251, 256
脳脊髄圧 212
脳脊髄液 151, 251, 252
脳動脈瘤 278
能動輸送 31
脳発達障害 79

は

バーチャル・リアリティ・
　シミュレータ 373
パート・タスク・シミュレータ
　..373
肺血管抵抗 165
肺血栓塞栓症 9, 279
肺高血圧症 170
肺動脈狭窄症 167
肺動脈弁狭窄症 166
肺内シャント 367
バクテリアフィルター 213
播種性血管内凝固症候群 357
バソプレシン 366
麦角アルカロイド 59
白血球除去フィルター 349
バルサルバ操作 256
パルスオキシメータ 325, 328
バルビツレート 35
ハロタン 79, 301
パンクロニウム 37
半減期 295

ひ

非オピオイド性鎮痛薬 297
非産科的手術 279
非ステロイド系抗炎症薬
　...............................153, 271
肥大型心筋症 169
ヒト胎盤小葉灌流モデル ..34, 35
被ばく 273
皮膚色 328
肥満妊婦 252
病的肥満 238

ふ

ファイバースコープ 318
ファモチジン 95
ファロー四徴症 166, 167
フィブリン塊 256
フィブリン糊 256
フェニレフリン 98

フェンタニル 37, 81, 82, 151,
　152, 155, 165, 176, 298, 300
フォンダパリヌクス 306
フォンタン 166
腹横筋膜面ブロック 153
腹腔鏡下手術 284
腹部周囲長 20
腹膜透析 177
不整脈 171
ブトルファノール 300, 301
ブピバカイン　33, 226, 304, 305
ブプレノルフィン 300, 301
部分肺静脈還流異常症 167
フルストマック 9
フルマゼニル 303
フルルビプロフェン 298, 299
プロゲステロン 4, 6, 9, 10, 11
プロスタグランジン $F_2\alpha$
　..............................53, 60, 341
プロスタルモンF® 60
プロタミン 306
プロポフォール 35, 79, 81, 82,
　95, 302, 303
分子量 296
分布容積 296
分娩時間 217
分娩第2期 222
分離神経遮断 226

へ

米国食品薬品局 38, 78
米国心臓協会 365
ベクロニウム 37
ヘパリン 165, 306
弁疾患 169
ペンシル型 252
ペンシルポイント針 92
ベンゾジアゼピン 36
ペンタゾシン 152, 300, 301
ペントバルビタール 79

ほ

傍細胞経路 293

房室中隔欠損症 167
放射線 273, 275
　——検査 278
　——診断 273, 277
　——治療 278
　——被ばく 274
補助的診断法 359
母体安全への提言2010 366
母体出血 317
母乳 154, 293
母乳移行 281
　——の薬理学的指標 297
母乳中濃度/母体血漿濃度比
　..155

ま

マイクロシミュレータ 373
マグネシウム 307
麻酔管理 165
麻酔薬の母乳移行 293
末梢性チアノーゼ 328
マネキン 374
マネキン・ベース・
　シミュレータ 373
慢性腎臓病 173
慢性痛 150
慢性曝露 266
マンニトール 307

み

ミダゾラム 36, 77, 79, 81,
　82, 302, 303
未分画ヘパリン 161
ミリスロール® 60

む

無痛分娩 82

め

メチルエルゴメトリン 59, 340
メトクロプラミド 95, 304, 307
メピバカイン 33, 305
メペリジン 300

索引

メラトニン 80
免疫抑制薬 178

も
モルヒネ 81, 82, 151, 152, 154,
　　　　　　155, 176, 298, 300

ゆ
誘発分娩 60
癒着胎盤 137

よ
陽圧換気 165
用手気道確保 366
用手人工換気 366
羊水 24
　　──塞栓症 357
ヨウ素 277
腰痛 216, 255

腰動脈 43
容量効果 48
ヨード造影剤 280, 281

ら
らせん動脈 29
ラリンジアルマスク
　　　　　　　 325, 329, 331

り
リチウム 80
リドカイン 33, 268, 304, 305
硫酸マグネシウム 58, 268
流量膨張式バッグ 324, 329
臨界期 265
臨床的AFE 357
輪状軟骨圧迫 114, 199
リンパ節シンチグラフィー ...280

る
ループスアンチコアグラント
　　　　　　　........................ 160

れ
レボブピバカイン 35, 226, 305
レミフェンタニル 37, 81, 82,
　　　　　　176, 227, 270, 300

ろ
ロキソプロフェン 299
ロクロニウム 37, 95, 176
ロックアウト時間 245
ロピバカイン 33, 226, 304, 305

わ
ワルファリン 304, 306

英文

A
abdominal circumference 20
AC 20
ACLS 323
acute respiratory distress
　　syndrome 358
Adamkiewicz artery 43
Advanced Life Support in
　　Obstetrics 371
AED 366
AFE 357
amnioinfusion 74
amniotic fluid embolism 357
annexin V 157
antiphospholipid syndrome ...157
APS 157
ARDS 358
ASD 166

B
augmentation 60
Aδ線維 154

Bayley神経発達尺度 83
BDNF 80
biophysical parameter 63
biophysical profile score 67
biparietal diameter 18, 20
B-Lynch 141
BPD 18. 20
BPS 67
brain growth spurt 77
Braxton Hicks収縮 55
breakthrough pain 244
Bup 33

C
cannot ventilate, cannot
　　intubate 192
CCAM 311

CDH 310
cell salvage 347
cervical length 20
cesarean hysterectomy 144
CHAOS 310, 311
CKD 173
CL 20
combined spinal-epidural
　　analgesia 69, 241
contraction stress test 66
cotyledon 29
CRL 14, 17
crown ramp length 14
CSEA 69, 241
CST 66
CT 274
CVCI 192
C線維 154

D
DIC 336, 357

disseminated intravascular coagulopathy 336

E

Ebstein 奇形 166, 167
E-C クランプ 329
EI 297, 298
Eisenmenger 症候群 170
EXIT 310, 311
exposure index.................297, 298

F

FBS..71
FDA.......................................38, 84
femoral length 20
fetal heart rate 63
fetal pulse oximetry 72
fetal scalp blood sampling.......71
FHR 63
FHR monitoring 204
Fick の法則 31
FL 20
flying bat sign 236
Fontan 167
FRC 5

G

GABA 作動薬 77
GABA 受容体 80
gestational sac 14
GFR 173
GS 14

H

Hale の授乳中の薬物リスク分類
298
half-life 295
Henderson-Hasselbalch の式...32
high-fidelity Human Patient Simulator 374
HOCM.......................................169
HPS 374
hypertrophic obstructive cardiomyopathy 169

I

I-C クランプ法.........................329
induction 60
intrauterine fetal brain death ...65
ion-trapping 現象 31
Iso 36
IV-PCA 152, 153, 227

J

Jatene 166, 169
JRC 366

L

Lid...33
Low-fidelity Human Patient Simulator 374
LPS 374

M

MAC 10
Mallampati 分類 ..3, 181, 182, 193
Managing Obstetric Emergencies and Trauma..371
Marfan 症候群 171
Mep 33
Middle-fidelity Human Patient Simulator 374
midline gaps 238
milk/plasma ratio ...155, 295, 298
MODS 358
molecular weight 296
montevideo unit 56
MPS...374
M/P 比 155, 295, 298
MRI 279, 280
multiple organ dysfunctional syndrome 358
Mustard 168

N

N_2O 36

NACS..35
NCPR..334
needle through needle technique 243
Negative CST 66
New York Heart Association （NYHA）分類 164
NGF 80
NMDA 拮抗薬 77
NMDA 受容体 80
non stress test 63
nonreactive NST 63
non-reassuring fetal status.....204
NSAIDs 37, 153, 154, 297
NST 63
NT..18
nuchal translucency.................18
NYHA..163

O

operant conditioning 245
oral bioavailability..................296

P

Page 分類 126
PALS...323
patient controlled epidural analgesia 241
Pb..37
PCEA.................................151, 241
PC シミュレータ 373
PDA 166
PDPH..250
pediatric half-life....................295
pencil point needle.................242
percentage of protein binding 295
Perimortem Cesarean Section 369
PHL 295
pH 較差（gap）..........................34
pKa 296
positive CST 66

索 引

391

索引

pre-scan technique..................235
pseudo GS............................14, 15

R

rapid tocolysis 206
Rastelli............................166, 169
Rb 37
reactive NST..............................63
recombinant activated factor Ⅶ
....339
relative infant dose..........297, 298
RID 297, 298
Rop 33

S

SAFEKIDS initiative 78, 83
saw sign 235
Senning 168
Sevo 36
SHRP..65
sinusoidal heart rate pattern....65
SLE 159
sleeping baby 56

sniffing position......................327
spinal ultrasound....................233
STN 359
systemic lupus erythematosus
....159

T

TAE 344
TAPブロック 153
TCPC 167
TEG 161
thromboelastography 161
thyromental distance..............196
time to max............................295
total cavopulmonary bypass...167
transcatheter arterial
    embolization 344
triple airway maneuver...........194
Tピース蘇生器 329
Tピース蘇生装置 325

U

UA...99

UApH 99
ultrarapid metabolizer 301
umbilical artery 99
upper lip bite test 196
UV/MA比.......................226, 228

V

VAST 63
Vb 37
vibro-acoustic stimulation test
....63
volume of distribution 296
VSD 166

W

walking epidural.....................241

X

X線検査 274

Z

Zn-CPⅠ 359

数字・ギリシャ文字

0.5％高比重ブピバカイン 91

3D・4D超音波画像..................27
⁹⁹ᵐTc 277
β_2-glycoproteinⅠ 157

β刺激薬 53

For Professional Anesthesiologists
周産期麻酔　　　　　　　　　　　　　　＜検印省略＞

2012年5月10日　第1版第1刷発行
2014年5月5日　第1版第2刷発行

定価（本体11,000円＋税）

　　　　　　　　　　編集者　奥　富　俊　之
　　　　　　　　　　　　　　照　井　克　生
　　　　　　　　　　発行者　今　井　　　良
　　　　　　　　　　発行所　克誠堂出版株式会社
　　　　　　　　　〒113-0033　東京都文京区本郷3-23-5-202
　　　　　　　　　　電話（03）3811-0995　振替00180-0-196804
　　　　　　　　　　URL　http://www.kokuseido.co.jp

ISBN 978-4-7719-0393-7 C 3047 ￥11000E　　印刷　三報社印刷株式会社
Printed in Japan　©Toshiyuki Okutomi, Katsuo Terui, 2012

・本書の複製権・翻訳権・上映権・譲渡権・公衆送信権（送信可能化権を含む）は克誠堂出版株式会社が保有します。
・本書を無断で複製する行為（複写，スキャン，デジタルデータ化など）は，「私的使用のための複製」など著作権法上の限られた例外を除き禁じられています。大学，病院，診療所，企業などにおいて，業務上使用する目的（診療，研究活動を含む）で上記の行為を行うことは，その使用範囲が内部的であっても，私的使用には該当せず，違法です。また私的使用に該当する場合であっても，代行業者等の第三者に依頼して上記の行為を行うことは違法となります。
・**JCOPY** ＜(社)出版者著作権管理機構　委託出版物＞
本書の無断複写は著作権法上での例外を除き禁じられています。複写される場合は，そのつど事前に(社)出版者著作権管理機構（電話03-3513-6969, Fax 03-3513-6979, e-mail：info@jcopy.or.jp）の許諾を得てください。